重症监护技能

主　编　王建荣　马燕兰　皮红英
副主编　李　冰　王玉玲　唐　晟
编　者（按姓氏笔画排序）

丁艳琼　马燕兰　王玉玲　王建荣　牛敬雪
方　芬　皮红英　邢攸红　向　晶　刘　华
刘　钰　江　山　李　冰　肖西平　宋晓莉
宋海楠　张　娟　张　婕　张明学　周玉虹
赵庆华　胡　鑫　贾艳红　高　远　郭亮梅
唐　晟　冀　蓁

科学出版社

北京

内 容 简 介

　　本书凝集解放军总医院危重症及相关领域护理专家的多年临床教学经验，并结合国内外护理前沿理念，紧密围绕ICU护理人才培养的实际需求，分别从危重症患者系统功能监护、ICU常用仪器设备使用与维护、危重症患者基础护理和人文护理4个方面对危重症患者监护过程中的关键护理技能和护理理念进行阐述与剖析，并通过对各项操作流程的分解描述，以及重点内容测试、操作评分标准等附录内容，帮助读者快速、有效地掌握ICU专科护理知识与关键技术。

　　可供急诊科护士、重症监护室护士参考阅读。

图书在版编目 (CIP) 数据

重症监护技能 / 王建荣，马燕兰，皮红英主编 . —北京：科学出版社，2019.3

ISBN 978-7-03-060741-6

Ⅰ.①重… Ⅱ.①王…②马…③皮… Ⅲ.①险症－护理 Ⅳ.① R459.7

中国版本图书馆 CIP 数据核字（2019）第 043210 号

责任编辑：马　莉　郭　颖 / 责任校对：郭瑞芝
责任印制：赵　博 / 封面设计：龙　岩

科 学 出 版 社 出版
北京东黄城根北街 16 号
邮政编码：100717
http://www.sciencep.com
北京建宏印刷有限公司印刷
科学出版社发行　各地新华书店经销

*

2019 年 3 月第 一 版　开本：787×1092　1/16
2024 年 6 月第六次印刷　印张：27 1/8
字数：600 000
定价：119.00 元
（如有印装质量问题，我社负责调换）

　　随着科学技术的进步和医学的发展，危重患者救治成功率大大提高，重症监护病房在其中发挥了重要作用。重症监护病房是危重患者集中、先进仪器设备集中、掌握先进救护技术的医务人员集中的医疗单元，是医院救治水平的集中体现。医院为了提高重症监护病房对危重患者的救治能力，每年都要投入大量经费来添置高、新、尖仪器设备，以提高救治水平，满足救治危重患者的需要。但这些仪器设备需要监护病房的医务人员熟练掌握应用，才能发挥其理想的救治效用。同时，监护病房患者的病情瞬息变化，作为监护室的护士应该既要知道怎么做，也要知道为什么做，还要知道做了以后会发生什么，有充足的知识和技能储备，才能应对监护工作的需要。为此，编者针对重症患者的监护特点和需求，编写了《重症监护技能》，以帮助重症监护专科护士和护理人员更好地掌握先进监护技术，全面掌握各项监护技能，提高危重患者的监护水平。

　　本书在汲取国内外重症护理领域的最新专科护理知识和操作的基础上，由多位来自不同监护病房的护理专家和一线专科护士编写而成。全书从患者整体监护理念出发，围绕重症监护技能，从理论到实践进行了全面的论述。本书主要作为重症监护专科护士的技能培训教材，也可供从事临床一线工作的各级护士及护理专业的教师和学生学习参考。

　　全书共分为四篇：第一篇为系统功能监护，介绍了危重患者各系统监护技能的基本方法和知识，包括各系统功能的监护、监测指标及意义、监测方法、正常与异常的识别、临床护理、并发症的预防与护理等内容；第二篇为仪器设备使用与维护，介绍了监护病房内对危重患者监护和护理所用的仪器设备，包括仪器设备的工作原理、使用方法、保养与维护、常见故障与排除方法等内容；第三篇为重症患者的基础护理，介绍了危重患者的基础护理，包括评估、护理方法、并发症的预防及护理等内容；第四篇为重症患者的人文关怀，介绍了危重患者的心理特点和沟通方法，同时针对危重患者疼痛、焦虑、意识改变等特点对重症患者的镇痛、镇静的护理进行阐述。本书的特点：①紧密结合监护病房工作内容，较全面地介绍了重症监护病房常用的监护技能，对监护工作指导性强；②理论与实践结合，在围绕临床实际操作方法的基础上，深入地介绍了监护指标的意义、监护设备的工作原理等，可帮助护士预测病情发展，快速解决监护问题；③追踪重症监护发展前沿，在撰写过程中，参阅了近年来国内外有关文献，力求纳入新理念、新进展、新指南，用最新的知识指导工作实践。

　　本书以科学的理论知识、规范的操作技能和丰富的实践经验为基础，特别注重操作技术的规范性、临床的实用性、操作的安全性，反映了当前重症监护的先进技术水平。希望本书能为重症监护领域再添一本有价值的学习用书，能为重症监护专科护士的技能培训提供有力的指导与帮助，能为临床护士、护理专业师生提供借鉴和参考。由于水平有限，对书中的不足和不完善之处，诚望各位专家和同行提出指导和纠正。

编　者

中国人民解放军总医院护理部

2018年7月

目　录

第一篇　系统功能监护

第二篇　仪器设备使用与维护

第三篇　重症患者的基础护理

第四篇　重症患者的人文关怀

第一篇
系统功能监护

第1章

循环系统监护

第一节 动脉血压监测

一、概述

血压是血管内流动的血液对单位面积血管壁的侧压力。动脉血压反映了机体血流动力学的状况，其测量操作简便、易行，数值客观、准确，一直被临床作为对危重患者循环功能监测的重要指标。通过动脉血压监测，可掌握患者循环系统功能的变化趋势，协助临床诊断疾病，为预防、治疗、康复、护理提供依据，是重症监护人员必须熟练掌握的基本内容。

二、动脉血压的正常范围及危重患者动脉血压监测的意义

（一）正常血压

一般所说的血压是指体循环的动脉血压即主动脉压。因为在大动脉中血压降落很小，故通常将在上臂测得的肱动脉血压代表主动脉压。测量血压，以肱动脉为标准。正常成年人安静状态下的血压：收缩压为90～140mmHg（12.0～18.6kPa），舒张压为60～90mmHg（8.0～12.0kPa），脉压为30～40mmHg（4.0～5.3kPa）。一般正常人每日血压波动在20～30mmHg（2.7～4.0kPa），在无降压药的影响下睡眠能导致血压下降20%左右。正常人全天血压最高点一般在9～10点及16～20点，血压最低点在1～3点。这种24小时血压的昼夜节律变化，呈"双峰一谷"曲线，称为勺形血压。正常的血压节律有利于缓解人体血管壁所受的高水平冲击压力，调节脏器功能。当血压持续维持较高水平，血管壁弹性降低，可出现小动脉或毛细血管硬化，导致脑出血、肾功能障碍等并发症；但如血压持续较低，脏器供血不足，影响脏器正常功能。两者均可导致严重后果。

（二）危重患者血压监测的意义

危重患者受环境、病情等多种因素影响，血压的正常节律往往遭到破坏。当成年人动脉血压收缩压＞140mmHg，舒张压＞90mmHg，即认为血压过高。当收缩压＜90mmHg，舒张压＜60mmHg即认为血压过低。即使患者既往血压正常，当患者受到

严重创伤或疾病打击后，血压也常出现过高或过低等异常表现。因此，动态、连续的血压监测是危重患者监护的重要内容。

ICU患者的血压降低多见于各种原因导致的休克，如大量失血、体液不足导致的低血容量性休克，严重感染导致的感染性休克，以及心输出量降低导致的心源性休克等。此外，危重患者在持续床旁血液滤过早期，有效循环血量骤然减少，也可出现血压下降。中枢神经系统受损、自主神经功能紊乱也可导致对心血管的调节功能下降，出现顽固性血压过低，如高位截瘫、颅脑外伤患者。血压过高常见于原发性高血压、术后疼痛、容量负荷过重、发热等患者。中枢神经系统病变或损伤及内分泌功能紊乱也是导致危重患者血压异常升高的常见原因。

对危重患者进行血压监护能较全面反映患者病情变化，指导治疗护理。除积极治疗原发病外，对血压低的患者，要合理补充有效循环血量，维持循环稳定；进行持续床旁血液滤过前，可适当增加患者的液体入量，缓解血容量减少对患者的影响；当患者出现血压过低时，应尽快增加输液速度，应用多巴胺、去甲肾上腺素等升高血压的药物，保护重要脏器供血，为进一步治疗和抢救赢得时机。对于血压升高的患者，应给予合理镇静、镇痛药物，尽早给予降血压药物，减少容量负荷，将血压控制在正常范围，防止继发颅内出血、伤口出血等并发症。

三、动脉血压监测的适应证和禁忌证

无创动脉血压监测适用范围较广，可用于所有需要了解循环状态的患者，但测量时应尽量避开有动静脉瘘或留置针穿刺的肢体。有创动脉血压适用于循环不稳定、血压波动可能性大、使用血管活性药物，以及需连续、动态监测的患者。此外，对于需要反复采集动脉血标本，进行实验室检查的危重患者，留置动脉置管也是一种较好的选择。在进行动脉穿刺前，应首先进行穿刺动脉的侧支循环检查，对于侧支循环条件不佳的患者应禁止进行动脉置管测压。对于凝血功能障碍或患有血管疾病的患者，应慎重选择动脉穿刺置管。选择穿刺部位时应避开局部存在感染的肢体。

四、动脉血压监测方法

根据测量方法的不同，动脉血压监测可分为无创动脉血压监测和有创动脉血压监测。应用无创袖带式自动间接动脉压监测法测压时，先将袖带缠于患者上臂中部，按下测压控制键，监护仪的微处理器指示气泵对袖带充气。当袖带内压力比患者收缩压高30mmHg（4kPa）左右时，袖带下的动脉血管被压扁，血管内几乎无血流通过。此时通过可控阀门以每秒2～6mmHg（0.27～0.8kPa）的压力幅度缓慢释放袖带内的压力。当袖带内压力趋于收缩压时，袖带下血管被血流冲开，产生一个搏动，此搏动能被与袖带相连的仪器内的压力传感器检测到，此刻袖带内的压力即为收缩压。当袖带内压力趋于舒张压时，袖带下的血管完全舒张，压力传感器测不到血管的搏动，此刻袖带内的压力即为舒张压。有创动脉压监测是在动脉内置管进行动脉血压连续监测的一种方法，其可连续监测收缩压、舒张压和平均动脉压，并将其数值及波形实时显示在监护仪显示器上，及时准确地反映患者血压的动态变化。

无创动脉血压监测

（一）袖带式自动间接动脉压监测法

1.准备用物　多功能监护仪（或便携式监护仪），血压监测导线及袖带，无创血压监测模块（需要时）。

2.操作步骤

（1）操作者做手卫生。

（2）检查多功能监护仪（便携式监护仪）性能，如监护仪无自带无创血压监测模块，则先将无创血压监测模块插入多功能监护仪上。根据患者上臂周长选择合适的袖带。

（3）携用物至患者床旁。

（4）查对患者姓名、ID号，向患者解释操作目的，以取得患者的配合。

（5）评估：患者年龄、病情、治疗、心理状态及合作程度；了解患者既往病史，是否有偏瘫、动脉闭塞，是否存在上肢受伤、残缺、烧伤或其他原因导致上肢血压不能测量的情况；观察有无影响测量血压的因素。

（6）将便携式监护仪放于床头桌上，接通电源。打开监护仪开关，连接血压监测导线。

（7）协助患者取平卧位，将被测上肢衣袖卷至肩部（必要时脱袖），掌心向上伸直，肢体稍外展放于体侧，被测肢体的肱动脉与心脏位于同一水平位置（平腋中线）。

（8）取袖带，驱尽袖带内空气，将袖带平整地缠于患者上臂中部（肘关节上2cm），松紧度以可放入一手指为宜。

（9）调整监护仪界面，选择自动测量方式，每30分钟1次。

（10）按下监护仪上的测压按键，气泵自动充气、放气，监护仪自动显示压力数值。

（11）记录测量数值：收缩压/舒张压（mmHg或kPa）。

（12）如需持续监测血压，应设定监测报警限，打开报警系统。

（13）协助患者展平衣袖，整理床单位。向患者讲解血压测量期间的注意事项，保证血压测量的准确性。

（二）汞柱式血压计测量血压

1.准备用物　汞柱式血压计，听诊器。

2.操作步骤

（1）操作者做手卫生。

（2）检查血压计性能，根据患者上臂周长选择合适的袖带。

（3）携用物至患者床旁。

（4）查对患者姓名、ID号，向患者解释操作目的，以取得患者的配合。

（5）评估患者年龄、病情、治疗、心理状态及合作程度；了解患者既往病史，是否有偏瘫、动脉闭塞，是否存在上肢受伤、残缺、烧伤或其他原因导致上肢血压不能测量的情况；观察有无影响测量血压的因素。

（6）协助患者取仰卧位或坐位，将被测上肢衣袖卷至肩部（必要时脱袖），掌心向上伸直，放于体侧，被测肢体的肱动脉与心脏位于同一水平，仰卧位时平腋中线（图1-1），坐位时平第四肋软骨（图1-2）。

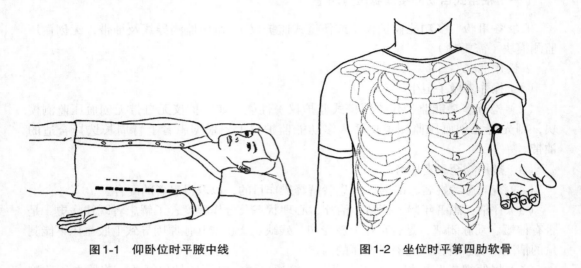

图1-1　仰卧位时平腋中线　　　　　图1-2　坐位时平第四肋软骨

（7）取血压计放于被测上臂的外侧，打开血压计，开启水银槽开关（图1-3）。

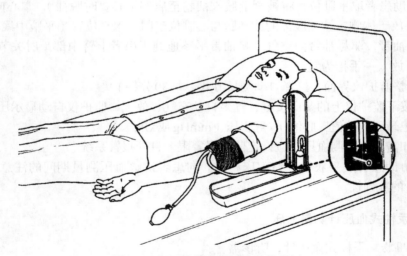

图1-3　血压计放于被测上臂的外侧

（8）取出袖带，驱尽袖带内空气，平整地缠于上臂中部，袖带下缘距肘窝2～3cm（图1-4），松紧度以能放入一手指为宜（图1-5）。

（9）戴听诊器，将听诊器胸件放在肱动脉搏动最明显处（图1-6），左手固定，右手握输气球关闭气门。

（10）打气至肱动脉搏动音消失，再升高20～30mmHg（2.67～4.00kPa）。

（11）然后以4mmHg/s的速度缓慢放气，使水银柱缓慢下降（图1-7）。

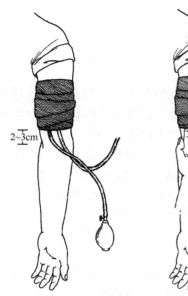 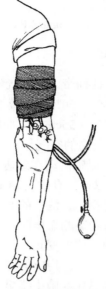 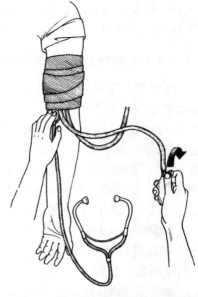

图1-4　袖带下缘距肘窝 　　图1-5　袖带松紧度 　　图1-6　将听诊器胸件放在肱动脉搏
2～3cm　　　　　　　　　　以能放入一手指为宜　　　动最明显处

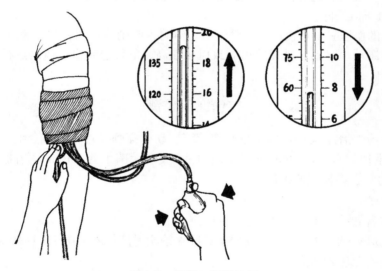

图1-7　打气与缓慢放气

（12）确定血压值（看、听）

1）看：测量者视线与水银柱的弯月面在同一水平。

2）听：①当听到第一声搏动音时，所看到的水银柱刻度为收缩压；②当听到搏动声音突然减弱或消失时，所看到的水银柱刻度为舒张压（WHO规定以动脉搏动音消失处的水银刻度作为舒张压）。

（13）测量后，解下袖带，排尽袖带内余气，卷好袖带放入盒内。

（14）将血压计盒盖右倾45°，使水银液回流槽内，关闭水银槽开关，盖紧盒盖。

（15）协助患者展平衣袖，整理床单位。

（16）记录测量数值：收缩压/舒张压（mmHg或kPa）。

（三）无创动脉血压监测时的注意事项

1.袖带应无漏气，缠绕松紧度适宜，使袖带内橡胶气囊的中心恰好置于动脉搏动部位。袖带的宽度应是患者上臂周长的40%～50%，袖带内橡胶气囊的长度应为患者上臂周长的80%。大多数成年人的臂围为25～35cm，可使用橡胶气囊长22～26cm、宽12cm的标准规格袖带。①袖带太窄需用较高的空气压力才能阻断动脉血流，使测得血压值偏高。②袖带过宽使大段血管受压，以致搏动在到达袖带之前已消失，故测得的血压值偏低。③袖带过松使袖带鼓起时呈球状，有效的测量面积变窄使测得的血压值偏高。④袖带过紧使血管在袖带未充气前已受压，测得的血压值偏低。

2.为偏瘫、一侧肢体外伤或手术的患者监测血压时，应选择健侧肢体，因患侧肢体肌张力减低及血循环障碍，不能真实反映血压的变化。

3.监测血压过程中，无论患者取什么卧位，均应保持被测肢体的肱动脉与患者心脏在同一水平。如平卧位时，被测肢体肱动脉应与腋中线第4肋间平齐。

4.测量血压过程中，应确保患者处于平静状态，避免上肢肌肉收缩或袖带受压。

5.打气不可过快、过猛。放气速度要适宜，放气太慢使测得的血压值偏高，放气太快使测得的血压值偏低。

6.如测得的血压异常或血压的搏动音听不清时，应稍等片刻后重新测量。

7.因情绪激动、躁动、进食等可导致血压偏高，危重患者血压监测过程中应考虑上述因素的影响。

有创血压监测

1.准备用物　治疗盘，0.5%聚维酮碘溶液、动脉穿刺导管、压力套组（含压力传感器）、500ml生理盐水、12 500U肝素钠注射液1支、无菌手套、10ml注射器、三通、无菌贴膜、压力袋、多功能监护仪。

2.操作步骤

（1）操作者做手卫生、戴口罩。

（2）配制肝素钠生理盐水：将12 500U肝素钠注射液加入500ml生理盐水中。

（3）携用物至患者床旁。

（4）查对患者姓名、ID号，向患者解释操作目的，以取得患者的配合。

（5）评估患者病情、穿刺处皮肤情况、心理状态及合作程度。

（6）将肝素钠生理盐水放入压力袋中，连接压力套组并向压力袋内充气至压力指示器到达绿色标志线（300mmHg），排尽压力套组管路内的空气。

（7）将压力套组的传感器与血压监测导联线连接，连接紧密后监护仪上会出现压力监测通道，点击监护仪菜单，变更压力监测标尺名称为ABP。

（8）将传感器及压力套组固定于患者床旁，高度在腋中线第四肋间，与右心房同一水平。

（9）配合医生行桡动脉/股动脉穿刺置管术。以桡动脉为例，操作如下所述。

1）穿刺前行桡动脉侧支循环试验（Allen's test），确保穿刺侧尺动脉功能良好，以免发生手部缺血性损伤或坏死。其具体方法为：先抬高上肢，检查者用手指同时压迫桡动脉和尺动脉以阻断血流；让患者做松、握拳动作数次，待静脉血充分回流后将手伸展，此时手掌肤色发白；操作者手指松开解除对尺动脉的压迫，观察患者手部颜色恢复情况。根据手部颜色恢复的快慢可分以下3级：①6秒内手部颜色恢复红润为一级，即正常，说明尺动脉血流通畅，掌浅弓和掌深弓完好；②7～14秒颜色恢复为二级；③大于15秒颜色恢复为三级，即异常。Allen's试验一级者可行桡动脉置管；二级者置管应慎重；三级者说明尺动脉侧支循环障碍，应禁忌在此桡动脉置管测压，以避免置管后一旦并发血栓栓塞，由于侧支循环不完善造成手部缺血性损伤。

2）协助患者取平卧位，前臂伸直，手腕部下方垫软枕，保持腕关节处于过伸状态。选择桡动脉搏动最明显处远端位置为穿刺点。以穿刺点为中心消毒，消毒范围为直径＞10cm。

3）戴无菌手套。将两块无菌治疗巾折叠，围成菱形，铺于穿刺点周围，充分暴露穿刺部位。穿刺者以左手示指、中指、环指自穿刺部位由远至近依次轻放于患者桡动脉搏动最强处，指示患者桡动脉的走行方向。示指所指部位即为穿刺的"靶点"，三指所指线路即为进针的方向，避免手指按压过度造成桡动脉远端的血流受阻，增加穿刺难度。

4）协助穿刺者取10ml注射器抽取生理盐水，与动脉穿刺导管连接。

5）穿刺者手持动脉穿刺导管，针尖与皮肤成30°～45°，血管较粗或较硬者，进针角度稍大，血管较细者进针角度略小。针尖斜面向上，针尖指向与血流方向相反。选择直接穿刺法或穿透法进行穿刺。

直接穿刺法：对准动脉缓慢进针。当发现针芯有回血时，再向前推进1～2mm，固定针芯，向前推送外套管，撤出针芯，套管末端可见血液呈波动状涌出，说明穿刺成功。

穿透法：对准动脉缓慢进针。当见有回血时再向前推进0.5cm左右，撤针芯，将套管缓慢后退，看见血液涌出时，停止退针，并立即将套管向前推进，送入无阻力且有血液涌出说明穿刺成功。

6）协助穿刺者将压力套组管路连接在穿刺导管上，以贴膜妥善固定。

（10）打开压力套组调节夹，挤压冲洗阀，冲洗测压管路，将导管内的回血冲净。

（11）校正零点：旋转三通关闭血管端，使压力传感器通大气。按监护仪上零点"ZERO"键，当屏幕上显示压力线为"0"时，提示校正零点成功。

（12）旋转三通，使测压通道与血管相通，监护仪上自动显示动脉血压的波形及数值。

（13）记录测量数值：收缩压/舒张压（mmHg或kPa）。

（14）协助患者取舒适体位，整理床单位。

3. 有创动脉血压监测置管注意事项

（1）桡动脉穿刺前行Allen's试验或采用多普勒超声血流仪观察尺动脉侧支循环情况。

（2）选择适宜型号的优质动脉穿刺导管，一般成年人选择20～22G的动脉穿刺导管进行穿刺。

（3）置管过程应严格无菌操作，防止发生导管相关感染。

（4）避免反复多次穿刺，以防动脉痉挛。

五、动脉血压监测的临床护理

（一）无创动脉血压监测护理

1.应避免在佩戴袖带的肢体进行穿刺、抽血等有创操作，以免发生淤血。

2.合理调整测压间隔时间，避免袖带在短时间内反复充气，引起测量肢体长时间受压，静脉回流受阻，造成肢体肿胀或皮肤破损。

3.监测过程中应定时检查袖带的位置和松紧度是否合适，避免袖带移位或松脱而影响测量结果。

4.每隔4小时松解袖带一次，以减少持续佩戴、充气对肢体血液循环影响和局部皮肤压力。

5.对于严重心律失常患者，每次测量血压值差异较大时，可取多次测量的平均值，必要时可进行有创血压监测。对于重度心力衰竭、休克者，无创血压测量法可能测不出血压数值，此时可用人工测压法或进行有创血压监测。

（二）有创动脉血压监测护理

1.留置动脉置管期间，应妥善固定导管，定时巡视，防止导管脱出导致出血或血肿。告知患者减少穿刺处手腕部活动，避免血管内导管打折或断裂。当患者躁动时应专人护理，采取保护性措施，必要时可使用约束带。

2.严密观察压力数值及波形变化

（1）动脉压数值变化及其临床意义：成年人桡动脉平均压的正常值为（90±10）mmHg［（12±1.33）kPa］，小儿为80mmHg（10.7kPa）以上。一般常将测得的动脉压数值结合中心静脉压（CVP）数值变化进行综合分析与病情评估（表1-1）。

表1-1　动脉压与中心静脉压变化的临床意义及处理原则

指标	临床意义	处理原则
BP↓，CVP↓	提示有效血容量不足	补充血容量
BP↑，CVP↑	提示外周血管阻力增大或循环负荷过重	使用血管扩张药或利尿药
BP正常，CVP↑	提示容量负荷过重或右心衰竭	使用强心与利尿药
BP↓，CVP正常	提示有效血容量不足或心排血量减少	使用强心升压药、小剂量输血
BP↓，CVP进行性↑	提示有心脏压塞或严重心功能不全	使用强心与利尿药，手术解除心脏压塞

（2）动脉波形变化及其临床意义

1）正常动脉压波形：波形平滑、匀称，动脉压力波形的降支上有一个不明显的切迹。

2）异常动脉压波形

A.矮小、低平波形：压力波形变小，升支向上冲击缓慢，峰波拉长，常见于心脏术后低心排血量，心力衰竭或主动脉瓣狭窄。

B.高大、跳跃波形：压力波形变大，升支迅速上升，峰波短暂，降支快速下降，常见于心脏术后主动脉瓣关闭不全或残留动脉导管未闭。

C.双重波动波形：波形中有2个收缩峰压，常见于术后主动脉瓣关闭不全。

D.交替变化波形：一次次压力波形的振幅为交替变化的，是左心衰竭的迹象。

二联波形、不规则波形是典型的心律失常波形，也可见于二联律、心房颤动。

3.测压前和测压中必须反复用血压计测量患者上肢血压与之相对照，以便及时发现并纠正直接动脉压测量的误差，一般情况下两者相差10mmHg。

4.有创动脉血压监测过程中，应用肝素钠生理盐水持续滴注，保持加压袋在有效加压状态（300mmHg），并确保管路内无气泡。

5.疑有血凝块堵塞导管时，应及时抽吸出血凝块，切勿将血凝块推入。

6.保持压力传感器的位置与心脏在同一水平，每4～6小时调试零点一次。当患者体位变化时，应相应调整传感器的位置并重新校正零点。

六、并发症的预防与处理

作为有创操作，有创血压监测可能导致多种并发症，主要包括以下几种。

1.血栓形成

（1）原因：与血管壁损伤、导管过硬过粗及置管时间过长等因素有关。当患者出现休克、血液高凝状态等异常情况时，血栓发生的概率会进一步升高。

（2）预防与处理：①选择适当的穿刺针，切勿过粗。②穿刺动作轻柔稳准，避免反复穿刺造成血管壁损伤。③合理使用抗凝药物，保持患者的正常凝血状态。④保持肝素钠生理盐水经压力套组持续、缓慢滴注，维持管路通畅。若经测压通道抽血，抽血毕应立即用肝素钠生理盐水快速冲管，以防凝血。⑤妥善固定动脉置管、压力套组和测压肢体，防止导管受压、扭曲，并保持三通的正确开关方向。⑥每日评估留置动脉导管的必要性，因动脉内置管时间长短与血栓形成相关，患者循环功能稳定后应尽早拔管。

2.肢体远端缺血坏死

（1）原因：引起远端肢体缺血的主要原因是血栓形成、血管痉挛及局部长时间包扎过紧等。

（2）预防与处理：①桡动脉置管前需做Allen's试验，判断尺动脉是否有足够的血液供应。②密切观察术侧肢体远端手指的颜色与温度，有无肤色苍白、发凉、发绀、疼痛、麻木感等缺血征象。若出现缺血征象应立即拔管。③固定置管及术侧肢体时切勿环行包扎或包扎过紧。④预防血栓形成。

3.导管相关性感染　包括穿刺处局部感染和导管相关性血流感染。

（1）原因：动脉置管和维护过程中未严格执行无菌技术操作原则；导管留置时间过长；皮肤表面细菌沿导管迁徙至导管尖端定植或入血。

（2）预防与处理：①所需用物必须经灭菌处理，置管过程严格执行无菌技术。②穿刺处以无菌透明敷料保护，并定期更换。更换时严格执行穿刺处皮肤消毒处理规范。出现穿刺处局部渗血、污染或敷料松动时应即刻更换敷料。③从动脉置管处抽血时，严格消毒采血接头。④测压管道始终保持无菌状态，局部污染应及时处理。⑤每日配制更换肝素钠生理盐水。⑥定时监测患者体温，若出现高热、寒战等症状时，应及时寻找感染源，必要时做穿刺点周围皮肤细菌培养。体温高于39℃时抽血做血培养，并有针对性地使用抗生素。⑦一旦发生导管相关感染，应立即拔除置管。

4.空气栓塞

（1）原因：测压管内空气未排尽；测压装置连接不紧密或有破损；操作过程中有气体进入。

（2）预防与处理：①调试零点、抽血等操作过程中，要严防气体进入动脉内发生空气栓塞。②严密观察动脉测压导管内有无气泡，一旦发现应及时排气。

5.出血和血肿

（1）原因：动脉穿刺、管路脱出或拔管后局部压迫时间不够，容易出现穿刺处的出血和血肿。

（2）预防与处理：①妥善固定动脉置管，防止导管意外脱出。②穿刺失败及导管脱出或拔管后，要有效压迫止血，对使用抗凝药物治疗的患者应延长压迫时间。必要时可局部用绷带加压包扎。

第二节　心电监测

一、概述

心脏在每一次机械收缩之前先产生电激动，心房和心室的电激动可经人体传到体表。心电监测就是将这些传到体表的生物电信号转化为曲线波形（即心电图），通过持续观察波形的变化特点分析心脏自律性状态，以实现对危重患者心脏活动的动态监测。

二、心电导联分类及意义

常用的心电导联包括肢体导联、加压肢体导联及胸前导联。

（一）肢体导联

肢体导联，旧称"标准导联"，属于双极导联。电极在两个肢体上，其构成电路的连接方法有三种。所描记的心电图反映了正电极与负电极两点间的电位差。

肢体导联1（Ⅰ）：正电极在左上肢，负电极在右上肢。

肢体导联2（Ⅱ）：正电极在左下肢，负电极在右上肢。

肢体导联3（Ⅲ）：正电极在左下肢，负电极在左上肢。

（二）加压肢体导联

由于肢体导联所描记的图形很小，不易分析，为弥补其不足，将探查电极放在标准导联的任一肢体上，而其他两个肢体的引导电极分别与5000欧姆电阻串联在一起作为无关导联。这种导联记录出的心电图电压比单极肢体导联提高50%～70%，使描记的心电图振幅与波形较大,易于分析。

加压肢体导联属于单极导联,根据探查电极放置的位置对各导联进行命名,探查电极在右臂,即为加压右上肢导联(aVR),在左臂即为加压左上肢导联(aVL),在左腿则为加压左下肢导联(aVF)。

(三)胸前导联

胸前导联也称心前区导联,为单极导联。探查电极为正极,分别放置在胸部各个规定的位置上,常测的有6个部位,即$V_1 \sim V_6$导联。肢体导联3个电极各串联一个5000欧姆电阻,并将三者连接,构成中心电端,设为导联的负极。胸前导联所描记的心电图,基本上反映了探查电极部位的电位。

各探查电极的具体位置为:V_1在胸骨右缘第四肋间;V_2在胸骨左缘第四肋间;V_3在V_2与V_4连线的中点;V_4在左锁骨中线与第五肋间相交处;V_5在左腋前线上,与V_4同一水平高度;V_6在左腋中线上,与V_4同一水平高度。

在临床工作中,若$V_1 \sim V_6$导联不能满足诊断需要时,可加$V_3R \sim V_6R$、V_7、V_8、V_9等导联。其探查部位为:$V_3R \sim V_6R$分别在胸骨右侧与$V_3 \sim V_6$相对应的位置;V_7在左腋后线与V_4同一水平高度;V_8在左肩胛下角与V_4同一水平;V_9在左侧脊柱旁与V_4同一水平线上。

肢体导联 $\mathrm{I} \sim \mathrm{III}$ 不能反映其所探查部位的实际电位。aVR导联反映右心室的电位;aVL导联反映左侧壁及上侧壁电位;aVF反映通过横膈面的心脏下壁电位;V_1、V_2反映右心室电位;V_3、V_4反映心室间隔近心尖部电位;V_5、V_6反映左心室前侧壁和侧壁电位;V_7、V_9反映左心室外侧壁和后壁的电位。

危重患者常用的心电监测仪器主要包括十二导联心电图机和心电监护仪两种,因两者功能存在一定差异,在对心脏自律性异常的危重患者进行监护过程中往往需要两者配合使用。十二导联心电图机可对肢体导联、加压肢体导联及胸前导联进行某一时刻同步描记,其优点是监测全面,信息记录精确,便于对复杂心电的分析和心律失常的确认识别;其缺点是只能记录某一时间点的心电图波形,无法实现实时、连续监测。心电图机的导联线分为红、黄、蓝(或绿)、白、黑五种颜色。红色连线接右上肢,黄色连线接左上肢,蓝色连线接左下肢,白色连线接胸前各部位,黑色连线接右下肢。心电监护仪的心电监测功能通常仅通过5根或3根导联线进行,且电极体积小,固定牢固,便于对危重患者实时监测心电变化,更适用于病情不稳定,存在严重心律失常或心搏骤停可能的患者。其缺点是只能反映患者的基本心电图波形,无法进行精确测量与分析;可描记的导联不全,尚不能提供心电波形更细微的结构。5导联线心电监测可分别观察 I、II、III、aVR、aVL、aVF及V_x导联的波形。连接时,RA(右臂)白色电极,置于右锁骨下,近右肩处;LA(左臂)黑色电极,置于左锁骨下,近左肩处;C(胸)棕色电极,置于胸部某一胸导联位置;RL(右腿)绿色电极,置于右下腹;LL(左腿)红色电极,置于左下腹。3导联线心电监测可分别观察 I、II、III、aVR、aVL、aVF导联的波形。连接时,RA(右臂)白色电极,置于右锁骨下,近右肩处;LA(左臂)黑色电极,置于左锁骨下,近左肩处;LL(左腿)红色电极,置于左下腹。

三、心电监测方法

（一）十二导联心电图描记方法

1.用物准备　心电图机、导联线、治疗盘、酒精棉球、污物罐。

2.操作步骤

（1）操作者做手卫生。

（2）检查心电图机性能。

（3）携用物至患者床旁。

（4）查对患者姓名、ID号，向患者解释操作目的，以取得患者的配合。

（5）协助患者取仰卧位，保持呼吸平稳，使全身肌肉放松，避免因体温低、移动肢体及过度呼吸等导致肌肉震颤而引起伪差。

（6）接通心电图机电源，开启心电图机电源开关。

（7）暴露患者两手腕内侧、双下肢内踝及胸部，取酒精棉球，擦净安放电极部位皮肤。

（8）按照导联线提示正确连接导联线：红色为右臂，黄色为左臂，绿色为左腿，黑色为右腿；V_1：胸骨右缘第四肋间；V_2：胸骨左缘第四肋间；V_3：V_2与V_4连线中点；V_4：左锁骨中线与第五肋间交点；V_5：与V_4同一水平的左腋前线处；V_6：与V_4同一水平的左腋中线处。

（9）调节参数：选择电压及描记速度，一般走纸速度为25mm/s。

（10）观察心电图基线是否稳定，选择最为清晰的波形进行描记。

（11）描记完毕，去除各导联线，协助患者整理衣物及床单位。

（12）在打印的心电图纸上注明患者姓名、ID号、性别、年龄，并检查打印日期和时间是否正确。

（13）关机，整理用物。

（二）持续心电监测法

1.用物准备　心电监护仪、心电监测模块、导联线、电极片、纱布、污物罐。

2.操作步骤

（1）操作者做手卫生。

（2）携用物至患者床旁。

（3）查对患者姓名、ID号，向患者解释操作目的，以取得患者的配合。

（4）安装心电监测模块及导线，注意导联线和监护仪接口有无松动，检查心电监护仪性能。

（5）连接导联线与电极片。

（6）评估患者病情，皮肤有无过敏史，常规贴放电极片处皮肤有无破损等。

（7）预处理患者皮肤：在贴放电极区域选择皮肤肌肉平滑处，清洁皮肤并擦干。必要时，用电极片附带的小砂纸轻轻涂擦皮肤以去除死皮细胞，注意保护皮肤的完整性。

（8）按照导联线提示正确固定电极片。

（9）调节心电监测各项参数

1）导联选择：应选择波形清晰，便于观察的心电图导联。一般多选择Ⅱ导联。

2）报警开关及报警线：根据正常值设定各项指标报警高、低限。

3）识别起搏信号、心律失常分析、QRS声音及ST分析：可根据需要选择开启或关闭各项功能，开启滤波功能。

（10）观察、记录心电监护仪屏幕的波形显示情况。

（11）注意事项：48小时后更换电极片，如监测过程中出现电极片脱落或松动，应随时更换。更换时应用松节油清洁原粘贴位置的残留胶迹。

四、心电图波形分析及异常心电图识别

（一）正常心电图波形分析

心电图各波、段的形态、幅度、间期均正常者，称为正常心电图。

1.P波　心脏的激动起源于窦房结，然后传导到达心房。P波由心房除极所产生，是心动周期产生的第一个波，它反映了左、右心房及房间隔的除极过程。前半部分代表右心房，后半部分代表左心房。

（1）P波的时间：0.05～0.10秒，一般应小于0.11秒。

（2）P波的形态：在大部分导联上呈钝圆形，可有轻微切迹或双峰，但峰距小于0.04秒。

（3）P波的方向：窦性P波在Ⅰ、Ⅱ、aVF、V_4～V_6导联直立，aVR导联倒置。在Ⅲ、aVL、V_1～V_3导联可直立、倒置或双向。

（4）P波的幅度：在肢体导联不超过0.25mV，在胸前导联不超过0.2mV。

2.P-R间期　是从P波起点到QRS波群起点的时间距离，代表心房开始兴奋到心室开始兴奋所需的时间。正常成年人P-R间期为0.12～0.20秒。P-R间期随心率与年龄而变化，幼儿及在心动过速的情况下，P-R间期相应缩短；老年人及在心动过缓的情况下，P-R间期可略延长，但不超过0.22秒。故年龄越大或心率越慢，其P-R间期越长。

3.QRS波群　代表心室肌除极的全过程。

（1）QRS波群的时间：正常成年人为0.06～0.10秒，最宽不超过0.11秒。

（2）QRS波群的形态：肢体导联上Ⅰ、Ⅱ、aVF导联主波向上，可呈qR、qRs、Rs、R型。Ⅲ、aVL导联形态变化较大。aVR导联主波向下，呈QR、Qr、rS、rSr型。胸前导联上V_1、V_2导联多呈rS型，R/S＜1，V_1的R波一般不超过1.0mV。V_5、V_6导联主波向上，呈qR、qRS、Rs或R型，R波一般不超过2.5mV，R/S＞1。在V_3、V_4导联，R波同S波的振幅大致相等。正常人，自V_1～V_6，R波逐渐增高，S波逐渐减小。

（3）QRS波群的振幅：6个肢体导联上，每一个导联的R波加S波的绝对值不应小于0.5mV，否则称为低电压；6个胸前导联上，每一个导联的R波加S波的绝对值不应小于0.8mV，否则称为低电压。

（4）R峰时间（R peak time）：又称室壁激动时间，为心室内膜至外膜除极的时间，是指由QRS波群起点至R波顶峰垂直线的距离，如R波有切迹，应量至切迹第二峰的距离。正常成年人R峰时间在V_1、V_2导联小于0.04秒，在V_5、V_6导联小于0.05秒。

（5）Q波：除aVR导联外，正常Q波应小于0.04秒，振幅应小于同导联R波的1/4。正常人V_1、V_2导联中不应有q波，但偶尔可呈QS型。

4.J点 QRS波群终点与ST段起点的结合点，称为J点。正常位于等电位线上，可随ST段的偏移而发生移位，心室除极尚未完全结束，部分心肌已开始复极，可使J点上移；由于心动过速等原因，使心室除极与心房复极并存，导致心房复极波（Ta波）重叠于QRS波群的后段，可发生J点下移。

5.ST段 自QRS波群的终点（J点）至T波起点的一段水平线称为ST段，代表心室缓慢复极的过程。正常时接近于等电位线，也可有轻微偏移。但在任何导联，ST段下移不应超过0.05mV；ST段上抬在胸前导联V_1、V_2上不应超过0.3mV，V_3导联上不超过0.5mV；$V_4 \sim V_6$导联及肢体导联不超过0.1mV。

6.T波 是继QRS波群后的一个波幅较低而波宽较长的电波，代表心室快速复极时的电位变化。

（1）T波的形态：T波钝圆，占时较长，从基线开始缓慢上升，然后较快下降，形成前肢较长、后肢较短的波形。T波方向常和QRS波群的主波方向一致。在Ⅰ、Ⅱ、$V_4 \sim V_6$导联直立,aVR导联倒置。其他导联Ⅲ、aVL、aVF、$V_1 \sim V_3$可直立、双向或倒置。如果V_1的T波直立，则$V_2 \sim V_6$导联就不应倒置。

（2）T波的振幅：在以R波为主的导联中（除Ⅲ、aVL、aVF、$V_1 \sim V_3$），T波的振幅不应低于同导联R波的1/10。在胸前导联，除V_1导联的T波不应超过0.4mV外，余导联可高达1.2 ~ 1.5mV，仍属正常。

7.Q-T间期 从QRS波群起点至T波终点的距离，代表心室肌除极和复极全过程所需的时间。Q-T间期的长短与心率的快慢密切相关，心率越快，Q-T间期越短，反之则越长。正常情况下，Q-T间期在0.32 ~ 0.44秒。为消除心率对Q-T时间的影响，常用Bazett公式校正，被校正后的Q-T间期称为Q-Tc间期，就是R-R间期为100毫秒（心率为60次/分）时的Q-T间期。正常Q-Tc的最高值为0.44秒，超过此值即为延长。

8.U波 是在T波后0.02 ~ 0.04秒出现的低而宽的小波，代表心室后继电位。振幅很小，以V_3或V_2导联最明显。正常U波<0.2mV，不应高于T波。U波时间为0.16 ~ 0.25秒，平均为0.20秒。U波方向与同导联T波方向一致。U波明显增高，常见于血钾过低、服用奎尼丁等；U波倒置见于冠心病或运动测验时；U波增大时常伴有心室肌应激性增高，易诱发室性心律失常。

（二）各波、段、间期异常及意义

1.P波异常

（1）P波增宽：P波时限大于0.11秒，并有明显的切迹，见于心房内传导阻滞。如增宽并出现两峰称为二尖瓣型P波，见于左心房肥大。此种改变在Ⅰ、Ⅱ、aVL等导联比较明显。

（2）P波高耸：见于房间隔缺损及法洛四联症、右心房肥大、肺动脉高压、肺动脉狭窄和三尖瓣关闭不全。在低钾血症、甲状腺功能亢进、急性心包炎和缩窄性心包炎时，也可有P波增宽。

（3）P波减低：一般无特殊意义，可见于甲状腺功能降低。

（4）P波消失：见于心房颤动、心房扑动、窦性停搏、期前收缩。

（5）P波数与QRS波群数不一致：P波多于QRS波群数，常见于房性期前收缩及一、三度房室传导阻滞。波数少于QRS波群数，见于房室分离。

（6）P-P间距不齐：见于房性期前收缩、窦房传导阻滞、窦性心律不齐。

（7）P-P间距缩小：见于窦性心动过速或阵发性窦性心动过速。

（8）P-P间距增大：见于窦性心动过缓。

2.P-R间期异常

（1）P-R间期缩短：见于房室交界逸搏、期前收缩、预激综合征，以及干扰性房室脱节和交感神经张力增高。

（2）P-R间期延长：见于一度房室传导阻滞、二度Ⅰ型房室传导阻滞、干扰性P-R间期延长（多见于房性期前收缩）。

3.QRS波群异常

（1）QRS波群出现切迹：在接近R波顶点的部位出现切迹，提示存在室内传导阻滞，此时多有QRS波间期增宽。若QRS波起始部分有明显的顿挫与切迹可考虑为预激综合征的预激波。

（2）QRS波时限增宽：正常QRS时限为0.10秒。当时限超过0.11秒时，则称为QRS波时限延长，最常见的原因为室内传导异常。其多见于心室肥厚、束支传导阻滞、室性期前收缩、预激综合征、室内差异性传导、血钾过高（高血钾超过8mmol/L），以及洋地黄、奎尼丁及普鲁卡因胺中毒。

（3）QRS波群高电压：RV_1电压大于1.0mV，见于右心室高电压、右心室肥厚、右束支传导阻滞、局限性正后壁心肌梗死、逆钟向旋转。$RV_1/SV_1 > 1$，见于逆钟向旋转、右心室肥厚、局限性正后壁心肌梗死。$RV_5 > 2.5mV$，见于左心室高电压、左心室肥厚。

（4）QRS波群电压降低：见于肺气肿、气胸及过度肥胖者、心包积液、胸腔积液及全身水肿、广泛性心肌梗死、心腔内积血、肺淤血、心肌病、缩窄性心包炎、甲状腺功能低下、电解质失调、显著脱水者等。

（5）QRS波群模糊及切迹：若QRS波幅较大或出现在R波顶点，应考虑室内传导阻滞，出现在R波的降支或S波的升支多属正常。

（6）QRS波群出现异常Q波：多见于心肌梗死。

4.ST段异常

（1）ST段抬高：其形态包括平台型、圆顶型、斜形上升、弦月型、正常形态的ST段抬高。其临床意义为：弓背向下，见于正常变异、心动过速、急性心包炎；弓背向上，见于心肌梗死、心室壁瘤、胸腔肿瘤、变异型心绞痛。

（2）ST段下降：除Ⅲ导联外，任何导联ST段下降超过0.5mV，均称为ST段下降。在判断ST段下降的同时，还要注意其下降的形态，因不同的形态，临床提示不同的疾病：①ST段呈水平型压低且有Q-T间期延长，U波明显，为低血钾时的改变；②ST段呈鱼钩状下垂，并与倒置的T波前支融合，Q-T间期缩短，为洋地黄治疗后可能出现的心电图改变；③ST段呈水平型及下斜型压低，为心肌缺血表现，见于冠状动脉供血不足；④ST段呈明显水平型压低或下斜型压低，伴T波倒置，可提示心内膜下心肌梗死。

5.T波异常

（1）T波高耸：标准肢体导联的T波超过7mm，单极肢体导联的T波超过5mm，胸前导联T波超过20mm者，称为T波高耸。T波高耸可见于心肌梗死的超急性期、心内膜下缺血、左心室舒张期负荷过重、高血钾、心动过速、甲状腺功能亢进、束支传导阻滞、迷走神经张力增高和急性心包炎。

（2）T波低平：T波低于2mm，称为T波低平。当QRS主波向上，T波小于同导联R波1/10时也称T波低平。在Ⅰ、Ⅱ、V_5、V_6导联出现T波低平时，提示心肌劳损、缺血，以及心包炎、低血钾等。

（3）T波倒置：低平的T波降至基线以下时称为T波倒置。在aVR、V_1、V_2的T波倒置为正常，在Ⅲ导联为正常变异，见于其他导联时为心肌缺血、心肌疾病、心包炎、低血钾，以及洋地黄、奎尼丁等药物作用。

6.Q-T间期异常

（1）Q-T间期延长：见于心肌炎及各种原因引起的心肌损害、心力衰竭及束支传导阻滞；电解质紊乱，如酸中毒、低血钾、低血钙等；药物作用如奎尼丁、普鲁卡因胺、锑剂等。

（2）Q-T间期缩短：见于洋地黄等药物作用、高血钾、高血钙等；迷走神经兴奋、心动过速等。

7.U波异常

（1）U波增大：若U波超过同一导联T波的1/2，即为U波增大。其见于低血钾、高血钙、甲状腺功能亢进、窦性心动过缓、洋地黄药物作用，以及碳酸钡、酒石酸锑等药物中毒。

（2）U波倒置：可以是冠状动脉供血不足的一种表现，也可见于高血钾、原发性高血压、心肌缺血、梅毒性主动脉瓣关闭不全等。

（三）常见心律失常的识别

正常人的心脏起搏点位于窦房结，并按正常传导系统顺序激动心房和心室。如果心脏激动的起源异常和（或）传导异常，称为心律失常（arrhythmia）。

1.窦性心律和窦性心律失常

（1）窦性心律：凡起源于窦房结的心律，称为窦性心律（sinus rhythm）。窦性心律属于正常节律。正常窦性心律的心电图特征为：P波规律出现，钝圆形，在Ⅰ、Ⅱ、aVF、V_4～V_6导联直立，aVR导联倒置；P-R间期为0.12～0.20秒；频率为60～100次/分，婴幼儿可达130～150次/分；P-P间距固定，同一导联中P-P间距之差小于0.12秒。

（2）窦性心动过速（sinus tachycardia）：是指窦房结自律性增高的一种窦性心律失常。心电图特征为成年人窦性心律的频率大于100次/分（1岁以内大于140次/分，1～6岁大于120次/分），P-R间期及Q-T间期相应缩短，可有继发性ST段轻度压低和T波振幅降低。其常见于运动、精神紧张、发热、甲状腺功能亢进、贫血、失血、心肌炎和拟肾上腺素类药物作用等情况。

（3）窦性心动过缓（sinus bradycardia）：由窦房结自律性降低引起。心电图表现为窦性心律的频率小于60次/分。其常见于老年人、睡眠状态、运动员心率相对过缓等情况；窦房结功能障碍、颅内压增高、甲状腺功能低下、服用某些药物（如β受体阻滞剂）等也可引起窦性心动过缓。

（4）窦性心律不齐（sinus arrhythmia）：窦性心律的起源未变，但节律不整，在同一导联上P-P间期差异＞0.12秒。窦性心律不齐常与窦性心动过缓同时存在。较常见的一类心律失常与呼吸周期有关，称为呼吸性窦性心律不齐，多见于青少年，一般无临床意义。另有一些比较少见的窦性心律不齐与呼吸无关，如与心室收缩排血有关的室性窦性心律不齐及窦房结内游走性心律失常等。

（5）病态窦房结综合征（sick sinus syndrome，SSS）：近年发现，起搏传导系统退行性病变，以及冠心病、心肌炎（尤其是病毒性心肌炎）、心肌病等疾病，可累及窦房结及其周围组织而产生一系列缓慢性心律失常，并引起头晕、黑矇、晕厥等临床表现，称为病态窦房结综合征。其主要的心电图表现为：持续的窦性心动过缓，心率＜50次/分，且不易用阿托品等药物纠正；窦性停搏或窦房阻滞；在显著窦性心动过缓基础上，常出现室上性快速心律失常（房性心动过速、心房扑动、心房颤动等），又称为慢-快综合征；若病变同时累及房室交界区，可出现房室传导障碍，或当出现窦性停搏时，交界性逸搏出现较迟（＞2秒）或频率缓慢（＜35次/分），说明病变累及窦房结和房室结，称为双结病变。

2.期前收缩（extrasystole）　是指异位起搏点发出的过早冲动引起的心脏搏动，又称为过早搏动。其产生机制包括折返激动、触发激动、异位起搏点兴奋性增高。根据异位搏动发生的部位，可分为房性、交界性和室性期前收缩，最多见的是室性期前收缩，其次是房性期前收缩，交界性期前收缩较少见。

三者心电图共同特点为：①出现代偿间歇（compensatory pause），指提前出现的异位节律代替了一个正常窦性搏动，其后出现的一个较正常心动周期长的间歇，常由提前出现的单个或2个异位节律点激动，干扰下一个心动周期的正常心律而引起。②少数可呈插入性期前收缩，即在两个正常节律中插入一个期前收缩。③可为偶发、多发或频发性期前收缩，这是依据期前收缩出现频度的不同而做出的划分。④可为多源性期前收缩，多源性是指在同一导联中期前收缩具有2种或2种以上形态，并有联律间期不等；所谓联律间期（coupling interval）是指在室性期前收缩中提早出现的QRS波群与前一个窦性QRS波群起点之间的距离或时间。⑤可呈联律期前收缩，即二联律、三联律等，见于某些频发期前收缩所表现出来的一定的配对规律，如每个正常节律后出现一个期前收缩，称为二联律；每两个正常节律后出现一个期前收缩，称为三联律，以此类推。⑥并行心律，也称平行收缩（parasystole），心电图特点为先后出现的期前收缩之间在时间上有一定倍数关系，而与正常节律之间没有固定的偶联时间关系，此种期前收缩波可出现在心动周期的任何位置上，因而可产生位于正常节律位置略偏前的房内或室内融合波。

（1）房性期前收缩（premature atrial contraction）：异位节律点起源于心房而产生的期前收缩。心电图表现：期前出现的异位P'波，其形态与窦性P波不同；P'R间期＞0.12秒；大多为不完全性代偿间歇，即期前收缩前后两个窦性P波间距小于正常P-P间距的2倍。当房性期前收缩P'波落入前一个心动周期的T波中时，其后的QRS-T波缺如，称为房性期前收缩未下传；有时P'波下传心室引起QRS波群增宽变形，多呈右束支阻滞图形，称为房性期前收缩伴室内差异性传导。

（2）交界性期前收缩（premature junctional contraction）：提前的异位激动起源于房室交界区内。心电图表现：提早出现的室上型QRS-T波，其前无窦性P波，QRS-T波形态与窦性下传者基本相同；其前后可见逆行性P'波（aVR导联直立，Ⅱ、Ⅲ、aVF导联倒置），若P'波位于QRS波之前，则P'R间期小于0.12秒；P'波位于QRS之后，则R-P'小于0.20秒，P'波也可埋入QRS波中不易辨别或引起QRS波轻度变形；代偿间歇多完全，即期前收缩前后两个窦性P-P间距等于一个正常窦性P-P间距2倍。

（3）室性期前收缩（premature ventricular contraction）：是起源于心室内某一起搏点的期前收缩。心电图表现：提前出现的QRS-T波群前无P波或无相关的P波；提前出现的QRS波群宽大畸形，时限大于0.12秒，T波方向多与主波方向相反；多有完全代偿间歇。

3.异位心动过速　　是异位节律点兴奋性增高或激动经折返后，连续3次或3次以上激动心房或心室，所形成的整齐快速的心房或心室节律。其具有突发突止、频率较快（大于150次/分）的特征，发作时间从数秒至数小时不等，有时甚至可持续数天。按激动起源部位分为房性、交界性及室性心动过速。其中房性与交界性心动过速因发作时频率过快，P波埋入T波内不易辨认，故统称为室上性心动过速。

（1）阵发性室上性心动过速（paroxysmal supraventricular tachycardia，PSVT）心电图特征为：以期前收缩形式出现的连续3个或3个以上快速匀齐的QRS波，形态一般为室上性，如伴束支传导阻滞或有差异传导时，QRS波可增宽；频率在160～250次/分；常伴有继发性ST-T改变。

（2）阵发性室性心动过速（paroxysmal ventricular tachycardia，PVT）心电图特征为：以期前收缩形式出现的连续3个或3个以上宽大畸形的QRS波，QRS波增宽畸形，时限大于0.12秒，心律基本匀齐或略有不齐；频率为140～220次/分；常有继发性ST-T改变；有时可见正常节律的窦性P波隐约夹杂其间；可有室性融合波及心房激动夺获心室。此类心动过速可由劳累、激动、烟酒过量等生理因素诱发；也可见于风湿性心脏病、心肌病、心肌炎等器质性心脏病；洋地黄过量、电解质紊乱也可发生。

（3）扭转型室性心动过速（torsade de pointes，TDP）为一种严重的室性心律失常。发作时呈室性心动过速特征，其增宽变形的QRS波群围绕基线不断扭转其主波的正负方向。每次连续出现3～10个同类的波之后就会发生扭转，翻向对侧。一般发作时间不长，常在十几秒内自行停止。但易复发或转为心室颤动。临床上常表现为反复发作性心源性晕厥。

4.扑动与颤动　　是一种频率较心动过速更快的异位快速心律失常，频率常在250～600次/分。异位激动可起源于心房或心室，所形成的节律分别称为心房扑动/颤动或心室扑动/颤动，扑动与颤动之间常可互相转换。由于频率过快，可使心房或心室的电活动失去静止期，无论何时总有部分心肌处于除极和复极中，致使心脏不能有节奏地协调收缩舒张，呈现一个快速而不协调的低振幅活动，甚至出现心肌的乱颤。如发生于心房，可影响心房的收缩和房室间的顺序活动，使心室泵血有所下降；如发生在心室，则可使心室射血功能基本丧失，诱发心搏骤停、猝死等极严重的后果。心房的扑动和颤动多由各种形式的折返引起，少数可由多发性病灶自身节律性增高所致；心室的扑动与颤动则与心脏电活动紊乱有关。

（1）心房扑动（atrial flutter）：心电图特征为P波及等电位线消失，代之以锯齿状形态一致而连续的扑动波（F波）；频率多为250～350次/分；QRS波一般不增宽；房室传导比率以2:1～4:1下传，固定或不固定，心室律规则。

（2）心房颤动（atrial fibrillation）：心电图特征为P波及等电位线消失，代之以大小、振幅、形态不一的连续颤动波（f波），通常以V_1导联最明显；心房f波频率为350～600次/分；QRS波一般不增宽；R-R间距绝对不等。心房颤动是临床上很常见的心律失常。许多心脏疾病发展到一定程度都有出现心房颤动的可能，多与心房扩大和心房肌受损有关。

（3）心室扑动与颤动（ventricula flutter and ventricular fibrillation）：心室扑动的心电图表现为无正常的QRS-T波，代之以连续、快速、波形一致且宽大整齐的大正弦波，频率达200～250次/分。心室扑动若不能很快恢复，可转为心室颤动而导致死亡。心室颤动多为心搏骤停前的短暂征象，心电图表现为QRS-T波完全消失，出现大小不等、极不匀齐的低小波，频率在200～500次/分。心室扑动和心室颤动都是极严重的致死性心律失常。

心房扑动、心房颤动最多见于风湿性心脏病、二尖瓣狭窄，其次是冠心病、甲状腺功能亢进性心脏病、心肌病、心肌炎、高血压性心脏病。其他还有缩窄性心包炎、病态窦房结综合征等。少数阵发性心房颤动找不到明显病因，称为特发性心房颤动。心室颤动、心室扑动则多见于严重的心肺功能障碍、电解质紊乱、药物中毒、器质性心脏病终末期等，心律失常诱发的心肌电活动紊乱也可导致心室扑动、心室颤动，两者为致死性心律失常。

5.传导异常　包括传导障碍、意外传导和捷径传导。传导障碍又可分为病理性传导阻滞与生理性干扰脱节。心脏传导阻滞按发生的部位分为窦房阻滞、房内阻滞、房室传导阻滞和室内阻滞。按阻滞程度可分为一度（传导延缓）、二度（部分激动传导发生中断）和三度（传导完全中断）。按阻滞发生情况，可分为永久性、暂时性、交替性及渐近性。

（1）窦房阻滞（sinoatrial block）：窦房结本身发放冲动的功能正常，但窦房结周围组织与心房肌的传导发生障碍，称为窦房传导阻滞。常规心电不能直接描记出窦房结电位，故一度窦房传导阻滞不能观察到，三度窦房阻滞难与窦性停搏相鉴别。只有二度窦房阻滞出现心房和心室漏搏（P-QRS-T波均漏搏）时才能诊断。二度Ⅰ型窦房阻滞，窦房传导逐渐延长，直到一次窦性激动不传入心房，心电图表现为P-P间距逐渐缩短，于出现漏搏后P-P间距又突然延长，呈文氏现象，此应与窦性心律不齐相鉴别。二度Ⅱ型窦房阻滞心电图表现为在规律的窦性P-P间距中突然出现一个长间歇，这一长间歇恰等于正常窦性P-P间距的倍数。

（2）房内传导阻滞（inter-atrial block）：心房内有前、中、后三条结间束连接窦房结与房室结，同时也激动心房。连接右心房与左心房的主要为上房间束（又称Bachmann束）和下房间束。房内阻滞一般不产生心律失常，以不完全房内阻滞多见，主要是上房间束传导障碍，心电图表现为P波增宽≥0.04秒，V_1导联Ptf负值增大，结合临床资料应与左心房肥大相鉴别。完全性房内阻滞少见，其产生原因是局部心房肌周围形成传入、传出阻滞，引起心房分离，心电图表现为在正常窦性P波之外，还可见与其无关的异位P′或心房颤动波或心房扑动波，自成节律。

（3）房室传导阻滞（atrioventricular block，AVB）：心脏电激动传导过程中，发生在心房和心室之间的电激动传导异常，病变部位多发生在房室结、房室束及束支近端。房室传导阻滞是最常见的心脏传导阻滞。

1）一度房室传导阻滞：房室传导时间延长，但每次心房激动均能传入心室，称为一度房室传导阻滞。心电图特征为：成年人P-R间期＞0.20秒（儿童≥0.18秒，老年人＞0.22秒），或P-R间期大于相应年龄、心率组的最高限；每一个P波之后均有QRS波。在心率无变化时，两次P-R间期变化大于0.04秒。

2）二度房室传导阻滞：部分室上性节律不能下传心室，致P-QRS-T周期性节律中出现QRS波脱落，称为二度房室传导阻滞。按阻滞的不同分为以下2种。

A.二度Ⅰ型房室传导阻滞（MorbizⅠ型）：心电图表现为P波规律出现，P-R间期逐渐延长，直到1个P波后脱落1个QRS波群。漏搏后传导阻滞得到一定恢复，P-R间期又趋缩短，之后又复逐渐延长，如此周而复始地出现，又称为文氏现象（Wenckebach phenomenon）。通常以P波数与下传的数的比例来表示房室传导阻滞的程度，如4∶3传导，表示4个P波中有3个下传，有1个不能下传。

B.二度Ⅱ型房室传导阻滞（MorbizⅡ型）：心电图特征为下传的P-R间期恒定不变，部分P波后无QRS波。房室传导比例为2∶1、3∶2、4∶3、5∶4、6∶5或3∶1、4∶1、5∶1、6∶1等，比例可固定或不固定。如房室传导比例是3∶1、4∶1、5∶1、6∶1，可伴有或不伴有逸搏心律。凡有2次或2次以上的QRS波群脱落者，称为高度房室传导阻滞。

3）三度房室传导阻滞：又称完全性房室传导阻滞。有一系列规律出现的心房波可为窦性P波（也可以是P′波、F波或f波）；QRS波也规律出现；但P与QRS之间无关，无真正的P-R间期；心房率＞心室率；可见交界性逸搏心律。

（4）右束支传导阻滞（right bundle branch block，RBBB）：由于右束支细长，由单侧冠状动脉分支供血，其不应期比左束支长，故传导阻滞比较多见。右束支传导阻滞时，心室除极仍始于室间隔，自左向右方向，通过浦肯野纤维正常快速激动左心室，最后通过缓慢的心室肌传导激动右心室。因此，心电图QRS波群前半部分接近正常，后半部分QRS时间延迟、形态发生改变。

完全性右束支传导阻滞心电图表现为：QRS波群时限≥0.12秒；V_1或V_2导联呈rsR′型或M型，此为特征性的改变；Ⅰ、V_5、V_6导联S波增宽而有切迹，时限≥0.04秒；aVR导联呈QR型，其R波宽而有切迹；V_1导联R波时间＞0.05秒；V_1、V_2导联ST段轻度压低，T波倒置；Ⅰ、V_5、V_6导联T波方向一般与终末S波方向相反，仍为直立。

不完全性右束支传导阻滞时，QRS形态和完全性右束支传导阻滞相似，仅QRS波群＜0.12秒。

（5）左束支传导阻滞（left bundle branch block，LBBB）：左束支粗而短，由双侧冠状动脉分支供血，不易发生传导阻滞，如有发生，大多为器质性病变所致。左束支传导阻滞时，心室除极顺序发生改变，Ⅰ、V_5、V_6导联正常，室间隔除极波（q波）消失；左心室除极不是通过浦肯野纤维激动，而是通过心室肌缓慢传导激动，心室除极时间明显延长，除极向量主要向左后。故心电图QRS主波（R波或S波）增宽、粗钝或有切迹。完全性左束支传导阻滞心电图表现为：QRS波群时限≥0.12秒；V_1、V_2导联呈rS波（其r波极小，S波明显加深增宽）或呈宽而深的QS波；Ⅰ、aVL、V_5、V_6导联R波增宽、顶峰粗钝或有切迹；心电轴可有不同程度的左偏；Ⅰ、V_5、V_6导联q波一般消失；V_5、V_6导联R峰时间＞0.06秒；ST-T方向与QRS主波方向相反。不完全左束支传导阻滞时，QRS波群时限＜0.12秒。

（6）室内传导阻滞（intraventricular block）：凡是QRS波群时限超过0.11秒，而胸前导联难以确定左束支或右束支传导阻滞时，统称为室内传导阻滞。

（7）预激综合征（pre-excitation syndrome）：由于心房和心室之间存在附加的传导旁路，激动通过旁路快速下传，提早到达心室的某一部分，并使之预先激动，称为预激综合征。传导通道主要有3条：①Kent束，即房室旁路，形成Kent预激综合征（WPW综合征）；②James束，即房-结、房-束旁路，形成James预激综合征（LGL综合征）；③Mahaim束，即结-室、束-室旁路，形成Mahaim预激综合征（Mahaim型预激综合征）。

WPW综合征（Wolff-Parkinson-White syndrome）又称经典预激综合征。心电图特征为：P-R间期＜0.12秒；QRS波增宽，时限≥0.12秒；QRS波起始部有预激波；P-J间期一般正常；多数有继发性ST-T改变。

LGL综合征（Lown-Ganong-Levine syndrome）又称短P-R综合征。心电图特征为：P-R间期＜0.12秒；QRS波时限正常（伴有束支阻滞或室内阻滞者除外）；QRS波起始部无预激波。

Mahaim型预激综合征：心电图特征为P-R间期正常，或长于正常；QRS波起始部有预激波；QRS波时间延长；可伴有继发性ST-T改变。

当激动沿旁路附加束逆行传导时，即可构成折返途径，易发生室上性阵发性心动过速或心房颤动，属于严重心律失常类型。

6. 逸搏与逸搏心律　指在主导节律的心动周期中突然延迟出现的单个或连续2个心搏，称为逸搏；连续3个或3个以上称为逸搏心律，频率小于60次/分，节律整齐。逸搏与逸搏心律的发生，其本质是由于窦房结自律性的降低或传导阻滞，迫使下级起搏点发放冲动激动心房或心室。逸搏与逸搏心律为一个生理代偿机制，属被动性心律失常，可减轻或避免由于心脏停搏时间过长造成的不良后果。

（1）房性逸搏与逸搏心律：心电图特征为在一个长间歇后出现房性P'波，P'-R间期≥0.12秒，下传的QRS波群与窦性相同。房性逸搏连续出现3次或3次以上，逸搏周期为1.0～1.2秒，规律出现，频率为50～60次/分，P'-R间期固定且≥0.12秒，称为房性逸搏心律。

（2）交界性逸搏与逸搏心律：心电图特征为在一个长间歇后出现一次或两次交界性QRS波群，其形态、时间与同一导联上的窦性QRS-T波相同，偶有轻度畸形（差异传导引起）；其逸搏距前一个QRS波群时距较固定；逸搏QRS波群前或后可见相关逆行性P'波，或者无P'波。交界性逸搏连续出现3次或3次以上，频率为40～50次/分，为交界性逸搏心律。

（3）室性逸搏与逸搏心律：心电图特征为在一个长间歇后，延迟出现室性QRS波群，其波形宽大畸形，时限≥0.12秒，室性逸搏前无窦性P波。室性逸搏连续出现3次或3次以上，逸搏周期为1.5～3.0秒，心室率为20～40次/分，常伴有室性节律不齐，为室性逸搏心律。若心室率＜22次/分，称为心室自主节律。

临床上房室交界性逸搏与室性逸搏多见，房性逸搏少见。逸搏及逸搏心律一般不会单独存在，多在严重的窦性心动过缓、显著的窦性心律失常、二度以上房室传导阻滞、期前收缩的长间歇后或连续房性期前收缩未下传的情况下伴发。逸搏与逸搏心律多有器质性心脏病的基础，容易在节律过慢时出现心慌、头晕等供血不足的表现，严重时可有晕厥发生。若原发性心律失常情况得到改善，逸搏与逸搏心律自动消失。但严重的心脏病变或心力衰竭时发生的心室逸搏或心室自主节律，其自律性极不稳定，易发生停搏，最终导致心室停搏，应高度重视，及时置入心脏起搏器。

7. 电解质紊乱

（1）高钾血症（hyperkalemia）：心电图特征与血清钾浓度密切相关：血钾升高至6～7mmol/L，出现T波高尖，基底部变窄，呈帐篷状，以胸前导联明显；血钾升高≥8mmol/L，T波继续升高，QRS波开始逐渐增宽，P-R及Q-T间期延长，R波电压降低及ST段压低，P波增宽、振幅减低，直至P波消失；血钾升高≥10mmol/L，心室肌普遍受到抑制，室内传导异常缓慢，增宽的QRS波群可与T波融合而呈正弦形。高钾血症可发生室性心动过速、心室扑动、心房颤动等，但更多表现为缓慢性室性心律、心室停搏。

（2）低钾血症（hypokalemia）：血钾＜3mmol/L，U波开始增高，尤其Ⅱ、V_3导联最明显；血钾＜2.5mmol/L，U波振幅可与T波等高，呈驼峰状；血钾进一步降低时，U波完全与T波融合，ST段开始压低；Q-T间期或Q-T-U间期明显延长；出现频发或多源性期前收缩、室性期前收缩、房性心动过速伴房室传导阻滞、单行性或尖端扭转型室性心动过速。

（3）高钙血症（hypercalcemia）：ST段缩短或消失，QRS波群之后即继以T波；Q-T间期缩短；T波低平或倒置。血钙严重升高患者，PR间期延长，QRS波群时限轻度增宽。高钙血症可出现窦性心动过速、窦性心动过缓、窦性停搏、房室传导阻滞、期前收缩、室性心动过速或心室颤动等。

（4）低钙血症（hypocalcemia）：以Q-T间期和ST段明显延长为典型心电图表现。

8. 药物影响

（1）洋地黄效应（digitalis effect）：心电图特征为ST段下垂形压低；T波呈低平或倒置，ST-T呈"鱼钩"形；Q-T间期缩短。

（2）洋地黄中毒（digitalis toxicity）：可有胃肠道症状和神经系统症状，但出现各种心律失常是洋地黄中毒的主要表现。其常见的心律失常表现为：频发性（二联律或三联律）及多源性室性期前收缩，严重时可出现室性心动过速（特别是双向性心动过速），甚至心室颤动。交界性心动过速伴房室脱节，房性心动过速伴不同比例的房室传导阻滞也是最常见的洋地黄中毒表现。还可出现房室传导阻滞，当出现二度或三度房室传导阻滞时，则是洋地黄严重中毒表现。另外也可发生窦性静止或窦房阻滞、心房扑动、心房颤动等。

（3）其他药物，如胺碘酮及索他洛尔等也可使心电图Q-T间期延长。

五、心电监测的护理

1.在监护过程中，应确保电极的正确连接，以提供准确的心电示波图形信息。

2.做好监测记录，真实反映患者病情的动态变化。

3.及时去除多余的电极片，电极片松动应及时更换，并以松节油清洁皮肤局部胶迹。更换电极片时，应变换粘贴部位，防止皮肤损伤。

4.对于潜在或现存的严重心律失常，监护过程中应准备除颤仪、抗心律失常及循环稳定药物，以便出现异常时，可立即给予有效抢救和治疗。

第三节　血流动力学监测

一、概述

血流动力学监测是对ICU危重患者进行病情观察、诊断和指导治疗的重要手段。根据监测途径可分为无创伤性和创伤性两大类：无创伤性血流动力学监测（noninvasive hemodynamic monitoring）是采用对机体组织没有机械损伤的方法，经皮肤或黏膜等途径间接取得有关心血管功能的各项参数，其优点是安全、并发症少，但此类方法往往无法实现持续、动态监测，适用于病情相对较轻的患者。创伤性血流动力学监测（invasive hemodynamic monitoring）通常是指经体表插入各种导管或监测探头到心腔或血管腔内，利用各种监测仪或监测装置直接测定各项生理学参数，并通过对所测得的数据进行分析和演算，深入、全面地了解病情，有利于对患者血流动力学变化进行更为客观、准确的判断。

二、常用血流动力学监测指标及意义

危重患者常用的血流动力学监测指标除动脉血压（ABP）、心率（HR）等基本指标外，还包括心排血量（CO）、心排血指数（CI）、中心静脉压（CVP）等（表1-2）。

1.心排血量（cardiac output，CO）　是指每分钟左心室或右心室射入主动脉或肺动脉的血量，是衡量心室功能的重要指标。左、右心室的排血量基本相等。心室每次搏动输出的血量称为每搏输出量，人体静息时约为70ml（60～80ml），如果心率每分钟平均为75次，则每分钟输出的血量约为5000ml（4500～6000ml），即每分心输出量。心排血量是评价循环系统效率高低的重要指标，受心肌收缩力、心脏的前负荷、后负荷及心率4个因素影响。计算公式为CO＝SV（心室每搏量）×HR（心率）。

2.心排血指数（cardiac index，CI）　是以每平方米体表面积计算的心排血量，即CO/体表面积。CO与CI均受心肌收缩性、前后负荷及心率等因素的影响，监测CO与CI对临床危重患者抢救有着重要的指导作用。CO增加可分为生理性增加和病理性增加，前者常见于运动、情绪激动、妊娠、发热等；后者常见于贫血、甲状腺功能亢进、体循环动静脉瘘、原发性高动力循环等。CO降低常见于各种原因引起的心功能不全、低血容量及休克等。

表1-2　常用血流动力学监测指标正常值

指标	正常值	单位
CO	4～6	L/min
CI	3.0～5.0	L/（min·m²）
CVP	1～6	mmHg
	或5～10	cmH₂O

3.中心静脉压（central venous pressure，CVP） 是指右心房与上、下腔静脉交界处以远数厘米内大静脉的压力，反映右心房充盈压力，是心脏射血能力及静脉回心血量的综合反映。CVP 正常值为5～10cmH₂O。CVP受右心泵血功能、循环血容量及体循环静脉系统血管紧张度等因素影响。中心静脉压的高低取决于心脏射血能力和静脉回心血量之间的相互关系。如果心脏射血能力较强，能及时地将回流入心脏的血液射入动脉，CVP就较低。反之，心脏射血能力减弱时，CVP就升高。另一方面，如果静脉回流速度快，中心静脉压也会升高。因此，在血容量增加、全身静脉收缩或微动脉舒张使外周静脉压升高的情况下，CVP都可能升高。如休克患者CVP＜5cmH₂O，表示血容量不足，应迅速补充血容量。而CVP＞10cmH₂O，则表示容量血管过度收缩或有心力衰竭的可能，应控制输液速度或采取其他相应措施。若患者CVP在15～20cmH₂O，表示有明显心力衰竭，且有发生肺水肿的危险，应暂停输液或严格控制输液速度，并给予速效洋地黄制剂和利尿药或血管扩张药。如患者有明显腹胀、肠梗阻、腹内巨大肿瘤或腹部大手术，利用股静脉插管测量的CVP可高达25cmH₂O以上，但不能代表真正的CVP。少数重症感染患者虽CVP＜10cmH₂O，但也有发生肺水肿者，应予以注意。

三、常用血流动力学监测方法

（一）经中心静脉导管监测中心静脉压

中心静脉导管（CVC）是指经颈内静脉、锁骨下静脉及股静脉等进行穿刺，使导管尖端位于上腔静脉下1/3处或下腔静脉的管路，是测量中心静脉压的重要通路。中心静脉压可通过多种途径和仪器设备进行监测，其中"经中心静脉导管监测中心静脉压"的方法简便易行，在临床应用最为普遍。

1.经CVC监测中心静脉压操作方法

（1）用物准备：中心静脉导管、中心静脉置管包、无菌治疗巾、无菌纱布、压力套组、500ml生理盐水1袋、250ml生理盐水1袋、12 500U肝素钠注射液1支、压力袋、聚维酮碘溶液、75%乙醇溶液、输液器，10ml注射器，无菌手套、三通、无菌透明贴膜、10ml盐酸利多卡因注射液、手术缝合线及针。

（2）中心静脉置管操作配合

1）操作者做手卫生、戴口罩。

2）携用物至患者床旁。

3）查对患者姓名、ID号，向患者解释操作目的，以取得患者的配合。

4）评估患者病情、意识状态、心理状态及合作程度；了解既往静脉穿刺史、有无相应静脉的损伤及穿刺侧肢体功能状态；评估患者血管条件、穿刺处皮肤情况，选择合适的置管途径、穿刺部位及导管型号。

5）协助患者取穿刺所需体位。穿刺颈内静脉：患者取仰卧头低位，肩部垫高，头转向对侧（一般取右侧穿刺），双上肢平放于身体两侧。穿刺锁骨下静脉：患者取仰卧头低位，肩部垫高，使锁骨向前稍抬起，头偏向对侧，双上肢平放于身体两侧。穿刺股静脉时：患者取仰卧位，下肢伸直略外展外旋。

6）用乙醇溶液、聚维酮碘溶液消毒穿刺部位。打开中心静脉置管包，戴无菌手套，在穿刺点周围铺无菌巾。

7）打开中心静脉穿刺导管盒，将生理盐水倒入盒内。

8）协助术者抽取盐酸利多卡因注射液，进行局部麻醉。

9）置管过程中密切观察患者情况，如有异常及时报告医生，采取相应处理措施。

10）置管成功后，将固定翼用手术针、线缝于皮肤上，局部用无菌透明贴膜覆盖。

11）将生理盐水经输液器及三通与中心静脉导管连接，适量冲洗管路内回血，检查管路是否通畅。

12）记录导管置入长度及穿刺情况。

13）拍片确认导管位置。

14）协助患者取舒适体位，整理床单位。

（3）中心静脉压测量方法

1）操作者做手卫生、戴口罩。

2）配制肝素钠生理盐水：将6250U肝素钠注射液加入500ml生理盐水中。

3）将肝素钠生理盐水放入压力袋中，连接压力套组并向压力袋内充气至压力指示器到达绿色标志线（300mmHg），排尽压力套组管路内的空气，与三通连接。

4）将压力套组的传感器导联线与监护仪的压力插件连接。

5）待监护仪显示相应的压力监测频道后点击监护仪菜单，变更压力监测标尺名称为CVP。

6）协助患者取平卧位，将压力套组的传感器固定于患者床旁，高度在腋中线第四肋间，与右心房同一水平。

7）打开输液器调节夹，冲尽导管内的回血。

8）调试零点：旋转传感器上的三通，使传感器压力室通大气，按监护仪上零点校正键"ZERO"。当屏幕上显示"0"并显示零点调整完成时间时，表明零点调节成功。

9）观察压力：旋转三通关闭压力室的大气通道，同时旋转中心静脉导管端的三通，使输液通路关闭、测压通道与中心静脉导管相通，监护仪屏幕上出现压力波形和数值，当压力波形正确、数值稳定时，测得的值即为中心静脉压。通过监护仪，可连续对中心静脉压进行持续监测。

10）记录测量数值。

11）间断监测CVP者，关闭三通测压端，使输液器与中心静脉导管相通，保持静脉输液通畅。

12）整理床单位。

（4）注意事项

1）由于动、静脉相邻，中心静脉穿刺过程中可能误伤动脉。当刺破动脉时，回血呈鲜红色且压力较大，此时应协助医生立即拔出穿刺针，用无菌纱布压迫局部10～15分钟，必要时可加压包扎。

2）连接管路时应排尽测压管道内气体，防止气泡进入体内形成气栓。

3）注意保持管道通畅，间断测量时，每次测压后应彻底冲尽导管内血液，及时关闭测压三通，防止导管堵塞。

2. 中心静脉压监测中的临床护理

（1）CVP可持续监测，也可视病情变化进行间断测量，病情不稳定时每隔30～60分钟监测一次，随病情逐渐好转，以及医护人员对患者病情掌握程度的加深，监测时间可逐渐延长。一般情况下每2小时监测一次，或每日监测4～6次，并做好记录。

（2）患者改变体位时，测压前应重新校正零点，以保持测压管零点始终与右心房在同一水平。

（3）一般情况下不宜在测压通路上输入血管活性药物及其他急救药物，防止测压时中断上述药物的输入或测压后药物随溶液快速输入而引起血压、心率的变化，甚至危及生命。

（4）测量CVP应在患者平静状态下进行。对机械通气治疗应用呼气末正压通气（PEEP）的患者，若病情许可应暂时停用PEEP后测量CVP。患者咳嗽、腹胀、烦躁时，不能测量CVP，应待其安静10～15分钟后再测量。

（5）每日评估持续留置CVC导管的必要性，不需要时应尽早拔除。如出现不明原因的发热、有局部炎症表现时应及时拔除CVC导管。并取导管尖端做培养，以除外导管相关性感染。

（6）严格无菌操作，防止发生感染。尽量减少抽血、静脉注射的机会。每3～4日更换CVC敷料，以氯己定乙醇消毒穿刺及缝针处皮肤，直径大于10cm。每日观察穿刺点有无红、肿、痛等炎症情况。如贴膜有渗血、潮湿时，应及时更换，以保证穿刺点周围清洁、干燥。

（7）持续监测CVP的患者，需每日更换肝素钠冲管液。间断监测时，应及时正确封管，保持管路通畅。当发生血凝块堵管时，可用注射器抽取少量肝素钠生理盐水抽吸血凝块，切勿将血凝块推入血管。

（8）中心静脉压监测导管及三通72小时更换1次，更换前以聚维酮碘溶液消毒接口处。

（9）妥善固定导管，防止牵拉CVC导管致意外脱出。当导管部分脱出时不可送回，要妥善固定，必要时拍片确定导管位置。

3. 并发症的预防与处理

（1）血肿

1）原因：在置管过程中，因反复穿刺损伤血管或穿透血管，导致血液渗出。

2）预防与处理：应避免在同一穿刺点反复穿刺。穿刺时勿用力过大，以防止针头刺破血管。穿刺过程中出现局部隆起时，应立即停止穿刺、拔出穿刺针，给予局部加压止血。充分止血后，对于小的血肿无须特殊处理；较大者要报告医生，行局部理疗，促进血肿吸收。

（2）气胸

1）原因：穿刺过程中，刺破胸膜及肺组织，多发生于经锁骨下静脉置管。

2）预防与处理：操作者应熟悉局部解剖关系，正确操作，穿刺时动作要轻柔。置管过程中密切观察患者生命体征，如穿刺过程中回抽到气体，或患者出现呛咳、胸闷、胸部刺痛、气促等症状，提示胸膜或肺组织损伤，应立即停止穿刺。拍胸部X线片了解肺压缩情况，必要时配合医生行胸腔闭式引流，或手术治疗。

（3）感染

1）原因：置管、管路连接或维护过程中污染管路；长期置管，穿刺处皮肤细菌沿导管迁移等均可导致导管相关感染。

2）预防与处理：置管、维护等所有环节应严格执行无菌操作。定时观察穿刺部位情况，当出现炎症（如红、肿、有脓性分泌物渗出等）情况时，应立即拔管。注意观察患者有无感染的全身表现，包括出现不能解释的发热、白细胞数增高、血培养结果为阳性等，则怀疑可能有导管相关感染。

（4）静脉血栓：多发生于股静脉置管。

1）原因：与血管内膜损伤、长期留置、患者血液高凝状态等因素有关。

2）预防与处理：选用质地柔软的导管，避免导管过硬引起血管内膜损伤；穿刺过程中动作轻柔；遵医嘱使用抗凝药物。鼓励患者经常进行足和足趾的主动活动，并嘱其多做深呼吸及咳嗽动作；让患者尽早下床活动，必要时穿着医用弹力袜。对术后的老年或心脏病患者要重点观察。观察患者有无静脉血栓的临床表现（股静脉血栓形成时，患肢剧痛，呈痉挛性痛，伴有凹陷性水肿，出现股内侧及同侧下腹壁静脉曲张），做到早发现、早处理。

（二）Swan-Ganz漂浮导管监测

Swan-Ganz漂浮导管是一条多腔管路，漂浮导管经外周静脉插入心脏右心系统和肺动脉，可对患者进行心脏、肺血管压力及心排血量等参数测定。Swan-Ganz漂浮导管从顶端开始每隔10cm有一个黑色标记，用来判断插管的深度。每个导管有三个腔和一根金属线，第一腔通导管顶端（导管远端孔），用于测量肺动脉压（PAP）和抽取血标本；第二腔在距导管顶端30cm处有一侧孔（导管近端孔），当导管顶端位于肺动脉时，此孔恰位于右心房，用于测量右房压（RAP）或中心静脉压（CVP），测量心排血量时，通过此腔注射生理盐水；第三腔开口于导管顶端气囊，气囊容积为0.8～1.5ml。距离导管顶端3.5～4.5cm处有一小的热敏电阻，金属线一端与它相连，另一端连接测定心排血量的计算机，用于测量心排血量。Swan-Ganz漂浮导管除可对CO、CI、CVP等常用指标进行监测外，还可实现对右心房压、右心室压、肺动脉压、肺毛细血管楔压等指标的持续监测（表1-3）。

1. 主要监测指标的意义

（1）右心房压（right atrial pressure，RAP）：与右心室舒张末期压力相似，可代替中心静脉压，且比中心静脉压更为准确，反映循环容量负荷或右心室前负荷变化，对评估右心室功能有重要价值。

表1-3 Swan-Ganz导管监测指标正常参考范围（单位：mmHg）

指标	正常值
RAP	0～8
RVP	（15～25）/（0～8）
PAP	（15～25）/（8～14）
PCWP	6～12

（2）右心室压（right ventricular pressure，RVP）：收缩压一般反映肺血管阻力及右心室后负荷、右心室心肌收缩状态，舒张压意义同RAP。常用的Swan-Ganz四腔漂浮导管不能持续监测右心室压力，只能在导管进出右心室时获得其数据。

（3）肺动脉压（pulmonary arterial pressure，PAP）：指肺动脉主干血管内的压力，反映右心室后负荷及肺血管阻力的大小，在肺实质及肺血管无病变情况下，它在一定程度上反映左心室前负荷。肺动脉收缩压在正常情况下与右心室收缩压相等，而其舒张压要高于右室舒张压，但差别较小。肺动脉压急剧升高常见于肺栓塞、肺不张、低氧血症；慢性升高常见于肺血管疾病、先天性房室间隔缺损及原发性肺动脉高压等。肺动脉压的降低常见于低血容量性休克。一般肺动脉平均压在20mmHg左右，当超过25mmHg时称肺动脉高压。

（4）肺毛细血管楔压（pulmonary capillary wedge pressure，PCWP）：指肺小动脉的压力，反映肺静脉压状况，一般情况下肺循环毛细血管床阻力较低，故PCWP能较准确地反映左心室舒张末期压力（LVEDP），从而反映了左心室前负荷大小，对判断心功能及血容量是否充足有重要意义。PCWP升高见于血容量增加、心功能不全、胸腔及腹腔压力增加、二尖瓣病变、使用升压药物及输液过快时。PCWP降低见于心功能改善后、低血容量状态、血液和体液的迅速丢失及应用扩张血管药物等。在下列情况下PCWP可能高于LVEDP：①二尖瓣狭窄或左心房黏液瘤梗阻左心室流入道。②肺静脉阻塞。③肺泡内压增高（如持续正压通气）。当存在左心室顺应性降低，主动脉瓣反流时，PCWP可能低于LVEDP。

2. 适应证与禁忌证　漂浮导管可获得患者多项血流动力学监测参数，但属于有创操作，因此仅在部分急需对循环状态获得全面监测的危重患者中使用。

（1）适应证：①急性心肌梗死并发低血压、充血性心力衰竭、窦性心动过缓、右心室梗死或机械并发症（如室间隔缺损、心脏压塞或急性二尖瓣反流）；②严重的左心室衰竭，用于指导正性肌力药物、利尿剂及减轻后负荷治疗；③鉴别各种休克状态（如心源性、感染性或低血容量性休克）；④严重的肺动脉高压；⑤术前、术中和术后阶段的高危患者，需监测血容量状态和心排血量；⑥严重的成年人呼吸窘迫综合征。肺动脉导管用于呼气末正压实验，以评估心排血量；⑦怀疑生命体征监测结果失真的危重患者血容量情况评估。

（2）禁忌证：①三尖瓣或肺动脉瓣置换或修补术后；②三尖瓣或肺动脉瓣狭窄；③有心脏肿物或异物（血栓或肿瘤）；④三尖瓣或肺动脉瓣心内膜炎、发绀型心脏病（如法洛四联症）等。此外，当患者有可能因置入导管致病情加重的情况存在时，应慎重使用，如患者有严重的凝血疾病［国际标准化比值（INR）＞2或血小板计数＜

$20 \times 10^9/L$],可能会因穿刺导致出血不止或局部血肿；既往有左束支传导阻滞的患者，可能在置管过程中伴发右束支传导阻滞，导致心脏停搏。

3. Swan-Ganz 漂浮导管置入方法

（1）用物准备：多功能监护仪、压力监测模块及导线、心排血量测定仪、Swan-Ganz 漂浮导管、压力套组、压力袋、12 500U 肝素钠注射液 1 支、500ml 生理盐水 1 袋、聚维酮碘溶液、10ml 盐酸利多卡因注射液、10ml 和 20ml 注射器、透明贴膜、三通板、器械包（含无菌手术钳、持针器、线剪、眼科镊、弯盘、换药碗、无菌治疗巾、无菌方纱、无菌棉球、刀片、中单）、无菌手套、无菌手术衣等。同时床旁备好抢救器械及药品。

（2）操作步骤

1）操作者做手卫生、戴口罩。

2）配制肝素钠生理盐水：将 6 250U 肝素钠注射液加入 500ml 生理盐水中。

3）携用物至患者床旁。

4）查对患者姓名、ID 号，向患者解释操作目的，以取得患者的配合。

5）评估患者病情、意识状态、心理状态及配合程度；了解既往静脉穿刺史、有无相应静脉的损伤及穿刺侧肢体功能状态；评估患者血管条件、穿刺处皮肤情况，选择合适的置管途径。

6）将肝素钠生理盐水放入压力袋中，连接压力套组并向压力袋内充气至压力指示器到达绿色标志线（300mmHg），排尽压力套组管路内的空气。

7）将压力套组的传感器与血压监测导联线连接。

8）将传感器及压力套组固定于患者床旁，高度在腋中线第四肋间，与右心房同一水平。

9）选择穿刺部位：观察穿刺处血管（颈内静脉、锁骨下静脉、股静脉等）弹性是否良好，局部皮肤有无硬结、炎症等情况。因肘静脉或股静脉距心脏较远，且股静脉置管与维护的污染机会相对增加，一般将颈内静脉或锁骨下静脉作为置管部位。

10）选择合适型号的 Swan-Ganz 气囊漂浮导管：最常用的是四腔导管，成年人一般用 7.5F，小儿用 4F。

11）协助患者取平卧位。术者戴无菌手套。护士协助术者以 0.5% 聚维酮碘溶液消毒穿刺处皮肤，铺无菌巾。

12）取漂浮导管，测试漂浮导管球囊是否完好，用 20ml 注射器抽吸肝素钠生理盐水冲洗导管。并将其与三通板连接，排除导管及三通内气体后备用。

13）协助术者抽取盐酸利多卡因注射液，进行局部麻醉。

14）采用经皮穿刺周围静脉的方法进行深静脉穿刺。穿刺成功后，用尖刀片于穿刺点破皮，皮下用蚊式钳轻轻扩张分离，经静脉穿刺针放入导丝，撤出穿刺针。

15）经导丝将静脉扩张器插入静脉，拔出导丝，再将鞘管沿扩张器插入静脉，退出扩张器后，将准备好的漂浮导管沿鞘管插入。

16）导管的定位：根据插入长度和导管开口端所测得的压力数值及压力波形定位。可使用 X 线透视和（或）压力曲线记录来引导。当导管抵达上腔静脉后，将压力换能器校零，与远端腔连通，观察压力波形。当部分充盈球囊，压力曲线可随呼吸变化，如患者咳嗽，则压力变化明显，这种变化是导管进入胸腔内静脉的标志。

17）一旦导管进入 15～20cm 或记录到右心房压力曲线后，将球囊充气，由血液带动导管漂浮前进。术者只能在患者吸气时轻轻推送，切忌过快插入，以免导管在心腔内弯曲、打结。导管随血流经三尖瓣进入右心室，此时可记录到右心室压力曲线。随着导管的送入可记录到肺动脉压力曲线，最后记录到肺毛细血管楔压（PCWP）。记录右心室压力曲线时常伴有几个室性异位搏动。一般而言，当导管经颈内静脉或锁骨下静脉送入 50～55cm 时应到达肺动脉并记录其压力曲线；如果经股静脉或肘静脉途径时，送入 65～70cm 时达肺动脉。

18）一旦记录到 PCWP，应将球囊放气，并以 1.5ml 空气将球囊再次充气可重新得到 PCWP。若球囊放气后或充气少于 1.5ml 时仍可记录到 PCWP，表明导管送入太远，应回撤导管至合适位置。充气时一定要检测压力波形以便及时发现"过度楔入"。发生肺动脉破裂和肺梗死的可能性与导管过度楔入的程度成正比。应在呼气末记录 PCWP。

19）整个置管过程中应密切观察患者情况，如有异常及时报告医生，采取相应处理措施。

20）用肝素钠生理盐水冲洗管腔后，以无菌透明敷料固定。如条件允许，可在床旁透视或拍片，明确导管尖端的确切位置及整个导管在心腔内的走向。

21）记录测量数值。将导管放入无菌治疗巾中保护。

22）协助患者取舒适卧位，整理床单位。

（3）注意事项

1）导管送入过程应无较大阻力，如导管送入较为困难，不可用力推入，应确定此时鞘管是否通畅，并在正确位置。

2）置入导管过程中，如患者出现心律失常，可能与导管经过右心室流出道有关，应回撤或送入导管。

3）置入导管过程中，应观察压力曲线变化，确定管路尖端位置。如出现下列异常曲线应立即分析原因，采取正确的处理方法（表1-4）。

表1-4　压力曲线异常情况分析

压力曲线异常情况	原因分析及处理方法	
无PCWP曲线	导管顶端进入不够远，球囊破裂或导管在右心室缠绕。应用X线透视观察，调整位置或更换管路	
持续的PCWP曲线	球囊已充气或导管送入太远，应放气或调整管路位置	
异常的压力曲线	导管顶住血管壁或送入太远，应调整管路位置	
压力曲线减弱	由导管弯曲、导管内有空气或血栓，或导管顶住血管壁所致，应冲洗并回撤导管	
压力曲线改变	压力校准不正确，患者体位或导管位置发生改变，应调整体位或导管位置，再次校零	

4）置管过程中，可能因置管位置或管路走向的影响，出现多种并发症。其中，与鞘管置入有关的主要有误入动脉、气胸、神经损伤、霍纳综合征等；与导管通过有关的主要有室性期前收缩、非持续性室性心动过速、心室颤动、完全性房室传导阻滞、完全性右束支传导阻滞、导管缠绕、瓣膜损伤等。应制订好预案，及时

处理。

5）因导管质软、易弯曲、插入血管长度过长时可能发生导管在心腔内扭曲、打结。应注意导管置入长度，从右心房进入肺动脉一般不应超过15cm，发现扭曲应退出。如已打结，可将导丝插入导管内解除打结退出。

4. 护理要点

（1）密切观察穿刺局部皮肤有无红肿、渗出，定期更换敷料，敷料有污渍应随时更换，以预防感染和静脉炎的发生。

（2）保持管道通畅，每小时用肝素钠生理盐水冲洗导管一次。若管腔发生阻塞，切不可用力推注，以免发生栓子脱落造成栓塞。如确定发生栓塞要立即拔管。

（3）妥善固定导管，注意观察导管的体外刻度，以确定其在体内的深度。气囊充气时向前嵌入，放气后可退回原处。

（4）受患者体位变化、环境温度等因素的影响，每次测压前应再次校正零点。若数据之间存在偏差，无论传感器的位置及周围环境是否发生变化，都要再次校正零点。

（5）严密观察患者心率、心律的变化，注意有无心律失常的发生。及时准确记录生命体征，发现异常情况应及时报告医生进行处理，以减少各类并发症的发生。

（6）管路留置期间，应给予预防性抗凝治疗，可遵医嘱给予持续小剂量肝素钠生理盐水滴注，以保持导管通畅。密切观察压力波形变化，若肺动脉压或右心房压力波形出现异常，应检查管腔是否堵塞。对于有栓塞史及血液高凝状态的患者，可适量使用抗凝药物，防止血栓形成。

5. 并发症的预防与处理

（1）心律失常

1）原因：多发生在插管术中，为常见的并发症。由导管尖端接触心肌壁或心瓣膜所致，可出现室性期前收缩、室上性心动过速等心电图改变，严重者可出现心动过速和室性颤动。

2）预防与处理：操作中必须有持续心电监护，插入导管过程如遇到阻力时不可强行推入。原有心肌供血不足或心脏疾病的患者，可于术前含硝酸甘油5mg，并给氧气吸入治疗。原有室性心律失常者可予注射利多卡因50mg预防。一般将导管退出后，室性期前收缩很快消失。如出现室性心动过速、室性颤动等严重心律失常时，应立即拔除导管，给予药物治疗及急救处理。插管时，床边应备好急救药物。

（2）导管气囊破裂

1）原因：常见于反复气囊充气或充气过多。气囊破裂后可致肺动脉楔压指标丧失，且可能由于再次气囊充气造成气栓形成。

2）预防与处理：气囊充气最大量不能超过1.5ml。发现气囊破裂而暂不需拔除导管者应在导管尾端做好标记并交班，以免其他人再做气囊充气试验。

（3）导管相关感染

1）原因：可因置管术中无菌操作不严格或导管使用和维护中污染等导致。临床上可见患者出现高热、寒战甚至败血症。

2）预防与处理：术中及术后操作应严格执行无菌技术操作原则，皮肤插管处定时更换敷料，并保持局部清洁干燥。导管留置时间以不超过72小时为佳，以防止感染及血栓性静脉炎的发生。

（4）肺栓塞

1）原因：由于导管气囊充气持续时间长嵌入肺动脉，或插管过程中损伤血管壁，导致局部血栓形成所致。

2）预防与处理：掌握置管术中操作技巧，缩短气囊充气时间，一般不主张持续气囊充气，而以肺动脉平均压作为临床持续监测指标，它间接反映了肺动脉楔压的变化。

（5）肺动脉破裂

1）原因：可因导管气囊过度充气或反复移动所致，也可见于肺动脉高压，血管壁变性的患者。肺动脉破裂是漂浮导管所致的最严重并发症。

2）预防与处理：气囊充气时应严密监测肺动脉压力改变，如出现楔压波形应停止充气。在置管过程中动作应轻柔，避免反复移动，损伤血管壁。

（三）PiCCO监测

PiCCO全称为经肺热稀释测定技术（pulse indicator continous cadiac output），是一种将脉波轮廓与温度稀释技术联合应用的血流动力学监测技术，具有较高的准确性和临床可行性。因其创伤小、危险性低，近年来受到临床医生的青睐。

1. 主要监测指标及意义 经肺温度稀释法可监测的指标包括心排血量（CO）、心排血指数（CI）、胸内血容量（ITBV）、血管外肺水（EVLW）、心功能指数（CFI）、肺血管通透性指数（PVPI）、全心舒张末期容积（GEDV）。经脉搏波形轮廓分析技术可连续监测的指标包括每搏输出量（SV）及每搏输出量指数（SVI）、每搏量变异（SVV）、外周血管阻力（SVR）及外周血管阻力指数（SVRI）、脉搏连续心排血量（PCCO）、左心室内压最大变化速率（dP/dt_{max}）、动脉压（MAP）。其中ITBV、EVLW、PVPI、GEDV等指标均为PiCCO的特色监测指标（表1-5）。

（1）ITBV：胸内血容量，是温度稀释法心排血量测定中左右心腔舒张末期容量和肺血容量组成的新名词，意指注入点到探测点之间胸部心肺血管腔内的血容量。该指标是反映心脏前负荷的重要指标，能准确、快速的反映在给予患者血容量调整、儿茶酚胺和机械通气等多种治疗措施时心脏前负荷的变化情况。

（2）EVLW：肺的含水量，指总的肺水量，是由肺血液的含水量和血管外肺水量组成。EVLW指的是分布于肺血管外的液体，即由血管滤出进入组织间隙的液体量，由肺毛细血管内静水压、肺间质静水压、肺毛细血管内胶体渗透压和肺间质胶体渗透压所决定，其公式如下：

EVLW＝K［肺毛细血管内静水压（10mmHg）－肺间质静水压（－10～－8mmHg）］－［肺毛细血管内胶体渗透压（26mmHg）－肺间质胶体渗透压（8mmHg）］。其中，K为毛细血管滤过系数。

现有的研究认为，EVLW是一项表示病情严重程度的指标，与ICU的ARDS患者的死亡率呈正相关关系。此外，左心衰竭、肺炎、败血症、中毒、烧伤等都可使肺的液体含量增加，增多的液体转到间质或肺泡腔，可能与左心功能不全、液体容量超负荷等原因导致的血管滤过压和血管表面积增加有关；或是与内毒素、肺炎、败血症、中毒、烧伤等导致的肺血管对血浆蛋白通透性增加有关。漏出的蛋白吸引更多的水，以使血管内外的胶体渗透压平衡。静水压和血管通透性增加，都会助长EVLW的增加。当肺血管通透性增加已经引起肺水肿时，EVLW能反映通透性损伤程度。

（3）PVPI：肺血管通透性指数，是目前临床唯一可用的反映肺血管通透性的指标，也可反映右心室后负荷大小，是通过计算肺水同胸内血容量之比（EVLW/ITBV）而来。

（4）GEDV：全心舒张末期容积，是指整个心脏四个腔室血量总和，即在舒张末期心房和心室的血量总和，反映心脏前负荷。

（5）SV与SVI：每搏输出量表示心脏每次搏动的排血量。每搏输出量指数为每平方米体表面积下的每搏输出量，与回心血量、外周血管阻力、心肌收缩力等多种因素有关。

（6）SVR与SVRI：外周血管阻力与外周血管阻力指数反映左心室后负荷大小；体循环中小动脉病变或因神经体液等因素所致的血管收缩与舒张状态，均可影响结果。

（7）PCCO：脉搏连续心排血量是利用心率和压力曲线下面积来测量连续心排血量。研究表明，连续脉搏轮廓心排血量是一种可靠的测量方法。

（8）SVV：每搏量变异代表每搏输出量随通气周期的变化情况，用百分比表示，其计算方法是过去30秒内每搏输出量的最大值与最小值的差除以每搏输出量的平均值，是判断血管容积的有效指标，但只适用于心律规整的完全机械通气患者。

（9）dP/dt_{max}：左心室内压最大变化速率反映左心最大收缩力。左心室的收缩力通过左心室压力曲线的最大速度来评估。大部分的最大压力上升速度都位于左心室的射血期内，即动脉压力曲线的上升支。因此，PiCCO监测中以动脉压曲线的最大变化速度标识左心室最大收缩力。

表1-5 PiCCO监测指标正常参考范围

指标	正常值	单位
ITBV	850～1000	ml/m²
EVLW	3.0～7.0	ml/kg
PVPI	1～3	—
CFI	4.5～6.5	L/min
GEDV	680～800	ml/m²
SVV	≤10	%
SVI	40～60	ml/m²
MAP	70～90	mmHg
SVRI	1200～2000	dyn·s·m²/cm⁵
dP/dt_{max}	1200～2000	mmHg/s

2. 适应证和禁忌证 凡需要进行心血管功能和循环容量状态监测的患者，如内科、外科、心脏科、严重烧伤及需要中心静脉和动脉插管监测的患者，均可采用PiCCO。①休克；②急性呼吸窘迫综合征（ARDS）；③急性心功能不全；④肺动脉高压；⑤心脏及腹部、骨科大手术；⑥严重创伤；⑦脏器移植手术。

但有些情况存在相对禁忌证，如股动脉插管、颈内静脉置管受限的患者，如必须监测可考虑行腋动脉或其他大的动静脉穿刺。此外，下列情况测定值的变异可能较大，也列为监测的相对禁忌：①出血性疾病；②主动脉瘤、大动脉炎；③动脉狭窄、肢体血管有栓塞史；④肺叶切除、肺栓塞、胸内巨大占位性病变；⑤体外循环期间；⑥体温或血压短时间变异过大；⑦严重心律失常；⑧严重气胸，心肺压缩性疾病；⑨心腔肿瘤；⑩心内分流。

3. 监测方法

（1）用物准备：PiCCO监护仪、深静脉导管、PiCCO热稀释动脉导管、注射液温度探头容纳管（PV4046）、500ml生理盐水2袋、100ml冰生理盐水1袋、12 500U肝素钠注射液1支、20ml注射器压力套组2套、压力袋2个、三通。

（2）操作步骤

1）经颈内或锁骨下静脉留置上腔静脉置管。

2）温度探头经三通与中心静脉导管连接。

3）配制肝素钠生理盐水，并将其放入压力袋中，连接压力套组并向压力袋内充气至压力指示器到达绿色标志线（300mmHg），排尽压力套组管路内的空气。

4）将压力套组的传感器与血压监测导联线连接。

5）经大动脉留置PiCCO动脉导管，一般选择股动脉。

6）将排气后的压力套组与动脉导管连接，压力数据读取端与PiCCO机器连接。

7）另取1个压力套组，加压，排气后，经三通将压力套组与中心静脉置管相连，用于测量中心静脉压。

8）连接PiCCO监护仪电源线。

9）打开机器电源开关。

10）按屏幕提示输入患者的相关参数。

11）调整压力换能器置于患者腋中线第四肋间心房水平，校正零点。

12）测量中心静脉压，并将测量结果输入PiCCO监测仪。

13）准备4～12℃生理盐水注射溶液，取15ml，经中心静脉导管快速注射，以不大于5秒为佳，PiCCO监测仪通过热稀释法测量心排血量等指标（建议测量3次，取平均值）。

14）切换至脉搏轮廓测量法的显示页进行连续监测。

4. 护理要点

（1）压力换能器一般每6～8小时进行一次"调零"。每次校正后，都必须通过热稀释测量法对脉搏指示分析法监测指标进行校正。

（2）注意选择合适的注射液温度和容积，注射液体量必须与心排血量仪器预设液体容积一致，注射时应在5秒以内匀速推注。

（3）监护过程中保持管路通畅，维持动脉压力袋压力在300mmHg，发现导管内有回血时应及时冲洗导管。避免导管扭曲、打折或意外脱出。

（4）有主动脉瘤存在时，ITBV/GEDV数值不准确。

（5）动脉导管留置时间一般不超过10日，如出现导管相关性感染征象，应及时将导管拔出并留取血标本进行培养。

（6）长时间留置动脉导管，应注意观察肢体局部有无缺血和栓塞征象。

（7）接受主动脉内球囊反搏治疗的患者，脉搏指示分析法不能准确监测各项指标。

5. 常见并发症的预防与护理　参见"有创动脉血压监测"及"经中心静脉导管的中

心静脉压监测"。

第四节　心肺复苏术

一、概述

心搏骤停是指各种原因引起的心脏突然停止搏动，导致全身组织器官严重缺血、缺氧。引起心跳呼吸骤停的原因很多，从发生机制看，心搏骤停大致分为原发和继发两类。原发是指由于心脏本身疾病如心肌梗死、冠心病、心律失常等所致。继发是指心脏本身是正常的，但由于其他部位或器官的疾病引发全身病理改变，而发生心搏骤停，如严重创伤、电击、溺水、休克、中毒、酸碱失衡、电解质紊乱、自主神经失调等。机体各脏器对缺氧的耐受时间各不相同，脑细胞对缺血、缺氧最为敏感，耐受缺血缺氧的时间为 4 ～ 6 分钟。因此心搏骤停后的心肺复苏（cardio pulmonary resuscitation，CPR）必须在现场立即进行，复苏越早，抢救成功的概率越高。心肺复苏是指对心搏骤停患者采取的使其恢复自主循环和自主呼吸的紧急医疗救治措施。由美国心脏学会（AHA）等医学会联合制定的每 5 年更新一次的"国际心肺复苏指南"对指导和规范在全球范围内的心肺复苏具有重要的意义。

二、适应证和禁忌证

心肺复苏术适用于各种原因导致的循环呼吸骤停，包括各种心脏病，电击伤、溺水、严重创伤等突发意外事件，手术或麻醉意外，严重的酸碱平衡紊乱及电解质代谢异常等。对于非专业急救人员，只要发现患者无意识、没有自主呼吸和自主运动就应立即进行心肺复苏，不必进行脉搏检查，以免贻误时机。对于医务人员，需评估患者颈动脉有无搏动，但如 10 秒内仍不能确定有无脉搏，应立即实施胸外按压。作为紧急抢救措施，心肺复苏术无绝对禁忌证，但对于已存胸壁开放性损伤、肋骨骨折、胸廓畸形或心脏压塞的患者，进行心肺复苏风险大，成功率低。已明确心、肺、脑等重要器官功能衰竭无法逆转者，即使进行心肺复苏也难以达到最终救治的目的，如晚期癌症患者。

三、心肺复苏的步骤

（一）用物准备

按压板、简易呼吸器、治疗盘、手电筒、纱布、棉签、血压计、听诊器、脚凳、弯盘，必要时备氧气装置（一次性吸氧管、湿化瓶、流量表）。检查简易呼吸器，确保呼吸器性能良好，可使用。

（二）单人心肺复苏术

1.评估、呼救

（1）判断患者病情、观察患者的意识和呼吸。双手拍打患者双肩并呼叫"喂！你怎

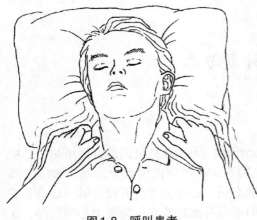

图1-8　呼叫患者

么啦"，观察有无反应（图1-8）。同时快速检查有无呼吸或喘息。

（2）评估现场环境，在安全的情况下尽量避免移动患者。

（3）呼叫：如患者无反应，立即呼叫医生，命人取除颤仪并抢救计时（报告×时×分开始抢救）。

2.判断颈动脉搏动　右手示、中指并拢，沿患者气管纵向滑行至喉结处，向外滑行至甲状软骨与胸锁乳突肌之间的凹陷处（2～3cm）停顿触摸，即可触及颈动脉搏动，计时小于10秒。如颈动脉搏动消失，立即给予复苏体位，行胸外心脏按压。

3.复苏体位　卸掉床头档，撤去枕头，使患者去枕平卧，双臂位于身体两侧，掀开棉被，胸部下垫按压板，解开患者衣扣、裤带。

4.立即行胸外按压30次

（1）按压部位：胸骨中段（剑突上2横指）或双乳头连线的中点。①右手中指沿肋弓下缘移至胸骨下切迹（图1-9A）；②示指靠上中指（图1-9B）；③左手掌根部紧贴示指放在胸骨上，手指伸开（图1-10）；④右手放在左手的上面，双掌根重叠，十指相扣翘起（上手指紧扣下手指防止移位），使手指端离开胸壁（图1-11）。

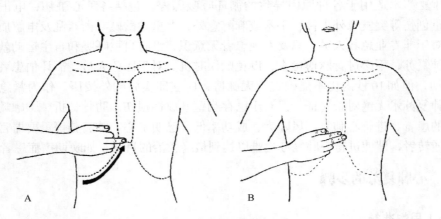

图1-9　确定胸外按压位置

（2）按压手法：强调早期高质量的按压，术者双臂与患者胸骨垂直（肩、肘、腕关节呈一线），利用身体重力垂直向下用力按压。

（3）按压深度：胸骨下陷5～6cm。

（4）按压频率：100～120次/分，并数30下（前10下及25下以后需数出声音）。

5.开放气道

（1）清除口腔内分泌物及异物（有义齿者取下义齿）。

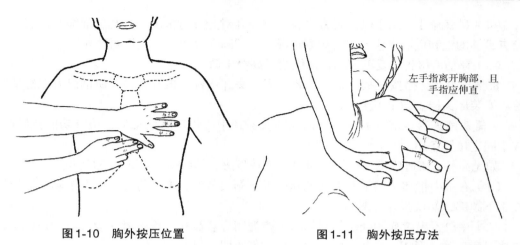

图1-10　胸外按压位置　　　　　　图1-11　胸外按压方法

（2）开放气道，常用仰面举颌法。抢救者左手小鱼际置于患者前额，手掌用力向后压使其头部后仰，右手中指、示指剪刀式分开上提下颌（图1-12）。

6.人工呼吸　患者仰卧、头后仰，术者位于患者头侧，一手以"EC"手法固定呼吸器面罩，另一手挤压简易呼吸器球囊（1升球囊至少挤压1/2～1/3）至胸廓起伏，每次不少于1秒，连续通气2次。

连续做5个循环，按压与人工呼吸比为30∶2，然后进行评估。如除颤仪到位，可行电除颤。

7.评估复苏效果

（1）评估呼吸和动脉搏动。术者耳部贴近患者口鼻，面向患者胸部（图1-13），以耳听（听呼吸道有无气体通过声音）、面感（距离面部2～3cm感觉呼吸道有无气体排出）、眼看（看是否有胸廓起伏）法来评估患者呼吸情况，同时用右手示、中指触摸颈动脉，数10秒（要数出声音）。如自主呼吸恢复，颈动脉搏动恢复，立即报告"×时×分自主呼吸恢复、颈动脉搏动可触及"。

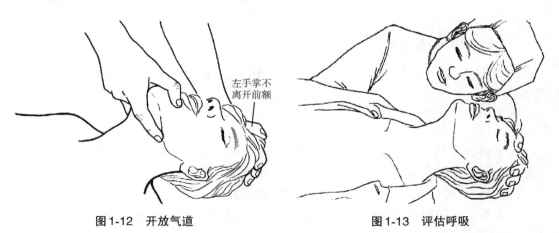

图1-12　开放气道　　　　　　　图1-13　评估呼吸

（2）测量血压报告数据，并整理血压计。

（3）观察并报告患者颜面、口唇、甲床发绀减轻，末梢循环改善等情况。

（4）观察瞳孔。用手电筒观察患者双侧瞳孔对光反射情况。瞳孔较前缩小，表示大脑有足够的氧和血液供应。报告观察情况，如"瞳孔缩小，对光反射存在"。

（5）评估后报告"复苏成功，继续给予高级生命支持"。

8. 整理用物　撤按压板，整理患者衣服、头部垫枕、盖好棉被，协助患者取舒适卧位。安装床头档。做手卫生并记录。

9. 简易呼吸器送消毒并检查　简易呼吸器送中心供应室消毒后，检查功能良好性，放于固定位置备用。

如无简易人工呼吸器，可用口对口人工呼吸法。具体操作步骤如下所述。

（1）右手中指和示指呈剪刀式托起患者下颌关节的下方，将下颌向上抬起；拇指轻按于下颌部，使口张开（图1-12）。

（2）用放置患者前额处手的拇指与示指捏闭患者鼻孔。抢救者深吸气后，张口紧紧包住患者口唇，形成一个封闭的气道用力吹气（图1-14A）。

（3）吹气完毕，放松捏鼻翼的手，此时患者胸部向下塌陷，有气流从口鼻排出，同时有空气逸出的声音（图1-14B）。

（4）如果通气成功，进行第2次吹气，2次吹入气体应在2～3秒完成。

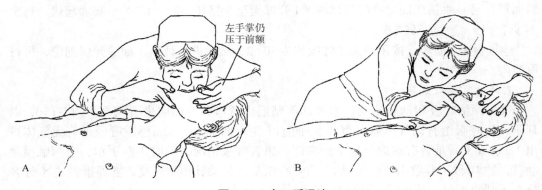

图1-14　人工呼吸法

（三）双人心肺复苏术

双人心肺复苏术是指两人同时进行心肺复苏，一人进行胸外按压，另一人进行人工呼吸。

护士甲

1. 评估、呼救

（1）患者评估：双手拍打患者双肩并呼叫（"喂！你怎么啦？"），观察有无反应。同时快速检查有无呼吸或喘息。

（2）环境评估：在安全的情况下尽量避免移动患者。

（3）呼叫：如患者无反应，立即呼叫医生，命人拿除颤仪并抢救计时（报告×时×分开始抢救）。

2. 判断颈动脉搏动　右手示、中指并拢，沿患者的气管纵向滑行至喉结处，向颈外侧滑行至甲状软骨与胸锁乳突肌之间的凹陷处（2～3cm）停顿触摸，即可触及颈动脉搏动，计时小于10秒。如颈动脉搏动消失，立即给予复苏体位，行胸外心脏按压。

3. 复苏体位　卸掉床头档、撤去枕头，使患者去枕平卧，双臂位于身体两侧，掀开棉被，胸部下垫按压板，解开患者衣扣、裤带。

4. 行胸外心脏按压30次　按压手法同上述。

护士乙

1. 开放气道

（1）清除患者口腔内分泌物及异物（有义齿者取下义齿）。

（2）开放气道，常用仰面举颌法。抢救者左手小鱼际置于患者前额，手掌用力向后压使其头部后仰，右手中指、示指剪刀式分开上提下颌。

2. 人工呼吸　患者仰卧、头后仰，术者位于患者头侧，一手以"EC"手法固定呼吸器面罩，另一手挤压简易呼吸器球囊（1升球囊至少挤压1/2～1/3）至胸廓起伏，每次不少于1秒，连续通气2次。

护士甲负责胸外心脏按压，护士乙负责人工呼吸，连续做5个循环，按压与人工呼吸比为30∶2，然后进行评估。

护士甲

1. 评估呼吸和动脉搏动：以耳听、面感、眼看法来评估患者呼吸情况，同时用右手示、中指触摸颈动脉，数10秒（要数出声音）。如自主呼吸恢复，颈动脉搏动恢复，立即报告"×时×分自主呼吸恢复、颈动脉搏动可触及"。

2. 观察并报告患者颜面、口唇、甲床发绀减轻，末梢循环改善等情况。

3. 观察瞳孔：用手电筒观察患者双侧瞳孔对光反射情况。瞳孔较前缩小，表示大脑有足够的氧和血液供应。报告观察情况，如"瞳孔缩小，对光反射存在"。

护士乙：测量血压报告数据，并整理血压计。安装床头档。

护士甲：评估后报告"复苏成功，继续给予高级生命支持"。撤按压板，给患者整理衣服、头部垫枕、盖好棉被。操作毕整理用物，做手卫生并记录。

四、注意事项

1. 准确判断心搏、呼吸骤停：其主要表现包括：①意识突然丧失，呼之不应；②大动脉搏动消失；心音消失；③呼吸断续、呈叹息样后即停止，多发生在心搏骤停后30秒内；④瞳孔散大；⑤面色苍白兼发绀。最可靠且最早出现的临床征象为意识丧失伴有大动脉搏动消失，临床以此作为确诊心跳、呼吸骤停的主要依据。

2. 成年人胸外心脏按压与人工呼吸比，无论单人或双人法均为30∶2；如果是儿童或婴幼儿双人施救时，心脏按压与人工呼吸比为15∶2。

3. 胸外心脏按压位置要准确：如按压部位偏高可伤及大血管，部位偏低易损伤腹部脏器或引起胃内容物反流，如部位偏离中线则可引起肋骨骨折产生气胸、心包积血等。

4. 胸外心脏按压方式应正确。

（1）手臂要伸直，按压时不能弯曲。

（2）向下压及向上放松的时间大致相等。

（3）垂直向下用力，不要左右摆动。

（4）按压至最低处时应有一明显的停顿。

（5）为保证每次按压后使胸廓充分回弹，术者在按压间隙，双手应离开患者胸壁。

（6）按压频率为100～120次/分。

（7）按压深度：成年人为5～6cm；婴幼儿和儿童应至少为胸廓前后径的1/3。

5.呼叫患者时注意不要摇动患者，做到"轻拍重唤"。

6.简易呼吸器功能检查

（1）单向唇瓣密闭性：将膜肺连接在简易呼吸器患者端的通气阀上，挤压和放松气囊数次，使膜肺充满气体。当挤压气囊不再放松时，膜肺内的压力应保持不变，直至放松挤压。可检查单向唇瓣是否漏气。

（2）整个装置的密闭性：用手掌堵住简易呼吸器患者端的通气阀，同时锁住压力释放阀（按下并转动转换钮将"lock"指向患者端），然后用力挤压气囊，看整个装置是否漏气。

（3）压力释放阀：打开压力释放阀（按下并转动转换钮将40cmH$_2$O指向简易呼吸器患者端）并重复上步挤压方法，简易呼吸器患者端的排气阀应在40cmH$_2$O时打开，释放过多压力。

7.把持简易呼吸器时采用"EC"手法固定面罩。E法：中指、环指、小指放在患者下颌角处，向前上托起下颌，保持气道通畅。C法：拇指与示指将面罩紧扣于患者口鼻部，固定面罩，保持面罩密闭无漏气。简易呼吸器使用后消毒备用。

8.简易呼吸器挤压程度，无氧源时挤压球囊2/3，潮气量为700～1000ml；有氧源时，将氧流量调至8～10L/min，挤压球囊1/2，潮气量为400～600ml。如果在呼吸过程中阻力太大，应当清除口、鼻、咽腔的分泌物或异物，确保患者气道充分开放。

9.采用口对口人工呼吸时，每次吹入量为800～1200ml（吹入的气量约是正常平静呼吸潮气量的2倍）。每6秒给予一次呼吸。吹气与排气时间之比应为1：2。吹气不能过猛，防止肺泡损伤。对于不能进行口对口人工呼吸的患者，如牙关紧闭、口唇创伤等，可采用口对鼻人工呼吸。

10.触摸颈动脉搏动的位置应准确：具体做法是右手示、中指并拢，沿患者的气管纵向滑行至喉结处，向外滑行至甲状软骨与胸锁乳突肌之间的凹陷处（2～3cm）。

11.如有2名或更多急救者在场，应每2分钟或5个周期CPR更换一次按压者，并在5秒内完成更换，以免因按压劳累降低效果。

12.心肺复苏的有效指征

（1）自主心跳恢复：可听到心音，触及大动脉搏动，肱动脉收缩压≥60mmHg；心电图示窦性心律。如出现房性或交界性心律，即使为心房扑动或颤动也是自主心跳恢复的表现。

（2）瞳孔变化：散大的瞳孔回缩变小，对光反射恢复。

（3）缺氧状况改善，脑功能开始好转的迹象：意识好转，肌张力增加，自主呼吸恢复，吞咽动作出现。

五、心肺复苏术后的护理

1.循环系统监测：给予心电监护，监测患者心律、心率、血压、氧饱和度，必要时监测中心静脉压。密切观察末梢循环情况。

2.呼吸道管理保持呼吸道通畅，防止发生肺部并发症。

3.观察患者的神志、瞳孔变化和肢体活动。

4.记录24小时入量、尿量。观察尿液颜色、性状。

5.做好护理记录，发生异常情况时做出准确判断并及时通知医生，协助积极处理。

六、并发症的预防与处理

（一）肋骨骨折

1.原因　①按压用力过大或用力不当，按压位置不正确，用力方向和胸壁不垂直，按压呈摇摆状等，均可引起肋骨骨折。②患者年龄大骨质疏松，肋骨弹性降低，可引起肋骨骨折。

2.临床表现　①局部疼痛，胸壁血肿；②多根肋骨骨折时出现连枷胸，出现反常呼吸运动，纵隔摆动，伴有呼吸困难及低氧血症；③胸部X线片显示肋骨骨折。

3.预防与处理

（1）按压力量要适中，避免过大、过猛。

（2）按压位置要准确，避免偏上、偏下或偏离中线。

（3）按压用力要垂直，应平稳、有规律地不间断地进行，避免左右摇摆。

（4）复苏成功后疑有肋骨骨折，应尽量保持患者平卧位，避免向患侧翻动患者。待患者病情平稳后，尽早进行胸部X线检查。

（5）出现肋骨骨折，应给予止痛、固定和预防肺部感染等治疗。对连枷胸的患者，应尽快消除反常呼吸运动、保持呼吸道通畅和充分给氧、纠正呼吸与循环功能紊乱，防治休克。

（二）损伤性血、气胸

1.原因　按压用力过大或用力不当引起肋骨骨折，骨折端刺破胸膜腔，形成气胸；若刺破胸壁血管，则引起血胸。

2.临床表现

（1）气胸：伤侧肺部分萎陷，可出现胸闷、气急、干咳；大量积气时出现呼吸困难。体检可见胸廓隆起、气管向健侧移位，呼吸运动减弱，语颤减弱，叩诊呈鼓音，听诊呼吸音减弱或消失。

（2）血胸：少量出血无明显症状，大量出血可出现呼吸循环衰竭和失血性休克的症状。

3.预防与处理

（1）行胸外心脏按压时，按压应平稳、有规律地不间断地进行，不要左右摆动，避免用力过大、过猛。

（2）根据患者的年龄和胸部弹性施加按压力量。

（3）若为闭合性气胸：气体量小时无须特殊处理，气体量较大时行胸腔穿刺排气。若为张力性气胸：可安装胸腔闭式引流装置将气体持续引出；同时给予氧气吸入治疗。

（4）血气胸在肺复张后出血多能自行缓解，若继续出血不止，应行手术治疗。

（三）肝破裂

1.原因　按压位置过低，用力过重所致。

2.临床表现　以腹腔内出血症状为主。

3.预防与处理

（1）根据患者的年龄和胸部弹性施加按压力量，按压应平稳、有规律地不间断地进行，不要左右摆动；不能冲击式猛压。

（2）严密观察病情，定时监测体温、脉搏、呼吸、血压，注意有无面色苍白、出冷汗、四肢发凉等休克症状，并观察腹痛、腹胀等腹部体征的变化。

（3）对疑有内脏破裂者应禁食，输液维持水、电解质平衡并记录。未确定诊断前，禁用吗啡类药物，以免掩盖病情，延误诊断。

（4）必要时行手术治疗。

（四）胃区过度胀气

1.原因　人工呼吸送气过度。

2.临床表现　多见腹部膨隆。

3.预防与处理

（1）使用简易呼吸器或行口对口人工呼吸时通气量应适宜，避免过度通气，一般送气时观察胸廓抬起即可。

（2）CPR过程中注意观察胃区有无隆起。疑有胃内过度胀气的患者，应早期留置胃管，给予有效的胃肠减压。

（五）吸入性肺炎

吸入性肺炎多见于儿童。

1.原因　人工呼吸过程中，胃内容物或口鼻分泌物反流入肺内。

2.临床表现　患者可出现呼吸困难、发绀，常咳出浆液性泡沫状痰，有时可见血性泡沫痰。体温可出现中高热。两肺可闻及湿啰音和哮鸣音，出现严重低氧血症，可产生急性呼吸窘迫综合征（ARDS），并可伴二氧化碳潴留和代谢性酸中毒。

3.预防与处理

（1）心肺复苏前要清理呼吸道分泌物，人工呼吸时送气应适宜，避免胃内过度胀气。

（2）出现胃内容物反流时，协助患者将头偏向一侧，及时吸出反流物。病情允许的情况下，应及早给予有效的胃肠减压。

（六）高位截瘫

1.原因　患者已出现颈椎损伤，复苏过程中未及时发现给予有效保护；复苏时开放气道手法不正确或用力过度。

2.临床表现　在损害的相应节段出现各种运动、感觉和括约肌功能障碍，肌张力异常及病理反射等的相应改变。

3.预防与处理 心肺复苏时，对未明确有无颈椎损伤的患者应使用双手托颌法开放气道，尽量避免使用仰头举颏法开放气道。

（七）心脏破裂、心室乳头肌断裂、三尖瓣反流

心脏破裂多见于左心室破裂，三尖瓣反流多见于老年女性。

1.原因 按压位置不正确或按压力度过大所致。

2.临床表现 出现低血容量征象，如面色苍白、呼吸浅弱、脉搏细速、血压下降等。患者可快速陷入休克，呈现呼吸急促，心率快，心音弱，血压低，颈静脉怒张，静脉压升高后下降等。如不能及时控制，多因大出血死亡。

3.预防与处理

（1）按压时位置要准确，力度要适宜。

（2）患有急性心肌梗死或有陈旧性心肌梗死患者梗死区的纤维化和瘢痕修复不完善，最易产生心脏破裂。一旦发生可行心包腔穿刺减压缓解症状，并给予输血补液。必要时施行瓣膜成形术或瓣膜替换术。

第五节 心脏功能辅助技术

心脏功能辅助技术主要应用于急性心功能衰竭的患者，克服患者低心排血量、心肌负荷重等不利因素，帮助患者度过急性恶化期，恢复心功能。目前临床上以主动脉内球囊反搏技术及心室辅助装置最为多见。

一、主动脉内球囊反搏术

（一）概述

主动脉内球囊反搏（intra aortic balloon pump，IABP）是经股动脉将球囊导管放置入左锁骨下动脉开口以远1～2cm的降主动脉，球囊与体外的气源及反搏控制装置相连。球囊在舒张早期主动脉瓣关闭后立即充气，导致主动脉舒张压增高，使心排血量和舒张期冠状动脉的灌注压增加。舒张末期主动脉瓣开放前球囊放气，降低了左心室的排血阻力，左心室后负荷降低，心脏做功减少，心肌耗氧量降低。

1968年IABP首次应用于临床并取得成功，1980年经皮插入技术成熟后，这一技术开始进入临床常规使用。随着主动脉内球囊反搏的器械和装置不断更新，质量不断改善与提高，应用范围不断扩大，并发症显著下降，现已成为抢救心源性休克、心脏手术后发生低心排血量等危重患者的有效手段，在心脏外科和心脏内科领域得到广泛应用。

（二）适应证和禁忌证

1.适应证

（1）心脏外科围术期应用适应证

1）高风险患者术前辅助：术前心功能差、血流动力学不稳定、手术危险性大的复杂患者，如瓣膜手术患者术前心功能Ⅳ级、冠状动脉旁路移植术术前左心室射血分数（LVEF）＜30%。

2）心脏直视术后脱机困难、左心衰竭、急性心肌梗死患者，复跳后血压无法维持、必须依赖人工心肺机辅助的患者。

3）心脏直视术后出现药物难以纠正的低心排，心力衰竭。

4）心脏移植术的辅助治疗，术前心脏功能差及无供体心脏，术后心功能差，需要进一步辅助。

5）人工心脏的过渡治疗。

（2）心内科应用适应证

1）急性心肌梗死并发心源性休克，血压难以维持。

2）不稳定性或变异性心绞痛持续24小时。

3）急诊行心导管检查及介入治疗心功能差，血流动力学不稳定患者。

4）顽固性严重心律失常药物治疗无效患者。

5）难治性左心衰竭或弥漫性冠状动脉病变不能做搭桥患者。

（3）临床应用指征：下列情况经积极治疗，正性肌力药及活性药调整心脏负荷、纠正代谢紊乱后血流动力学仍不稳定患者，尽早用IABP辅助治疗。

1）心脏指数＜2L/（min·m^2）。

2）平均动脉压＜60mmHg（8.0 kPa）。

3）体循环阻力＞2100dyn·s/cm^5。

4）左心房压＞20mmHg（2.7 kPa），CVP＞15cmH$_2$O。

5）成年人尿量＜20 ml/h，末梢循环差，四肢发凉。

2.禁忌证

（1）绝对禁忌证：①严重主动脉瓣关闭不全；②主动脉夹层动脉瘤、主动脉瘤、窦瘤破裂。

（2）相对禁忌证：①严重出血倾向或出血性疾病，特别是脑出血患者；②不可逆脑损害；③心脏停搏，心室颤动及终末期心肌病患者；④心内畸形纠正不满意者；⑤周围血管疾病放置气囊导管有困难者；⑥恶性肿瘤有远处转移者。

（三）操作方法

1.准备用物　球囊导管1根、气源（临床上多采用二氧化碳或氦气球囊充气）1瓶、反搏控制装置1台、股动脉穿刺置管包1个、聚维酮碘溶液、1%利多卡因溶液1支、肝素钠生理盐水及各种抢救药品、除颤器、多功能监护仪、X线透视机等。

2.操作步骤

（1）术前准备

1）向患者和（或）家属解释操作过程并签署知情同意书。

2）查看患者实验室检查结果，如血小板、出凝血时间等；查看患者心脏超声结果，明确有无严重主动脉瓣关闭不全等。

3）建立并保持静脉输液通路通畅。

4）根据患者身材大小选择合适的球囊导管，原则上宁小勿大，以免损伤主动脉壁。合适的球囊导管充盈后应占据降主动脉横截面的90%～95%，其容积大小应大于每搏输出量的50%。

5）贴好心电图监测电极并与反搏机相连接，调节反搏装置，检查气体是否充足、是否连接好电源、选定适宜的气囊充气量、确定所需触发模式、触发频率、调节充放气时相。将肝素钠生理盐水放入压力袋中，向压力袋内充气至压力指示器到达绿色标志线（300mmHg）排气备用，待IABP穿刺成功后与管路的液体通路连接。

（2）IABP导管插入方法

1）经皮穿刺法：选择搏动较强的一侧股动脉，消毒铺巾，局部麻醉，于腹股沟韧带下2cm股动脉搏动明显处行股动脉穿刺。穿刺成功后，退出穿刺针，在钢丝导引下，将扩张器送入股动脉，再送入动脉鞘管，退出扩张器及导引钢丝，动脉鞘管留置于股动脉内。取球囊导管，球囊导管远端连接三通及注射器。抽净囊内气体，同时将其缠绕柄顺时针方向旋转卷紧球囊，使球囊完全、均匀地缠绕在导管上。通过动脉鞘管将球囊导管送至胸主动脉内。打开三通开关，解除球囊内的真空状态。将缠绕柄逆时针方向旋转，使球囊复原。

2）经股动脉切开植入法：选择股动脉搏动较强的一侧，消毒铺巾，局部麻醉，自腹股沟韧带下缘开始在股动脉表面做纵切口，游离股动脉及其分支，纵行切开股动脉1～1.5cm，取一段人工血管，用血液预凝，用缝线连续吻合于股动脉，开放股动脉远端阻断钳，检查吻合口有无漏血。测量切口至胸骨角距离为气囊导管插入长度，用止血钳提起人工血管边缘，插入气囊导管，双重结扎人工血管防止漏血。

3）经胸升主动脉植入法：于升主动脉前侧用主动脉钳夹住部分主动脉侧壁，将人工血管与主动脉切口做端侧吻合，插入气囊导管，结扎人工血管远端，并使之固定于胸壁皮下。

4）导管位置：气囊导管远端标记位于胸降主动脉锁骨下动脉开口以下2cm左右（胸锁关节下方）。导管插入长度可通过测量胸骨柄至脐再斜向股动脉穿刺点的距离估计。导管到位并固定后，应行X线透视确定导管位置。

5）常规采用经皮穿刺法置入导管，而不采用股动脉切开法，避免导管置入后局部渗血严重。主动脉插管法适用于股动脉太细或有病变、导管不能进入者，心脏直视手术后不能脱离体外循环者，可在体外循环下用本法插管。

（3）导管远端接至反搏泵，开始反搏。

1）触发方式：心电图触发、压力触发、起搏器触发、固定频率。临床上最常用的是心电图R波触发模式。心电图触发模式应选择R波高尖的导联（R波大于0.5mV）。球囊在心电图T波中段开始充盈，在QRS波群结束前排空。心动过速、心电信号不良等心电图不能有效触发时，应选用压力触发模式，要求收缩压＞50mmHg，脉压＞20mmHg。起搏器触发用于心房、心室及房室双腔起搏。固定频率触发应用于患者不能产生心脏输出时，可用于收缩压＜50mmHg的患者。

2）反搏后反搏压波峰应高于收缩压，保持在100～110mmHg。反搏压低于收缩压，应考虑球囊过小或充气不足，终末舒张压下降不应超过10mmHg，如过大可能是放气过早，应予纠正。

3）反搏有效的最佳心率为90～110次/分，如心率过快，应适当应用药物使心率减慢。

4）如血流动力学监测指标稳定改善，可逐渐减少升压药和正性肌力药物剂量。情况继续好转，则逐渐减少反搏频率，缩短舒张期球囊充盈时间，并逐渐减少球囊充盈容积。

5）血流动力学稳定12～24小时后，可减少球囊充气量，或改为2:1、3:1反搏。

（4）抗凝治疗

1）肝素钠：插管前未用肝素钠的患者通过静脉或动脉注射肝素钠1mg/kg，以后每隔4～6小时补充肝素钠0.5～0.8mg/kg。静脉抽血监测APTT，APTT值应较正常值延长1.8～2倍。插管之前已经肝素钠化的患者不必给予负荷量肝素钠，也可选择低分子肝素钠抗凝治疗。

2）体外循环期间和术中、术后渗血多而心包纵隔引流管未拔除的患者，可不用其他抗凝药。

（5）反搏有效指征：①主动脉收缩压力波形降低而舒张压力波形明显上升；②正性肌力药、血管活性药、多巴胺用量逐渐减少；③血流动力学逐渐趋向稳定，心排血量上升；④尿量增加，肾灌注好；⑤末梢循环改善，心率、心律恢复正常。

（6）停用指征：①血流动力学状态稳定，心脏指数＞2.5L/（min·m²）；平均动脉压＞90mmHg；②多巴胺用量＜5μg/（kg·min）；③神志清楚，末梢循环好，尿量＞4ml/（kg·h）；④心电图无心律失常及心肌缺血表现；⑤减慢反搏频率时，上述指标稳定。

（7）停用反搏泵：逐渐减少反搏频率至2:1或3:1，并减少气囊充气的容量，保持气囊在主动脉内搏动。气囊停止反搏后，在主动脉内留置时间不能超过30分钟。

（8）拔出气囊导管

1）拔管前准备：纠正患者凝血情况，拔管前4小时停用肝素钠。准备好鱼精蛋白、新鲜血浆、血小板等。

2）按压股动脉插管的远端部位，迅速拔出主动脉球囊导管。远端压力可以防止血栓栓子向四周血管脱落。

3）降低按压远端压力，使穿刺点短暂充血后，再按压皮肤穿刺点防止血肿形成。一般人工按压穿刺点上方0.5小时，再用纱布、弹力绷带包扎，将1kg盐袋置于穿刺点上压迫8小时，置管肢体制动24小时。压迫穿刺点上方的压力应足以使插管部位不出血，同时又不影响远端动脉的搏动为宜。

4）按压过程中，应注意观察远端动脉的搏动情况。

（四）护理要点

1.体位管理　应用IABP治疗的患者要绝对卧床，躯干抬高高度＜30°；穿刺侧下肢伸直，翻身时肢体弯曲不超过30°。治疗时间长的患者给予气垫床保护。受压部位每1小时按摩1次，预防压力性损伤的发生。

2.球囊导管护理　导管置入处应以无菌敷料覆盖，牢固固定导管，防止导管脱落。每日在无菌条件下更换导管置入处敷料，更换敷料时要防止鞘管移位，以免影响反搏效果。观察穿刺部位有无渗血、血肿、发红等现象。将肝素钠注射液12 500U加入生理盐水500ml中持续加压冲洗，每小时手动冲洗1次。体位变动后应对压力传感器进行重新校正。观察IABP外固定导管内有无血液，如导管内出现新鲜血液，反搏波消失或出现报警，提示球囊破裂，应立即通知医生，及时更换球囊导管。

3.足部动脉监测 确定、标记足部动脉搏动处，每小时记录足背动脉搏动次数、强弱，足背皮肤温度、颜色、痛觉，并与对侧肢体足背动脉做对比，及早发现下肢缺血情况。

4.抗凝效果监测 遵医嘱监测血小板计数、PT、ACT、APTT。密切观察有无临床出血征象，如穿刺部位渗血、口腔黏膜出血等。

5.心电图监测 固定好心电图电极片，防止电极片脱落发生反搏终止。严密观察心率、心律、QRS波变化。若心率过快、过慢，均应积极查找原因并及时处理；如发现恶性心律失常，应立即对症处理。

6.反搏效果监测 观察反搏是否与心率同步，反搏图形是否正常、规律，反搏前后的压力变化及反搏期间压力的动态变化。准确记录收缩压、舒张压、平均动脉压、尿量等反映反搏是否有效的指征。

（五）并发症的预防与处理

1.插管困难

（1）原因：股动脉和髂动脉粥样硬化、纤曲或动脉腔内部分阻塞及股动脉细小或痉挛。

（2）预防与处理：更换细小型号的球囊导管；改变插入路径。

2.动脉损伤

（1）原因：动脉管壁原发病理改变或插管时操作不当、动作粗暴。

（2）预防与处理：操作时要准确、轻柔，插管困难时，禁止暴力插管。必要时改换球囊导管的插入路径。

3.下肢缺血

（1）原因：插管侧患肢股动脉粥样硬化斑块狭窄；血栓脱落，下肢动脉栓塞；气囊导管或鞘管粗，股动脉细，阻塞股动脉；气囊导管或鞘管周围血栓形成。

（2）预防与处理

1）选择合适的气囊导管，可应用无鞘管穿刺气囊导管，以防阻塞股动脉血流。

2）适当应用抗凝药物。

3）保持气囊在主动脉内搏动。气囊停止反搏后，在主动脉内留置时间不能超过30分钟。以防停搏时在气囊表面形成血栓，在搏动时脱落。

4）注意下肢动搏、皮肤温度及颜色变化，发生异常情况应及时处理。

5）一旦发生血栓脱落造成下肢缺血，应立即行溶栓治疗或手术取栓。

4.动脉栓塞

（1）原因：血栓或粥样硬化栓子脱落导致肾动脉、肠系膜上动脉甚至髂动脉等处栓塞。

（2）预防与处理：①适当应用抗凝药物。②严密观察患者有无肾栓塞、小肠坏死等临床表现。③一旦发生栓塞，应及时手术取栓。

5.气囊破裂

（1）原因：在插入气囊导管时，尖锐物碰到气囊。

（2）预防与处理：①气囊导管插入前，应常规检查气囊导管有无破裂。②避免气囊接触尖锐、粗糙物品。③注意观察IABP外固定导管内有无血液，如导管内出现新鲜血液，反搏波消失或出现报警，提示球囊破裂，应立即通知医生，及时更换球囊导管。

6.感染

（1）原因：操作时消毒不彻底或置管物品被污染；导管护理过程中未遵守无菌技术操作原则。

（2）预防与处理：①置管时应注意严格遵守无菌技术操作原则。②置管后应定时更换置管处敷料，如敷料被污染应及时更换，并注意观察局部有无红、肿、分泌物等感染征象。③一旦发生感染，要加强局部换药，必要时应用抗生素治疗。

7.出血

（1）原因：置管过程中引起动脉撕裂穿孔；人造血管吻合口漏；患者凝血机制紊乱；抗凝治疗不当。

（2）预防与处理：①置管操作要准确轻柔，禁止暴力操作，防止损伤动脉。②人造血管吻合要牢靠。③疑有凝血障碍时，应少用或不用抗凝药物。④定时监测血小板计数、PT、ACT、APTT。密切观察有无临床出血征象。⑤抗凝药物使用过量时，可用鱼精蛋白拮抗。

8.血小板减少

（1）原因：球囊工作时对血小板机械损伤或抗凝药物导致血小板减少。

（2）预防与处理：①一般在拔除球囊导管时可以逐步恢复正常。②血小板<30×10^9/L，可给予输注血小板补充。

二、心室辅助装置

（一）概述

心室辅助装置（ventricular assist devices，VAD）是将心脏内的一部分血液引流到辅助装置中，并通过VAD提供的机械动力重新注入动脉，从而取代一部分心室的泵血功能。VAD最重要的结构是泵装置，泵通过流入管与左心室或右心室相连；通过流出管与主动脉或肺动脉相连。泵装置与电力供应设备和控制器连接，控制器接受来自泵装置的数据并反馈控制其工作。根据泵连接心室腔的不同分为左心室辅助装置、右心室辅助装置和双心室辅助装置；根据VAD泵被置于体外或体内可分为体外型和体内型（置入型）；根据泵血机制不同分为搏动式和非搏动式。

（二）适应证

1.其他治疗手段无效的心源性休克。

2.心力衰竭患者心脏移植前的循环支持和过渡。

3.终末期心力衰竭但又不符合移植条件患者的替代治疗。

（三）置入式VAD实施方法

1.常规消毒、铺单，全身麻醉：采取胸骨正中切口，上端起自胸骨上窝，下端至脐上，至少在剑突下4～8cm处。

2.制备"泵兜"：正中切开腹白线，向左侧游离腹直肌鞘及腹横筋膜并向上将腹膜和膈肌游离开，直至膈下动/静脉旁并可触及心尖处，在该处的膈肌上做十字形切口，安放血泵的引流管道。大多数情况下，泵兜在腹膜前与腹直肌鞘后的间隙内，体重偏小或有腹部手术史的患者，可将泵兜安放至腹直肌与腹直肌鞘之间。

3.安装驱动传导线：传导线切口常定位于右侧肋弓下平脐处，切口直径应以通过传导线为准。皮下隧道器进入切口后，朝着右下方向推进，经过脐下后再向左上方直至泵兜。将传导线与皮下隧道器相接后，沿原路退出皮下隧道器，将导线引出体外。

4.建立体外循环：可在心脏不停跳的情况下缝制左室心尖荷包，放置心尖固定环，将人工血管流出端与升主动脉进行端侧吻合。

5.插入血泵流入管，排空泵内的空气，连接血泵流出管，排气后启动血泵。

6.撤除体外循环，止血关胸，关闭腹部皮肤切口。VAD置入结束后将患者送入ICU，进行下一步治疗（等待恢复或心脏移植），同时注意维护管道和导线出口的皮肤切口护理。

（四）护理要点

1.监测患者生命体征和血流动力学变化，准确记录VAD的参数，包括泵率（每分钟跳动多少次）、泵量（每泵一次有多少毫升血液）、泵的工作模式。

2.定时更换切口处敷料，分泌物多时应及时更换。更换敷料时应严格遵守无菌技术操作原则，注意观察切口处有无红肿、触痛。

3.妥善固定皮下引线，防止导线移动造成切口扩大感染。

4.注意观察有无并发症的发生，包括出血、感染等。

（五）并发症的预防与处理

1.感染

（1）原因：驱动导线引起的感染最多，主要与导线僵硬和不合理固定有关。另外，感染还与患者机体免疫功能低下、长时间机械通气及深部动静脉置管等有关。

（2）预防与处理：①用控制带良好地固定驱动导线，保持皮肤密闭性，可明显降低感染发生率。②操作过程中应严格遵守无菌技术操作原则；争取尽快脱机；保证患者的能量供给；加强病原学监测，合理应用抗生素以控制感染。

2.血栓栓塞

（1）原因：血液自血管引流至VAD装置内，与非生理性的异物表面接触，内外源凝血系统被激活，若抗凝药物应用不足，极易产生血栓及栓塞。

（2）预防与处理：①适当应用抗凝药物，初期使用肝素钠抗凝，使ACT维持在100～200秒。若血泵流量小于1.5L/min，ACT应控制在200～250秒。后期可改为华法林等口服抗凝药物。②严密观察患者有无肾栓塞、小肠坏死等血栓栓塞的临床表现。③一旦发生栓塞，应及时溶栓或手术处理。

3. 出血

（1）原因：与VAD引起动脉压力升高、手术创伤、长时间心肺转流和术后抗凝有关。

（2）预防与处理：①适当应用抗凝药物。②定时监测血小板计数、PT、ACT、APTT。密切观察有无临床出血征象。③如为抗凝药物使用过量引起的出血，可使用鱼精蛋白拮抗。

4. 机械故障

（1）原因：左心辅助装置出现机械故障。

（2）预防与处理：①观察和记录VAD的参数，主要包括泵率（每分钟跳动多少次）、泵量（每泵一次有多少毫升血液），泵的工作模式，及早发现异常并及时处理。②发生机械故障时应立即更换装置。

第六节　微循环监测

一、概述

微循环是指直接参与组织、细胞的物质、能量、信息传递的血液、淋巴液和组织液的流动。通过微循环显微镜可以直接观测到细动脉、毛细血管、细静脉内的血液流动，但淋巴液和组织液的流动如不做特殊处理则无法监测。因此，临床上通常进行的微循环监测是指对毛细血管内的血液微循环进行的监测。常用的微循环监测指标包括毛细血管充盈时间、体温、尿量等。因测量方法简便，容易获得，常作为反映危重患者周围循环功能的辅助指标。

二、适应证与禁忌证

现有的微循环监测指标一般为无创或微创操作，且监测方法简便，适用于对所有循环功能障碍、血管功能不良的患者进行病情观察与评估，尚无禁忌证。

三、危重患者常用的微循环监测方法及意义

（一）毛细血管充盈时间

观察甲皱循环，记录甲皱颜色由白转红的时间，称为毛细血管充盈反应。测量方法为：①测试者以指尖轻压患者指端甲床；②见甲床变白后立即松开；③观察患者甲床颜色由白转红的时间。

颜色由白转红的时间正常为2～3秒，若充盈时间延长，同时有口唇和甲床发绀、肢体发白和发冷，表示周围血管收缩、微循环供血不足和血流淤滞，常见于休克和心力衰竭患者。

（二）中心和外周温度梯度

连续监测外周（足趾）温度和中心温度（如肛温）梯度，可间接反映外周血管收缩及周围组织灌注情况。正常时足趾温度与中心温度的差值应小于2℃，若大于3℃则表示微循环衰竭。

足趾温度测量方法：①打开激光温度计测量开关。②将激光束对准患者第一足趾趾腹。③记录显示屏的测量结果。

肛温测量方法：①将体温监测导线与监护仪连接，以保护套包裹体温监测探头。②将体温监测探头置入患者肛门内4～6cm。③观察并记录体温测量数值。

（三）经皮氧分压监测

经皮氧分压监测（transcutaneous tension of oxygen，$PtcO_2$）是指通过加热电极经患者完整皮肤表面监测动脉氧分压，用以反映动脉血氧的变化。其测量方法为：①将经皮氧分压监测仪的监测探头固定于手指指腹。②打开开关，调节测量温度，一般加热的温度控制在44～45℃，既可使$PtcO_2$与动脉血氧接近，又可以减少皮肤的烫伤。③读取测量值。

当血流动力学稳定时，成年人$PtcO_2$约是动脉氧分压（PaO_2）的80%。当动脉氧分压正常时，$PtcO_2$及$PtcO_2/PaO_2$的比值可反映周围组织的灌注情况。$PtcO_2 > 65mmHg$，表示周围循环灌注良好；$PtcO_2$为40～65mmHg，表示周围循环灌注不良；$PtcO_2 < 25mmHg$，表示机体处于严重的休克状态；$PtcO_2/PaO_2$的正常值> 0.7，老年人> 0.6，低于此值常表示周围循环灌注不良。

（四）尿量

若肾功能无异常，持续监测尿量是反映血容量、心排血量和组织血流灌注的简单可靠指标。$SBP > 80mmHg$时，若肾小球滤过良好，尿量正常，成年人尿量$> 30ml/h$。24小时尿量$< 400ml$为少尿，$< 50ml$为无尿。血容量不足或休克时心脏射血量减少、周围组织灌注不足，尿量减少或无尿。

（五）血乳酸

由于组织细胞无氧糖酵解将产生乳酸，血乳酸监测可以对休克和组织缺氧情况进行间接监测。研究表明血乳酸水平能反映机体缺氧严重程度及各个脏器功能衰竭的严重程度，与危重患者的病情轻重程度、病情发展和预后呈显著负相关。

血乳酸正常值为0.5～1.7mmol/L，血乳酸升高可能与下列因素有关。

1.各种原因导致的组织缺氧，均可导致血乳酸升高。

2.严重感染时，细菌内毒素与中性粒细胞和血小板的相互作用，使毛细血管内皮广泛受损，以致微循环障碍，组织灌注量减少导致乳酸堆积。

3.乳酸主要在肝内代谢，当肝功能受损，机体组织清除乳酸能力下降，使血乳酸明显升高。

因血乳酸的变化需结合动脉血气等指标的变化进行进一步分析，因此一般动脉血气分析结果中都含有血乳酸的测量结果，不需要单独采血检验。

（六）胃肠黏膜pH

胃肠黏膜pH即测量胃黏膜组织内的酸碱度。当人体受到严重应激刺激时，胃肠道等组织器官供血减少，以保护心、脑、肺等重要脏器的供血。因此，胃肠黏膜血液灌流和氧合状态的变化，能较早提示机体休克、重症感染等病理性血流再分布情况的发生，反映机体微循环的血液和氧气的供应状态。临床检测胃黏膜pH多采用间接计算法，$pH = 6.1 + \log(HCO_3^-/PCO_2 \times 0.03)$。因此，只需获得动脉血$HCO_3^-$和胃肠黏膜内动脉$CO_2$分压，即可计算胃黏膜pH。临床监测可通过胃张力计导管测得。测量方法为：①抽尽胃张力计导管囊内气体。②按留置胃管法置入胃张力计导管至胃内。③向导管囊内注入4ml生理盐水。④30～90分钟后抽出囊内液体。前1.5ml为无效腔内液体，弃去，仅保留后2.5ml行血气分析。⑤同时抽取动脉血，测量血HCO_3^-。

一般认为pH在7.35～7.45为正常，临床上以pH小于7.32作为黏膜酸中毒的诊断标准。

四、注意事项

1. 毛细血管充盈时间

（1）应排除贫血等原发疾病对该指标的影响。

（2）排除指甲本色被指甲油覆盖等情况对该指标的影响。

2. 中心和外周温度梯度

（1）不同体温计之间的测量数值可能存在差异，应定期对体温计的准确性进行校正。

（2）肛温监测也可使用专用肛温体温计，但无论使用哪种温度计进行测量，测量后均应注意对体温计进行清洗和消毒。

3. 经皮氧分压监测：需选择血液饱满的部位进行监测，对末梢循环不良、贫血的患者，其测量结果与动脉氧分压相差较多。

4. 血乳酸堆积升高一般发生在微循环灌注不足和组织缺氧之后，这时患者已经进入休克中期（微循环淤血缺氧期），因此对病情的反映较为滞后，不应作为预测病情发展的唯一指标。

第2章

呼吸系统监护

呼吸系统是人体组织器官氧气供应的重要渠道。在人体受到严重打击时，呼吸系统往往早期即可出现功能障碍，成为导致危重患者死亡的一大重要因素。呼吸功能监护是重症监护技术中的重要组成部分，通过对呼吸系统的严密监护，可及时发现患者的病情变化，迅速采取有效的抢救措施，是预防和治疗呼吸衰竭和防治多脏器功能衰竭的重要手段。

第一节 呼吸系统功能监测

一、概述

危重患者呼吸系统功能监测是ICU病情观察的重要内容，通过对患者各项指标的动态监测，评估、判断患者呼吸功能状况，指导医护人员及时发现患者的病情变化，采取有效预防治疗措施，防止呼吸衰竭的发生，为危重患者的救治赢得宝贵时间。随着医疗技术水平的提高，呼吸功能评估的手段不断改进和更新，正确应用有效的监测方法，可提高监测效率和评估结果的可靠性。危重患者呼吸功能监测包括通气功能（呼吸中枢的兴奋性和呼吸调节，肋间肌、膈肌等呼吸肌的强度和耐力，呼吸功氧耗）、换气功能（肺摄取氧和排出CO_2的能力和有效性）、组织氧和状态及系统性疾病和各重要脏器功能对呼吸功能的影响。

二、常用呼吸系统功能监测方法及意义

对患者进行以病史回顾和体格检查为主要手段的系统评估是危重患者病情观察和呼吸系统功能监护的基本内容。同时，脉氧饱和度监测、呼气末二氧化碳分压、血气分析、呼吸功能监测等辅助检查方法，可为呼吸系统功能监测提供客观、可靠的数据，为临床决策提供重要依据。

（一）系统评估

1. 病史回顾 危重患者救治过程中的病史评估应简单明了，在病情危及生命时，应优先根据患者既往诊断、症状特征、发病原因等已知信息给予紧急处理，待病情稳定后再给予全面的病史评估。全面的病史评估主要内容包括患者本次发病的经过、症状体征及相关治疗和检查结果；既往有无呼吸系统疾病史或吸烟、过敏、药物等可能致病

因素。

2.呼吸系统体格检查

（1）视诊

1）观察患者外周循环氧合状态：在自然光下观察患者口唇、面色、舌面及口腔黏膜、指（趾）甲的颜色。正常情况下，末梢皮肤、黏膜应颜色红润，当出现口唇、甲床、舌或口腔黏膜发绀，提示低氧血症，患者可同时伴有面色苍白或发绀、多汗、紧张、焦虑等表现。如患者面色发红、多汗，提示可能存在二氧化碳潴留。评估时注意排除患者既往疾病（如真性红细胞增多症）、使用化妆品等因素的影响。

2）观察患者呼吸动作：观察患者胸廓形状，有无畸形、桶装胸、胸廓不对称等表现，同时观察胸部有无损伤、引流管等。观察胸廓起伏，评估呼吸频率、幅度、节律，是否存在异常呼吸模式。正常呼吸两侧对称，节律均匀，深浅度适中，呼吸频率成年人为14～20次/分。当患者出现体温过高、缺氧时，会出现呼吸过快；当麻醉剂使用过量或颅内压增高时，会出现呼吸减慢。深快呼吸可见于过度通气、呼吸性碱中毒患者；代谢性酸中毒患者可出现深大呼吸；当肺实质病变、呼吸肌无力、严重胸腔积液及腹水存在时，患者可出现浅快呼吸；当患者吸气困难时，表现为呼吸费力，使用辅助呼吸肌群，如胸部及腹部肌群都强烈运动，以扩张胸廓、增加吸气量，但因受肺部病变影响，轮廓不能随之扩张，导致胸骨下陷回缩。症状进一步加重时，可出现"三凹征"，即吸气时胸骨上窝、锁骨上窝、肋间隙出现明显凹陷，常见于气道异物、喉头水肿、气管、大支气管的狭窄和阻塞等疾病。当伴随发绀、双肺湿啰音和心率加快时，提示左心功能衰竭。当肺组织弹性减弱、小支气管痉挛或狭窄时，患者可表现为呼气性呼吸困难，即呼气费力，呼气时间延长，常伴有哮鸣音，多见于支气管哮喘、慢性喘息性支气管炎、慢性阻塞性肺气肿等。其他典型的异常呼吸模式如下所述。

潮式呼吸（Cheyne-Stokes respiration）：呼吸由浅慢逐渐变为深快，然后再由深快逐渐变为浅慢，经过约20秒呼吸暂停，再重复如上过程，即呼吸呈周期性"浅慢—深快—浅慢—暂停"。因呼吸中枢兴奋性降低，呼吸调节反馈系统失常，只有当缺氧和二氧化碳潴留到一定程度，才能刺激呼吸中枢，使呼吸恢复和加强。当缺氧和二氧化碳潴留缓解，刺激减小时，呼吸再次减弱，进而暂停，可见于中枢神经损伤、糖尿病昏迷、中毒和充血性心力衰竭等。应注意的是潮式呼吸周期可长达30秒至2分钟，暂停期可持续5～30秒，所以较长时间仔细观察才能了解周期性节律变化的全过程。此外，有些老年人深睡时也可出现潮式呼吸，此为脑动脉硬化、中枢神经供血不全的表现。

间断呼吸：呼吸与呼吸暂停交替出现，呈现不规则的呼吸加强与呼吸间歇，即周期性"深呼吸—呼吸停止"。间断呼吸比潮式呼吸更为严重，多因颅内病变、呼吸衰竭而致，常在临终前出现。

抑制性呼吸：为胸部剧烈疼痛导致呼气相突然中断，呼吸运动短暂的突然受到抑制，患者表情痛苦，呼吸较正常浅而快。抑制性呼吸见于急性胸膜炎、胸膜恶性肿瘤、肋骨骨折及胸部严重外伤等。

叹息样呼吸：在一段浅快的呼吸节律中插入一次深大呼吸，并伴有叹息声。一般为呼吸功能性改变，可见于神经衰弱、精神紧张或忧郁症，也可见于临终患者。

蝉鸣样呼吸：吸气时发出高音调的音响，见于喉头水肿或异物患者。

鼾声呼吸：呼气时发出粗糙的鼾声，见于深昏迷患者。

除视诊观察呼吸情况外，多功能监护仪对呼吸频率和节律的监测可节省监测时间，也是一种较好的监测方法。根据人体呼吸运动时的胸壁肌肉张弛交替，两电极间的肺阻抗随肺容量的变化而变化，监护仪通过分析肺阻抗变化，实现对呼吸频率和模式的判断。

3）人工气道的评估：评估患者的人工气道种类、位置、固定情况、是否正确连接、湿化是否有效等。

（2）触诊

1）胸廓动度：检查者双手掌平放在患者胸部外侧，拇指对称地紧贴两侧肋缘，指尖指向剑突，并于呼气末相接。嘱患者先行正常呼吸，再行深呼吸，观察两手的活动幅度和对称情况。正常情况下深呼吸时两拇指间吸气末分开3～5cm。常见的异常表现包括以下几种。

胸廓动度不对称：考虑与单侧肺通气问题有关，如一侧肺弹性降低或含气量减少，见于肺炎、肺不张、胸腔积气、慢性纤维空洞型肺结核、肺部肿瘤、肺纤维化和肺大疱等。也可因一侧胸膜肥厚影响肺的膨胀，如各种胸膜炎、胸腔积液、胸膜肥厚粘连和胸膜肿瘤等。此外，单侧肋骨或胸壁软组织病变也可导致胸廓动度不对称，如肋骨骨折、肋骨骨髓炎、肋骨结核、肋骨肿瘤、肋骨关节炎、肋软骨钙化、胸壁软组织病变、一侧膈肌麻痹等。

两侧胸廓扩张度均增强：见于膈肌在吸气时向下运动障碍，使腹式呼吸减弱，如腹水、肝脾大、腹内巨大肿瘤、急性腹膜炎、膈下脓肿等。

两侧胸廓扩张度均减弱：见于中枢神经系统病变或周围神经病变、呼吸肌无力或广泛肺部病变。

2）触觉语颤：适用于可以发音配合的患者。检查者将两手掌或手掌尺侧轻轻放于患者胸壁的对称位置，嘱患者以同样强度拉长发"一"音或重复发"一、二、三"音，感受两侧语颤是否对称。一般按照上、中、下的位置顺序在前后胸壁分别选择三组对称的位置进行评估。

3）气管位置：正常人气管位于颈前正中部。检查时患者取仰卧位，颈部处于自然直立状态，检查者将示指与环指分别置于两侧胸锁关节上，然后将中指置于气管之上，观察中指是否在示指与环指中间。或以中指置于气管与两侧胸锁乳突肌之间的间隙，根据两侧间隙是否等宽来判断气管有无偏移。根据气管的偏移方向可以推断病变的性质。如大量胸腔积液、积气、纵隔肿瘤及单侧甲状腺肿大可将气管推向健侧，而肺不张、肺硬化、胸膜粘连可将气管拉向患侧。

此外，主动脉弓动脉瘤时，由于心脏收缩时瘤体膨大将气管压向后下，因而每随心脏搏动可以触到气管的向下拽动，称为Oliver征。

4）胸壁压痛：正常胸壁触诊无压痛，出现压痛与炎症或创伤有关，如胸膜炎、肋骨骨折、胸骨骨折等。

5）皮下气肿：以指尖轻触皮肤，如感觉有握雪感或捻发感，提示存在皮下气肿。其多发生于气管切开、胸部导管周围或肋骨骨折后。

（3）叩诊：操作时按照自上而下、由外而内依次叩诊，并进行上下、左右对照。

1）肺部病变：常见的病变包括胸腔积液、积气、肺组织实变等。胸部叩诊可听到的声音包括清音、浊音、实音、鼓音及过清音。清音为正常肺的叩诊音，音调低，音响强，持续时间长。浊音音调较高而不响亮，持续时间较短，正常人肝或心脏被肺覆盖的部分可叩得浊音。实音音调较浊音更实，音响更弱，震动持续时间更短，见于不含气的实质性器官，如心脏、肝脏等。浊音和实音也可见于肺内含气量减少，如血胸、肺不张、肺实变、肺肿瘤等。鼓音音调较高，音响较强，持续时间较长，类似击鼓声，正常人可在左胸下侧方叩得；也可见于肺内空腔性病变，空腔直径大于3～4cm，且靠近胸壁时，如空洞型肺结核、肺脓肿等，或见于气胸。过清音音调较清音低，声音较响，见于肺张力减弱而含气量增多，如肺气肿、哮喘等。但对于病变位置深、面积小的局部病灶或少量胸腔积液，叩诊音的变化不明显。

2）膈肌移位情况：进行后胸叩诊时，记录吸气末屏气和呼气末屏气时的膈肌浊音界之间的位置，测量之间距离得到的数值为膈肌移位值，正常值为3～5cm。膈肌移位减少见于腹水、肝大、妊娠和肺气肿，膈肌移位增加见于肺不张、胸膜渗出和膈肌麻痹。

（4）听诊：听诊者按照自肺尖部起，自上而下依次听诊，注意上下和左右对比。听诊的重点为正常呼吸音、异常呼吸音和附加呼吸音。正常呼吸音分为支气管呼吸音、支气管肺泡呼吸音和肺泡呼吸音三种，异常呼吸音为呼吸减弱或增强，附加呼吸音包括啰音、喘息音和胸膜摩擦音等。

（二）脉搏氧饱和度

脉搏氧饱和度（SpO_2）是实现连续监测动脉血氧饱和度（SaO_2）的一种无创方法。根据血红蛋白的光吸收特性，将指套式光传感器套在人手指上，利用手指作为盛装血红蛋白的透明容器，使用波长660nm的红光和940nm的近红外光作为射入光源，测定通过组织床的光传导强度，来计算血红蛋白浓度及血氧饱和度。因操作简便、无创，是目前危重患者监测中，用于评估患者呼吸及氧合状态的常用监测指标之一，正常值为95%～100%。足趾、耳垂和前额也可作为SpO_2的监测部位。在人体氧合正常至中度缺氧范围内，SpO_2与动脉血氧饱和度（SaO_2）一致，可准确反映动脉血氧含量。但当SaO_2小于75%时，其与SpO_2的一致性较差。SpO_2与动脉氧分压（PaO_2）的对应关系也并非直线变化的。当SpO_2低于95%时，患者的PaO_2已小于80mmHg（表2-1）。当患者处于低灌注状态，如低温（<35℃）、低血压［<6.65kPa（50mmHg）］或用血管收缩药等使搏动波幅减少时，可影响SpO_2的准确性。对于存在贫血、高胆红素血症、皮肤色素沉着或血红蛋白异常等情况的患者，SpO_2准确性差，应结合血气分析结果进行判断。指甲染色、环境光线、传感器位置、患者活动等也应作为影响SpO_2准确性的考虑因素。

监测SpO_2需注意以下内容。

（1）血氧饱和度的读数比实际值低或测不出时，要考虑是否有血流量减少、低血压、血管收缩及低体温等因素，这些因素可以减弱毛细血管搏

表2-1　SpO_2与PaO_2的对应关系

SpO_2（%）	PaO_2（mmHg）
97	100
95	80
94	70
92	60
85	50
75	40

动，导致测量值偏低。

（2）静脉搏动增加（三尖瓣反流等情况下出现）时，脉氧仪也会误将静脉搏动作为动脉搏动测量，读数比实际值低。

（3）高浓度吸氧大于 24 小时，可导致氧中毒，尤其是早产儿，可导致晶状体纤维化等不可逆的并发症。因此，对于持续高流量吸氧的患者，应根据患者病情，在 SpO_2 值可接受的情况下，尽快降低吸氧浓度至 50% 以下。

（4）传感器的贴附位置：避开有各种注射管、动脉导管和有袖带测量血压的肢体，尽量安放在与心脏同样高度的位置，正确选用成年人与儿童适用的传感器。

（5）检查光电发射管和光检测接收器的位置应相对，确保发射的光线穿过患者末梢毛细血管组织。

（三）呼吸末二氧化碳分压监测

呼气末二氧化碳分压（$P_{ET}CO_2$）可有效反映患者的肺通气和肺血流情况，用于心肺复苏、严重休克、呼吸功能不全、心力衰竭、肺栓塞等重症患者的呼吸监测，也可辅助评估人工气道和呼吸机使用的有效性。

1. 呼气末二氧化碳分压监测的常用方法　临床常用的 $P_{ET}CO_2$ 监测采用红外线 CO_2 分析技术，即利用 CO_2 吸收红外线的特性，测量吸收前后红外线的强度变化，计算呼出气中 CO_2 浓度，以实现连续无创监测呼吸周期中 CO_2 浓度和压力变化的方法。$P_{ET}CO_2$ 的变化波形和数值可通过传感器在显示屏上进行实时显示，反映患者肺通气和肺血流情况。

依据传感器在气流中的位置不同，常用取样方法有主流取样和侧孔取样两种。主流取样是将传感器连接在患者的气道内，其优点是直接与气流接触，识别反应快，气道内分泌物或水蒸气对监测效果影响小，不丢失气体。其缺点为传感器重量较大，增加额外无效腔量（约 20ml），不适用于未插气管导管的患者。侧孔取样是经取样管自动在气道内持续吸出部分气体作测定，传感器并不直接连接在通气回路中，且不增加回路的无效腔量和部件的重量，对未插气管导管的患者，改装后的取样管经鼻腔仍可做出精确的测定。其不足之处是识别反应稍慢；因水蒸气或气道内分泌物而影响取样；在行低流量麻醉或小儿麻醉中应注意补充因取样而丢失的气体量。目前大部分监测仪是采用侧孔取样法。

2. 呼气末二氧化碳分压监测的临床意义　由于 CO_2 的弥散能力很强，在无明显心肺疾病且 V/Q 比值正常时，动脉 CO_2 分压（$PaCO_2$）与肺泡中的 CO_2 分压相等，$P_{ET}CO_2$ 低于肺泡中的 CO_2 分压 $1 \sim 5$ mmHg，可间接反映肺泡中的 CO_2 分压的变化。$P_{ET}CO_2$ 正常值为 $30 \sim 45$ mmHg，常见的异常变化及临床意义如下所述。

（1）呼气末二氧化碳分压过高：提示肺泡通气不足或输入肺泡的 CO_2 增多，主要可见于以下三种情况。

1）呼吸频率和峰相正常：可见于恶性高热时增加 CO_2 的产生，或机械通气患者的分钟通气量过低。

2）呼吸过缓，峰相长：$P_{ET}CO_2$ 波形峰相长，可见于颅内压增高，麻醉性镇痛药如哌替啶、芬太尼等对呼吸有抑制的患者，也见于呼吸频率与分钟通气量都过低时。

3）呼吸过速，峰相短：$P_{ET}CO_2$ 波形峰相短，见于浅快呼吸，试图以提高呼吸频率来代偿呼吸的抑制，如吸入挥发性麻醉药有自主呼吸的患者；机械通气时呼吸频率较快，但潮气量不足的患者。当出现呼吸频率加快，潮气量极低，只在按压胸部或一次用力呼气后 $P_{ET}CO_2$ 波形趋于正常，提示可能呼吸机故障或回路系统有漏气，也可见于严重的呼吸肌麻痹患者出现自主呼吸时。

（2）呼气末二氧化碳分压过低：提示肺泡通气过度或输入肺泡的 CO_2 减少，常有以下三种情形。

1）呼吸频率和峰相正常：见于潮气量过大的机械通气；休克、体温低下的患者；也可见于处在代谢性酸中毒代偿期的自主呼吸患者。

2）呼吸过缓，峰相长：如人工通气时，频率过慢，潮气量过大；患有中枢神经系统疾病可呈中枢性通气过度，另外体温太低时也有类似的表现。

3）呼吸过速，峰相短：见于人工通气的频率和潮气量均过高时；患者因疼痛、代谢性酸中毒、低氧血症、严重休克状态或中枢神经异常导致通气过度时。

（3）箭毒样残余作用：多见于患者的自主呼吸与呼吸机对抗的初期；肋间肌和膈肌运动失调；颈部神经有损害者。其主要特点为 $P_{ET}CO_2$ 略高、峰相的右 1/3 处出现裂口，其深度与肌肉麻痹程度成反比。如为麻醉恢复期或呼吸支持治疗的患者，需等待裂口消失后才能拔除气管插管，因为它提示有通气障碍存在。

（4）心源性振动波：见于中枢呼吸抑制或呼吸频率过慢的患者，因心脏跳动拍击肺所致。其表现为在较长呼气末端，与心跳同步的低频小潮气量呼吸曲线，$P_{ET}CO_2$ 可略高。

（5）冰山样曲线：多见于使用肌肉松弛药和麻醉性镇痛药后的恢复期中，自主呼吸频率低，峰相呈不连贯状，有如冰山消融，$P_{ET}CO_2$ 值高于正常。

（6）其他形式的曲线：如驼峰样曲线，多在患者侧卧位时出现。当呼吸回路中漏气，CO_2 曲线呈不规则状，CO_2 值可由于通气量降低而增高，也可由于空气混入而降低。

（四）动脉血气分析监测

动脉血气分析监测是通过对动脉血中不同类型的气体、酸碱物质和电解质进行分析，以评估患者氧合、气体交换和酸碱状态的监测方法。

1. 常用指标

（1）pH：表示血液酸碱的实际状态，是反映体内酸碱平衡状态的主要诊断指标。反映 H^+ 浓度，以 H^+ 浓度的负对数表示，正常值为 7.35～7.45。pH 大于 7.45 为失代偿性碱中毒，小于 7.35 为失代偿性酸中毒。pH 异常可以肯定有酸碱失衡，pH 正常不能排除无酸碱失衡。单凭 pH 不能区别是代谢性还是呼吸性酸碱失衡。

（2）动脉血氧分压（PaO_2）：指动脉血浆中物理溶解的 O_2 所产生的张力。正常参考值为 80～100mmHg（10.64～13.3kPa）。$PaO_2 < 60$mmHg（7.98kPa）为缺氧；$PaO_2 < 50$mmHg（6.65kPa）为呼吸衰竭，此时严重影响生理及代谢功能；$PaO_2 < 30$mmHg（3.9kPa）将危及生命。

（3）动脉血二氧化碳分压（$PaCO_2$）：指血浆中物理溶解的 CO_2 所产生的张力，是判断呼吸性酸碱失衡的重要指标，代表溶解于血浆中的 CO_2 量，反映肺泡通气效果。$PaCO_2$ 正常参考值为 35～45mmHg（4.65～5.98kPa）；＞45mmHg（5.98kPa）为呼吸性酸中毒；＜35mmHg（4.65kPa）为呼吸性碱中毒。由于 CO_2 分子具有较强的弥散能力，故动脉血中 PCO_2 与肺泡 PCO_2 基本相等。故 PCO_2 是衡量肺泡通气量适当与否的一个客观指标。

（4）动脉血氧饱和度（SaO_2）：是动脉血中单位血红蛋白的含氧百分数，正常值为95%～100%。多数情况下动脉血氧饱和度可作为判断缺氧和低氧血症的客观标准，当PaO_2低于60mmHg（8kPa），血红蛋白氧解离曲线处于陡直段时，血氧饱和度显著降低，反映缺氧状态。但某些情况下，如并发贫血或血红蛋白降低时，即使动脉血氧饱和度正常，也存在一定程度的缺氧。

（5）碳酸氢根（HCO_3^-）：分为标准碳酸氢根（SB）和实际碳酸氢根（AB），前者指在动脉血二氧化碳分压为40mmHg（5.3kPa），温度为37℃，血红蛋白在完全氧合的条件下，隔绝空气的全血标本所测得的血浆HCO_3^-含量不受代谢和呼吸的影响；后者是指实际测得的人体血浆HCO_3^-含量受代谢和呼吸的双重影响。正常情况下两者相等。正常参考值均为22～27mmol/L，可用于辅助判断原发性/代偿性代谢紊乱。患者SB正常，而AB＞SB，有呼吸性酸中毒存在；AB＜SB，有呼吸性碱中毒存在。如患者AB＝SB，同时又都低于参考值下限，为失代偿性代谢性酸中毒；如同时两者高于参考值上限，则为失代偿性代谢性碱中毒。

（6）剩余碱（BE）：Hb充分氧合，在38℃、$PaCO_2$为40mmHg时将1L全血用酸或碱滴定至pH＝7.40时所需的酸或碱量。反映总的缓冲碱的变化，较SB更全面，只反映代谢变化，不受呼吸因素影响。正常值为3mmol/L（全血）。当BE＜－3.0mmol/L提示代谢性酸中毒，BE＞3.0mmol/L提示代谢性碱中毒。

（7）缓冲碱（BB）：血液中所有碱的总和，是判断代谢性碱中毒的指标，碱中毒时其值增高，酸中毒时降低。其正常值为50mmol/L。BB增高常为代谢性碱中毒；BB降低常为代谢性酸中毒。如AB正常而BB降低，则表示血浆蛋白降低或贫血、失血。由于其受Hb、血浆蛋白的影响，当出现BB降低，而HCO_3^-正常时，说明存在HCO_3^-以外碱储备不足，如低蛋白血症、贫血等，纠正这种碱储不足，补充HCO_3^-是不适宜的。

（8）阴离子间隙（AG）：指血清中所测定的阳离子总数与阴离子总数之差。简化计算公式为：$AG＝Na^+－（Cl^-＋HCO_3^-）$。AG正常参考值为8～16mmol/L，可判断多重性酸碱失衡类型。AG升高，提示代酸、脱水、糖尿病酮症酸中毒、尿毒症等；降低时，如未测定阴离子浓度降低，则提示细胞外液稀释、低蛋白血症，如未测定阳离子浓度抬高，提示高K^+、Ca^{2+}、Mg^{2+}，多发性骨髓瘤等。阴离子间隙正常时存在的代谢性酸中毒可见于高血氯性代谢性酸中毒。

（9）动脉血氧含量（CaO_2）：每升动脉全血中含氧的毫摩尔数或每分升动脉血含氧的毫升数。它是红细胞和血浆中含氧量的总和，包括HbO_2中结合的氧和物理溶解氧两部分。CaO_2指标能真实地反映动脉血液内氧的含量，是较可靠的诊断缺氧和低氧血症的指标。其正常值为150～230ml/L。CaO_2降低表示缺氧，贫血时CaO_2降低，但SaO_2与PaO_2可正常。

（10）肺泡气-动脉血氧分压差［$(A-a)O_2$］：是判断换气功能的指标，无法直接测得，需要依据公式计算得出。该指标对分析低氧血症产生的原因有帮助。正常值为7～15mmHg（0.9～2.0 kPa）。$(A-a)O_2$显著增高伴PO_2降低，表示肺氧合功能障碍，见于肺不张、肺淤血、肺水肿、成年人呼吸窘迫综合征，吸纯氧不能纠正。

（11）血红蛋白氧亲和力（P_{50}）：指血液pH为7.40，动脉血二氧化碳分压为

40mmHg（5.3kPa），温度为37℃条件下，氧饱和度为0.50时的动脉血氧分压值，其意义在于反映氧离曲线的偏移程度。其值增大表明氧离曲线右移，血红蛋白与氧的亲和力降低，反之氧离曲线左移，表示血红蛋白与氧的亲和力增加。因此P_{50}降低时，尽管血氧饱和度正常，而组织实际仍缺氧。P_{50}正常值为（26.6±1.5）mmHg［（3.5±0.2）kPa］。

（12）二氧化碳结合力（CO_2CP）：指血浆中以HCO_3^-形式存在的二氧化碳的量，即化合状态的二氧化碳的量，是酸碱平衡的指标之一。CO_2CP降低，见于代谢性酸中毒或呼吸性碱中毒的代偿；CO_2CP增高，见于代谢性碱中毒和呼吸性酸中毒的代偿，正常值为22～31mmol/L（50～70vol%）。

（13）二氧化碳总含量（TCO_2）：指血浆中以结合状态和游离状态存在的二氧化碳总量。正常值为24～32mmol/L，平均为28mmol/L。TCO_2增高常见于呼吸性酸中毒、代谢性碱中毒；TCO_2降低常见于代谢性酸中毒、呼吸性碱中毒。

2. 血气分析的结果判读　医护人员对血气分析结果的准确判读是确保血气分析结果在危重患者病情监护中得到有效利用的重要环节。通过血气分析，可获得患者氧合状态、呼吸功能、酸碱平衡状态等多方面的信息，主要判读步骤如下所述。

（1）评估氧合状态：在不给氧的情况下，PaO_2低于80mmHg提示患者存在低氧血症。PaO_2在60～80mmHg为轻度低氧血症，40～59mmHg为中度低氧血症，低于40mmHg为重度低氧血症。在给氧治疗的情况下，PaO_2低于60mmHg为未纠正的低氧血症，60～100mmHg为纠正的低氧血症，大于100mmHg为过度纠正的低氧血症。老年人由于生理变化，PaO_2水平普遍低于青壮年，但一般不应低于80mmHg；且老年COPD患者常伴有慢性低氧状态，对缺氧有一定的耐受性，应结合患者的临床表现对患者的缺氧程度进行判断。

（2）判读是否存在呼吸衰竭：当$PaO_2 < 60$mmHg，$PaCO_2$在正常范围，为Ⅰ型呼吸衰竭；当$PaO_2 < 60$mmHg，$PaCO_2 > 50$mmHg，为Ⅱ型呼吸衰竭。此外，CO_2产生量不变的情况下，$PaCO_2$可帮助判断肺泡通气状态，$PaCO_2$升高，提示肺泡通气不足，降低则提示肺泡通气过度。

（3）通过pH、$PaCO_2$和HCO_3^-确定主要的酸碱失衡：pH大于7.45为失代偿性碱中毒，小于7.35为失代偿性酸中毒。pH异常可以肯定有酸碱失衡，pH正常不能排除无酸碱失衡。单凭pH不能区别是代谢性还是呼吸性酸碱失衡。$PaCO_2$大于45mmHg为呼吸性酸中毒，$PaCO_2$小于35mmHg为呼吸性碱中毒。HCO_3^-低于22mmol/L提示代谢性酸中毒，HCO_3^-高于27mmol/L提示代谢性碱中毒。总结上述指标的变化规律，当$PaCO_2$与pH的变化方向相同时可判断原发的酸碱平衡紊乱为代谢性酸碱平衡紊乱，当两者变化方向相反时，可判读原发的酸碱平衡紊乱为呼吸性酸碱平衡紊乱（表2-2）。

表2-2　酸碱失衡原发类型与主要血气分析指标的变化关系

酸碱失衡类型	原发类型	pH变化趋势	$PaCO_2$变化趋势	HCO_3^-变化趋势	BE变化趋势
酸中毒	呼吸性	pH ↓	$PaCO_2$ ↑	HCO_3^- ↑	
酸中毒	代谢性	pH ↓	$PaCO_2$ ↓	HCO_3^- ↓	BE ↓
碱中毒	呼吸性	pH ↑	$PaCO_2$ ↓	HCO_3^- ↓	
碱中毒	代谢性	pH ↑	$PaCO_2$ ↑	HCO_3^- ↑	BE ↑

（4）判读是否存在混合的酸碱失衡：通常情况下，当存在一种原发性酸碱平衡紊乱时，机体的代偿反应会保护性调节其他物质的代谢，以调节失衡的pH。但这种代偿反应的调节能力是有限的，且一般不能使pH恢复正常。如果观察到的代偿程度与预期代偿反应不符，很可能存在一种以上的酸碱异常。判断各指标的变化是否属于代偿反应，可套入下列公式。如计算值超出预期代偿范围，则该指标的异常改变属于原发性，即很可能存在另一种隐藏的酸碱失衡，即双重酸碱失衡（表2-3）。

表2-3 混合性酸碱失衡的判断

异常	原发改变	代偿改变	预期代偿反应	代偿极限
代谢性酸中毒	$HCO_3^- \downarrow$	$PaCO_2 \downarrow$	$[PaCO_2] = 1.5 \times [HCO_3^-] + 8 \pm 2$	10mmHg
急性呼吸性酸中毒	$PaCO_2 \uparrow$	$HCO_3^- \uparrow$	$[HCO_3^-] = 24 + 0.1 \times (\Delta PaCO_2) \pm 1.5$	30mmol/L
慢性呼吸性酸中毒	$PaCO_2 \uparrow$	$HCO_3^- \uparrow$	$[HCO_3^-] = 24 + 0.35 \times (\Delta PaCO_2) \pm 5.58$	42 ~ 45mmol/L
代谢性碱中毒	$HCO_3^- \uparrow$	$PaCO_2 \uparrow$	$[PaCO_2] = 40 + 0.9 \times (\Delta HCO_3^-) \pm 5$	55mmHg
急性呼吸性碱中毒	$PaCO_2 \downarrow$	$HCO_3^- \downarrow$	$[HCO_3^-] = 24 - 0.2 \times (\Delta PaCO_2) \pm 2.5$	18mmol/L
慢性呼吸性碱中毒	$PaCO_2 \downarrow$	$HCO_3^- \downarrow$	$[HCO_3^-] = 24 - 0.5 \times (\Delta PaCO_2) \pm 2.5$	12 ~ 15mmol/L

3. 注意事项

（1）留取血气分析标本时，必须选用肝素钠预充的注射器，采血后立即排净气泡，封闭注射器采血端，缓慢左右翻转注射器，使血液与抗凝剂充分混合，以保证结果的准确性。

（2）标本留取后即送检，如不能立即送检，应把血标本置于冰水中，进行保存，然后送检。室温保存时间一般不超过30分钟。

（3）进行血气分析时，应将患者的年龄、体温、吸氧浓度等相关参数一同录入血气分析仪，系统将自动对分析结果进行校正，更加真实地反映患者的呼吸和酸碱平衡状态。

（五）肺功能监测

危重患者可使用床旁呼吸监测仪或肺功能仪对多项指标进行监测。测量时，患者取坐位，口含吹气管，先平静呼吸，测量潮气量等肺容量指标。再嘱患者用力深呼吸，以最快的速度呼出气体，测量患者第一秒用力呼气容积等通气指标。但因危重患者配合能力差，床旁呼吸监测仪的使用范围和测量准确性受到限制。对于使用呼吸机辅助通气的患者也可通过呼吸机进行监测。

1. 常用指标

（1）潮气量（VT）：安静呼吸时每分钟吸入或呼出的气量，正常成年人平均为500ml或8 ~ 10ml/kg。潮气量增加见于中枢神经系统病变、酸中毒等患者；潮气量减少见于肺部感染、肺纤维化、肺水肿等。

（2）分钟通气量（MV）：指每分钟所吸入或呼出的气量，MV = VT×呼吸频率。成年人正常值为3 ~ 10L。

（3）肺泡通气量（VA）：指每分钟所吸入气量中能到达肺泡进行气体交换的肺泡通气量。MV =（VT －生理无效腔量）×呼吸频率。成年人正常值为3 ~ 7L。有效的气体交换应以VA为准，当VA不足，可出现低氧血症和高碳酸血症，VA过多可出现呼吸性碱中毒。

（4）生理无效腔/潮气量（VD/VT）：反映通气功能，正常值为0.3。潮气量增加则VD/VT比值较小，肺泡通气量增加。

（5）肺活量（VC）和用力肺活量：VC指最大吸气后肺内能呼出的最大气量，正常成年人平均4600ml。用力肺活量是深呼吸后以最大的气量呼出气体，测量第1、2、3秒末呼出气量占肺活量的百分比，正常人平均值第1秒为83%，第2秒为96%，第3秒为99%。当肺弹性减退或支气管阻塞，可使用力肺活量减少。其中第1秒内呼出气量的临床意义较大，如第1秒内呼出的气量降低则反映呼吸道阻力增加。支气管哮喘时，患者肺活量可能正常，但用力肺活量明显减少。因此，用力肺活量是测定患者通气功能的有效指标。

（6）功能残气量（FRC）：指平静呼气末仍存留于肺内的气量，正常成年人平均为2300ml。FRC起到稳定肺泡气体分压的缓冲作用，减少了呼吸间歇对肺泡内气体交换的影响。FRC减少可使呼气末部分肺泡发生萎缩，流经肺泡的血液就会因无肺泡通气而失去交换的机会，产生分流，可见于肺纤维化、肺水肿等。FRC增加，提示呼气阻力增加，肺内气体在呼气末不能完全呼出。

（7）氧合指数（PaO_2/FiO_2）：正常值为500mmHg，是反映肺换气功能的常用指标。当肺弥散功能正常时，PaO_2随FiO_2升高而升高。当FiO_2升高，PaO_2不能相应升高，提示患者存在肺弥散功能障碍，或存在不同程度的肺内分流。轻度ARDS患者PaO_2/FiO_2小于300mmHg，中度ARDS患者PaO_2/FiO_2小于200mmHg，重度ARDS患者PaO_2/FiO_2小于100mmHg。

2.注意事项

（1）使用床旁呼吸功能监测仪测量肺功能时，应注意患者的配合能力，耐心指导患者正确使用口含管，准确配合检测进行呼吸运动。对于不能配合的患者，如能经呼吸机检测则更为准确。

（2）存在未控制的高血压、心脏病的患者不能进行肺功能检查；近几周有大咯血、气胸、巨大肺大疱且不准备手术者、心功能不稳定者，慎做需要用力呼气的肺功能检查。

第二节　呼吸功能保护

一、概述

危重患者在遭受过严重疾病的打击后，常出现呼吸功能障碍，加之机械通气的使用，使患者呼吸肌功能出现减弱或萎缩。尤其是慢性肺部疾病急性发作时，通常表现为膈肌无力，膈肌平坦且活动度减弱，出现膈肌运动障碍，变为以胸式呼吸为主。而胸式呼吸扩张度小，辅助呼吸肌易产生疲劳，从而影响呼吸肌的做功效率。呼吸功能训练的目的就是纠正低效呼吸，重新建立正常的呼吸模式；增加膈肌活动度，使膈肌的收缩力加强，提高呼吸效率；改变浅快呼吸模式，延缓呼气流速，使呼吸道内保持一定的气体压力，防止外周小气道过早陷闭，减少肺泡萎陷，提高肺泡换气量；减少呼吸时的能量消耗，使减退的呼吸功能得以恢复，阻止肺的通气和换气功能进一步下降。

二、呼吸功能的保护与训练方法

1.使用呼吸机辅助呼吸的患者　应在患者自主呼吸出现后尽早通过呼吸机参数和模式的调整，对患者进行自主呼吸功能的支持与锻炼。帮助患者尽快恢复自主呼吸功能，摆脱对呼吸机的依赖。进行功能锻炼应在医生或呼吸治疗师的指导下进行，且训练时应严密监测患者的生命体征变化，锻炼时间和强度应根据患者情况逐渐增加。避免锻炼过度增加患者的心肺负担，影响患者康复。

2.可脱离呼吸机自主呼吸的患者

（1）腹式呼吸法：患者变胸式呼吸为主为腹式呼吸为主。腹式呼吸可提高腹肌张力，增加膈肌上下移动幅度，改善肺通气功能，增加呼吸肌的力度。满意的腹式呼吸可增加潮气量，减少功能残气量，提高肺泡通气，降低呼吸功耗，缓解呼吸困难症状，改善换气功能。腹式呼吸的方法为：患者取半卧位，上身肌群放松，以"吸—鼓—呼—缩"的方式做深呼吸。一手放于腹部，另一手放于胸前，呼气时稍用力压腹部，腹部尽量回缩，吸气时则对抗手的压力将腹部鼓起。同时注意吸气时用鼻深吸气，待双肺胀满后屏气数秒；然后缓慢呼气，尽量将双肺气体呼出。

（2）缩唇呼吸法：通过降低过快的呼吸频率，增加潮气量，改善肺内气体交换，改善肺功能；防止小气道过早关闭，有利于肺泡残气量排出。缩唇呼吸法的关键在于协调膈肌在呼吸运动中的活动度，以获得呼吸困难的最大改善。缩唇呼吸的方法为：患者闭口经鼻吸气，缩唇做吹口哨样缓慢呼气。一般吸气2秒，呼气4～6秒，吸气与呼气时间比为1∶2或1∶3。在不感到费力情况下，患者可自动调节呼吸频率、深度和缩唇程度，以能使距离口唇30cm处与唇等高点水平的蜡烛火焰随气流倾斜又不致熄灭为宜。要求用鼻吸气，用口呼气，缓呼深吸，呼吸速度保持在7～8次/分。开始2次/日，10～15分/次，熟练后可增加次数和时间。

（3）坐位深呼吸：兼具腹式吸气和缩唇呼气的练习特点，便于患者掌握。练习时，患者双腿盘起，两手掌心放在膝上，缓缓深吸气到最大肺容量，然后屏气，屏气时间逐渐延长至9秒以上，缓慢呼出，连续进行15次左右。

三、注意事项

1.慢性肺部疾病的患者病史较长，长期受慢性疾病的困扰，体质差，且多有焦虑情绪，让患者长期坚持训练有一定困难。护理人员要耐心向患者解释，鼓励患者积极参与，并说明每天的进步及症状改善的益处，让患者明白呼吸训练对疾病康复的意义，以便患者出院后仍能继续坚持训练。

2.训练时要根据患者肺功能、文化程度、职业等差异制订不同的训练计划，训练量应以患者自觉稍累而无呼吸困难为准，一般要求患者在呼吸训练后心率较安静时增加＜20次/分、呼吸频率增加＜5次/分为宜。使用呼吸机的患者，训练前应充分评估患者的呼吸功能和全身状况，训练时应有专门的医护人员对患者的生命体征进行监测，根据患者的反应动态调整训练强度和时间。自主呼吸的患者，可将上述多种锻炼方法相结合，根据患者自身状态选择合理的训练频次和强度，指导患者根据自己训练中的心率和呼吸的变化程度，对训练强度和时间进行调整。

3.开始训练时医护人员先做示范动作，再给予具体指导、纠正。

4.训练时要注意观察患者的生命体征、面色及神态，如有不适要停止训练。训练要循序渐进，从少量开始（每日2次），根据患者不同情况逐渐加大训练量。

第三节 气道管理

危重患者常伴有程度不等的呼吸系统受累，维护患者的气道通畅和有效呼吸是气道管理的重要目标。环境管理、体位管理、促进排痰等是危重患者气道管理的基本措施。一般要求室温控制在20 ~ 24℃，湿度控制在60% ~ 70%，保持患者机体的水平衡，同时为患者采取半卧位，以利于呼吸，防止反流；采用祛痰、抗感染等措施，结合有效的肺部物理治疗，促进并协助气道分泌物排出，改善肺通气、换气功能。对于需建立人工气道或使用机械通气的患者，要求护理人员掌握紧急人工气道建立的方法和配合，有针对性地实施护理措施，提高抢救和治疗效率。

气管插管患者气道管理

一、概述

气管插管是将气管内导管经声门置入气管的紧急救治技术，可有效保持气道通畅、连接人工或机械通气、保证氧供以及有效的呼吸道清理，已成为急危重症患者抢救和呼吸道管理过程中的重要措施，对抢救患者生命、降低病死率起到至关重要的作用。根据气管插管途径可分为经口气管插管和经鼻气管插管。

二、气管插管的适用范围

1.自主呼吸突然停止，需紧急建立人工气道行机械呼吸和治疗者。此时应首选经口气管插管。

2.因严重低氧血症或高碳酸血症，或其他原因需要较长时间机械通气，而又不考虑进行气管切开者。

3.不能自主清除上呼吸道分泌物、胃内反流物或出血，随时有误吸危险者。

4.下呼吸道分泌物过多或出血需反复吸引者

5.存在上呼吸道损伤、狭窄、阻塞、气管食管瘘等影响正常通气者。

三、气管插管的操作配合

（一）插管前准备

1.用物准备

（1）负压吸引装置：检查负压吸引装置是否处于有效负压状态。必要时准备两套负压吸引装置。

（2）喉镜：选择合适型号的叶片，并检查喉镜的光源是否明亮。

（3）选择合适型号的气管导管两根：一般男性为7.5～8.5号，女性为7.0～8.0号，8岁以下儿童选择气管导管长度为（12＋年龄÷4）cm。检查气管导管包装及有效期。

（4）简易呼吸器、吸氧设备或呼吸机：检查各设备处于备用状态，调整呼吸机参数。

（5）导管准备：以10ml注射器检查气囊是否漏气，回抽空气，并以液状石蜡润滑导管前端，插入导丝备用。

（6）固定用胶布：10cm×2cm的胶布2条，取小方纱2块，分别贴于胶布长度约1/3处备用。此外，经口气管插管者准备30cm×2cm的胶布2条；经鼻气管插管者准备7cm×2.5cm的胶布，并延胶布长轴自一侧的正中剪开至胶布长度的2/3处。

（7）固定用寸带：截取大于患者头围长度的寸带，一般为60～80cm。

（8）其他：吸痰管、导丝、牙垫、开口器、舌钳、手套、听诊器、10ml注射器、液状石蜡。

2.患者准备

（1）查对患者姓名、ID号，做手卫生。评估患者是否存在困难插管可能，是否有经口或经鼻气管插管禁忌。

（2）清除口鼻腔分泌物、血液、胃反流物。

（3）取下义齿，检查有无牙齿松动。松动明显时可拔除，尤其是左侧上门齿及周边牙齿，以防插管时脱落坠入气管。

（4）对于下颌不松、牙齿闭合紧者应给予镇静药，如丙泊酚、咪达唑仑注射液等；经鼻气管插管的患者，选择鼻腔通畅的一侧鼻孔。鼻腔内表面麻醉，若患者血压不高可在鼻腔内滴入或喷入麻黄碱，以收缩鼻腔黏膜血管，减少插管出血。鼻腔内可滴入液状石蜡。对于可能存在喉部紧张、置入困难的患者，可经弹性圆锥向气管内注入1%丁卡因进行表面麻醉，也可用2%～4%利多卡因代替丁卡因。

（5）插管前如患者呼吸不佳、缺氧严重或用肌肉松弛药者，可通过面罩简易呼吸器连接高浓度氧正压人工通气后再行气管插管。

（6）经鼻气管插管前，时间允许者术前应禁食4～6小时。清醒者给予心理安慰，适当使用镇静、镇痛药物。

3.环境准备：病室清洁、安静、温湿度适宜、光线柔和。

4.签署知情同意书：可预见的气管插管，需提前向家属交代病情，并在气管插管知情同意书上签字。紧急气管插管，插管后应及时补签知情同意书。

5.携带物品及抢救车至患者床旁。

（二）气管插管的配合

1.做手卫生，戴口罩。

2.患者取仰卧位，肩部垫高，头后仰，取下床头挡板。

3.向术者传递处于备用状态的喉镜和导管。

4.插管过程中，密切监测患者的生命体征及病情变化。

5. 协助吸痰，及时吸净口鼻分泌物，保持术者视野清晰。

6. 待术者示意导管过声门后，协助回抽导丝。

7. 术者顺势将气管插管继续送入至适宜的深度，协助置入牙垫。

8. 术者撤出喉镜，协助给予气囊充气10ml，观察气管壁有水雾形成，提示导管在气道内。

9. 连接呼吸机，观察胸廓是否随呼吸机送气起伏，听诊双侧呼吸音是否对称，判断气管插管位置是否正确。

10. 测量插管深度：经口气管插管记录门齿处导管刻度，经鼻气管插管记录鼻尖处导管刻度，并在导管上进行标记。

11. 固定导管：采用三重固定法。

（1）一重固定（胶布固定）

1）经口气管插管：将两条30cm×2cm的胶布分别以导管外露根部为中心，环绕导管与牙垫，并交叉固定于两侧脸颊部。

2）经鼻气管插管：取备好的7cm×2.5cm的胶布，未剪开的一端固定于患者鼻尖处，剪开的一端自导管外露根部环绕导管固定。

（2）二重固定（寸带固定）：将以纱布包裹的寸带环颈部一圈后，在导管根部打活结固定，松紧度以容纳一指为宜。

（3）三重固定（加强固定）：取备好的2条10cm×2cm胶布，分别于患者颊部穿过寸带，内侧端固定于胶布内侧，外侧端向上提拉，固定于患者颊部，以起到向上提拉气管插管的作用，避免意外脱出（图2-1）。

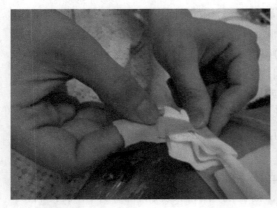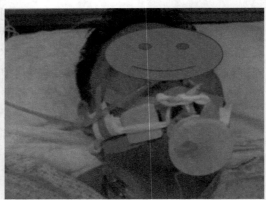

图2-1 三重固定

12. 书写护理记录：记录插管时间、导管型号、插管深度、气囊充气量、患者生命体征及通气方式，经气管插管后吸痰颜色、性状及量等。

（三）注意事项

1. 气管内插管的固定：以固定牢固为原则，除上述固定方法外，也可选择绳带固定法、弹力固定带固定法和导管固定器固定法等，也可几种方法配合使用。

（1）导管固定器固定：将气管插管置于固定器中心内，将固定器的牙垫放入患者上下牙门齿之间，在确定气管插管深度后，拧紧螺旋扣，将固定器与导管相固定。将固定带环绕颈部一周，从固定器另一端小孔穿过，扣紧尼龙搭扣（图2-2）。

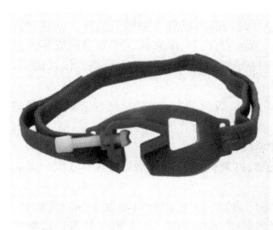
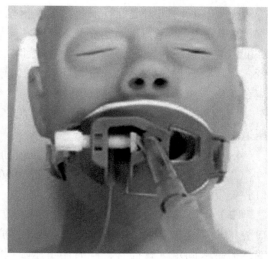

图2-2 导管固定器固定

（2）去除牙垫的气管插管固定：对于不需要牙垫的患者，为便于口腔护理，可采用寸带固定。取30cm寸带，对折后绕导管一周，将两头的一端穿入另一端后拉紧，将寸带两端绕导管一周后打结，使导管与寸带固定牢固。然后将寸带两端绕颈一周，打结固定。取保护性粘贴敷料（如水胶体等）贴于患者口角及颊部，以起到保护作用。取透明贴膜，将颊部寸带固定于保护性粘贴敷料上，加强固定效果（图2-3）。

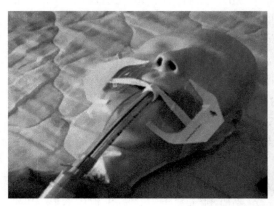
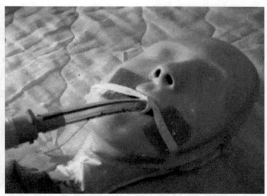

图2-3 去除牙垫的气管插管固定法

2.给予患者适当的镇静和约束，提高患者对气管插管的耐受性，避免因患者躁动导致导管移位。

四、留置气管插管患者的护理

1.导管要固定牢靠，避免导管随呼吸运动上下滑动、意外脱出或损伤气管黏膜。用以固定导管的胶布应选择粘贴性强、对皮肤损伤小的材质，在提高固定效果的同时，减少因反复、长时间固定导管引起的皮肤损伤。

2.观察气管导管插入的深度，及时发现导管是否滑出或滑入一侧支气管。气管插管深度以导管尖端位于气管中下段，隆突上2～3cm为宜。一般来说，中等身高成年人患者，经口气管插管22～23cm为佳，即22或23的刻度线对准切牙。一旦插管位置确定，应在其出入患者口或鼻的部分清楚标记。

3.体位护理：气管插管期间，应使患者头部稍微后仰，以减少导管尖端对咽喉的压迫。

4.口腔护理：防止口腔细菌移位诱发或加重肺部感染。

（1）经鼻插管患者，每日用3%硼酸水或5%过氧化氢溶液清洁口腔3～5次，以防口腔炎发生。

（2）经口气管插管患者，口腔护理时应将牙垫取出，可把开口器放于一侧牙齿处，口腔护理后再放入牙垫固定好导管。口腔护理时可双人合作，一人用注射器行口腔冲洗，另一人固定气管插管，同时用负压吸引管将口腔冲洗液吸出，操作前应检查导管气囊压力是否在有效范围，防止误吸冲洗液。

（3）若口腔出现白斑，应行涂片送检及真菌培养。如确定口腔真菌感染，应给予抗真菌药。

5.气囊管理

（1）气囊充气：临床上常采用最小漏气技术和最小闭合技术。

1）最小漏气技术：在吸气高峰允许有少量气体漏出。准备10ml、1ml注射器各一副，由2人同时操作。在机械通气时，1人将听诊器放于气管处听取漏气声，另一人用10 ml注射器向气囊内缓慢注气直到听不到漏气为止，然后换用1ml注射器从0.1ml开始抽出气体，同时观察患者的通气量，直到在吸气高峰听到有少量气体漏出而患者的通气量无明显改变为止。要防止过量漏气触发低通气量报警。

2）最小闭合技术：气囊刚好封闭气道，吸气高峰无气体漏出。1人听诊，1人向气囊缓慢注气，直至听不到漏气为止，然后抽出0.5ml气体时又可听到少量漏气声，再从0.1ml开始注气，直至吸气时听不到漏气声为止。

（2）合理调节气囊压力：气囊压力应＜25mmHg，以减少对气管黏膜的压力性损伤。最理想的气囊压力为保持有效封闭气囊与气管间隙的最小压力，最适宜的气囊压力为18.4～21mmHg。

1）气囊压力测定时机：为保证气囊压力在合理范围，需常规测量气囊压力。一般每4小时监测气囊压力1次。此外，鼻饲前一定要监测气囊压力，防止胃内容物误吸。交接班时也应监测气囊压力。

2）气囊压力的监测方法：临床常用的有手触感觉法、定量充气法及气囊压力表测量法。手触感觉法是判断者根据临床经验，用手捏压外露气囊的压力感觉以"比鼻尖软，比口唇硬"为适宜，手捏气囊感觉法的判断标准因不同个体的感觉存在很大差异，因此无法准确判断气囊的压力。定量充气法是机械通气患者在选用高容量低压气囊导管时使用，气囊充气量一般为5～10ml，但因患者个体及气管导管型号不同，也不能精确判断气囊压力的大小。气囊测压表可科学测定气囊压力，指导气囊充气、放气，保证护理工作的准确性。测量时，将测压管与气囊充气口连接，观察压力表显示的数值即为气囊压力，可通过挤压充气球或按压压力表上的排气阀对气囊压力进行调节。

（3）气囊漏气的判断：常见的气囊漏气有内囊漏气和气囊充气活塞处漏气，内囊漏气一般速度较快，表现为无法使气囊达到适宜的压力，或短时间内气囊压力下降为0。如为充气活塞处漏气，常表现为缓慢漏气，即充气后10～30分钟，气囊压力降至0。如果机械通气过程中气道压力过低报警，排除管路连接造成漏气外，应首先判断气囊漏气。当插管患者可经声带发声或出现伴随呼吸的不自主发声均提示气囊内压力过小或漏气。

（4）气囊放气：目前不主张气囊定时放气，其依据是气囊放气后1小时内气囊压迫过的黏膜毛细血管血流也难以恢复，而气囊放气时，对滞留物的清除不利，将会造成下呼吸道感染。采用最小闭合技术法给气囊注气，测得压力为18mmHg，没有超过气管毛细血管的压力20～30mmHg，气囊注气4小时后压力下降1～2mmHg，气囊注气6小时后压力下降3～4mmHg，不会造成黏膜缺血、坏死。但气囊注气4小时后应补充气量0.5～1ml，气囊注气6小时后应补充气量1～2ml。

（5）气囊上滞留物的清除：由于气囊上滞留物中存活的细菌多为耐药菌，即使少量进入肺部也可能导致严重的肺部感染。因此，进行气囊放气前一名护士应先吸净气道、口鼻腔、咽喉部的分泌物，更换吸痰管，将吸痰管插入气道至导管尖端，开通负压。另一名护士用注射器缓慢放气，此时气囊上分泌物延导管下滑，在下滑至导管尖端时，被负压吸引吸出气道，也可选用带有气囊上引流管的气管导管，定时吸尽气囊上滞留物。

6.导管内吸痰：一般推荐按需吸痰，即当患者出现咳嗽反射、气道内出现明显的痰鸣音或气道压力过高等吸痰指征时给予吸痰。对分泌物不多的患者不推荐常规吸痰，因吸痰可产生多种并发症，包括低氧血症、颅内压升高、严重的室性心律失常。密闭式吸痰系统（Stericath）可减少低氧和感染的危险。

7.湿化：人工气道患者必须采用相应的气道湿化手段，保持气道的相对湿度，促进痰液或气道分泌物的顺利排出。

（1）加温湿化：通过呼吸机湿化罐进行，其温度调节在30～35℃，相对湿度为100%。湿化瓶中加入无菌蒸馏水，不可使用生理盐水，加入的水量应在上下水位线之间，并经常补充消耗，使其保持在相对固定的水平面上。采用液面感应式的湿化罐，可将袋装无菌蒸馏水通过输液器与湿化罐相连，根据需要自动持续加入蒸馏水，保持适当的水位。

（2）气管内滴入：通过精密输液器或输液泵直接向气道内持续滴入湿化液进行气道湿化，成年人以350ml/d为最低量，确切量应根据痰液的黏稠度、量及患者的生理需要及时调整。

（3）气道灌洗：每次经气管插管注入10～20ml生理盐水，保留15秒后吸出，如此反复2～3次。

（4）雾化吸入：根据患者情况，可选择氧气雾化、超声雾化和呼吸机雾化，每日2～3次，每次20～30分钟。

五、并发症的预防与处理

（一）插管移位

1.原因　抢救或护理时如果导管固定不牢，易发生导管移位。如导管下移，可导致插管过深，导管进入一侧支气管；如导管上移，可导致导管脱出声门外；如盲目回送脱出的导管，常会使导管误入食管，不能进行有效机械通气。

2.预防与处理

（1）气管插管后，要牢固固定导管，记录导管深度。

（2）密切观察患者神志和血氧饱和度的变化，听诊双侧肺部呼吸音是否对称。

（3）如患者神志异常、血氧饱和度下降，听诊双肺部呼吸音不对称，怀疑为单肺通气，应行胸部X线片辅助诊断，一旦确诊，应迅速清理呼吸道，协助医生调整气管导管位置，防止单侧肺损伤。

（二）导管阻塞

1.原因

（1）分泌物、痰或异物堵塞导管。

（2）导管被折屈、压扁。

（3）俯卧位、颈前倾、头扭曲等体位造成导管堵塞。

（4）气管插管斜口贴于气管壁，衔接管过细等。

2.预防与处理

（1）加强气道湿化，防止痰液黏稠堵塞导管；及时吸出痰液、分泌物；发现异物，应及时清除。

（2）加强导管固定，防止折屈和压扁。

（3）保持患者合适的体位，当病情需要采取俯卧位等特殊体位时，应将导管固定在通畅的位置。

（4）严密观察患者呼吸、神志及血氧饱和度变化，有呼吸减弱、烦躁、血氧饱和度下降等反常现象时，应立即吸痰，包括吸口腔及导管内痰液。吸痰时应注意导管是否通畅、移位，发现异常及时报告，并给予体位或管路调整等相应处理。

（三）误吸、肺部感染

1.原因　对于危重患者，误吸是普遍存在的现象，机械通气患者即使保持适当的气囊内压，误吸同样可以发生。定植在机械通气患者口咽部的细菌通过误吸进入肺内，如肺部防御机制较弱，不能消除病原菌，则细菌在肺内定植而引起感染。

2.预防与处理

（1）保持患者半卧位，加强胸肺物理治疗。

（2）加强经口气管插管患者的口腔护理。

（3）保持有效胃管负压吸引，减少反流、误吸。

（4）吸痰、更换管路等操作过程中要严格无菌操作。

（四）喉痉挛

1.原因　多为拔管刺激引起。

2.预防与处理

（1）拔管前充分抽空气囊，拔管动作轻柔，减轻拔管刺激。

（2）发生喉痉挛时，一般用面罩吸氧即可缓解，严重者可酌情应用肌松药，必要时通知并配合医生急行环甲膜穿刺或做气管切开。

（五）声音嘶哑

1.原因　主要有咽喉损伤、声带麻痹和环杓关节脱位等。

（1）咽喉损伤：困难或反复多次插管、导管过粗或不洁、管芯过长或过硬均可直接损伤咽喉部软组织，引起水肿，导致术后声音嘶哑。

（2）声带麻痹：导管套囊在气管的位置靠近喉返神经，如压迫时间过长或压力过大可导致喉返神经受损，出现声带麻痹。

（3）环杓关节脱位：环杓关节由杓状软骨底的关节面与环状软骨板上缘外侧的关节面构成。杓状软骨可沿此关节的垂直轴作内、外旋转运动，如同时伴有向内向外滑动，可发生脱位。插管时，喉镜置入过深并偏向一侧、清醒患者喉部反射明显时强行插管、术中颈部过度后伸等均可导致环杓关节脱位。此外，拔管时气囊未放气，或患者环杓关节退行性变性等也可导致环杓关节脱位。

2.预防与处理

（1）选择合适型号的导管，且插管时管芯前端不应暴露在导管外。

（2）插管技术要熟练，动作轻、稳、准；避免喉镜置入过深或偏向一侧，导管尽量从中间插入喉腔，避免偏向一侧。

（3）插管前，合理使用镇静药物，使患者肌肉松弛。

（4）留置导管期间，监测套囊压，避免压力过大。

（5）有效固定导管，防止导管脱出或移位。

（6）插管造成的咽喉损伤，轻者一般无须治疗，1周左右多可自行恢复；如出现喉头及声门下水肿，应及时清除呼吸道分泌物，尽量避免说话，吸氧，静脉滴注地塞米松或氢化可的松，并用麻黄碱或肾上腺素、抗生素行气管雾化吸入。经治疗症状仍不能改善者，宜及早行气管切开术。

（7）插管所致的声带麻痹7～8周多可自行恢复或被对侧声带功能所代偿。双侧声带麻痹时，可行杓状软骨切除和神经移植术。

（8）环杓关节脱位一经确诊，应尽快在局部麻醉或全身麻醉下行环杓关节拨动复位术。一般认为在脱位24～48小时进行复位效果较好。若复位不及时，可因关节炎症、粘连，导致关节纤维化，复位困难。此外，适当的发音练习及良好的用声习惯有助于脱位关节自行复位。部分患者经适当训练后，脱位的环杓关节可自动复位，或经对侧声带代偿后其功能均可恢复正常。

（六）气囊破裂

1.原因　多因患者躁动、插管移位、气囊打气过多、气囊质量差引起。

2.预防与处理

（1）护理中按规定向气囊打气，加强躁动患者的观察，及时发现气囊漏气情况。

（2）一旦发生气囊破裂，应密切观察患者潮气量变化，并在纤维支气管颈或喉镜的辅助下，快速更换为气管插管。

（七）口腔溃疡

1.原因

（1）经口气管插管患者无法进食，机体抵抗力下降，口腔自洁作用减弱，细菌大量繁殖。

（2）气管插管及牙垫的机械性刺激及分泌物的滞留均可导致口腔黏膜的破溃、感染，形成口腔溃疡。

2.预防与处理

（1）加强规范化的口腔护理，保持口腔清洁。

（2）严格遵守气道管理流程，减少医源性损伤。

（八）意外脱管

意外脱管是指任何医务人员计划之外的气管插管脱出事件，又称为非计划性拔管（unplanned extubation，UEX）。

1.原因

（1）导管固定不牢，至导管脱出。

（2）患者因疼痛、紧张、舒适改变，对气管插管不耐受而自行拔管。

（3）患者神志不清、躁动将导管拔出。

（4）约束护理不到位，患者将导管拔出。

（5）医护人员为患者进行治疗护理操作时，不慎将导管带出。

2.预防与处理

（1）应加强UEX预防的培训，提高护士对UEX的认知，掌握相关护理对策。

（2）做好舒适护理：疼痛、紧张、舒适改变是发生UEX的主要原因。护理人员可通过提问式交流、图片提问、识别患者动作和表情等方法，加强与置管患者的沟通；采用音乐疗法、安慰、放松等方式，帮助患者克服病痛，提高患者舒适感。

（3）加强心理护理和知识宣教：在治疗护理过程中对待患者要细心、耐心，经常和患者握手、交流，满足患者需要。向清醒的患者讲解气管插管的目的、作用及自行拔管的危害性，解释插管后的不适表现，讲明吸痰的意义，以取得患者配合。随时让患者了解治疗进展，告知患者拔管的时机，消除患者紧张、恐惧心理，并以实例鼓励患者树立战胜疾病的信心，积极配合治疗。

（4）合理选择插管方式：与经鼻气管插管相比，经口气管插管患者更不易耐受插管，UEX发生率明显高于经鼻气管插管。经鼻插管容易固定，口腔护理容易进行，而且经鼻插管管径细，对咽喉部刺激小，又不影响进食、进水，患者可耐受较长时间。对某些慢性呼吸道疾病的患者，应尽可能选用经鼻气管插管。

（5）妥善固定导管：当导管固定胶布过短、过窄，或使用时间过长，胶带被汗液、口腔分泌物污染失去黏性时，可引起固定不牢。加之呼吸机螺纹管道过于固定，缺乏缓冲长度，当患者或呼吸机管道的位置发生移动时，则导致导管脱出。护理中，应正确固定气管插管，定期检查气管插管深度和导管固定状况，及时更换固定胶布或固定带。

（6）合理使用镇静药物：对于术后疼痛、躁动、意识不清、不配合、不耐受等高危UEX患者，应及早使用镇静、镇痛或肌松剂，从而消除术后疼痛，使患者感觉舒适。同时，也可防止呼吸机拮抗，减轻患者的不适感。

（7）及时有效的肢体约束：护士应在充分评估插管患者耐受程度的基础上，对有拔管倾向或曾有拔管行为的患者给予肢体约束。约束前，护士应详细向患者和家属解释约束的目的，签署知情同意书。约束时，利用附有软垫的约束带固定双手，注意松紧适宜。也可在患者手掌心绑一大小适中的软垫或给患者戴上加厚的软手套，以使患者手掌无法握成拳，从而避免自行拔管。约束后，每2小时松解约束带1次并协助被动活动，使患者身体处于舒适位置。注意观察约束带有无松脱，被约束的手是否能触及气管插管。

（8）规范护理操作程序：为使用呼吸机的患者翻身及口腔护理时至少应有两人合作，以保持头颈部与气管导管活动的一致性。更换体位时先摆正头位再转动躯体，翻身时将气管插管与头部一起转动，动作不可过猛。经口气管插管者，需由2人进行口腔护理。一人位于患者右侧，固定头部及插管，另一人于左侧冲洗口腔。经常检查牙垫放置位置是否得当，增加巡视次数，观察气管插管深度，及时发现、阻止患者的拔管行为。搬运患者过程中应安排专门医务人员看护管道。

（9）ICU应制定发生UEX后的应急处理规范：当监护仪示经皮测血氧饱和度持续下降，呼吸机持续压力报警，气囊充气状态时听到患者发声或出现强烈咳嗽反射时，均应考虑可能出现了管路意外脱出。发生UEX的患者可因失去有效呼吸通道而发生窒息、急性缺氧，甚至循环骤停。出现上述及可疑情况时，护士应明确患者是否已出现非计划性拔管，并立即通知医生，同时给予平卧位，头偏向一侧，吸尽口腔分泌物，保持呼吸道通畅。自主呼吸差的患者可采用面罩高流量吸氧，也可用面罩接呼吸气囊对患者进行辅助呼吸。做好抢救准备，备好氧气吸入用物、呼吸机及插管用物等。医生到达后可根据患者自主呼吸和缺氧状况，决定是否需要重建人工气道。

不需要立即重新插管者，护士应严密观察患者生命体征，以及有无出汗、发绀、呼吸窘迫等情况。在积极治疗原发病的同时，加强翻身叩背、体位引流、雾化稀释痰液，鼓励患者有效咳嗽，或经鼻、经口插入吸痰管吸引，防止因痰液引流不畅导致再插管。对呼吸功能较差的患者可早期应用无创机械通气（NIPPV），改善通气和换气，降低呼吸功耗，使部分患者避免再插管。需要重新插管者，护士应配合医生，快速重建人工气道，实施机械通气以辅助呼吸，保证患者安全。

六、气管插管的拔除

（一）拔除指征

1.撤离呼吸机成功，观察 1 ~ 2 日。在 $FiO_2 < 0.4$ 时血气分析结果正常，估计不再行机械通气治疗。

2.患者咳嗽反射、吞咽反射恢复。

3.咳嗽力量较大，能自行咳痰。

4.自主潮气量＞5ml/kg；呼吸频率：成年人＜20次/分，小儿＜20次/分，婴幼儿＜40次/分。

5.检查无喉头水肿，上呼吸道通畅。

6.胃内无较多的内容物残留（避免拔管后因呕吐而误吸）。

7.具备以上所有指征时才考虑拔管，尤其是下颌活动不良、困难插管的患者，应谨慎拔管，防止拔管后再次出现呼吸困难。

（二）拔管前的脱机训练

1. 自主呼吸试验　可间断采用 T 形管脱机的方法锻炼和评估患者的自主呼吸功能。具体操作方法如下所述。

（1）充分吸净患者呼吸道的分泌物。

（2）断开呼吸机，将 T 形管中央端连于气管导管外端。经过湿化瓶的纯氧从 T 形管一侧输入。氧流量大小决定 FiO_2 和 CO_2 重吸收量。流量＞10L/min 时，FiO_2 可达 0.5 左右。

（3）T 形管另一端可接贮气管，其容积大小影响 CO_2 重吸收的量和 FiO_2，容积越大，FiO_2 越高，CO_2 重吸收越多。氧流量的高低和贮气管的长短、粗细应根据患者的血气分析来决定，维持 $PaCO_2$ 处于正常范围。

（4）根据患者的情况，每 2 ~ 4 小时用 T 形管呼吸 10 ~ 20 分钟，并逐渐延长 T 形管使用时间。

（5）使用中严密观察血压、脉搏、心电图、肢体末梢情况、经皮 SaO_2 等变化，并间断抽取动脉血行血气分析。

（6）对于情况较好的患者，可以不用 T 形管，直接将细吸氧管插入气管导管 3 ~ 5cm 吸氧。根据 PaO_2 调节氧流量。

2. 同步间歇指令通气（SIMV）过渡撤机　SIMV 可使患者不脱离呼吸机就能间断进行自主呼吸，并可任意调节 FiO_2。其具体方法如下所述。

（1）测量患者自主呼吸频率、潮气量和每分通气量，并根据机体的需要量计算出需呼吸机供给的每分通气量。

（2）将呼吸机供给的每分通气量分解为 SIMV 的次数和潮气量。若患者自主呼吸频率浅快（＞15次/分）而潮气量较小（＜200ml），则 SIMV 的频率应相对较低（＜10次/分），而潮气量较高（＞200ml）；反之，若自主呼吸频率较慢（＜10次/分）而潮气量较小（＜200ml），则 SIMV 的频率应稍快（＞10次/分），从而维持足够的每分通气量，同时锻炼患者以逐渐恢复自主呼吸。

（3）随着自主呼吸的改善，逐渐减少SIMV的频率，以进一步加强自主呼吸锻炼。一般每3～4小时可尝试减少SIMV频率至2次/分。

（4）当SIMV频率减至2～3次/分，潮气量为400～500ml，动脉血气维持正常时即可停用呼吸机，改用人工鼻吸氧，进行自主呼吸的观察。

3. 压力支持通气（PSV）撤机　PSV是一种常用的支持通气模式，每次呼吸都由患者触发，并接受预先设定的吸气支持压力，吸气时间、呼气时间、气流速度在一定程度上受患者的自身控制。由于吸气时呼吸机供给一个正压气流，患者自主呼吸做功减少。具体的使用方法如下所述。

（1）评估患者的自主呼吸频率和潮气量。

（2）调节PSV压力，使分钟通气量维持$PaCO_2$在正常水平。

（3）随着自主呼吸潮气量的增加，逐渐减少PSV压力水平，直至达到5～7mmHg水平后改用人工鼻管或气管导管内吸氧。

（三）气管插管拔除及配合

1. 拔管前准备

（1）用物准备：负压吸引装置，吸痰管，吸氧装置。做好再次插管的物品准备（用物同气管插管物品准备）。

（2）患者准备：查对患者姓名、ID号。对患者进行气管插管拔管前应做好患者的心理疏导工作，解释尽早拔管的重要性。告知患者为防止拔管过程中引起误吸，护士会在拔管前再一次为其吸痰，需要患者的配合，讲解拔管过程及注意事项（如拔管后及时咳嗽、咳痰，勿吞咽等），力求消除患者的恐惧心理，使其以平稳的心态，配合操作顺利完成。如患者需佩戴无创呼吸机过渡治疗，应将呼吸机和面罩向患者展示，并简要介绍其工作性能，患者该怎样配合等，以减轻患者的心理负担。教授患者拔管后有效咳嗽的方法。

2. 操作方法　由1名主管医生及1名护士协同完成。

（1）做手卫生，戴口罩。

（2）抢救车置于床尾，医生站在患者左侧床头，护士立于患者右侧床头，已脱机患者呼吸机置于床旁备用。

（3）协助患者取半坐位，医生用简易呼吸气囊给予人工呼吸，使患者吸氧同时肺部充分的扩张，拔管前吸入100%纯氧1～2分钟。

（4）护士充分吸出患者气道、口腔、鼻腔内分泌物。

（5）解除导管固定胶布，护士将吸痰管置于气管内导管尖端，并给予负压；医生抽尽气囊中气体，一手固定气管插管，另一手扶住患者的头部。护士在吸痰管负压吸引状态下与医生一同快速拔出气管插管，以防止气囊上分泌物流入气管内。

（6）嘱患者头偏向一侧，吸净口腔分泌物。拔管后立即让患者咳嗽、咳出气道内分泌物，以确保呼吸通畅。擦净患者口周的分泌物、污物，预防呕吐与误吸。

3. 注意事项

（1）进行拔管操作前，应向患者耐心解释拔管操作的过程及患者的配合要求，消除患者的恐惧，提高患者的配合程度。

（2）对于带有气囊上引流的气管插管，拔管前应先将负压吸引管与囊上引流管连接，清除气囊上分泌物。其他步骤与一般气管插管相同。

（3）拔管前准备吸氧装置，拔管后立即给予患者面罩或鼻导管吸氧，待患者呼吸平稳后，逐渐降低氧流量。

4.拔除气管插管后的护理

（1）密切观察患者心率、SpO_2的变化，观察患者有无喉鸣音、声音嘶哑、呼吸困难、发绀等现象。喉部水肿常在拔管后2～4小时发生，24小时达到高峰，这段时间应严密观察患者有无吸气性呼吸困难。

（2）给予患者翻身、叩背，结合拔管前的咳嗽训练，鼓励患者咳嗽、咳痰。

（3）拔管后暂禁食，逐渐训练患者恢复喝水能力，如咳痰后漱口或少量饮水，防止发生吸入性肺炎。逐渐给患者进食流质饮食，如无误吸、吞咽功能障碍再进食普通饮食。

（4）拔管后嘱患者放松，做缩唇、腹式呼吸。

气管切开患者气道管理

一、概述

气管切开术系切开颈段气管，放入气管导管，以解除喉源性呼吸困难、呼吸功能失常或下呼吸道分泌物潴留所致呼吸困难的一种常见手术。气管切开有4种方法，分别为常规气管切开术、经皮气管切开术、环甲膜切开术、微创气管切开术。

二、气管切开的适用范围

1.急、慢性喉阻塞，如急性喉炎、白喉、喉部水肿、咽喉部肿瘤、瘢痕狭窄等。

2.呼吸道分泌物潴留造成的呼吸困难，如颅脑外伤，颅内或周围神经疾病，破伤风，呼吸道烧伤，重大胸、腹部手术后所致的咳嗽、排痰功能减退或喉麻痹。

3.肺功能不全、重度肺源性心脏病。

4.脊髓灰质炎、重症肌无力等导致呼吸肌无力的疾病。

5.喉外伤、颌面咽喉部大手术后上呼吸道阻塞。

6.呼吸道异物，无法经口取出者。

三、常规气管切开术的配合

（一）操作前准备

1.用物准备　气管切开包、气管切开套管、床旁无影灯、聚维酮碘、一次性换药包、无菌凡士林纱布条、5ml注射器、利多卡因（每支5ml）2支、无菌手套、无菌纱布若干、吸痰装置、约束带、气囊压力表、呼吸机、简易呼吸器、吸氧管、急救车、软枕。

2.患者准备　查对患者姓名、ID号。对意识清醒患者做好解释工作，以取得患者的配合。清除患者口鼻腔分泌物，取下活动义齿。对躁动患者给予镇静，注意约束。患者去枕仰卧位、肩下垫软枕，保持颈部过伸位。

3.**环境准备** 保持环境安静、舒适、整洁，努力营造轻松气氛，以减轻患者紧张程度。

4.**签署知情同意书** 气管切开前应由医生向家属交代气管切开的目的及意义，同意后在知情同意书上签字。

（二）气管切开时的辅助与配合

1.将床旁无影灯置于床头，急救车置于床尾；做手卫生。

2.术区备皮，协助传递或取放无菌物品。

3.术中密切观察患者生命体征变化，如有异常及时通知医生并协助处理，准确详细地做好护理记录。

4.气管切开完毕，协助术者拔除经鼻或经口气管插管，将呼吸机管路与气管切开管口连接，观察患者呼吸情况。

5.协助医生，分别将一条15cm寸带和一条5cm寸带系于气管切开导管两侧的固定孔，将15cm寸带自患者颈后绕向对侧，与5cm寸带相接，系于患者颈部侧面。气管套管的固定带松紧应适宜，以可放入一手指为宜，固定带过松易导致套管脱出，过紧可影响局部血液循环。术后出现皮下气肿的患者，应经常检查固定带的松紧度，气肿消退后及时调整固定带。长期气管切开的患者，可在颈部固定带内垫一层纱布，以保护颈部皮肤。

6.不用呼吸机的患者，气管套管口接人工鼻或以1～2层纱布覆盖。

7.整理用物，做手卫生。做好护理记录。

四、气管切开术前及术中的注意事项

1.术前充分吸痰，尽量避免或减少患者术中咳嗽或吸痰。

2.术前充分检查负压吸引装置处于有效功能状态，保证术中安全。

3.床旁行气管切开手术过程中，应尽量减少室内操作人员，保持无菌操作环境，避免感染。

五、气管切开术后的护理

1.**环境** 术后保持室温在21～24℃，室内湿度＞50%。床旁应备急救药品和物品，如吸引器、同号气管套管等。

2.**体位** 术后取去枕平卧位，或半坐位，使颈部舒展以顺利呼吸及咳痰。抬高床头30°～45°。给患者翻身时，应使其头、颈、躯干处于同一轴线，防止套管旋转角度过大。保持套管在自然正中位，以防呼吸机管路牵拉套管，套管偏斜，使套管末端压迫气道壁，造成气道损伤出血，影响通气而致窒息。

3.**口腔护理** 每日进行2次口腔护理。口腔护理时注意清洁口咽深部分泌物，可减少口腔内细菌的寄生、繁殖，预防呼吸道感染。

4.**病情观察** 术后严密观察原发疾病病情的变化，尤其是呼吸功能的变化。观察气管套管是否通畅，随时吸出气道内分泌物，观察痰液的性状、颜色及量，对量大且颜色为黄色和绿色的痰，以及体温升高者，应注意有下呼吸道感染的危险。若分泌物黏稠，可向套管内滴入药物或经套管雾化吸入以稀释痰液；若气管内有干痂时，应及时取出内套管，清洗、消毒后重新放入。

5.气道湿化　气管切开后的患者失去上呼吸道的湿化功能，容易发生气道阻塞、肺不张和继发性感染等并发症，有效的人工湿化尤为重要（湿化方法参见气管插管的气道湿化）。

6.局部清洁与伤口观察　每日更换气管切开处敷料2～4次，同时消毒伤口周围皮肤，保持伤口周围皮肤清洁干燥。观察伤口情况，如有感染征象，应遵医嘱给予抗生素或抗真菌类药物。

7.清洁消毒内套管　金属气管套管应每6～8小时清洗消毒内套管1次，每24小时将内套管高压蒸汽灭菌消毒1次。分泌物稠厚且多时，可随时清洗消毒内套管。消毒时，取下内套管后应先用清水及毛刷或纱条将其内的痰液刷洗干净，以75%乙醇溶液浸泡15～30分钟后取出，再用灭菌注射用水或生理盐水冲洗后重新放入。非金属气管套管清洗后，以75%乙醇溶液或H_2O_2浸泡消毒。

8.心理护理　气管切开后，患者不能说话表达，应建立其他的有效沟通方法。备好纸笔，为不能写字的患者准备常用语图画，以使患者能表达其意愿。

六、并发症的预防与处理

（一）导管意外脱出

1.原因

（1）导管系带固定过松。

（2）患者烦躁不合作，剧烈咳嗽等。

2.预防与处理　导管意外脱出是非常紧急而严重的情况，如不能及时处理将使患者很快发生窒息，致呼吸停止。伤口未形成窦道前即术后7日内，套管脱出时，一定要请耳鼻喉科医生处理，不可擅自插入。窦道形成后，若导管脱出，可充分吸痰后放气囊，放置新的或消毒后的气管切开套管，重新固定（预防方法参见"气管插管"部分的"意外脱管"相关内容）。

（二）气管内套管阻塞

1.原因

（1）患者呼吸道分泌物多且黏稠，吸痰不及时或不彻底，内套管未及时清洗等，加之气管切开后气道水分丢失增加，若湿化不充分，易造成痰液干燥结痂，导致气管内套管阻塞。

（2）使用的气管套管质地过于柔软，患者体位变化使气管套管末端受压变形，或与气管壁贴合，也可产生呼吸道梗阻症状。

（3）异物经套管口进入套管或气道，可导致气道堵塞。

（4）长期气管切开患者，如吸痰动作粗暴或对气管壁长期刺激，使气管柱状上皮遭受破坏，导致痂皮形成，若痂皮脱落，易阻塞气管内套管。

2. 预防与处理

（1）加强气道湿化。气管套管口以人工鼻或用1～2层纱布覆盖，增加吸入气体湿度，并防止异物进入气道（气道湿化方法参见本节"气道湿化"内容）。

（2）及时吸出气管内的痰液，吸痰时动作应轻柔，在尽量吸净痰液的同时避免反复抽吸。

（3）定时清洗内套管，以75%乙醇溶液浸泡消毒，并以灭菌注射用水或生理盐水冲洗后及时插入，分泌物较多时，应随时清洗。

（三）出血

气管切开术后早期易出现切口处出血，后期发生呼吸道出血可能性大。

1. 原因

（1）气管切开时止血不彻底或出现切口感染，侵犯切口周围组织，使小血管破裂。

（2）套管选用不合适或套管旋转，使气管壁受到损伤。

（3）吸痰操作不正确，损伤气管黏膜。

2. 预防与处理

（1）气管切开过程中止血要彻底，气管切开术后早期应严密观察切口有无出血情况。

（2）选择合适的气管套管。患者烦躁时，应给予适当镇静，以防气管套管旋转损伤气管壁及血管。

（3）采用正确方法吸痰，以防损伤患者气道黏膜。

（4）长期机械通气者，应选用高容量、低压型气囊导管，气囊压力要适宜，以减轻气囊对气道黏膜的压迫，防止缺血坏死。

（5）预防和积极治疗切口感染。每日至少消毒气管切开处伤口2次，覆盖伤口的纱布应随湿随换。若有切口感染应增加换药次数，及时控制感染。

（6）如患者感胸骨柄处疼痛或痰中带血，应及时告知医生给予处理。一旦发生大出血，应立即进行气管切开局部压迫止血，同时检查气管切开套管气囊，防止血液流入气道。压迫止血时要保持气道的通畅和氧气的有效供给。

（四）皮下气肿

1. 原因　气管前筋膜或软组织剥离过多，皮肤切口缝合过紧，患者剧烈咳嗽导致胸腔压力过高等均可导致皮下气肿。

2. 预防与处理　气肿部位多发生于颈部，偶尔可延及胸及头部，一般1周后可自行吸收。护理人员应加强皮下气肿部位和程度的观察，如出现加重趋势，应立即报告医生，及早处理，防止影响呼吸和循环。

（五）感染

感染包括切口周围感染和肺部感染。

1. 原因

（1）气管切开操作过程污染切口。

（2）切口消毒不严格，未及时更换敷料。

（3）带菌的痰液喷溅到切口上。

（4）经气管切开处吸痰等操作次数的增加，以及使用呼吸机辅助呼吸等，均可导致肺部感染概率的增加。

2. 预防与处理

（1）切口周围感染常发生于气管切开术后早期，行气管切开过程中应严格遵守无菌技术操作原则，保持室内环境洁净。术中有效止血，术后定时进行切口换药，保持气管切开处清洁干燥。

（2）加强气道湿化和肺部护理，帮助患者进行有效咳痰，减少肺部感染。

（六）气管食管瘘

1. 原因

（1）气管套管放置时间过长、管径过粗，套管气囊压迫，气管内膜受力不均匀，可导致气管黏膜受压，当压力持续超过 $30cmH_2O$ 会使气管黏膜血流中断、黏膜坏死脱落，甚至造成气管壁穿孔、破裂等严重的并发症。

（2）吸痰或取放内套管时动作粗暴，使外套管移位，压迫、摩擦气管后壁引起局部溃疡及感染。

（3）在喉源性呼吸困难时，由于气管内呈负压状态，气管后壁及食管前壁向气管腔内突出，切开气管前壁时有损伤后壁的风险。

2. 预防与处理

（1）选择合适的气管套管，避免气管内膜的机械性损伤。选用带有低压气囊的优质气管切开套管，充气时应用压力表测气囊内压力，保持气囊内压力在 20 ~ 25mmHg。不需要上呼吸机者，无须充气气囊。

（2）避免患者头颈部过度后仰或屈曲，防止套管尖端压迫气管壁，使气管内膜局部血液循环受阻。将呼吸机管道正确置于支架上，避免过度移位和牵拉而损伤气管黏膜。为患者翻身时注意保持呼吸机管道与患者位置的相对固定，以免损伤气管内膜。如发生气管套管移位，应及时纠正。

（3）出现气管食管瘘时应暂禁食，或使用特殊的双气囊胃管，一个气囊压迫食管上端，另一个气囊压迫贲门处，以便为患者进行肠内营养。但每次经胃管注入食物和药物的量不应超过50ml。此外，可用食管支架封闭瘘口，避免胃酸进入气管内。

（4）较小的、时间不长的瘘孔，可自行愈合。瘘口较大或时间较长，上皮已长入瘘口者，需采用手术修补。

（七）声门下肉芽肿、瘢痕和狭窄

声门下肉芽肿、瘢痕和狭窄为气管切开术后的晚期并发症。

1. 原因　气管壁局部长期受气管切开套管的刺激，导致气管壁上皮异常增生。

2. 预防与处理

（1）减少气管切开套管的留置时间，患者病情稳定、呼吸功能恢复后应尽快拔除气管套管。留置套管期间，护理操作应轻柔，套管固定良好，以减少气管切开套管对气管黏膜的挤压和刺激。

（2）执行吸痰等操作时，应评估气道的通畅程度，及早发现有无肉芽肿的形成，也可通过可视性强的纤维支气管镜观察患者气道内壁有无增生现象。

（3）当患者出现声门下肉芽肿、瘢痕和狭窄，影响呼吸功能时，应给予更换加长型气管切开套管，越过缩窄的气道部分，保持呼吸道通畅。待病情平稳后，视情况手术治疗。

气 道 湿 化

正常的上呼吸道主要完成两个功能，首先是湿化和温化吸入气体，其次是通过黏液纤毛转运系统过滤和排出颗粒。上呼吸道为肺泡提供了具有相对温暖湿润和无颗粒的气体。危重患者因抵抗力低下、置入人工气道、机械通气等原因，气道湿化不当时，易发生气道损伤、痰液引流不畅、肺水肿、肺不张和呼吸机相关性肺炎（VAP）。医疗气体从氧源中输出时一般是完全干燥的，相对湿度接近0，然后通过无创连接方式或有创连接方式（气管插管、气管切开）输送至患者。因此，气道湿化是危重症患者气道管理最重要的内容之一。气道湿化的方式主要有以下几种形式。

（一）加热湿化器湿化

加热湿化器湿化即利用呼吸机上的电热恒温蒸汽发生器，通过加热湿化罐内的无菌蒸馏水产生水蒸气并与吸入气体混合，达到对吸入气体加温加湿的目的。这类湿化器需要连接在呼吸机管路中，一般由微处理器控制，可以通过多种传感器监测气体温度并对其进行必要的调整。

1. 适应证　适用于有创或无创机械通气患者的气道湿化。

2. 操作方法

（1）用物准备：呼吸机，呼吸机管路，灭菌注射用水。

（2）操作步骤

1）操作者做手卫生，戴口罩。

2）正确连接呼吸机的电源、气源。

3）将呼吸机管路按正确方式与呼吸机连接（湿化罐连接在吸气回路中）。

4）将灭菌注射用水加至湿化罐内规定水位线。

5）呼吸机开机完成自检，连接湿化罐电源，打开湿化罐开关，选择合适挡位。

6）将呼吸机管路Y形管前端与患者的人工气道或呼吸机面罩相连。

（3）护理要点

1）根据患者气道情况选择合适的湿化挡位。

2）机械通气过程中严密观察湿化罐内水位线、湿化罐运行状态。

（4）并发症的预防与处理

1）电击：如果加热湿化器没有连接好地线，患者和操作者都存在被电击的风险。使用前应检查湿化器电源线，尤其是地线接头是否完好。

2）气道灼伤：使用加热湿化器时，如果气道温度过高，存在导致患者气道灼伤的风险。应定期请专业人员对湿化器的温度控制功能进行检查，加热湿化器的温度一般为30～35℃。

3）呼吸机管路细菌定植和呼吸机相关性肺炎：尽管加热湿化器不影响呼吸机相关性肺炎（VAP）的发生，但它们与细菌快速定植于呼吸管路有关。湿热环境是细菌的良好生长环境，因此可能造成更多的医源性感染。应保持湿化器的无菌、密闭状态，有明确污染时应立即更换。长期使用呼吸机者，每7日更换呼吸机管路（含湿化器）1次。

4）湿化不足和黏液堵塞：当吸入气体湿化不足，气道可因黏液积聚而堵塞，从而导致呼吸阻力增加、肺通气不足和（或）肺泡陷闭。呼吸机连接患者前应检查湿化器是否开启并处于正常功能状态。使用过程中，护理人员应动态评估患者痰液的量和性状，对湿化温度进行合理调整，保证有效湿化。

5）湿化水进入呼吸管路：当使用外挂供水装置为加湿器注水时，部分加湿器无液面监测报警或控制装置，存在注水量过高的风险。当注水量过多，溢出湿化装置，进入呼吸管路时，则影响正常气体进出。因此，应规范湿化器注水方法的管理，尽量使用带有注水量自动控制的湿化器。无自动控制的湿化器加水时必须由专人进行控制。

6）呼吸管路冷凝水积聚：呼吸管路可发生冷凝水积聚。这可能导致冷凝水倒灌入气道、增加气道压力、人机对抗和呼吸机工作异常。呼吸机使用中应保持冷凝水收集器处于管路最低位，护理人员及时倾倒收集器。协助患者翻身或移动时应注意防止冷凝水倒流。

7）灼伤护理人员：加热湿化器上有加热用的金属，护理人员有被烧伤的可能。因此，应在呼吸机使用前妥善安装湿化器，湿化器开启后应避免拆卸或搬动。

（二）热湿交换器湿化

热湿交换器（HME），又称人工鼻，首次提到是在20世纪50年代中期，并自70年代取得了长足进展。所有HME的基本原理在于：模拟人体鼻部湿化系统的功能，通过储存呼出气体的热量和水分，对吸入的干燥气体进行加温湿化。

1.适应证　HME在建立人工气道的机械通气患者和脱机患者均可应用。但由于无创机械通气的漏气和高流速，应用效果较差。目前，国内主要应用于建立人工气道后脱机的患者。

2.禁忌证

（1）原发性肺部疾病，气道分泌物量多、黏稠或有血性分泌物、呼出潮气量过低、自主呼吸分钟通气量过高（＞10L/min）、需要频繁进行药物雾化吸入的患者，因其需要的湿化量大，且HME增加呼吸道阻力及无效腔，因此禁忌使用。

（2）体温过低患者（≤32℃），难以实现湿热交换，因此也是HME的禁忌证。

3.操作方法

（1）用物准备：HME，鼻氧管，气体流量计，湿化瓶（含湿化液）。

（2）操作步骤

1）操作者做手卫生，戴口罩。

2）检查所用物品的生产日期、有效期及包装情况。

3）将流量计正确安装于氧源，连接鼻氧管与HME。

4）遵医嘱调节氧气流量。

5）将HME与患者人工气道连接。

4.护理要点

（1）必须排除存在禁忌证（如低体温、支气管胸膜瘘等）的患者。

（2）此种湿化方法湿化程度有限，应间断给予患者吸痰，以确定气道通畅程度。如果HME的进气或出气口存在明显的痰液污染，必须及时更换。

（3）HME的使用时间一般为24～48小时（根据说明书而定）。随着使用时间的延长，气道的呼出气体可提高HME内部的含水量，增加呼吸道阻力，影响呼吸，应及时更换。

5.并发症的预防与处理

（1）肺部原发病加重：HME增加呼吸道阻力，可加重原有的肺部病变。使用前应排除禁忌证。

（2）气道梗阻：因HME利用患者自身呼吸气体的热量和水分进行吸入气体加温加湿，对于环境干燥、患者低体温或痰液黏稠等情况，存在湿化不足的风险，临床应用过程中，应及时评价患者气道湿化效果，湿化不足时及时更换其他湿化方式。

（三）雾化吸入湿化

雾化吸入是解除呼吸道痉挛、使呼吸道通畅而改善通气功能，减轻局部黏膜水肿及呼吸道炎症反应并可稀释痰液的有效方法。根据雾粒形成的方法不同，雾化吸入可分为超声雾化吸入和氧气雾化吸入。氧气雾化吸入是利用氧气的高速气流将药液喷成雾状微粒，随患者的呼吸进入呼吸道以达到治疗的目的。超声雾化吸入法是利用超声波发声器输出的高频电能，使水槽底部晶体换能器发出超声波声能，作用于雾化罐内的液体，将药液变成细微的雾滴，随患者吸气进入呼吸道，从而达到治疗目的的方法。

1.适应证　雾化吸入主要适用于呼吸道炎症、支气管炎、鼻窦炎、呼吸道分泌物黏稠、胸部手术前后预防呼吸道感染，以及配合人工呼吸机作呼吸道湿化或间歇雾化吸入药物。

2.禁忌证

（1）因雾粒对气道黏膜有刺激作用，可能导致气道痉挛等不良反应，严重缺氧、呼吸衰竭恶化期的患者禁用。

（2）气道高敏感性患者慎用。

3.操作方法

（1）氧气雾化吸入法

1）用物准备：治疗盘，10ml注射器，流量表和湿化瓶，氧气雾化吸入器，雾化治疗所需药物。

2）操作步骤

A.操作者做手卫生，戴口罩。

B.查对医嘱，在医嘱本相应位置打铅笔钩。

C.将用物放入治疗盘内。①流量表及湿化瓶接好放在托盘左上角。②检查氧气雾化吸入器的质量，将其放在托盘右上角。③水杯及毛巾放在托盘左下角。④根据医嘱检查药液有效使用期及质量，按照无菌技术要求抽取药液，请第二人查对后放在托盘右下角。

D.端治疗盘至患者床旁。

E.操作者做手卫生。

F.查对患者姓名、ID号，向患者解释操作目的，以取得患者的配合。

G.评估：①评估患者年龄、全身状况及药物过敏史等。②重点评估患者心肺功能，包括呼吸频次、咳嗽排痰能力、呼吸困难程度。③评估患者的配合及耐受程度。④评估雾化吸入治疗方案，吸入药物的性质、浓度、作用及不良反应。

H.协助患者取舒适卧位。

I.将流量表与中心供氧系统相连。

J.打开氧气雾化吸入器包装袋，取出雾化吸入器放置托盘内。

K.将药液注入氧气雾化吸入器内，将雾化罐与雾化口含嘴相连。

L.将氧气雾化吸入器接气口与氧气流量表输气口相连接，调节氧流量为6～8L/min。

M.指导或协助患者手持雾化吸入器，把口含嘴放入口中，紧闭双唇深吸气，用鼻呼气，直到药液喷完为止，一般10～15分钟雾化完毕。

N.关闭氧气开关，取下氧气雾化吸入器。

O.协助患者漱口，取毛巾擦净口鼻及周围皮肤，协助患者取舒适的卧位。

P.整理用物，清洁氧气雾化吸入器，晾干备用。

Q.做手卫生。

R.在医嘱本上签名，记录执行时间。

S.观察记录治疗效果及反应。

（2）超声雾化吸入法/空气压缩泵雾化吸入法

1）用物准备：雾化吸入器，10ml注射器，雾化治疗所需药物，治疗巾。

2）操作步骤

A.操作者做手卫生，戴口罩。

B.查对医嘱，在医嘱本相应位置打铅笔钩。

C.按医嘱配制药液2～8ml，将药液置入雾化罐中，安装雾化吸入导管和面罩。

D.请第二人查对后，携用物至患者床旁。

E.操作者做手卫生。

F.查对患者姓名、ID号，向患者解释操作目的，以取得患者的配合。

G.评估：①评估患者年龄、全身状况及药物过敏史等。②重点评估患者心肺功能，包括呼吸频次、咳嗽排痰能力、呼吸困难程度。③评估患者的配合及耐受程度。④评估雾化吸入治疗方案，吸入药物的性质、浓度、作用及不良反应。

H.协助患者取坐位，胸前置治疗巾，嘱其尽量放松。

I.接通电源，打开超声雾化吸入器电源开关，扭动调节按钮至适宜雾化量。

J.指导或协助患者手持雾化吸入器导管，将面罩扣在口鼻处。嘱患者做深慢吸气。

K.治疗毕，关闭超声雾化吸入器，拔掉电源。

L.协助患者漱口，取毛巾擦净口鼻及周围皮肤，协助患者取舒适的卧位。

M.整理用物，做手卫生。

N.在医嘱本上签名，记录执行时间。

O.观察记录治疗效果及反应。

P.拆卸雾化吸入器导管、面罩及雾化罐，用洗涤剂和温水冲洗干净，浸泡消毒后备用（或送消毒供应中心集中消毒后备用）。

4.护理要点

（1）根据雾化吸入方式选择面罩或口含器。氧气雾化吸入通常使用口含器；超声雾化吸入通常使用面罩。

（2）雾化吸入过程中应注意观察雾量的大小，观察患者的神志、面色、呼吸变化及不良反应。如患者出现喘憋，应停止雾化吸入，报告医生后给予相应处理。有些患者会由于吸入凉的药液刺激而引起气道痉挛，应与医生沟通，在吸入前给予支气管扩张药物或采用加温喷雾。

（3）氧气雾化吸入器专人固定使用，用后及时清洁、晾干备用。专人固定使用的超声雾化吸入器每次用后要进行清洗，彻底清除残留的药物和污垢，再次使用前须保持清洁干燥。若干患者共同使用同一超声雾化吸入器时，每次用后需彻底清洗、消毒。

（4）雾化吸入治疗后，应及时协助患者排痰，防止痰液堵塞气道引起窒息。

（5）氧气雾化吸入过程中，严禁接触烟火和易燃品。

（6）如用氧气雾化面罩，应将面罩为患者戴好后再调节氧流量，注意调节面罩两端的松紧度。

（7）应用氧气雾化时，氧气湿化瓶内不应加湿化水，以免稀释药物浓度，降低疗效，延长雾化时间，而增加患者的不适感。

5.并发症的预防与处理

（1）呼吸困难

1）原因

A.痰液引流不畅，积聚在支气管内的黏稠分泌物遇雾化液膨胀后阻塞支气管，引起缺氧。

B.雾化吸入水分过多，引起急性肺水肿，导致呼吸困难。

C.雾化吸入时间过长及雾量过大，使机体处于慢性缺氧状态，组织细胞代谢障碍，供给肌肉运动的能量不足，呼吸肌容易疲劳，而雾化吸入又需要患者做深慢吸气快速呼气，增加了呼吸肌的负担，而导致憋气、疲乏和呼吸困难加重。

D.雾化药液刺激性大或药物过敏，引起气道痉挛。

E.高密度均匀气雾颗粒可分布到末梢气道，若长时间吸入（超过20分钟）可引起气道湿化过度或支气管痉挛而导致呼吸困难。

2）预防与处理

A.雾化吸入时取坐位或半卧位，使患者膈肌下降，静脉回心血量减少，肺淤血减轻，以利于呼吸。

B.雾化吸入前详细询问患者的药物过敏史；刺激性较大的药物应进行稀释。

C.根据患者的耐受程度，选择适当的雾化量和时间，从小雾量开始逐渐增加，一次雾化吸入时间最长不超过20分钟。对于慢性阻塞性肺疾病或哮喘持续状态的患者雾化量不宜太大，一般氧气流量1～1.5L/min即可。

D.保持呼吸道通畅，雾化同时协助其有效咳痰，必要时给予吸痰。

E.出现憋喘、发绀等呼吸困难症状时，应立即停止雾化吸入，给予吸氧，必要时遵医嘱给予抗过敏药和对症处理。

（2）感染

1）原因

A.雾化吸入器消毒不严格。

B.雾化吸入后患者口腔清洁不到位。

C.年老体弱患者自身免疫功能减退，较长时间用抗生素雾化吸入，可诱发口腔的真菌感染。

2）预防与处理

A.固定使用的雾化吸入器管路、口含嘴、面罩，每次用后清洗，干燥备用。非固定使用的超声雾化吸入器管路、面罩，每次用后要彻底清洁、消毒。

B.吸入含激素药物时，应嘱患者雾化吸入后漱口，必要时使用制霉菌素含漱液，以预防药物引起二重感染。

C.发生口腔真菌感染时要注意口腔卫生，加强局部治疗：用2%～4%碳酸氢钠溶液漱口，使口腔呈碱性，抑制真菌生长；用2.5%制霉菌素甘油涂于患处，每日3～4次。

（3）呃逆

1）原因

A.雾化吸入时，吞入的大量气雾微粒通过食管时刺激膈肌引起痉挛。

B.气雾颗粒刺激迷走神经、膈神经，诱发膈肌痉挛。

2）预防与处理

A.采用小雾量分次雾化，以减少刺激。

B.出现呃逆时，可嘱患者喝大口水分次咽下，或深吸气后屏气，用力做呼气动作。

C.必要时可遵医嘱用药。

（4）过敏反应

1）原因：患者对雾化吸入的药物过敏。

2）预防与处理

A.行雾化吸入前，询问患者有无药物过敏史。

B.患者出现过敏症状时，立即停止雾化吸入。

C.出现过敏时，应严密观察患者的生命体征，必要时建立静脉通路，协助医生应用抗过敏药物。

（5）缺氧及二氧化碳潴留

1）原因

A.超声雾化吸入雾的冲力比空气中氧的冲力大，且吸入气体含氧量低于正常呼吸时吸入气体氧含量，易导致缺氧。

B.雾滴的温度低于体温，吸入大量低温气体的刺激，可能导致气道痉挛，进而导致缺氧。

C.大量雾滴短时间冲入气管，使呼吸道阻力增大，可能导致吸气困难，二氧化碳排出受阻，造成缺氧和二氧化碳潴留。

D.慢性阻塞性肺气肿患者的通气及换气功能障碍时，大量雾化不仅影响正常的氧气进入，也不利于二氧化碳的排出，加重了缺氧和二氧化碳潴留。

E.蛋白溶解酶等化痰药物的应用和气体湿度增加使气道内黏稠的痰液溶解和稀释；若痰液体积增大，如不能及时排出，可造成气道阻塞。

2）预防与处理

A.选择使用氧气雾化吸入，氧流量为6～10L/min。氧气雾化器的外面用热毛巾包裹，以提高雾滴的温度，避免因吸入低温气体引起呼吸道痉挛。

B.选择适宜的雾量吸入。对缺氧严重者，必须使用超声雾化吸入时，应在雾化吸入的同时给予吸氧。

C.由于婴幼儿的喉及器官组织尚未发育成熟，呼吸道的缓冲作用相对较小，对其进行雾化时雾量应小，为成年人的1/3～1/2，且以面罩吸入为佳。

D.正确掌握雾化吸入操作规程，首次雾化及年老体弱患者先用较小的雾量，待适应后，再逐渐增加雾量。

（6）哮喘发作和加重

1）原因

A.患者对所吸入的某种药物发生过敏反应。

B.原有哮喘的患者，吸入低温气体诱发支气管痉挛。

C.哮喘持续状态的患者，因超声雾化气体含氧量较低，缺氧而诱发病情加重。

2）预防与处理

A.哮喘持续状态的患者，雾化量不宜过大，一般氧气雾量1～1.5L/min即可；雾化的时间不宜过长，以5分钟为宜。

B.患者一旦发生哮喘，应立即停止雾化，予以半坐卧位并吸氧，严密观察病情变化；有痰液堵塞者立即给予清理，保持呼吸道通畅。

C.经上述处理病情仍不能缓解、缺氧严重者，应给予气管插管，人工通气。

（7）心律失常

1）原因：β_1受体激动剂使用剂量过大。

2）预防与处理：停止雾化吸入，指导患者卧床休息，严密观察患者生命体征变化。报告医生调整用药剂量，必要时行抗心律失常治疗。

（四）气道滴注加湿

通过精密输液器或输液泵直接向气道内持续滴入湿化液进行气道湿化，成年人以350ml/d为最低量，确切量应根据痰液的黏稠度、量及患者的生理需要及时调整。

1.适应证　适用于已脱机的人工气道患者，尤其适用于痰液黏稠、低体温等不适于使用热湿交换器的患者。

2.操作方法

（1）用物准备：0.9%氯化钠注射液100ml，精密输液器，头皮针。

（2）操作方法

1）操作者做手卫生，戴口罩。

2）查对医嘱，在医嘱本相应位置打铅笔钩。

3）将输液器与0.9%氯化钠注射液连接，排气。

4）将头皮针剪掉针头后与输液器连接。

5）将头皮针细管的前端置于人工气道内并固定。

6）调节液体滴速。

3.护理要点

（1）注意评价患者气道湿化效果，防止气道湿化不足或过度，根据湿化效果，及时调整湿化液的速度。痰液黏稠度可分为三度：Ⅰ度，痰液如米汤样或泡沫样，吸痰后玻璃接头上无痰液附着，提示感染轻，如痰液量过多，需减少液体滴入量。Ⅱ度，较Ⅰ度黏稠，吸痰后玻璃接头上有少许痰液附着，易冲洗干净。如为黄色脓痰提示感染重；如为白色黏痰应加强湿化。Ⅲ度，外观明显黏稠，常呈黄色，吸痰后玻璃接头内壁滞留大量黏痰，不易冲洗干净，严重时有痰痂，提示痰液黏稠、感染严重，应在加强抗感染治疗的同时，提高湿化量。

（2）妥善固定湿化导管，防止因患者活动或剧烈咳嗽导致导管脱出，影响湿化效果。

4.并发症的预防与处理　窒息或淹溺：当湿化量过少或无效时，患者痰液黏稠，难以咳出或吸出，易在人工气道管壁形成痰液结痂，使气道管腔缩小或堵塞，导致窒息。当湿化量过大时，可使痰液量显著增加，甚至使小气道内充满湿化液，导致患者频繁咳嗽或呛咳，需反复吸痰，导致气道壁损伤或加重肺部感染，同时影响患者正常呼吸功能。因此，在湿化过程中，必须密切观察患者痰液性状和湿化效果，确保有效湿化。同时应确保精密输液器或输液泵正常运转，防止意外事件的发生。

（五）高流量呼吸湿化治疗仪

高流量呼吸湿化治疗仪是近几年新兴的氧疗方式，其优势是对吸入气体精准的加温加湿，提供了有效的气道保护策略。其输送气体温度约为37℃，相对湿度100%，从而使气道提供的热量和水分丢失最少，保护黏液纤毛转运系统的功能，维持了气道通畅。

1.适应证　适用于有自主呼吸的有创或无创人工气道患者。

2.禁忌证　高碳酸血症的呼吸衰竭患者慎用。

3.操作方法

（1）用物准备：高流量呼吸湿化治疗仪，配套管路，灭菌注射用水，网套。

（2）操作方法

1）操作者做手卫生，戴口罩。

2）连接气源、电源。

3）安装湿化罐，将湿化液（灭菌注射用水）与湿化罐管路正确连接。

4）将管路正确安装在高流量呼吸湿化治疗仪上。

5）开机预热。

6）设置治疗参数（温度、气体流速、氧浓度）。

7）将管路前端与患者的人工气道或面罩连接。

4.护理要点

（1）严密观察患者呼吸及指脉氧等生命体征变化情况。

（2）加强巡视，及时听取清醒患者的主诉，做好心理护理。

（3）定期检查水罐是否有水，注意及时添加。

（4）管路中的冷凝水收集器应位于管路的最低点，并应及时倾倒冷凝水。如使用无冷凝水收集器的管路，机器的位置应低于患者头部。

（5）按需吸痰，并观察记录患者分泌物的性状。

（6）调整固定带的松紧适宜，避免头带过紧。

（7）翻身等操作前应排掉管路中的冷凝水，以免流向患者鼻腔或气道。

（8）使用中如有机器报警，应及时查看并排除。

5. 并发症的预防与处理　这种氧疗方式在改善患者通气、降低二氧化碳分压方面尚需要大量的试验去证实，因此对伴有高碳酸血症的呼吸衰竭患者应谨慎使用并做好密切观察。然而，与高流量呼吸湿化治疗仪在临床上已广泛使用相反的是，目前仍鲜有关于这种新技术风险的证据。此外，大多数研究都缺乏临床结果的数据和长期影响的评估，并且对于其应用、结束时机及流量的选择同样缺乏相应的标准。尽管有很多问题尚未解决，但越来越多的证据表明它是一种有效的氧疗方式，我们相信随着其广泛应用和深入研究，对这种氧疗方式的认识会更加全面。

口咽通气道的使用与护理

一、概述

口咽通气道是一种非气管导管性通气管道，由弹性橡胶或塑料制成的硬质扁管形人工气道，呈弯曲状，其弯曲度与舌及软腭相似，正确置入后可使舌根与咽后壁分离，解除气道梗阻，具有方便吸痰、改善通气两种功能。因置入简便无创、容易固定，口咽通气成为保持气道畅通，维持患者有效的呼吸功能，赢得抢救时机，挽救生命的首选人工气道建立方法之一。与紧急气管插管比较，该气道建立方法创伤更小，可防止因患者躁动不配合而引起牙齿损伤、缺氧、窒息等不良后果。

二、口咽通气道的适用范围

1.适用于完全性或部分性上呼吸道梗阻的患者。

2.适用于需要牙垫的意识不清的患者。

3.适用于需要协助进行口咽部吸引的患者。

4.适用于需要用口咽通气道引导进行插管的患者。

三、口咽通气道操作方法

（一）用物准备

1. 选择合适型号的口咽通气道：根据患者的年龄、口咽部的解剖特点、体重、性别、身材大小选择，长度大约相当于门齿至下颌角的长度，保证置入后其末端位于咽后壁，可有效将舌根与咽后壁分开，使下咽部到声门的气道通畅。宽度以能接触上颌和下颌的2～3个牙齿为最佳，降低患者咬闭通气管腔的可能性。

2. 可视情况准备舌钳、开口器、吸痰装置、简易呼吸器等。

（二）置入操作

1. 查对患者姓名、ID号。做手卫生。

2. 协助患者取平卧位，头偏向一侧。

3. 将口咽通气管凹面向上抵住舌轻轻放入口腔。到达咽后壁后，旋转180°并向外向下牵拉，使其凹面向下，前端置于舌根之后。

4. 口咽通气道末端距门齿约1cm，固定在患者上下门齿外。

5. 观察患者通气情况，观察患者面色、意识及生命体征的变化。

（三）注意事项

1. 对意识障碍、牙关紧闭、抽搐、躁动者，可用开口器辅助患者开口，压舌板从臼齿处放入抵住舌，协助置入口咽通气管。

2. 长期留置或不能配合的患者，可用胶布固定在面部以防移位或脱出。

四、使用口咽通气道的护理

1. 保持管道通畅　及时吸痰，清理呼吸道，防止误吸甚至窒息。口腔分泌物、呕吐物、血液多时可用吸痰管由口咽通气管两侧插入，轻轻将口咽部的分泌物吸净，使口腔清洁保持有效通气。痰多时经口咽通气道送吸痰管到气管深部吸痰，清理呼吸道深部的痰液。吸痰前后吸入高浓度氧。

2. 有效气道湿化　口咽通气道外口覆盖1～2层生理盐水纱布，既湿化气道又防止吸入异物和灰尘，也可适时经口咽通气道直接滴入蒸馏水，每日不少于250ml，或在吸痰时将5～10ml生理盐水缓慢滴入，然后吸出，也能达到湿化目的。

3. 加强口腔护理　昏迷者，口咽通气道可持续放置于口腔内，但每隔2～3小时应重新调换位置，并每隔4～6小时清洁口腔及通气道1次，防止痰痂堵塞。对于昏迷患者，去除胶布后，操作者应一手固定口咽通气道一手取棉球擦拭口腔，直至口腔清洁无异味。对于清醒患者，将患者头偏向一侧，一边用生理盐水冲洗口腔，一边用吸引器吸引。

4. 做好急救准备　准备急救药品和设备，密切观察患者生命体征变化，必要时行紧急气管插管。

五、并发症的预防与处理

（一）咽部出血

1. 原因　口咽通气道尖端持续压迫咽部，导致局部黏膜缺血、破溃。

2. 预防与处理　留置口咽通气道期间，每隔2～3小时应调换口咽通气道尖端的位置。

（二）悬雍垂损伤

1. 原因　置入口咽通气道的手法或固定错误，置入时动作粗暴。

2. 预防与处理　置入口咽通气道过程中，动作要轻柔，置入后应妥善固定，避免反复置入。

（三）门齿断裂

1.原因 见于癫痫发作、咬肌痉挛等情况，患者不自觉的牙关紧闭。

2.预防与处理 如患者存在牙关紧闭现象，可借助开口器，自槽牙进入，保持口腔张开状态。同时，遵医嘱给予解痉、镇静药物，缓解患者症状。

（四）窒息

1.原因 口咽通气道脱出或移位，痰液或异物堵塞管道等都可导致患者窒息。

2.预防与处理 加强口咽通气道的固定，做好气道湿化和吸痰，在口咽通气道的开口端覆盖1～2层湿纱布，防止异物误入。

食管气管联合导气管的使用与护理

一、概述

食管气管联合导气管（ETC），也称为联合导气管，是具有食管阻塞式通气管和常规气管内插管联合功能的一种新型双囊、双腔导管。因置入时无须判断气道位置，无论插入食管还是气管，均可提供有效通气，故俗称"盲插管"。在院前急救、心肺复苏和困难气管插管时能保证人工气道的迅速、有效建立，同时减少胃内容物误吸等致命性并发症的发生。

ETC是一种塑料双腔导管，一个腔类似于传统的气管导管（也称为2号管），其远端开放，称为气管腔；另一个腔类似于阻塞食管的通气管（也称为1号管），其远端封闭，在近端于咽喉水平有侧孔，称为食管腔（图2-4）。近端气囊（也称为1号气囊）为蓝色，依导管型号不同可充气85～100ml，充气后可以压迫舌根和软腭，从下咽部封闭口、鼻气道并且有助于固定导管；远端气囊（也称为2号气囊）为白色，依导管型号不同可充气12～15ml，用来保持食管或气管与导管壁的密闭性。导管近端气囊上缘约8cm处有一标记线（也称为环形刻度标志），该线正对上、下门齿时表示插管深度合适。用盲探法插入ETC大多数进入食管，此时，应将呼吸机与ECT食管腔（即1号管）相连，气体通过ETC的食管腔从咽部侧孔进入咽部，再从咽部通过会厌进入气管。如ETC进入气管，则应将呼吸机与ECT气管腔相连，气体直接经导管进入气管（图2-5）。

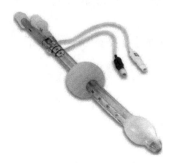

图2-4 食管气管联合导气管

图片引自 www.vanguardsurvival.com

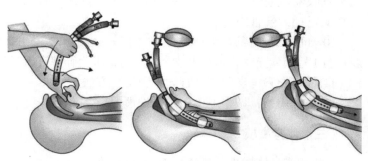

图2-5 食管气管联合导气管通气

图片引自 www.dufortlavigne.com

二、食管气管联合导气管的适应证与禁忌证

盲插管术适用于一切因呼吸功能障碍导致生命危险的紧急情况，尤其是对于经鼻、经口气管插管困难的患者，ECT有较大的应用优势。但对于食管有疾病的患者（如食管静脉曲张者），以及误服腐蚀性物质的患者，应禁止行盲插管术，可采用普通气管导管进行气管插管。

三、食管气管联合导气管置入的操作方法

（一）置入前准备

1. 用物准备　联合导气管、润滑油或生理盐水、胶布、牙垫、20ml注射器，简易呼吸器或呼吸机。

2. 患者准备　与家属或患者（针对清醒者）进行沟通，以取得家属或患者的同意，并签气管插管手术同意书（紧急者除外，过后补签）。做好患者的心理护理。

（二）操作方法

1. 查对患者姓名、ID号。做手卫生。

2. 插管前打开联合导气管包装，检查ETC，并进行气囊充气测试，确保其无破损。

3. 协助患者取去枕平卧位，头偏向一侧，清理口腔分泌物。使患者头后仰，头颈部置于适中位置。

4. 去掉床头档，润滑ETC。

5. 术者站患者头侧，一手打开口腔，另一手持ECT经口腔沿咽部生理弯曲的方向缓慢插入ETC，须保持ETC居中位置，将导管插入至环形标志刻度处（环形标志位于上下牙齿之间或牙槽脊之间）。

6. 用注射器分别将气囊充气，先将蓝色气囊（1号气囊）注气85～100ml，再将白色气囊（2号气囊）注气12～15ml。

7. 将呼吸机或简易呼吸器接于蓝色长管（1号管）进行通气。

8. 听诊肺部有呼吸音，证实通气有效（此时ETC插入食管中）。

9. 如听诊肺部无呼吸音，而胃部有吹气音，则将白色的短管（2号管）接呼吸机或简易呼吸器试通气（无须拔出插管重插），听诊肺部，如有呼吸音，证实通气有效（此时ETC已插入气管中）。

10. 如肺部和胃部均无声音，则将1号气囊放气，将ETC向外拔出2～3cm，然后重新进行1号气囊充气，再接1号管试通气，听诊肺部有无呼吸音。

11. 固定导管（参照"气管插管固定"方法）

12. 整理用物，做手卫生。做好护理记录。

（三）注意事项

1. 儿童或身体矮小（身高小于140cm）的患者不适宜行盲插管术。

2. 插入食管通气时不能吸痰，需在病情稳定后（48小时内）更换气管插管。

3.插管时动作要轻柔，以防损伤口咽部黏膜。

4.通气过程中如有漏气现象，可向气囊中再注入少量气体。

四、并发症的预防与处理

使用食管气管联合导气管的并发症的预防与处理可参照"气管插管并发症的预防与处理"。

第四节　氧气疗法

一、概述

氧气疗法是治疗缺氧的一种重要手段，目的是提高患者血氧含量及氧饱和度，改善组织缺氧状态。理论上只要PaO_2降至正常水平以下即可给予氧疗，但由于机体本身具有一定的代偿能力，因此临床上仅用于有中、重度缺氧（$PaO_2 < 60mmHg$）表现的患者。

二、氧气疗法的适应证

1.摄氧不足　如低氧环境或高原生活因吸入空气稀薄，吸入气氧分压过低而导致缺氧，此时只要适当补充氧，即可迅速解除低氧血症。

2.肺泡通气量过低　严重的COPD、中枢或神经肌肉病变引起的肺泡通气量降低，除了产生缺氧外，常同时伴有二氧化碳潴留。此时氧疗需要根据PaO_2和$PaCO_2$的变化来选择适当的吸氧浓度。一般以持续低流量（$25\% \sim 35\%$的FiO_2）吸氧为宜。通常FiO_2每增加1%可使肺泡氧分压上升7mmHg，$25\% \sim 30\%$的吸氧浓度则可使PaO_2提高$28 \sim 63mmHg$，足以达到生理所需水平。此外高浓度氧疗可加重高碳酸血症。在氧气疗法间歇期，二氧化碳分压很少下降至氧气疗法前的水平，而氧气分压反比吸氧前更低，加重低氧血症，因此不主张间歇吸氧。

3.换气功能障碍　换气功能障碍包括通气/灌注比例失调和弥散障碍两种，多引起单纯性低氧血症，不伴有二氧化碳潴留。氧气疗法对通气/血灌注比例失调引起的缺氧有较好的疗效，但对右向左分流导致的低氧血症疗效不佳，多需要在机械通气的基础上进行氧气疗法。此时在中、低浓度氧气疗法无效的情况下，可以采用高浓度给氧，但有氧中毒的可能。弥散功能障碍导致低氧血症在吸氧后肺泡氧分压增加，氧弥散入毛细血管量增加，较易得到纠正，是氧气疗法的最佳适应证之一。

4.血氧分压正常性缺氧　见于有组织缺氧但没有明显低氧血症的患者，如心排血量降低、急性心肌梗死、贫血、一氧化碳中毒、氰化物中毒、严重创伤和麻醉后的恢复。临床上通常认为无论这些患者的PaO_2是否处于需要氧气疗法的水平，均应给予氧气疗法。

5.慢性低氧血症　对于由COPD、肺间质纤维化或其他疾病所致的慢性呼吸衰竭或低氧血症应采取长期持续低浓度氧气疗法，每日氧气疗法的时间应不少于15小时，特别是在夜间睡眠时更应持续进行氧气疗法，以防睡眠时低氧血症加重，长时间氧气疗法是延长患者生存时间最有效的手段。Block提出慢性氧气疗法的适应证为：①休息时神志清楚，呼吸室内空气时$PaO_2 \leqslant 50 \sim 55mmHg$；②休息时神志清楚，呼吸室内空气时$PaO_2$为$55 \sim 60mmHg$，但伴有肺动脉高压、肺源性心脏病、心律失常、红细胞增多症等；③为提高运动耐受力和自信心的需要。慢性氧气疗法可持续数月或数年甚至终身。

三、氧气疗法的方法

（一）鼻导管给氧法

目前多用双侧鼻导管，可同时插入双侧鼻孔前庭。鼻导管价格低廉，使用简单，不存在重复呼吸；患者可在一定范围内自由活动，不影响排痰、咳嗽或进食，多数患者易于接受。但本法具有易堵塞、插入时易损伤鼻黏膜、有鼻黏膜干燥感等缺点。吸氧浓度不易控制，受氧流量、管尖位置、患者潮气量大小、呼吸频率、张口呼吸等的影响，给氧的有效性不及面罩。

采用鼻导管氧气疗法时，FiO_2与氧流量有关，Andrews介绍其推算公式为：FiO_2（%）$= 21 + 4 \times$ 氧流量（L/min）。该公式的计算值往往较实际水平偏高，临床应用中应注意。

鼻导管吸氧的操作方法如下所述。

1.操作前准备

（1）用物准备：托盘、流量表、湿化瓶或一次性氧气湿化瓶、吸氧管、弯盘、小药杯、无菌棉签、别针、灭菌注射用水。

（2）操作者做手卫生，戴口罩。

（3）查对医嘱，在医嘱本相应位置打铅笔钩。

（4）将用物放托盘内：弯盘放左上角，内放棉签、小药杯、别针；检查吸氧管包装及有效使用期，将其放在左下角；流量表与湿化瓶放右下角（图2-6）。

（5）倒灭菌注射用水于湿化瓶内并连接流量表（如为一次性氧气湿化瓶，检查有效使用期及质量后，取下保护盖连接于流量表）。

1）分离流量表与湿化瓶，保持通气管和流量表接口清洁放于托盘上。

2）检查灭菌注射用水有效使用期及质量后，打开铝盖。

3）左手握瓶体标签处，将液体倒入湿化瓶内（液量为湿化瓶容量的$1/3 \sim 1/2$），再倒入小药杯内约20ml。

4）盖好瓶塞。剩余灭菌注射用水如继续使用，必须注明开瓶日期、时间及用途。

5）将流量表插入湿化瓶内拧紧。

（6）携用物至患者床旁。

2.操作步骤

（1）操作者做手卫生。

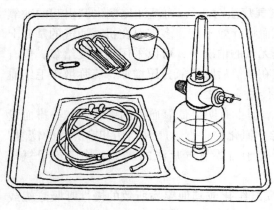

图2-6 给氧用物

（2）查对姓名、ID号，向患者解释操作目的，以取得患者的配合。

评估患者病情、身体状况、配合程度、鼻腔是否通畅、有无疖肿、生理异常等（图2-7）。

（3）先关闭节流阀（图2-8），然后将流量表的定位销插入快速插座与中心供氧系统相连（图2-9）。

（4）取棉签蘸灭菌注射用水擦净双鼻孔（图2-10）。

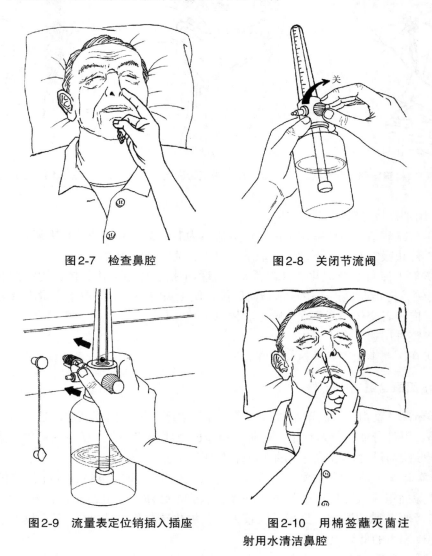

图2-7　检查鼻腔　　　　　　　图2-8　关闭节流阀

图2-9　流量表定位销插入插座　　图2-10　用棉签蘸灭菌注射用水清洁鼻腔

（5）检查吸氧管包装及有效使用期，打开包装袋，取出吸氧管与氧气流量表出口接头相连。

（6）右手逆时针转动节流阀手轮，使浮球上升，浮球中心所对准的刻度为流量读数。

（7）左手将吸氧管头贴近操作者面部或放小药杯水内，检查管路是否通畅（图

2-11）。

（8）将吸氧管头插入患者鼻孔，导管绕过双耳至下颌锁住（图2-12）或至头顶锁住（图2-13）。

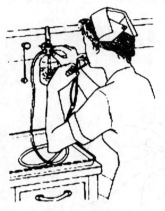

图2-11　检查管路

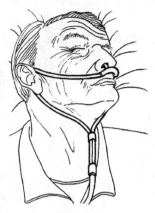

图2-12　吸氧管固定

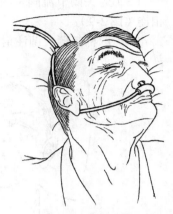

图2-13　吸氧管固定

（9）用别针将导管固定于床上。

（10）观察病情并遵医嘱调节流量（低流量为1～3L/min）或停止吸氧。

（11）停止吸氧时，取下别针，取下吸氧管，关闭节流阀。

（12）取下流量表及湿化瓶：以手掌下部和小指、环指夹住瓶体，用中指和示指夹持滚动套锁，拇指向里推，中、示指向后拉，使接头解锁，顺势取下流量表及湿化瓶。

（13）向患者交代注意事项，嘱患者休息。

（14）整理用物，做手卫生。

（15）在医嘱本上签名及执行时间。

（二）面罩给氧法

与鼻导管吸氧相比，面罩给氧可提供中等氧浓度，浓度比较恒定，且可以根据需要予以调整，可部分或全部避免重复呼吸。由于面罩属固定装置，所以它的主要缺点是使用时不能咳痰与进食。目前使用的面罩介绍如下所述。

1.简单面罩　是无贮气囊、无活瓣的开放式面罩，面罩两侧有气孔，以排出呼出气。为消除面罩无效腔所产生的重复呼吸，氧流量必须大于4L/min。其氧浓度不稳定，受到患者呼吸节律的影响，且无效腔较大，二氧化碳蓄积可达2%以上，故不适用于伴有二氧化碳潴留的低氧血症患者。

2.可调式面罩（Venturi面罩）　是利用氧射流产生负压，将恒量的空气从面罩的孔中吸入以稀释氧气至所需浓度。其氧浓度较精确、恒定地予以控制，不受张口呼吸的影响。

3.部分重复呼吸面罩　是配有一个贮气囊的面罩，当呼气时部分呼出气进入贮气囊，与囊内氧气混合后再重复进入呼吸道内。当氧流量较高时，可提供高浓度的氧气，同时吸入气中可保持一定浓度的二氧化碳。其主要用于换气功能障碍伴严重低氧血症的患者。

4.非重复呼吸面罩　是一种具有防止呼出气进入贮气囊的单向活瓣面罩。由于配有单向活瓣可防止呼出气进入面罩，因此可保证吸入气有较高浓度的氧气，且无重复呼吸，适于重度缺氧患者。

5.氧气雾化面罩　是通过氧气的高速流动带动水雾，起到湿化气道作用的面罩。可在供给氧气的同时进行气道湿化，促进气道内分泌物的排出。但一般每次使用不宜超过15～20分钟，防止患者对雾化的气体不耐受，导致气道痉挛或不适感。

各类面罩的使用方法基本相同，使用时将面罩的氧气连接管与氧气流量表相连，调节适宜氧流量后，将面罩置于患者口鼻部，并通过固定带对面罩进行有效固定，保证氧气的有效供给。固定时应注意保持固定带松紧适宜，并对固定带压迫部位皮肤给予保护，防止局部皮肤因长期受压，出现破溃。

四、注意事项

1.告知患者吸氧过程中勿自行随意调节氧流量。

2.严禁使用生理盐水湿化。

3.湿化瓶及导管用后放入0.1%有效氯浸泡液内消毒30分钟，再用清水洗净待干备用，或进行高温水浴消毒后密封保存备用。一次性氧疗装置用后按医疗废物处理。

4.长期氧疗患者，吸氧管及湿化瓶每周更换消毒1次。

五、氧疗的护理

氧疗中需密切观察患者的症状和体征及血氧饱和度的变化，及时调节氧流量、吸氧浓度及供氧方式。

1.正确选择并控制吸氧浓度　吸氧使PaO_2提高至60mmHg以上即可保证组织代谢所需。常压下,25%～40%的吸氧浓度是安全的;40%～60%的浓度则可能引起毒性反应;大于60%无疑具有严重的毒性反应,此浓度的氧疗时间必须限制在48小时以内,最多不超过72小时;而大于90%的吸氧浓度则不能超过24小时。

2.正确选择给氧方法　需高浓度氧气疗法的患者可尽早行机械通气，一方面改善换气，降低对高浓度氧的需求；另一方面给予可改善动脉血氧合的通气方式，如PEEP、反比通气、高频通气、压力释放通气等均具有保护肺组织，减轻氧中毒的作用。此外，吸入一氧化氮可使肺动脉压力降低，使通气/灌注比例协调，增加动脉血氧含量，可能有利于降低吸氧流量。

3.严密观察患者的症状和体征变化　观察患者精神神经症状的改善情况，发绀、呼吸频率及幅度、心率等体征的变化。因为缺氧的临床表现无特异性，且由于患者的基础情况不同，各种病症病理表现和程度不同，因此上述指标只能作为参考。

4.定时进行血气分析　在氧气疗法过程中，特别是吸入高浓度氧时应进行动脉血气监测，确切地了解氧气疗法的效果，并根据动脉血气分析的数据，调整氧流量与吸氧浓度，以达到最佳的氧气疗法效果，同时又避免氧气疗法的不良反应。当出现病情恶化时，应注意鉴别是原发病变化，还是氧中毒的表现。

5.监测末梢血氧饱和度　持续监测末梢血氧饱和度可动态反映氧气治疗的有效程

度，但应排除贫血、黄疸、末梢循环差、皮肤色素等因素对监测准确性的影响（详见本章第一节）。

六、并发症的预防与处理

（一）氧中毒

1. 原因　当持续高浓度吸氧时，进入体内的氧产生氧自由基，影响细胞功能，导致细胞和器官的代谢和功能障碍。根据临床表现，氧中毒一般分为三种类型。

（1）肺型氧中毒：可表现为胸骨下不适、疼痛、灼热感，继而出现呼吸增快、恶心、呕吐、烦躁、干咳等症状，肺活量下降，甚至危及生命。

（2）脑型氧中毒：最初可出现额、眼、鼻、口唇及面颊肌肉的纤维性颤动，也可累及肢体末端肌肉；面色苍白、有异味感。继而可有恶心、呕吐、眩晕、出汗、流涎、上腹部紧张；也可出现视力丧失、视野缩小、幻视、幻听；还会有心动过缓、心悸、气哽、指（趾）端发麻、情绪反常（忧虑、抑郁、烦躁或欣悦），接着出现极度疲劳、嗜睡、呼吸困难等症状，少数情况还可能发生虚脱。

（3）眼型氧中毒：主要表现为视网膜萎缩。新生儿，尤其早产儿多见。其表现为视网膜血管收缩、堵塞；视网膜纤维化，最终出现不可逆转的失明。

2. 预防与处理

（1）避免长时间、高浓度氧疗。

（2）定时进行血气分析，动态观察氧疗的治疗效果，根据血气分析结果调节给氧浓度，在病情平稳的条件下，尽快降低吸氧浓度。

（二）肺不张

1. 原因　持续吸入高浓度氧气后，肺泡内氮气被大量置换，一旦支气管有阻塞，其所属肺泡内的氧气被肺循环血液迅速吸收，引起吸入性肺不张。其主要症状为烦躁，呼吸、心率增快，血压上升，继而出现呼吸困难、发绀、昏迷。

2. 预防与处理

（1）选择适宜的给氧方法，避免持续给予高浓度氧气治疗。

（2）鼓励患者进行深呼吸运动，指导其有效咳嗽，变换卧位，床上活动，促进肺复张。

（三）气道分泌物干燥

1. 原因　氧气治疗时形成的高速气流，加速气道内水分丢失，导致呼吸道黏膜干燥，有损纤毛运动，且分泌物黏稠，不易咳出。

2. 预防与处理　给予有效气道湿化，并定时评估气道湿化的效果，及时调整湿化方案。

（四）呼吸抑制

1. 原因　见于 Ⅱ 型呼吸衰竭者。由于 $PaCO_2$ 长期处于高水平，呼吸中枢失去了对二氧化碳的敏感性，呼吸的调节主要依靠缺氧对周围化学感受器的刺激来维持。吸入高浓度氧时，解除了缺氧对呼吸的刺激作用，使呼吸中枢抑制加重，甚至呼吸停止。

2. 预防与处理　对 II 型呼吸衰竭患者应给予持续低流量（1 ~ 2L/min）吸氧，维持 PaO_2 在 60mmHg（8kPa）即可。

第五节　机械通气护理

一、概述

机械通气是采用机械装置来代替、控制或改变自主呼吸运动的一种通气方式，可帮助不能维持有效自主呼吸的患者保持气道通畅、改善通气和氧合、防止机体缺氧和二氧化碳蓄积，为实现进一步抢救和治疗基础疾病赢得时间。同时，机械通气减少了患者的呼吸做功，呼气末正压等治疗方法的应用可防止肺不张，有利于患者呼吸功能的恢复。根据是否通过建立人工气道给予机械通气，可分为有创机械通气和无创机械通气。无创机械通气不需要建立人工气道，仅需要通过鼻/面罩等方法辅助患者呼吸，在合适的病例中应用可减少急性呼吸衰竭患者的气管插管或气管切开，并减少相应的并发症，改善预后；也可减少慢性呼吸衰竭患者对呼吸机的依赖，减少患者的痛苦和医疗费用，提高生活质量。因无创机械通气存在程度不等的漏气现象，不利于气道分泌物引流，临床主要应用于意识状态较好的轻、中度呼吸衰竭患者，或自主呼吸功能有所恢复、从有创通气撤离的呼吸衰竭患者。而有意识障碍、有并发症或多器官功能损害的严重呼吸衰竭患者仍应选择有创机械通气。因此，有创通气和无创通气两者相互补充，而不是相互替代。

二、机械通气的适应证

1. 严重呼吸功能障碍，符合下述条件应实施机械通气：经积极治疗后病情恶化；意识障碍；呼吸形式严重异常，如呼吸频率＞35 ~ 40次/分或＜6 ~ 8次/分，或呼吸节律异常，或自主呼吸微弱或消失；血气分析提示严重通气和（或）氧合障碍：PaO_2＜50mmHg，尤其是充分氧疗后仍＜50mmHg；$PaCO_2$进行性升高，pH动态下降。对于意识状态、咳痰能力、自主呼吸能力和血流动力学状况均较好的轻、中度呼吸功能障碍，且具有良好的配合能力的患者，可早期尝试或间断使用无创机械通气，以达到缓解症状和治疗的目的。

2. 出现致命性通气和氧合障碍者，应给予机械通气。当存在因机械通气可能使患者病情加重的情况时，如气胸及纵隔气肿未行引流者，肺大疱和肺囊肿者，低血容量性休克未补充血容量者，严重肺出血者，气管-食管瘘者，应慎重选择机械通气。但在出现致命性通气和氧合障碍时，应在积极处理原发病（如尽快行胸腔闭式引流，积极补充血容量等）的同时，不失时机地应用机械通气，以避免患者因为严重 CO_2 潴留和低氧血症而死亡。因此，机械通气无绝对禁忌证。

3.合并免疫抑制的呼吸功能障碍患者，应首选无创机械通气。

三、机械通气的管路连接与设置

（一）管路连接

呼吸机管道的正确连接是确保呼吸机处于良好功能状态的前提。管路连接不正确或漏气，集液瓶密封不好，测压管脱落、堵塞，湿化器加水孔或温度计插孔未封闭等均可成为呼吸机报警原因。

1.连接气源　将呼吸机背面的"Air"接口处与压缩空气接头连接，"O_2"接口处与氧源接头连接。

2.连接电源　将呼吸机主机和湿化器电源线插头与电源（220V±22V）连接。

3.连接呼吸机管道

（1）首先确认呼吸机的送气（吸气）端口和排气（呼气）端口，一般呼吸机上都有箭头标示吸气方向，为方便操作可以自行设立醒目的方向标志，防止忙乱中接错方向。

（2）短连接管连接送气端口与湿化器入口（按湿化器上的指示箭头连接），湿化器出口连接通向患者的吸气管，注意两者不可互换连接端口。

（3）分别在吸气管和呼气管中间连接集液罐，收集呼吸机管路中的冷凝液。

（4）吸气管与呼气管经Y形管相连，Y形管前端配有专用的呼吸机延长管道，可以根据需要配备能够进行气管镜检查和吸痰的接头，不要用呼吸机管道来代替专用延长管，注意延长管的无效腔对通气量的影响。

（5）呼气管另一端连接呼吸机排气端口。为保护呼吸机，防止细菌进入呼吸机或空气，还可在呼气管末端再连接过滤器，过滤器应24小时更换。

（6）部分呼吸机采取近端传感来测取呼吸力学参数，在Y形管道上有测压孔，连接测压管。连接时应检查测压管功能是否正常，确保测压准确。测压管脱落也是呼吸机报警的常见原因。

（二）通气模式选择

所有通气模式可归为两大类：完全支持通气（呼吸机提供患者整个分钟通气量）；部分支持通气（分钟通气量由呼吸机和患者的自主呼吸两部分构成）。其中完全支持通气包括控制通气（CV）、辅助控制通气（A-CV）、压力调节容量控制通气（PRVCV）。部分支持通气包括间歇指令通气（IMV）、同步间歇指令通气（SIMV）、压力支持通气（PSV）、容积支持通气（VSV）等。机械通气开始时，最常应用A-CV或高频率SIMV，以产生几乎完全的通气支持，让患者的呼吸肌休息。随着患者情况的改善，让患者做部分支持通气，如SIMV、PSV或SIMV＋PSV。

1.控制通气（CV）　呼吸机以预设频率定时触发，并输送预设的潮气量，即呼吸机完全代替患者的自主呼吸。采用CV模式时如预设参数不当，通气不足或通气过度均可发生，也常发生人-机不同步或对抗，反而增加呼吸功或气道压，诱发气压伤。为使人-机协调，临床往往给患者适当应用镇静剂或肌肉松弛剂。

2.辅助通气（AV）　患者吸气用力时依靠气道压的降低（压力触发）或流量的改变

（流量触发）来触发。触发后呼吸机即按预设的潮气量（或压力）、频率、吸呼比给患者送气。AV靠患者吸气来启动，如果无自主呼吸，呼吸机因无触发就不提供通气辅助，故AV不能用于自主呼吸停止或呼吸中枢驱动不稳定的患者。

3.辅助控制通气（A-CV） 是将AV和CV的特点结合应用。如AV那样，患者吸气用力触发呼吸机送气而决定通气频率。然而又如CV，预设通气频率的"程序"也输入呼吸机作为备用。因此患者依靠吸气用力地触发可选择高于预设频率的任何呼吸频率进行通气。如果患者无力触发或自主呼吸低于预设呼吸频率，呼吸机即以预设频率取代和传送潮气量。结果，触发时为辅助通气，没有触发时为控制通气。

4.间歇指令性通气（IMV）和同步间歇指令性通气（SIMV） 即呼吸机以预设指令频率向患者传送常规通气，在两次机械呼吸之间允许患者自主呼吸。指令通气可以和患者的自主呼吸不完全同步（IMV）或同步进行（SIMV）。大多数呼吸机的SIMV模式，指令通气以容量方式来切换，此时需预设：潮气量（V_T）、流速和（或）吸气时间（Ti）、指令通气频率和触发灵敏度。已有少数呼吸机以压力切换方式来实行指令通气，此时需预设：压力水平、Ti、指令通气频率和触发灵敏度。

临床上应用IMV和SIMV，主要是在撤机时，作为控制通气到完全自主呼吸之间的过渡。近年来在很多情况下，只要患者具备一定的自主呼吸功能，就可将IMV和SIMV作为自始至终的标准通气支持技术来应用。

5.压力支持通气（PSV） 自主呼吸期间，自患者吸气相起，呼吸机即开始送气并使气道压迅速上升到预置压力值，并维持气道压在这一水平。当自主吸气流速降低到最高吸气流速的25%时，送气停止，患者开始呼气。呼吸机开始和停止送气都是以自主触发气流敏感度来启动的。

为了用好PSV，必须仔细调整两个参数：吸气触发灵敏度和压力支持（PS）水平。恰当的触发灵敏度通常为－0.5～－2cmH$_2$O，遇内源性PEEP较高或应用PEEP时作相应调整。常用的PS水平为5～20cmH$_2$O，选用PS的高低取决于患者的通气需要、自主呼吸能力、呼吸道阻力和肺顺应性。使用PSV时主要监测患者的潮气量和呼吸频率。随着患者病情好转和呼吸肌肌力的恢复，应及时降低PS水平，以便让患者的呼吸肌得到锻炼。一些研究认为5～8cmH$_2$O的PSV可克服气管内导管和呼吸机回路的阻力，故PSV可应用于撤机过程。

6.自主呼吸支持模式

（1）持续气道正压（CPAP）：是在自主呼吸条件下，整个呼吸周期内气道均保持正压。CPAP的实施通常经面罩来进行。所加压力水平根据病情和治疗的需要，一般在4～15cmH$_2$O选择。

（2）双向气道正压（BIPAP）：是让患者的自主呼吸在双压力水平的基础上来进行，气道压力周期性地在高压力和低压力两个水平之间转换，每个压力水平均可独立调节。实施BIPAP时的呼吸机参数的选择有4个：高压力水平（P$_{high}$）、低压力水平（P$_{low}$）、高压力相时间（T$_{high}$）和低压力相时间（T$_{low}$）。

（三）通气参数设置

开始时预设呼吸机参数，依据患者身高、体重、原发病和病情设定通气参数。30

分钟以后依据通气疗效、动脉血气值、心肺监测结果及病情进展情况调整呼吸机参数。

1.潮气量（VT） 定容型呼吸机可以直接预设V_T，定压型呼吸机需通过预设吸气压力水平来调节V_T。成年人的V_T一般选择为5～15ml/kg体重，选择预设V_T时应考虑以下因素：患者身高、体重、基础V_T水平、胸肺顺应性、呼吸道阻力、呼吸机无效腔、氧合和通气状况等。最重要的是要避免局部肺泡过度膨胀，这要靠选择适当的V_T来实现。

2.通气频率 选择通气频率与选择通气模式有关，并要考虑V_T、生理无效腔、机体代谢率、$PaCO_2$的目标水平和自主呼吸水平。控制通气频率成年人一般为12～20次/分，老年人、急性或慢性限制性肺疾病患者，预设频率达20～25次/分也是必要的，其取决于欲达到的理想每分通气量和$PaCO_2$目标值。一般说来，潮气量和吸气流量决定吸气时间，而频率与呼气时间相关，频率越快，呼气时间就越短。

3.吸气流速 一般只有容量预设型通气才可直接设置吸气流速，吸气流速的选择需根据患者吸气用力水平。当应用辅助型通气模式（吸气靠患者触发）时，患者用力、呼吸功、患者-呼吸机的协调均取决于吸气流速的选择，理想的吸气流速应与患者最大吸气需要相配，故临床上较常用的预设吸气流速，成年人为40～100L/min，平均为60L/min，婴儿为4～10L/min，取决于每分通气量和通气驱动。应用控制型通气模式时，预设吸气流速可低于40L/min，以便建立特殊的吸气时间。应用压力预设型通气时，一般不能直接设置吸气流速，吸气流速由预设压力、呼吸阻力和患者用力三者之间的相互关系来决定。

4.吸气时间（或吸呼比） 预设吸气时间或吸呼比要考虑通气对血流动力学的影响、氧合状态和自主呼吸水平。给自主呼吸患者传送气体时应与患者吸气用力协调以保障同步，这一般需要0.8～1.2秒的吸气时间，吸呼比为1∶1.5～1∶2。应用1∶2的吸呼比时可避免肺内气体陷闭。对于依靠患者触发的辅助呼吸，吸气时间应短（≤1秒）以改善呼吸机患者的协调性。在控制通气时，为增加平均气道压和增加氧合，可延长吸气时间或增加吸呼比。

5.触发灵敏度 理想的呼吸机触发敏感度应最灵敏但又不致引起与患者无关的自发切换。现代呼吸机有压力触发和流量触发两种系统。因患者呼气末气道压通常为零，故压力触发灵敏度常设于－2～－0.5cmH_2O。流量触发敏感度一般设置于最敏感水平：1～3L/min。如果存在PEEPi，那么无论压力触发或流量触发，其设置的触发灵敏度都将减低。在存在PEEPi的情况下，患者吸气用力产生的压力或流量改变在气道内被发现之前，必须先克服PEEPi的水平。

6.吸氧浓度（FiO_2） 选择FiO_2需考虑患者的氧合状态、$PaCO_2$目标值、PEEP水平、平均气道压和血流动力学状态。机械通气初始阶段，可给予高FiO_2以迅速纠正严重缺氧，以后酌情降低FiO_2至0.5以下并设法维持SaO_2＞90%（PaO_2约为60mmHg）。若氧合十分困难，0.5的FiO_2不能维持SaO_2＞90%，即可加用PEEP，增加平均气道压。

7.呼气末正压（PEEP） 是指在控制呼吸或辅助呼吸时，呼气期气道内保持正压，在呼气末气道压仍高于大气压。在急性呼吸衰竭的治疗中，PEEP是很常用的，不少专家主张所有机械通气患者均常规加用低水平（3～5cmH_2O）的PEEP。PEEP最长应用于以成年人呼吸窘迫综合征（ARDS）为代表的Ⅰ型呼吸衰竭，通过使水肿和萎陷的肺泡复张，增加功能残气量，减少动静脉分流，对增加PaO_2有确切的作用。

　　8.报警限

　　（1）分钟通气量上（下）限：高（低）于设定或目标分钟通气量10%～15%。

　　（2）呼气潮气量上（下）限：高（低）于设定或目标呼气潮气量10%～15%。

　　（3）气道压力上（下）限：高（低）于平均气道压力5～10 cmH_2O。

　　（4）PEEP/CPAP下限：低于设定PEEP或CPAP3～5cmH_2O。

　　（5）通气频率上（下）限：机控时设定值上（下）5次/分。

　　（6）FiO_2：±5%～10%设定值。

四、机械通气患者的护理要点

　　1.加强气道湿化　　有效的气道湿化有利于保持呼吸道黏膜正常功能，是保证分泌物顺利排出，气道通畅的重点环节，也是确保机械通气治疗效果的重要手段。可选择加热湿化法、人工鼻湿化法、雾化湿化法及持续气道泵入等多种方法（参见本章第三节）。

　　2.保持气道通畅，确保有效通气　　有创机械通气患者，应做好气道固定和人工气道维护，保持人工气道在正确的位置且通畅（参见本章第三节）；对无创机械通气患者也应定时协助患者清理气道，同时检查面罩密闭性，确保患者的有效潮气量。

　　3.机械通气期间应加强呼吸系统功能监测　　呼吸机治疗期间呼吸、循环等脏器功能的监测，对于判断机械通气的治疗效果、进行呼吸机的合理调节和预防并发症的发生具有重要意义（参见本章第一节）。

　　4.做好呼吸机的报警监测和处理　　参见第10章第一节。

　　5.动态评估患者是否具备脱机条件，并协助进行脱机训练　　一般来说，呼吸机脱机的基本条件是引起呼吸衰竭的原因消除，患者能够维持自主呼吸；撤机时机主要根据临床综合判断和撤机前的自主呼吸实验来决定。医护人员应每日评估脱机指征，在病情允许的情况下，尽早帮助患者脱离呼吸机的使用，以免形成呼吸机依赖。

　　（1）脱机条件评估

　　1）经过积极治疗，呼吸功能明显改善：有效治疗引发呼吸衰竭的原发病，使患者的一般情况得到改善，并达到下列要求：血流动力学相对稳定，没有频繁或致命的心律失常，休克和低血容量已纠正，感染基本控制，体温正常，各重要脏器功能改善，神志清醒或已恢复机械通气前较好时状态，自主呼吸平稳，呼吸动作有力，具有足够的吞咽和咳嗽反射，FiO_2降至40%以下且无明显呼吸困难或发绀，达到下列生理学指标（表2-4）。

　　此外，有学者认为呼吸频率（f）、潮气量（V_T）及其比值，即浅快呼吸指数（f/V_T），是较好的撤机预计指标。单项撤机预计指标对预测撤机可能性存在较大误差，若能联合检测这些指标可提高预测撤机的准确性。

　　2）电解质和酸碱失衡已纠正：代谢性或呼吸性酸碱平衡紊乱是导致撤机困难的因素，应积极予以纠正。要求COPD患者维持$PaCO_2$和PaO_2在通气前的理想水平（并不要求达正常水平）。

　　3）导致呼吸负荷增加的因素已去除：寒战、发热、烦躁、情绪激动均增加氧耗，高糖类饮食可使体内CO_2产量增加，这些加重呼吸负荷的因素在撤机前应尽量去除。

表2-4 机械通气患者脱机评估指标

参数	预计失败值	预计成功值
通气需要		
自主呼吸频率	＞35次/分	＜25次/分
每分通气量	＞10L/min	＜10L/min
顺应性（静态）	＜25ml/cmH$_2$O	≥30ml/cmH$_2$O
无效腔气量/潮气量（V$_D$/V$_T$）	≥0.6	＜0.4
通气能力		
PaCO$_2$	PaCO$_2$高于通常水平	PaCO$_2$达通常水平
pH	pH＜7.35	pH正常
潮气量（V$_T$）	＜5ml/kg	＞5ml/kg
肺活量（VC）	＜10ml/kg	≥15ml/kg
最大吸气压力	＞−20mmHg（负值较小）	＜−30mmHg（负值更大）
最大自主通气量	＜2×静态VE	≥2×静态VE
氧合指标		
PaO$_2$（FiO$_2$≤0.4时）	＜50mmHg	＞60mmHg
PEEP	＞5cmH$_2$O	≤5cmH$_2$O
P$_{(A-a)}$O$_2$（FiO$_2$=1时）	＞350mmHg	＜350mmHg

4）保持良好营养状态：早期启动肠内营养，保证患者的营养供给。

5）患者的心理准备：危重患者普遍存在对疾病的恐惧、焦虑心理，尤其是长期使用呼吸机的患者，对呼吸机产生依赖心理，实施脱机的过程会增加患者的恐惧、焦虑情绪。医护人员应提前对患者做好解释工作，可通过间断脱机的方式，提高患者的耐受程度，从而提高脱机成功率。

6）未使用镇静药物：患者已停用镇静、安定药物12小时以上，药物代谢完全，患者意识清楚。

（2）自主呼吸实验（SBT） 有3种方法应用较为广泛。

1）低压力水平（5～7cmH$_2$O）的压力支持通气（PSV）：不断开呼吸机，将通气模式改为PSV，压力支持水平保持在5～7cmH$_2$O，FiO$_2$维持不变。低水平压力支持能克服人工呼吸道阻力，降低额外呼吸功耗，更准确地判断患者能否克服自身胸肺阻抗完成自主呼吸的能力。支持压力可根据人工气道的长度、直径进行选择。

2）低压力水平（5cmH$_2$O）持续气道正压（CPAP）：不断开呼吸机，将通气模式改为CPAP，保持气道内正压为5cmH$_2$O，FiO$_2$维持不变。目前认为慢性阻塞性肺疾病（COPD）患者和左心功能不全患者选择该试验方式作SBT比较适合。因低水平CPAP可维持COPD患者小气道开放、对抗PEEPi引起的呼吸功增加；也可降低左心功能不全患者的左心负荷，使试验更加安全，试验成功率更高，但拔管后存在心力衰竭的危险。

3）T形管法：断开呼吸机，将T形管与气管插管或气管切开导管直接相连，利用加温湿化装置加温加湿吸入气体，保持FiO$_2$不变，患者完全处于自主呼吸状态。该试验方式无外界正压的辅助作用，且人工气道增加气道阻力而使呼吸做功增加，因此该试验方式容易造成患者呼吸困难、呼吸肌疲劳，SBT试验成功率下降。试验成功者大多自主呼吸能力较强，其撤机、拔管成功率较高。

五、机械通气相关并发症的预防与处理

机械通气患者因肺部条件差、需接受吸痰等侵入性操作等原因，常可并发肺部感染。此外，吸气时的气道正压对呼吸生理、血流动力学及重要脏器的血流灌注均可产生不利影响。许多与正压通气相关的危险如未及时识别和处理，可引起气压伤等并发症，甚至死亡。

（一）呼吸机相关肺炎

1. 原因　因气管插管、机械通气继发的肺炎称为呼吸机相关性肺炎（VAP）。VAP是机械通气的常见并发症，其发生率与患者使用机械通气的时间成正比，使用呼吸机超过24小时的患者，医院内肺炎的发生率增加4倍，死亡率也会随之增加。VAP发生的主要原因有以下3条。

（1）人工气道置入、人工吸痰等操作过程中细菌植入。

（2）胃内容物反流或口腔内菌群沿气道下行。

（3）患者意识状态差或接受镇静治疗，活动减少、咳嗽反射降低，气道分泌物不能有效排出。

2. 预防与处理

（1）严格掌握气管插管或气管切开适应证，使用呼吸机辅助呼吸的患者应优先考虑无创通气。

（2）对存在医院获得性肺炎（HAP）高危因素的患者，应加强口腔护理，减少口腔内菌群过度繁殖，预防口腔溃疡的发生。

（3）鼓励手术后患者（尤其胸部和上腹部手术）早期床上活动。

（4）指导患者正确咳嗽、咳痰，加强翻身、叩背，以利于痰液引流。

（5）如无禁忌证，应将床头抬高30°～45°。

（6）对气管插管或气管切开患者，吸痰时应严格执行无菌技术操作原则。吸痰前后，医务人员必须遵循手卫生规范。

（7）建议使用有声门下吸引的气管导管，定期（每小时）做声门下分泌物引流。

（8）呼吸机螺纹管有明显分泌物污染时应及时更换，无明确污染的管路建议每周更换；添加湿化用水过程中保持无菌，注意湿化罐的水位；螺纹管冷凝水应及时作为污水清除，不可直接倾倒，不可使冷凝水流向患者气道。

（9）对于人工气道/机械通气患者，每日评估是否可以撤机和拔管，减少插管天数。

（10）正确进行呼吸机及相关配件的消毒（参见第10章第一节）。

（11）尽管消化道反流可能成为VAP的重要感染源，但不推荐常规采用抗生素进行选择性消化道脱污染（SDD）来预防VAP。而是应尽量减少使用或尽早停用预防应激性溃疡的药物，包括H_2受体阻滞剂如西咪替丁和（或）制酸剂，维持胃内的酸度，并尽早给予肠内或肠外营养，提高患者营养储备。

（12）对于器官移植、中性粒细胞减少症等严重免疫功能抑制患者，应进行保护性隔离，医务人员进入病室时须戴口罩、帽子，穿无菌隔离衣等。

（13）对全体医务人员包括护工，定期进行VAP相关预防措施的教育培训。

（二）气压伤或呼吸机相关肺损伤（VALI）

1. 原因 气压伤是由于过高的通气压引起的肺损伤，引起气压伤的机制有两个：剪切力和肺泡过度扩张。剪切力是指一部分肺的形状改变大于另一部分肺的改变，因而连着两部分肺的界面产生剪切力。肺泡过度扩张则是指正常肺组织因肺内压过高而导致肺泡过度充气，引起物理牵拉所致的损害。VALI最明显表现是肺泡破裂，引起纵隔气肿、皮下气肿和气胸、气腹等。正压通气时一旦发生气胸，常迅速演变为张力性气胸，故需及时识别和迅速处理。

2. 预防与处理

（1）合理选择呼吸机参数：通过合理选择呼吸机模式和参数，努力维持气道压<40cmH_2O或吸气平台压<30cmH_2O。

（2）应用允许"高碳酸血症"通气策略：对于VALI高危患者（尤其是严重ARDS的患者），可采取小潮气量（4～7ml/kg）通气，允许一定程度的高碳酸血症（$PaCO_2$<60mmHg），以防止因肺泡容积过大导致VALI。

（3）应用压力预设型通气，如压力控制通气、压力支持通气、气道压力释放通气、压力控制反比通气。

（4）选择最佳PEEP，使肺顺应性达到最佳水平，降低VALI发生率。

（5）俯卧位通气：研究显示，俯卧位通气可提高肺顺应性，减少高PEEP的使用，对提高通气效果，避免VALI的发生有较好效果。

（6）应用体外膜肺氧合、体外CO_2去除或腔静脉内氧合等技术，提高通气效果。

（7）加强监护：密切监测辅助通气过程中的气道压力变化，避免气道压过度升高。当出现颈胸部皮下气肿、气管移位、患侧呼吸音消失、叩诊过清音或鼓音、心或肝浊音界消失、颈静脉怒张、低血压等体征时，应高度怀疑VALI的发生，应立即拍胸部X线片并及时给予引流。

第六节 吸 痰 术

一、概述

吸痰是一项帮助不能自主咳痰或误吸呕吐物患者清理气道，保证有效呼吸，避免肺部感染的重要技术。危重、年老、昏迷及麻醉后的患者因咳嗽无力、反射迟钝或会厌功能不全等需要应用此技术辅助排痰。根据吸痰时是否开放气道，吸痰可分为开放式吸痰法和密闭式吸痰法。开放式吸痰是传统的吸痰方法，即吸痰时断开人工气道与呼吸机管路，开放气道后插入吸痰管吸痰的方法。密闭式吸痰是将密闭式吸痰管连接在患者气管插管和呼吸机Y形管之间，吸痰操作时不中断机械通气，吸痰管可以在保持气管插管与Y形管连接的情况下，经安全密闭阀进入气道，进行有效吸痰。因不需要开放气道，可在密闭膜内进行操作，减少了吸痰管暴露，可避免交叉感染；同时，理论上密闭状态的保持，还可以维持气道压力、通气量和吸入气体的氧浓度，保持血氧饱和度及血流动力学相对稳定，避免肺泡萎陷、肺不张及组织缺氧。从而也能有效地减少心肌耗氧量，降低心血管事件如急性心肌梗死、严重心律失常、充血性心力衰竭等的发生。

二、吸痰时机

　　频繁的吸痰易损伤呼吸道黏膜，患者易出现缺氧、肺不张、感染和出血等，而不及时吸痰又会影响患者的通气，因此吸痰时机的确定对危重患者气道管理非常重要。按需吸痰是目前普遍认可的吸痰时机选择理念。一听：患者咳嗽、频繁的呛咳或者床旁听到痰鸣音及用听诊器置于胸骨上窝，能听到"呼噜"声音时，都说明上呼吸道有大量的痰液淤积，应立即吸痰。二看：观察患者的面色、呼吸、心电监护仪、呼吸机相关参数的情况。患者出现面色发绀，呼吸困难，心电监护仪上血氧饱和度下降2%～3%时，呼吸机高压报警等提示需要吸痰，且应警惕气道是否被分泌物阻塞。有研究认为，重症颅脑损伤咳嗽反射异常或消失，应明确吸痰时机选择的指征，并避免30分钟内重复吸痰。对于痰液黏稠的颅脑损伤患者，应每45分钟进行一次肺部评估，判断是否需要吸痰。同时，提出GCS评分≤7分的重型颅脑损伤患者气管切开按需吸痰的主要指征为：①患者出现自主咳嗽；②肺部听诊有痰鸣音；③肺部物理治疗后7分钟之内；④气道湿化液量累计达11.16ml。上述4项指征达到后，即应进行吸痰。

三、吸痰操作方法

（一）开放式吸痰

1. 用物准备（图2-14）
（1）操作者做手卫生，戴口罩。
（2）连接压力表、一次性痰液收集器及连接管。
（3）取灭菌注射用水1瓶，检查有效期及液体质量，开启铝盖，注明开瓶日期和时间（有效期为24小时），套上网套。
（4）取无菌吸痰管数根，检查有效期及包装是否完好。
（5）神志不清的患者备口咽通气道、开口器、舌钳及压舌板。
（6）备1个塑料小桶（内放医用垃圾袋）。
（7）携用物至患者床旁。

2. 操作步骤
（1）操作者做手卫生。
（2）查对姓名、ID号，向患者解释操作目的，以取得患者的配合。
（3）评估
1）评估患者年龄、病情（心肺功能

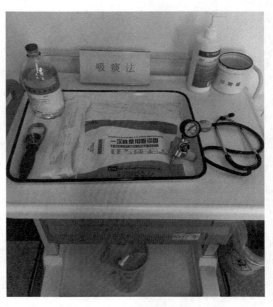

图2-14　吸痰用物

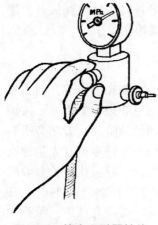

图2-15 检查吸引器性能

及缺氧情况）。

2）评估患者肺部情况，听诊有无痰鸣音，评估痰量，确定是否需要吸痰。听诊方法：Z字听诊法（对侧肺尖部→近侧肺尖部→对侧肺底部→近侧肺底部）。

3）评估患者配合程度。

4）评估患者口腔、鼻腔的黏膜情况。

（4）放置物品

1）开启灭菌注射用水瓶瓶塞，将其系在床头（用于吸引管的冲洗）。

2）塑料小桶放床旁地面（放用过的吸痰管）。

3）关闭压力表，将压力表插入墙壁中心吸引器插座内。

4）按照痰液收集器连接标识连接各连接管，打开压力表检查负压吸引的性能（图2-15）。

5）将吸引管管头放于灭菌注射用水瓶内液面以上备用。

（5）选择合适型号的吸痰管，将吸痰管包内的避污纸包分离至顶端，在外包装顶端撕一小口，右手取出避污纸包（图2-16）。

（6）左手捏住避污纸包外面，双手将避污纸包打开。

（7）左手拿住避污纸一角，右手戴手套（图2-17）。

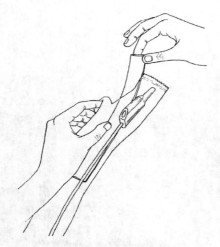

图2-16 取出避污纸包

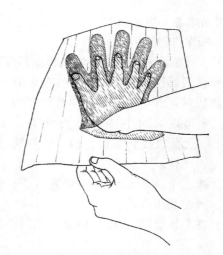

图2-17 右手戴手套

（8）左手将避污纸置于患者嘴角下方（图2-18）。

（9）右手取出吸痰管，左手取吸引管与吸痰管相接（图2-19）。左手打开负压开关。

（10）左手持吸引管，右手持吸痰管，左手拇指盖住吸痰管的侧孔，并查看抽吸压力。

（11）在无负压状态下，当患者深吸气时，右手将吸痰管自患者鼻孔插入22～25cm

（图2-20）。

（12）左手拇指盖住吸痰管侧孔，右手将吸痰管慢慢旋转上提退出，每次吸引不超过15秒（图2-21）。

（13）吸痰毕，右手将用过的吸痰管缠绕于手中，并将吸痰管与吸引管分离（图2-22）。

（14）将吸引管管头放于灭菌注射用水瓶内，吸取少许溶液冲洗管道。

（15）关闭负压开关，将吸引管管头放于灭菌注射用水瓶内液面以上备用。

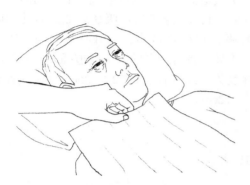

图2-18 将避污纸置于患者嘴角下方

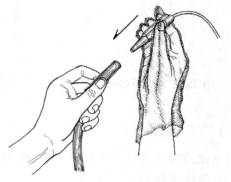

图2-19 相接吸引管与吸痰管

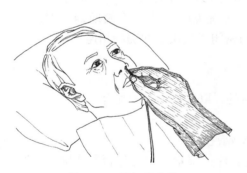

图2-20 插入吸痰管

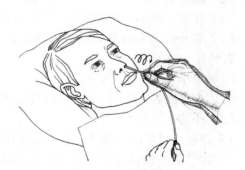

图2-21 退出吸痰管

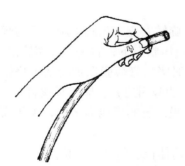
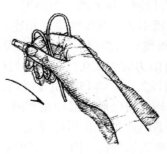

图2-22 分离吸痰管

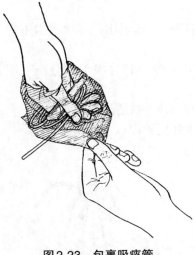

图2-23　包裹吸痰管

（16）右手手套翻转脱去的同时包裹已用过的吸痰管（图2-23）。

（17）用避污纸擦去患者口角分泌物，然后包裹手套丢于医用垃圾桶内。

（18）整理床单位，协助患者取舒适体位。

（19）操作者做手卫生。记录痰液的颜色、性状及量。

（20）如患者有人工气道，则在第11步将吸痰管自患者的人工气道插入，当吸痰管前端有阻力时，上提吸痰管0.5～1cm，给予负压吸痰。如患者使用呼吸机辅助呼吸，则在第11步，断开呼吸机与人工气道连接处，将吸痰管自患者的人工气道插入。一般吸痰管插入深度为：经气管插管22～25cm，经气管切开套管10～12cm。

（二）密闭式吸痰

密闭式吸痰适用于经人工气道机械通气的患者。

1.用物准备

（1）连接压力表、一次性痰液收集器及连接管，处于备用状态。

（2）连接密闭式吸痰器于气管插管和呼吸机Y形管之间，处于备用状态。

（3）开启1袋500ml生理盐水备用，注明"冲洗吸痰管用"，有效期24小时。

（4）取10ml无菌注射器抽吸生理盐水，与密闭式吸痰器冲洗端相连。

2.操作步骤

（1）操作者做手卫生。

（2）查对姓名、ID号，向患者解释操作目的，以取得患者的配合。

（3）评估

1）评估患者年龄、病情（心肺功能及缺氧情况）。

2）评估患者肺部情况，听诊有无痰鸣音，评估痰量，确定是否需要吸痰。听诊方法：Z字听诊法（对侧肺尖部→近侧肺尖部→对侧肺底部→近侧肺底部）。

3）评估患者配合程度。

4）评估患者口腔、鼻腔的黏膜情况。

（4）将负压吸引管与密闭吸痰管相连，旋转安全密闭阀（旋转后与呼吸机送气系统隔离），左手拇指或示指控制吸引阀，在无负压状态下，右手持吸痰管沿气管插管插入，当吸痰管前端有阻力时上提0.5～1cm。此时吸痰管薄膜保护套随吸痰管的插入自行皱缩，按下吸引阀开关，连续15秒负压吸痰，边吸引边旋转撤出吸痰管。

（5）吸痰完毕，将吸痰管回抽至密闭式吸痰管的黑线标记处，关闭安全密闭阀。按下吸引阀，以生理盐水冲洗负压管管腔。

（6）观察患者病情变化，协助患者取舒适体位。整理床单位。

（7）做手卫生，记录痰液的颜色、性状及量。

（三）注意事项

1.严格执行无菌技术操作原则：吸痰过程中对吸痰管及气道的污染会造成患者的肺部感染。使用呼吸机时要注意保持呼吸机接头不被污染。气管插管、鼻腔、口腔每吸一个部位应更换一根吸痰管。

2.对无人工气道的自主咳痰受限患者，可使用开口器或口咽通气道进行吸痰。

3.选择型号合适的吸痰管，吸痰管外直径勿超过气管插管或气管内套管直径的1/2。调节最佳吸痰负压，插入吸痰管时不可打开负压。

4.吸痰动作应轻柔、准确、快速，每次吸痰时间不超过15秒（以吸痰者在正常呼吸下屏气时间作为参考），连续吸痰不得超过3分钟。避免吸痰管在同一部位长时间停留或吸引力过大而损伤黏膜，不可反复提插吸痰管。注意吸痰管插入是否顺利，遇到阻力时应查找原因，不可粗暴盲插。

5.调节合适的吸引负压，一般成年人＜400mmHg（53.3kPa），儿童＜300mmHg（40.0kPa），婴幼儿100～200mmHg（13.3～26.6kPa），新生儿＜100mmHg（＜13.3kPa）。

四、吸痰患者的护理要点

1.吸痰前后对患者的呼吸功能进行评估（参见本章第一节）。

2.吸痰过程中评估患者痰液的性状、量和颜色，并做记录。

（1）痰液性状：可分为黏液性、浆液性、黏液脓性、脓性及血性。无色透明痰多见于病毒感染；痰呈黄色提示有化脓菌感染；草绿色痰多为铜绿假单胞菌感染；红棕色胶冻状痰多与肺炎杆菌感染有关；血痰要警惕肺癌；灰黑色痰多与大气污染或尘肺有关；咳出的痰液有恶臭提示是厌氧菌感染。

（2）痰量：以痰量估计疾病严重程度。痰量多提示病情进展，痰量少提示病情好转。但痰量少全身中毒症状加重，提示痰液引流不畅。24小时咳痰量超过100ml为大量痰。咳大量恶臭脓痰，静置后出现分层现象（上层为泡沫，中层为浆液或黏液，下层为脓液及坏死性物质），是支气管扩张及肺脓肿的典型症状。

（3）痰色：痰液颜色的特异性变化常可对病情评估和疾病诊断提供信息。例如，铁锈色痰常提示肺炎球菌性肺炎；巧克力色痰提示阿米巴性感染；粉红色泡沫样痰提示肺脓肿、肺水肿；血痰可提示肺结核、肺癌、支气管扩张等病变。

3.吸痰过程中留取痰标本：根据检查目的选择收集容器，常用的容器有无菌留痰器和广口玻璃瓶，容器应洁净、干燥，不应有异物污染。如收集24小时痰液，应使用盛有防腐剂的广口玻璃瓶；如留痰涂片做细菌学检查或留取痰培养，应用无菌留痰器。容器外壁贴好检验标签，标明患者科别、床号、姓名、ID号等。

（1）采集痰培养标本时，将无菌痰液收集器接负压吸引管，按照常规吸痰方法进行吸痰，痰液将自动吸入收集瓶内。吸引完毕，断开负压管路，取下收集瓶，并以瓶盖封闭瓶口送检。

（2）痰标本采集后立即送检，以保证结果的准确性。

（3）对于痰量少或无痰的患者，可选择在雾化吸入治疗后进行痰液采集。

（4）支气管扩张症或肺脓肿患者，留痰前可行体位引流，根据病变部位采取不同体位。原则是使病肺处于高位，使其引流支气管开口处于低位，持续15～30分钟，体位引流时可间歇行深呼吸或用力咳嗽，同时用手轻拍患部，可提高引流效果，采集到满意的痰液标本。

（5）若要从痰中检查结核杆菌，而痰量较少时，可采用集菌法提高检查的阳性率。为此，要用无色广口玻璃瓶收集24小时的痰液，收集时应注意不要将患者口鼻分泌物混入，并将容器放置阴凉、少尘处，容器需加盖。

（6）若要从痰液中查找癌细胞，应尽量选择来自肺泡、支气管内的血丝痰、灰白色痰、透明黏液痰。因癌细胞易发生自溶，应立即送检，也可用95%乙醇溶液或10%甲醛固定后送检。

（7）呼吸系统疾病中传染病较多，如肺结核、流感，主要通过空气、飞沫、尘埃传播。因此，护士应按照要求戴口罩，认真做好自身防护，以免发生感染。

4.提倡按需吸痰：即在听到或观察到患者有痰时应及时吸痰，不主张定时吸痰，以减少吸痰带来的并发症及减轻患者的痛苦。

5.使用呼吸机的患者在吸痰前后应给予吸入100%的纯氧2分钟，以提高患者的SPO$_2$（经皮血氧饱和度）至所能达到的最高值，从而避免吸痰时发生严重的低氧血症。吸痰前、中、后应密切观察患者生命体征和氧饱和度的变化，如有不适或发生低氧血症及心律失常等，应立即停止吸痰，呼叫医生给予紧急处理。

6.密闭式吸痰系统每24小时更换1次，使用中注意保持吸痰系统的密闭性。吸痰前先用生理盐水冲洗吸痰管，以检查吸引负压、吸痰管是否通畅，同时湿润吸痰管，降低吸痰管与气管插管或气管切开套管之间的摩擦，以利于吸痰管插入。吸痰后及时冲洗吸痰管，充分冲洗管腔内痰液，防止痰液黏附管腔内壁阻塞吸痰管。

7.宜选用密闭式贮液瓶收集痰液。如使用非密闭式贮液瓶，应在贮液瓶内放少量0.1%含氯消毒液，使痰液不黏附于瓶底，以便于清洗、消毒。每个患者用后的吸引导管、贮液瓶应消毒后备用。

五、并发症的预防与处理

1.低氧血症

（1）原因：吸痰时间过长；反复吸痰；插入吸痰管过深；吸痰管外径过粗阻塞气道。患者可出现呼吸、脉搏加快，血压升高，反应迟钝，思维紊乱似醉酒者；严重时患者面部、口唇及指端发绀，心跳减弱、血压下降、张口呼吸甚至呼吸停止。

（2）预防与处理

1）吸痰管型号要合适，以既能够吸出痰液又不阻塞气道为宜。

2）吸痰过程中患者若有咳嗽，可暂停操作，让患者将深部痰液咳出后再继续吸痰。

3）刺激气管隆嵴处易引起患者的咳嗽反射，不宜反复刺激。

4）提倡按需吸痰：即在听到或观察到患者有痰时吸痰。按规定控制每次吸痰时间和持续吸痰时间。

5）吸痰时密切观察患者的心率、心律、动脉血压和血氧饱和度的变化。如发生低氧血症，应立即停止吸痰，并通过提高吸氧浓度、面罩吸氧等方式，帮助患者尽快纠正低氧血症，遵医嘱给药，必要时给予呼吸机辅助通气。

6）使用呼吸机的患者，在吸痰过程中不宜使患者脱离呼吸机的时间过长，吸痰前后给予吸入100％纯氧2分钟，以提高血氧浓度。

7）吸痰时要严密观察痰液的性状变化。如发现痰液黏稠时，应及时给予雾化、叩背等措施促进排痰。

2.呼吸道黏膜损伤

（1）原因：①吸痰管质地硬、粗糙、管径过大，易损伤气道黏膜。②吸痰动作粗暴，插管过深，用力过猛，吸引负压过大，吸引时间过长，反复吸引一个部位等，均可致呼吸道黏膜损伤。③烦躁不安、不合作患者，由于头部难固定，插管、吸痰过程中易损伤气道黏膜。当气道黏膜受损时患者可出现血性痰，口唇黏膜受损可见有表皮的破溃甚至出血，纤维支气管镜检查可见受损处黏膜糜烂、充血肿胀、渗血甚至出血。

（2）预防与处理

1）选择材料优质、型号适当的吸痰管吸痰。

2）吸痰时吸痰管插入不宜过深，以避免损伤黏膜，发生出血。

3）插入时动作应轻柔，特别是从鼻腔插入时，不要用力过猛。对烦躁不安、不合作的患者，吸痰前应做好解释和心理支持，以取得患者配合。有人工气道的患者，应适当给予镇静药物，提高患者的舒适性和配合程度。

4）禁止带负压插管。

5）抽吸时，吸痰管必须旋转向上提拉。

6）每次吸痰时间不超过15秒。

7）调节合适的吸引负压。

8）发生气道黏膜损伤时，可用生理盐水加庆大霉素或阿米卡星等抗生素进行超声雾化吸入。

3.心律失常

（1）原因：①吸痰管在气管内反复吸引时间过长，造成患者短暂性呼吸道不完全阻塞及肺不张引起缺氧和二氧化碳蓄积。②吸痰管插入较深，吸引管反复刺激气管隆嵴引起迷走神经反射，严重时至呼吸心搏骤停。③吸痰的刺激使儿茶酚胺释放增多所致。④各种导致低氧血症的原因，严重时均可引起心律失常甚至心搏骤停。

（2）预防与处理

1）因吸痰所致的心律失常几乎都发生在低氧血症的基础上，所以先以防止低氧血症为基础。

2）如发生心律失常，应立即停止吸引，退出吸痰管，并给予吸氧或加大吸氧浓度。

3）一旦发生心搏骤停，应立即施行准确有效的胸外心脏按压，开放静脉通道，同时准备注射肾上腺素等复苏药物。持续心电监测，配合医生进行抢救。

4.气道痉挛

（1）原因：患者气道高度敏感。

（2）预防与处理

1）对气道高度敏感的患者，吸引前给予1％利多卡因少量滴入，也可给予组胺拮抗剂如氯苯那敏4mg口服，每日3次。

2）气道痉挛发作时，应暂停气道吸引，给予β_2受体兴奋剂吸入。

5.阻塞性肺不张

（1）原因：①吸痰管外径过大，吸引时氧气被吸出的同时，进入肺内的空气过少。②吸痰时间过长、负压压力过大。③痰痂形成阻塞吸痰管，造成无效吸痰，可出现咳嗽、喘鸣、咯血、脓痰、畏寒和发热，或因缺氧出现唇、甲发绀。胸部X线片呈按肺叶、段分布的致密影。

（2）预防与处理

1）根据患者的年龄、痰液的性状选择型号合适的吸痰管。有气管插管者，选用外径小于气管插管内径1/2的吸痰管。

2）插入吸痰管前应检查吸痰管是否通畅，吸痰过程中需要注意观察吸引管是否通畅，避免无效吸引。

3）每次吸痰时间应小于15秒，注意观察吸痰时负压压力，避免负压过大。

4）加强肺部物理治疗，每1～2小时翻身、叩背一次，促进痰液排出。对痰液黏稠者，可给予雾化吸入稀释痰液。

5）吸痰前后听诊肺部呼吸音的情况，密切观察患者的心率、呼吸频率和深度、血氧饱和度及血气分析结果变化。

6）一旦发生肺不张，应根据发生原因采取措施，可用纤维支气管镜对肺不张部位进行充分吸引、冲洗，嘱患者深呼吸，必要时行气管切开，以保证充分的气道湿化和吸痰。

7）合并感染者应用抗生素治疗。

6.感染

（1）原因：①操作中未严格执行无菌技术操作原则，使用被污染的吸痰管等。②口鼻黏膜、呼吸道黏膜损伤引起的继发感染。患者可出现寒战、高热、痰多、黏液痰或脓痰，听诊肺部有湿啰音，X线检查可发现散在或片状阴影。

（2）预防与处理

1）吸痰过程中严格执行操作规程及无菌技术操作原则。

2）痰液黏稠者，遵医嘱给予雾化吸入以稀释痰液，以利于痰液的吸出。

3）吸痰过程中需要避免黏膜损伤，以防止感染。

4）发生局部感染时，遵医嘱给予对症处理；出现全身感染时，遵医嘱给予抗生素治疗。

第七节　振动排痰术

一、概述

振动排痰术是指通过人工或机械叩击的方法，促进痰液的排出。它包括手法叩击排痰和振动排痰仪排痰。手法叩击排痰是通过手掌摇振，推压叩击背部，使附着在气管、支气管、肺内的分泌物松动，促进分泌物排出，以控制肺部感染，防止肺泡萎缩和肺不张。其无须借助仪器，操作便捷，便于护理人员在临床工作中随时、多次进行；振动排痰仪排痰是借助振动排痰仪，采用物理定向叩击原理，同时产生垂直和平行于身体表面的两种力，垂直力对分泌物具有松弛作用，水平力有助于使痰液按照选择的方向排出体外，且具有穿透力强、易操作、力度均匀，频率稳定等优点。在临床工作中，两种方法常结合使用，共同促进患者康复。

二、适应证与禁忌证

1. 适应证　①各种原因引起的痰液过多；②昏迷、瘫痪或疼痛以致咳嗽微弱而导致排痰不畅；③常见的慢性肺病，如慢性阻塞性肺气肿、慢性支气管炎、支气管扩张等；④肺不张；⑤有人工气道；⑥有呼吸机辅助通气。

2. 禁忌证　①皮肤及皮下感染；②肺部肿瘤（包括肋骨及脊柱的肿瘤）；③肺出血及咯血；④严重心律失常；⑤收缩压＞220mmHg或＜80mmHg，舒张压＞110mmHg或＜40mmHg；⑥高颅压及严重癫痫；⑦气胸（未经处理者）；⑧严重凝血障碍者；⑨哮喘持续状态；⑩肺栓塞；⑪肺脓肿；⑫肋骨骨折。

三、操作方法

（一）用物准备

听诊器、振动排痰仪、纸巾、医疗垃圾袋、必要时备吸痰用物。

（二）评估

患者病情、意识、咳嗽反射、呼吸道分泌物情况、口腔及鼻腔情况、耐受能力、合作程度，阅读胸部X线片，了解肺部情况。

（三）操作步骤

1. 操作者做手卫生，戴口罩。

2. 携用物至患者床旁。

3. 查对患者姓名、ID号，向患者解释操作目的，以取得患者的配合。

4. 关闭门窗。

5. 评估患者，听诊肺部。

6. 操作者站在患者右侧，协助患者取左侧卧位。

（1）将枕头稍移向操作者侧。

（2）将患者双上肢交叉放于胸前（右上肢在上）。

（3）再将靠近操作者侧的患者下肢移至对侧肢体上。

（4）一手放在患者肩下，另一手放在患者臀下，将患者翻至侧卧位。

7. 手法振动排痰

（1）肺部触诊：操作者戴手套，以双手掌触探肺内分泌物位置，判断患者肺内痰液的部位，结合听诊进一步评估肺内痰液情况，确定痰液明显区域。

（2）摇振法排痰：操作者双手拇指相对，将双手掌于患者肋胁部"握住"患者肺，在患者吸气末呼气初给予摇动至呼气结束，重复4～5次。

（3）推压法：将双手掌放在患者肺部区域，在患者吸气末呼气初给予推压4～5次。

（4）叩击法：五指并拢，掌心成杯状，依靠腕部的力量有节奏的叩拍15～20次，促进受压部位分泌物松动。叩击顺序是沿着脊柱两侧由下到上向心性叩击。

8. 振动排痰仪排痰

（1）根据患者情况选择合适的叩击头。

（2）将主机电源线插头插入电源插座。

（3）设定单侧肺治疗时间为15～20分钟（振动排痰仪显示为15：00～20：00）。

（4）使振动排痰仪叩击头紧密贴合患者皮肤，稍用力。

（5）根据患者承受能力，选择最高叩击频率（基本治疗频率为15～30CPS），叩击治疗2分钟，而后将频率降低3～5CPS，低频振动治疗2分钟。更换治疗部位后振动频率依此法反复循环。

（6）叩击头移动方向为沿着支气管走向，即由外周走向中央大气道方向。

（7）治疗时间由振动排痰仪自动递减，达到0：00时排痰仪自动停止振动。

9. 叩击、振动过程中注意观察患者反应。

10. 协助患者咳嗽排痰，用纸巾擦净痰液（有人工气道的患者给予吸痰），观察痰液量、性状、颜色。

11. 用同样方法进行对侧肺部振动排痰。

（四）注意事项

1. 使用振动排痰仪治疗时，振动区域前后以患者腋前线、腋后线为界，上下以腋窝、肋弓边缘为界。使用手法叩击时，治疗区域在脊柱两侧的肺区，应避开椎骨、肩胛骨及脏器部分（如腰部的肾）。

2. 叩击力度应适宜，不应使患者产生疼痛感。

3. 对有人工气道的患者于单侧振动结束后应立即吸痰。

4. 手法叩击排痰一般每个部位的治疗时间为1～3分钟，时间的长短视痰液的多少和患者排痰效果而定。

5. 操作中应密切观察患者意识及生命体征变化，观察有无并发症发生。重视患者主诉，一旦患者不适，应立即终止并报告医生。

四、护理要点

1. 持续鼻饲患者治疗前30分钟应停止鼻饲，进餐患者治疗时间应安排在餐前1～2小时或餐后2小时进行，以免治疗过程中出现恶心、呕吐，增加误吸的发生率。

2. 操作前可给予患者雾化治疗，促进痰液松动，以利于排出。

3. 治疗后应对治疗效果进行全面评价，以便根据治疗效果调整治疗策略。振动排痰治疗的有效评价指标包括：①痰量减少，< 25ml/d；②病变部位呼吸音改善，无啰音；③胸部X线片改善，胸部X线片肺部透光度良好；④呼吸机设定条件降低；⑤患者对治疗反应良好；⑥SpO_2或血气分析好转等。

4. 治疗后，叩击头可用消毒塑料或橡胶制品的方式进行消毒，或使用专人专用叩击头罩，以避免交叉感染。

五、并发症的预防与处理

（一）窒息

1. 原因　痰栓脱落阻塞支气管，患者体位不当，痰液不易引出。

2. 临床表现　患者出现呼吸困难、发绀，进一步发展可表现为面色苍白、四肢厥冷、大小便失禁、昏迷，甚至呼吸停止。

3. 预防与处理

（1）协助患者摆好体位，以利于痰液引出。

（2）床旁备好吸引装置，操作过程中要及时协助患者清理痰液，保持呼吸道通畅。

（3）患者一旦出现窒息，应立即给予吸痰，必要时给予气管插管。

（二）肾损伤

1. 原因　操作过程中手法过重；振动排痰仪的频率设定过高；叩击过程中没有避开肾区。

2. 临床表现　患者主诉肾区疼痛，可有血尿，严重者可出现休克。

3. 预防与处理

（1）操作过程中力度要适宜；选择合适的频率，以不超过35CPS为宜。

（2）叩击时应避开脏器部位。

（3）患者主诉肾区疼痛时要高度重视，立即报告医生，进行相关检查治疗。

（三）肋骨骨折

1. 原因　操作过程手法过重；振动排痰仪的频率设定过高。

2. 临床表现　患者自感骨折部位疼痛，深呼吸、咳嗽时疼痛加重，骨折侧呼吸受限，可触及骨折的断端。

3. 预防与处理

（1）操作过程中力度要适宜；选择合适的频率，以不超过35 CPS为宜。

（2）怀疑肋骨骨折时，应立即进行相关检查。一旦确诊，应立即处理，防止骨折断端移位刺破胸膜、肋间血管和肺组织，产生气胸、血胸、皮下气肿或咯血。

（四）吸入性肺炎

1. 原因　患者胃内容物反流误吸入肺。

2. 临床表现　患者发热、咳嗽、咳痰、气促、胸痛，肺部叩诊呈浊音，听诊有湿啰音，胸部X线片可见斑片状阴影。

3. 预防与处理

（1）持续鼻饲患者治疗前30分钟停止鼻饲。进餐患者治疗时间应安排在餐前1～2小时或餐后2小时。

（2）协助患者取侧卧位。

（3）床旁备好吸引装置，操作过程中要及时清理患者口腔内容物，防止误吸。

（4）已出现肺炎的患者，需要根据病情选择合适的抗生素积极进行抗感染治疗。结合相应的临床表现采取对症处理，高热可用物理降温或小量退热药；气急、发绀可给予氧气吸入；咳嗽、咳痰可用镇咳祛痰药。

第八节　纤维支气管镜检查

一、概述

纤维支气管镜（简称纤支镜）是利用由几万根高透光度的玻璃或丙烯树脂纤维所组成的导光束，用以诊断、评估支气管病变的仪器。因管腔小，柔软可弯曲，导光能力强，亮度大，视野清晰，便于经口腔或鼻腔进入气管直至3～4级支气管段，是直视下观察气管、左右各叶支气管及黏膜情况的有效途径，也可用于气道内取活检，辅助深部吸痰等。纤维支气管镜检查是ICU常用的呼吸道检查和治疗手段，做好检查前后的配合与护理，是保证检查过程顺利和患者安全的前提。

二、纤维支气管镜的适应证与禁忌证

（一）纤维支气管镜检查的适应证

1.原因不明的咯血，痰中带血，需明确出血部位和原因。
2.原因不明的长期刺激性咳嗽，一侧局限性哮鸣音怀疑支气管病变。
3.肺不张，肺部X线阴影需进一步明确病变性质。
4.痰检癌细胞阳性而胸部X线无阴影的"隐性肺癌"，对病灶进行定位。
5.术前检查明确病灶范围，便于决定术式；术后观察肿物是否有复发及拆除支气管残端裸露的线头。
6.清除气道深部分泌物及取异物，治疗肺不张。

（二）纤维支气管镜检查的禁忌证

1.大咯血。
2.严重心脏病、心功能不全。
3.主动脉瘤或心室壁瘤有破裂危险。
4.癫痫、严重高血压、哮喘、出血或凝血机制异常、急性上呼吸道感染。
5.患者不能合作。

三、纤维支气管镜检查的配合

（一）检查前准备

1.用物准备　检查前应准备好急救药品、氧气、开口器、舌钳、吸引器、纤维支气管镜、心电监护仪，必要时准备气管插管及人工呼吸器。检查纤维支气管镜及其附件功能是否良好，纤维支气管镜使用前应用灭菌的液状石蜡润滑表面，以利于纤维支气管镜插入，减少对黏膜的损伤。

2. 护理准备

（1）评估患者：了解患者疾病史、药物过敏史，尤其是胸部 X 线片、肺部 CT、肺功能、心电图等检查结果，以了解患者的心肺功能。

（2）环境准备：病室清洁、安静、温湿度适宜。以床帘或屏风遮挡患者。急救车推至床旁备用。

（3）文书准备：纤维支气管镜检查前，需家属或患者在知情同意书上签字。纤维支气管镜检查后需记录患者生命体征、吸痰颜色、性状及量等信息。

3. 患者准备

（1）术前禁食、禁饮 4 ～ 6 小时，术前给予适当的镇静药及阿托品，以使患者镇静，减少呼吸道分泌物，防止导管置入过程中刺激迷走神经，反射性引起心搏骤停。鼻腔黏膜充血、水肿的患者可给予 0.5% 麻黄碱滴鼻剂滴鼻，以收缩血管，防止检查时损伤黏膜引起出血。

（2）保持患者情绪稳定：清醒患者因对纤维支气管镜检查缺乏认识，易产生恐惧心理，配合度低，不利于进行纤维支气管镜检查。检查前应加强心理护理，对患者进行检查目的、安全性及配合方法等内容的讲解，并给予适当的镇静药物。

（3）连接心电监护仪。

（4）无人工气道的患者，应于患者吸气时经鼻腔快速注入 2% 利多卡因 2 ～ 3ml，以便于纤维支气管镜进入气道。

（二）检查中配合

1. 摆体位　协助患者取仰卧位，不能平卧者可取半卧位或坐位。用治疗巾遮盖患者双眼。

2. 保证纤维支气管镜顺利进入　检查过程中，嘱患者放松，深呼吸，头不能抬起或左右摇动，有痰可以轻轻咳出或咽下，保持呼吸道通畅。

3. 加强监护　密切观察患者面色、呼吸、心率、血压、SaO_2 的变化，一旦出现异常立即报告医生并配合抢救。

4. 配合留取检验标本　当纤维支气管镜到达病变部位需取活检或需进行深部痰标本留取时，立即进行吸针、检刷、无菌留痰器等器具传递。如需留取痰标本，护士应协助操作者将痰液收集器连接在纤维支气管镜和负压吸引管之间，留取完毕后按照无菌操作要求封闭痰液收集器，立即送检。

四、纤维支气管镜检查后护理

1. 检查后协助患者取舒适的体位休息 10 ～ 30 分钟。

2. 密切观察患者生命体征变化，尤其是呼吸、血压的变化，有无出血、呼吸困难等并发症。

3. 嘱患者禁食水 2 小时，以免因声带麻痹造成食物误入气管内。

4. 检查后患者可出现鼻、咽、喉不适，应向患者解释上述不适为正常反应，经休息

1～2小时即可逐渐恢复正常，并告知患者若未恢复或逐渐加重应及时告知护士，进行处理。

五、并发症的预防与处理

（一）气道黏膜出血

1. 原因　存在凝血功能异常、气道黏膜水肿的患者，进行纤维支气管镜活检、吸痰等操作后易出现气道的出血。

2. 预防与处理

（1）纤维支气管镜检查出血是较常见的并发症。对于估计活检、针吸中可能出现出血者，可在活检、针吸前局部注入稀释后的去甲肾上腺素2ml（生理盐水2ml＋去甲肾上腺素1ml），活检后出血多者可再次注入去甲肾上腺素，在活检或针吸时要嘱患者尽量避免咳嗽，以免损伤肺组织。

（2）一旦出现大出血，应立即进行抢救，用纤维支气管镜吸净血液及分泌物，局部喷洒止血药；给予吸氧，建立静脉通路补液，必要时遵医嘱给予垂体后叶素静脉滴注或输血；密切观察心率、血压变化，备好抢救器械、药品，防止休克、窒息的发生。

（二）喉、气管痉挛

1. 原因　与检查前镇静、麻醉不足，患者过度紧张、气道高反应等因素有关。

2. 预防与处理

（1）术前麻醉要充分，避免患者紧张，操作过程中动作要轻巧、熟练，减少刺激，避免喉、气管痉挛。

（2）一旦发生喉、气管痉挛应立即暂停操作，给予氧气吸入，安慰患者，嘱其放松呼吸，经休息后痉挛多数能缓解。若喉、气管痉挛严重不能缓解，应给予气管插管或气管切开。

（三）肺部感染

1. 原因　与纤维支气管镜检查过程中的医源性感染有关。

2. 预防与处理

（1）严格按要求对检查所用器械进行消毒或灭菌，检查过程中严格无菌操作。

（2）术后患者一旦出现发热，应给予物理或药物降温，嘱患者多饮水或静脉补充液体，必要时可应用抗生素。

（四）低氧血症

1. 原因　多发生在检查过程中，与纤维支气管镜置入导致气道痉挛、狭窄、呼吸抑制，以及镇静剂的使用等因素有关。

2. 预防与处理

（1）重症患者易发生低氧血症，术前应给予患者吸氧。

（2）术中要严密观察患者呼吸情况及 SaO_2 的变化。患者出现呼吸困难或 SaO_2 下降时，可提高吸氧浓度，SaO_2 仍未好转或继续下降时，应停止操作，必要时给予面罩给氧，直至 SaO_2 上升至正常。

（五）心律失常

1. 原因　多发生于原有心脏病的患者，是纤维支气管镜插入时刺激引起迷走神经反射和缺氧所致。麻醉不完全、刺激强烈可引起反射性心搏骤停；麻醉中使用大量利多卡因等药物，也可能是诱发心律失常的重要原因。

2. 预防与处理

（1）严格把握适应证，术前详细了解患者病情及心功能情况。

（2）做好患者的心理护理，并给予适当镇静。

（3）严格掌握利多卡因用量，避免药物过量引起心律失常。

（4）一旦发生心律失常，应立即停止操作给予吸氧，并视情况应用抗心律失常药物，密切观察心率、心律的变化，直至心律失常改善、缓解。

六、纤维支气管镜的保养与维护

（一）初步清洗

使用后，应在拆除光源和吸引器前进行初步清洗。

1. 擦洗镜干　以纱布蘸清洗液自镜干近端至远端擦洗镜干。

2. 清洗支气管镜内腔　将镜干远端放入清洗液中，持续吸引30秒后取出，再持续吸引空气10秒。拆除光源、吸引器、吸引阀门等配件。

（二）送中心供应室消毒

初步清洗后取出电池，将支气管镜以黄色垃圾袋密封后送中心供应室消毒。特殊感染患者应包裹双层黄色垃圾袋，并做好标注，以提示中心供应室选择合适的消毒方法。

（三）消毒后保存

消毒后的支气管镜和专用器械应均匀垂直挂放在专用器械柜内，保持柜内干燥。应将冷光源、转换器、监视器等放置在专用台车上，搬运时防止剧烈震荡。长时间不用时，应定期通电除湿。

第九节　体外膜肺氧合

一、概述

体外膜肺氧合（extracorporeal membrane oxygenation，ECMO）是将血液从体内引到体外氧合后再用泵将血灌入体内，可进行长时间的心肺支持。ECMO治疗期间，心脏和肺得到一定的休息，全身氧供和血流动力学处在相对稳定的状态。膜肺可以替代肺进行有效的气体交换，即排出 CO_2 和摄取 O_2，驱动泵使血液在体内循环。为心肺功能的治疗及恢复赢得宝贵的时间。

二、基本结构及工作原理

1.基本结构：血管内插管、连接管、驱动泵（人工心脏）、氧合器（人工肺）、供氧管、监测系统。

2.通过手术操作将连接 ECMO 机器的血管插管，经胸部、颈部或腹股沟切口插入大血管，将身体中的静脉血液引出，经人工肺进行气体交换后由血泵输回患者的动脉或静脉系统。人工肺起到人体肺的作用，血泵起到人体心脏的作用。

3.常用模式

（1）静脉-静脉模式（V-V模式）：经静脉将静脉血引出，血液经氧合器氧合并排除 CO_2 后泵入另一静脉。通常选择股静脉引出，颈内静脉泵入，也可根据患者情况选择双侧股静脉或者颈内静脉置入单根双腔插管。其原理是将静脉血在流经肺之前已部分完成气体交换，弥补肺功能的不足。VV模式是需要 ECMO 辅助的急性呼吸衰竭患者的首选方式。

（2）静脉-动脉模式（V-A模式）：经静脉将静脉血引出，血液经氧合器氧合并排除 CO_2 后泵入动脉。成年人通常选择股动静脉，新生儿及幼儿因股静脉偏细，常选择颈动静脉置管；也可开胸手术动静脉置管，分别置于主动脉近心端和下腔静脉近心端或右心房处。V-A转流术是可同时支持心脏和肺功能的 ECMO 连接方式。V-A转流适合同时有心、肺严重衰竭并有心脏停搏可能的病例。

三、适应证与禁忌证

（一）适应证

1.心脏衰竭

（1）心脏手术后心源性休克，围术期心肌梗死，心脏移植术后右心衰竭等。

（2）急性心肌炎：严重心肌炎造成循环瘫痪，可通过 ECMO 的临时循环支持，直到心肌炎恢复。

（3）急性心肌梗死合并心源性休克：通过 ECMO 维持循环，进行心导管等检查。

（4）各种心肌病变：通过 ECMO 的循环支持，直接过渡到心脏移植或先过渡到心室辅助装置再过渡到心脏移植。

（5）急性肺栓塞。

（6）其他心源性休克。

2.急性呼吸衰竭　以传统呼吸机治疗方式无法维持足够的气体交换时，ECMO可以用来代替肺脏功能，维持足够的气体交换，满足机体氧供及 CO_2 的排除。

（1）胎粪吸入性肺炎。

（2）先天性横膈膜疝气。

（3）新生儿顽固性肺高压。

（4）肺透明带膜病变。

（5）急性呼吸窘迫综合征。

3.其他

（1）胸腹主动脉瘤手术需体外循环。

（2）神经外科手术需体外循环，如基底动脉瘤手术。

（3）气道手术，气道外伤。

（4）人工低体温（人工冬眠）。

（5）其他需要循环辅助的急症，如中毒、溺水、PCI、感染中毒性休克等。

（二）禁忌证

1.不可逆的脑死亡。

2.慢性阻塞性肺疾病合并成年人呼吸窘迫综合征。

3.持续进展的退化性全身性疾病。

4.不可控制的出血。

四、使用方法

（一）用物准备

用物准备见表2-5。

（二）操作流程

1.实施地点选择在ICU或手术室。

2.装机将ECMO管道系统连接并固定好，台上用品由洗手护士负责。注意无菌操作，按计划配制预充液，体外循环管道预冲排气。

表2-5　ECMO穿刺用物准备

物品准备	
• 消毒物品：碘酊、乙醇溶液	• 肝素钠生理盐水
• 局部麻醉物品：麻醉药	• 输血加压袋
• 无菌单及无菌洞巾	• 穿刺包
• 无菌手套	• 活化凝血时间检测仪（ACT仪）
• ECMO导管	• 预充液（勃脉力或生理盐水1000ml）
• ECMO设备	

3.切开或经皮穿刺插管（根据情况选择V-V模式或V-A模式）。

4.选择合适的灌注流量

（1）新生儿：100 ～ 150ml/（kg·min）。

（2）儿童：80 ～ 120ml/（kg·min）。

（3）成年人全流量：2.2 ～ 2.6L/（m²·min）。

5.呼吸的控制单用ECMO效果不佳时，可联合应用呼吸机进行辅助呼吸，定期膨肺，以防止发生肺不张或肺炎。

6.ECMO期间始终保持患者处于镇静状态，应用镇静、镇痛及肌松药，以保证患者安静地接受治疗，避免发生躁动将管道意外拔出，减少对患者的精神刺激。

五、护理要点

1.血流动力学监测　密切注意血流动力学监测指标的变化，平均动脉压（MAP）维持在50 ～ 70mmHg，中心静脉压（CVP）维持在正常范围。

2.体温管理　为防止ECMO使用期间体温下降，需注意患者的体温变化，ECMO机器中变温水箱的水温要保持在37～38℃，也可使用温毯机保暖。

3.ACT监测　ECMO使用期间需全身肝素钠化，通过ECMO系统持续输注肝素钠，因此需要定时监测ACT。ACT是激活凝血时间的简称，间接反映残留肝素钠的存在，对其他凝血机制障碍的诊断无意义。ECMO使用期间ACT应维持在150～300秒，常规每4小时测量一次ACT，根据其测得结果调整肝素钠剂量。同时应密切观察是否有各种出血征象，尤其应注意有无瞳孔、意识等的变化，以便及早发现颅内出血的征象。若发现异常应及时报告医生处理。

4.血气管理　定时监测血气分析结果，通过控制氧气的流量和浓度，使氧合后的氧分压维持在200～300mmHg，二氧化碳分压维持在35～50mmHg。常规每2～4小时测量血气一次，注意血气分析结果是否有酸碱平衡失调，发现异常应及时处理。

5.术后病情观察　给予患者持续心电监护，密切观察患者血压及心率变化，每15～30分钟记录生命体征一次；观察患者有无心律失常，尤其要重视恶性心律失常的发生；同时注意观察有无各种出血及栓塞的征象。

6.保持输液通道通畅，做好液体的管理　防止输液连接处松脱，防止药液外渗等。应用血管活性药物时，应有单独的静脉输液通路，用微量泵泵入，注意药物的浓度及剂量，并观察静脉输液通路有无外渗等情况。根据血流动力学的监测情况，调整药液输入速度。应有计划的输入液体，不可短时间内快速、大量输入液体。准确记录出入量，必要时可给予呋塞米等利尿药静脉推注，及时纠正出入量的不平衡，尽量保持适宜的负平衡。

7.饮食的护理　呼吸机辅助呼吸的患者，可以给予鼻饲，使用鼻饲泵匀速泵入肠内营养液，以利于胃肠道功能的恢复。未使用呼吸机的患者，可以摄入清淡易消化的饮食，忌高油、高脂肪等不易消化饮食。

8.加强基础护理与生活护理　长期卧床者，应防止压力性损伤及肺部并发症。尤其是术侧肢体及各受压部位，更需注意防止发生皮肤压伤。

9.心理护理　由于很多使用ECMO的患者是完全清醒的，因此应注意了解患者的心理状况，重视患者的心理护理，消除其紧张恐惧情绪，帮助患者树立信心，鼓励患者配合医生治疗。

六、并发症的预防与处理

1.出血

（1）原因：出血是使用ECMO期间最常见的并发症。由于血液在体外与大量非生理性的异物表面接触，必须采用全身肝素钠化的方法避免血液的凝固。肝素钠化后机体处于出血风险的高峰期，加上ECMO期间患者血小板数量减少，易导致颅内出血的严重并发症。

（2）预防与处理：由于目前尚无有效的办法预防出血，因此病情的观察与护理尤为重要。应密切观察患者血压、心率的变化，注意皮肤有无出血点，定时监测ACT，检查血小板数量及血细胞比容的变化，注意有无颅内出血的征象，若发现异常应及时报告医生处理。

2.血栓栓塞

（1）原因：血栓发生的原因与出血相同，血液在体外接触大量异物，容易产生血栓，即使常规使用抗凝剂也有发生血栓的风险，如有血栓可造成机体各器官或肢体栓塞。

（2）预防与处理：一般使用肝素钠抗凝，定时监测ACT以便观察抗凝状态。注意观察各种栓塞征象，如患者是否有下肢肿胀、皮温的变化等，若发现异常应及时处理。

3.感染

（1）原因：ECMO治疗期间各种有创操作增加了感染的概率，加之患者往往合并其他脏器的功能障碍，免疫系统紊乱，发生重度感染的风险较高。常见的感染部位为血液、肺部、尿路及置管部位。

（2）预防与处理：一般术后常规预防性的使用抗生素。加强感染监测的管理，各类人员严格执行无菌操作，做好各种物品的消毒灭菌，有条件者可将患者置于层流室，减少或禁止探视。

4.低心排综合征

（1）原因：患者因ECMO术前血容量不足或左心室发育不全等心脏原发疾病的原因，术后易出现低心排综合征。

（2）预防与处理：应密切观察患者体温、脉搏、呼吸、心率及心律的变化，并密切监测强心剂的使用效果。

七、常见故障排除

常见故障情况、原因及处理方法见表2-6。

表2-6　常见故障情况、原因及处理

故障情况	可能原因	处理
流量骤减	环路血栓	依次检查泵前后、膜肺前后、插管处压力
	管路打折、夹闭	完整检查ECMO环路，有无打折、夹闭
	容量不足	快速补液
	插管位置不佳	调整插管位置
流量无显示	流量探头检测失效	检查流量探头及连接线，设备运行情况，对症处理
气体报警	循环管道进气	上机前应严格检查排气是否彻底。检查是否有漏气部位，三通、接头等处应加强固定。一旦管路中出现气体，应停止血泵，快速排气后再次启动
停泵	无供电电源	夹闭环路，手摇泵运转ECMO，连接电源或更换机器
氧合不良	氧气供给问题	检查氧气供给环路，如氧气管损害应立即更换
	膜肺问题	检查膜肺前后血气，确定膜肺失效时应更换膜肺
环路破裂	意外事件	夹闭插管，停止ECMO运转，更换破裂环路
插管脱出	意外事件	夹闭环路，停泵，按压插管脱出处伤口，有效止血

第3章

神经系统监护

受原发或继发疾病的影响，出现神经系统症状或症状加重常成为危重患者病情变化的重要表现。早期发现这些异常改变，及时有效地对危重患者病情进行准确评估，有助于尽早发现病情变化，把握抢救时机，提高抢救成功率。

第一节　意识状态评估

一、概述

意识是指大脑的觉醒程度，即机体对自身和周围环境的感知和理解，以及通过语音和行为进行表达的能力，也可理解为大脑高级神经中枢对内外环境刺激做出反应的能力，包括定向力、感知力、注意力、记忆力、思维、情感和行为等。护士可通过呼唤、压眶反射、简单问答，以及观察面部表情、躯体动作、瞳孔对光反应、角膜反射、吞咽和咳嗽反射等方法对患者的意识状态进行判定。正常人意识清晰，反应敏锐，思维活动正确，语言表达正确，回答切题，能配合检查。当患者因任何原因引起大脑皮质、皮质下结构、脑干网状上行激活系统等部位的损害或功能抑制，均可出现意识障碍、对外界环境刺激缺乏反应或反应异常。意识评估在危重患者监护中，可与生命体征监测、瞳孔观察等监护内容相互补充，帮助医护人员全面、及时地了解患者病情变化，给予早期有效救治。

二、意识状态的分类

（一）按意识水平分类

按意识水平分类可分为清醒、嗜睡、意识模糊、昏睡、浅昏迷和深昏迷。

1. 清醒　受检者对自身及周围环境的认识能力良好，有正确的时间、地点和人物定向能力，即为清醒状态。可通过对话的方式进行检查，当问诊者问及姓名、年龄、地点、时刻等问题时，受检查者能做出正确回答。

2. 嗜睡　意识清晰度降低为主的意识障碍的一种形式，是指患者意识清醒程度降低较轻微，呼叫或推动患者肢体，患者可立即清醒，并能进行一些简短而正确的交谈或做一些简单的动作，但刺激一消失又入睡。此时，患者吞咽、瞳孔、角膜等反射均存在。

3. 意识模糊　意识障碍的程度比嗜睡深，是一种以意识内容改变为主的意识障碍，表现为注意力减退、情感反应淡漠、定向力障碍、活动减少、语言缺乏连贯性、对周围环境的理解和判断低于正常水平，可有错觉、幻觉、躁动、精神错乱等。其中，以兴奋性增高为主的意识模糊，称为谵妄。研究认为，谵妄并非是单一的精神疾病状态，而是短暂出现的临床综合征，是在复杂的中毒或躯体性疾病的病因作用下发生的一组行为性症状群，好发于虚弱和急性病的患者，最常见于ICU及大手术患者。其与增加病死率、延长住院时间、增加医疗费用均密切相关。

4.昏睡　意识清晰度降低，较意识模糊状态为深，呼唤或推动患者肢体已不能使其觉醒，给予强烈的疼痛刺激，如压迫眶上缘可使其眼睛睁开，但觉醒不完全，意识仍不清，反应迟钝，反应时间持续很短，很快又进入昏睡状态。昏睡时可见到运动性震颤、肌肉抽动、不宁或刻板的动作、强握和吸吮反射，两角膜反射、瞳孔对光反射存在。

5.浅昏迷　指患者随意运动丧失，呼之不应，对一般刺激全无反应，对强疼痛刺激如压眶、压甲根等仅可出现痛苦的表情或肢体退缩等防御反应，浅反射消失，腱反射、舌咽反射、角膜反射、瞳孔对光反射存在，呼吸、脉搏无明显变化。浅昏迷多见于重症脑血管病、脑炎、脑脓肿、脑肿瘤、中毒、休克早期、肝性脑病等。

6.深昏迷　全身肌肉松弛，处于完全不动的姿势。对外界任何刺激全无反应，各种反射消失，生命体征已有明显改变，呼吸不规则，血压或有下降。

（二）特殊类型意识障碍

1.去皮质综合征（decorticate sydrome）　为意识丧失、睡眠和觉醒周期存在的一种意识障碍。患者能无意识地睁眼、闭眼和转动眼球，但眼球不能随光线或物品转动，貌似清醒但对外界刺激无反应。光反射、角膜反射甚至咀嚼动作、吞咽、防御反射均存在，可有吸吮、强握等原始反射，但无自发动作；也可有大小便失禁。如身体姿势为上肢屈曲、下肢伸直性强直，则称为去皮质强直（decorticate rigidity）。其与去大脑强直（decerebrate rigidity）的区别为后者均为伸直性强直。

2.无动性缄默症（akinetic mutism）　又称睁眼昏迷（coma vigil），为脑干上部和下丘脑的网状激活系统受损，而大脑半球及其传出通路无病变。患者能注视周围的环境及人物，貌似清醒，但不能活动或言语，二便失禁。肌张力减低，无锥体束征。强烈刺激不能改变其意识状态，存在睡眠-觉醒周期。

3.闭锁综合征（locked-in syndrome）　又称去传出状态，病变位于脑桥腹侧基底部，损及皮质脊髓束及皮质脑干束而引起。患者呈失运动状态，眼球不能向两侧转动，不能张口，四肢瘫痪，不能言语，但意识清醒，能以瞬目和眼球垂直运动示意与周围建立联系。

4.持续性植物状态　大片脑损害后仅保留间脑和脑干功能的意识障碍，称为植物状态。患者保存完整的睡眠-觉醒周期和心肺功能，自发动作可出现，对外界刺激会睁眼，但不能说话，不能服从命令，缺乏知觉、思维、情感、意志等活动。

三、危重患者意识评估方法

（一）临床评估

临床监护中，医护人员常根据患者的语言反应、疼痛反应、肢体活动、瞳孔大小及对光反应、角膜反射等初步判断患者意识状态（表3-1）。

表3-1 危重患者意识评估表

意识状态	语言刺激	疼痛刺激	神经反射	查体配合	排便自理
清醒	灵敏	灵敏	正常	能	能
嗜睡	灵敏	灵敏	正常	能	能
意识模糊	有时迟钝	尚灵敏	正常	有时不能	有时不能
昏睡	迟钝	迟钝	正常	不能	不能
浅昏迷	无	迟钝	正常	不能	不能
深昏迷	无	无	无	不能	不能

（二）量表评估

常用格拉斯哥昏迷量表（GCS）（表3-2），根据患者睁眼、语言和运动情况综合评定其意识状态，按积分大小划分意识障碍程度。格拉斯哥评分法量化了意识障碍的程度，便于同一个体不同时期或不同个体间意识障碍的比较，且格拉斯哥昏迷量表的评估内容简便、客观，能较真实的反映患者意识状态，广泛应用于危重患者的评估。该评分法从睁眼、语言、运动等三方面依次对患者的意识水平进行评估。

表3-2 格拉斯哥昏迷量表

指令内容	反应情况	分值（分）
睁眼	自动睁眼	4
	呼叫睁眼	3
	刺痛睁眼	2
	不能睁眼	1
语言回答	回答切题	5
	答非所问	4
	用词错乱	3
	只能发音	2
	不能发音	1
运动反应	按指示运动	6
	对疼痛能定位	5
	对疼痛能逃避	4
	刺激后双上肢屈曲	3
	刺激后四肢强直	2
	对刺激无反应	1

1. 成年人GCS评分

（1）睁眼反应（eye opening）评估

1）评估者站于患者床旁，如患者听到评估者的走路声或简单对话自觉睁眼，则为自动睁眼，记为4分。

2）如未自觉睁眼，评估者呼唤患者姓名，并发出睁眼指令，患者听到呼唤后睁眼，则为呼唤睁眼，记为3分。

3）如患者经呼唤不能睁眼，评估者可按压患者眶上切迹，即骨性眼眶上缘内侧1/4附近的地方，如患者按压后睁眼，则为刺痛睁眼，记为2分。

4）按压后仍不能睁眼的患者，则为不能睁眼，记为1分。

（2）语言回答（verbal response）评估

1）评估者对患者提出简单的问题，如"你现在在哪里""今年多少岁"等。如患者能做出正确回答，则为回答切题，记为5分。

2）如患者虽然作答，但答案不正确，则为答非所问，记为4分。

3）如患者回答语言错乱，答不对题，或回答一些无意义的语句，则为用词错乱，记为3分。

4）如患者不能发出清楚的字句，只能发出无意义的声音，则为只能发音，记为2分。

5）如患者完全不发声，则为不能发音，记为1分。

（3）运动反应（motor response）评估

1）评估者发出简单运动指令，如"请握紧我的手""请伸出两个手指"等。患者能根据指令，正确做出动作，则为按指令运动，记为6分。

2）如患者对指令无反应，则按压患者眶上切迹，或刺痛手指，如患者能准确感受疼痛，并判断刺痛部位，做出抵抗刺痛实施者的动作，则为刺痛定位，记为5分。

3）如患者不能判断疼痛的准确来源，只能做出躲避刺痛的动作，则为刺痛躲避，记为4分。

4）如患者在受到疼痛刺激后无躲避动作，仅出现双上肢紧缩的反应，则为屈曲反射，记为3分。

5）如患者在受到疼痛刺激后无躲避动作，仅出现双上肢过度伸展的反应，则为过伸反射，记为2分。

6）如患者对疼痛刺激无任何反应性动作，则为无反应，记为1分。

（4）总分计算：将睁眼反应评估、语言回答评估和运动反应评估三部分的得分相加，即为GCS的总得分。

2. 儿童GCS评分　适用于年龄小于4岁的患儿。

（1）睁眼反应评估：4分为自发睁眼；3分为语言吩咐睁眼；2分为疼痛刺激睁眼；1分为无睁眼。

（2）语言回答评估：5分为微笑，声音定位，注视物体，互动；4分为哭闹，但可以安慰；不正确的互动；3分为对安慰异常反应，呻吟；2分为无法安慰；1分为无语言反应。

（3）运动反应评估：6分为按吩咐动作；5分为对疼痛刺激定位反应；4分为对疼痛刺激屈曲反应；3分为异常屈曲（去皮质状态）；2分为异常伸展（去脑状态）；1分为无反应。

3. 注意事项

（1）使用镇静药物或大量饮酒，可降低患者的反应能力，评估时应综合考虑。

（2）使用气管插管或气管切开等人工气道患者，语言功能无法准确评估，应记为T（tracheotomy或tracheal intubation）。

（3）眼睑水肿或眼眶骨折导致无法评价睁眼反应时，应该用C（close）表示。

（4）语言障碍患者语言反应无法评价，应该用D（dysphasia）表示。

（5）疼痛刺激时，应由轻到重，避免增加患者痛苦。可增加疼痛刺激的次数，但每次刺激持续时间不宜过长。

（6）评估时，以最好的反应记录分值。

4.GCS分值的解读

（1）清楚：正确理解语言，准确回答问题，按吩咐做动作，各种深浅反射正常。格拉斯哥昏迷评分为15分。

（2）嗜睡：呼之能应，能正确理解语言，准确回答问题，并按吩咐做动作，但反应较迟钝，停止刺激后患者又入睡。格拉斯哥昏迷评分为12～15分。由清醒转为嗜睡，多为意识障碍的先兆，应密切观察病情，及早进行特殊检查和处理。

（3）意识模糊：能唤醒，但答非所问，语无伦次，不能准确地按吩咐做动作。格拉斯哥昏迷评分为9～12分。

（4）昏睡：反复呼唤偶尔能应，但不能正确回答问题，对强烈疼痛刺激有躲避动作，深浅反射均存在。格拉斯哥昏迷评分为7～9分。

（5）浅昏迷：意识丧失，强烈疼痛刺激反应迟钝，浅反射消失，深反射减退或消失，角膜和吞咽反射尚存。格拉斯哥昏迷评分为5～6分。

（6）深昏迷：对外界一切刺激均无反应，深浅反射、瞳孔对光反射、角膜和吞咽反射均消失。格拉斯哥昏迷评分为3～4分。

四、危重患者意识障碍的护理

（一）准确评估

护士应首先评估患者有无意识障碍相关疾病史或诱发因素，并观察患者对呼唤、疼痛等各种刺激的反应，对于意识障碍的高危患者应每小时评估GCS评分，动态观察意识水平变化，同时密切观察患者瞳孔大小、对光反射，角膜反射与生命体征变化，以综合判断意识障碍的程度及脑病变水平，预测病情转归。应加强危重患者意识状态的监护，当患者意识障碍程度加深、瞳孔进行性散大、呼吸不规则、脉搏缓慢或加快、血压不稳定时提示预后不好，应立即报告医生并配合采取相应抢救措施；当患者意识障碍逐渐好转时，深浅反射可逐渐恢复，眼球及头可转动，继而视觉、言语功能、随意运动也逐渐恢复，瞳孔对光反射、角膜反射亦由消失转为迟钝乃至正常。

（二）体位护理

对于意识障碍的患者，应协助患者取侧卧或仰卧位头偏向一侧，以利于口腔分泌物引流。颅内高压无禁忌患者，应给予抬高床头15°～30°，以利于颅内静脉回流，减轻脑水肿。肢体瘫痪者，定时按摩肢体和被动运动，保持肢体功能位置，防止足下垂、肌肉萎缩及关节僵直。一般被动运动及按摩肢体2～3次/日，每次15～30分钟。定时翻身及改变头部位置，防止压力性损伤形成。意识障碍伴窒息、严重出血、休克或脑疝者不宜搬动，以免造成呼吸心搏骤停。休克患者采取头低足高位，以保证脑的血液供应。

（三）加强呼吸道管理

意识障碍时，呼吸中枢处于抑制状态，呼吸运动及呼吸道纤毛运动减弱，使气管内分泌物积聚。应保持患者呼吸道通畅，及时给予氧气吸入，以减少及预防呼吸道并发症，保证脑部的血液供应。如患者有义齿应取下，及时吸出口鼻分泌物、痰液或呕吐物，以免造成呼吸道梗阻或肺炎发生。吸痰要彻底，做到动作轻柔、方法正确，在有效吸痰的同时要防止损伤气道黏膜。对舌根后坠患者应使用口咽通气管、托起下颌或以舌钳拉出舌前端。深度昏迷患者应尽早行气管切开，必要时行机械通气并加强呼吸机应用的护理。

（四）做好基础护理

意识障碍患者自理能力降低或无，机体抵抗力降低，易出现继发感染。因此，护理人员应加强此类患者的基础护理，给予口腔护理2次/日，保持面部、全身皮肤清洁，每次翻身时予以叩背，对受压的骨突出部位贴防压力性损伤保护膜。对眼睑闭合不全的患者，以氯霉素滴眼液滴患眼3次/日，金霉素眼药膏涂眼每晚1次，并用眼垫遮盖患眼，必要时行上下眼睑缝合术。防止压力性损伤、口腔感染、暴露性角膜炎发生。

（五）营养支持

遵医嘱给予静脉补充营养、鼻饲流质饮食。不可经口喂食，以免发生误吸，引起吸入性肺炎。鼻饲时应严格遵守操作规程，少量多次（每次不超过200ml，6～7次/日），或采用持续喂养方式。对于胃液反流的患者，每次喂食量应减少，并注意抬高床头30°～45°。鼻饲时和鼻饲后30分钟内应避免为患者翻身、吸痰，以防止食物反流。

（六）监测水、电解质，维持酸碱平衡

对意识障碍尤其是昏迷患者应遵医嘱给予静脉输液，及时抽血检测电解质、酸碱平衡情况，防止因电解质紊乱和酸碱失衡而加重病情，记录24小时出入液量。

（七）保持大小便通畅

便秘时以开塞露或肥皂水低压灌肠，不可大量液体高压灌肠，以免引起反射性颅内压增高而加重病情。腹泻时，用皮肤保护剂保护肛周，防止肛周及会阴部糜烂。尿失禁、尿潴留而留置导尿时，要严格无菌操作，给予会阴部冲洗2次/日，保持尿道口周围皮肤清洁干燥。

（八）安全护理

对伴有抽搐、躁动、谵妄、精神错乱的患者，应加强保护措施，使用床档，防止坠床；加强患者观察，预防患者伤人或自伤；及时修剪患者指甲，防止抓伤。

第二节　瞳孔观察

一、概述

眼球中虹膜中央的圆孔称为瞳孔，是光线进入眼球的通路。瞳孔括约肌收缩使瞳

缩小，瞳孔开大肌收缩使瞳孔开大。瞳孔变化是危重患者，尤其是颅脑疾病、药物中毒等导致的中枢神经系统功能改变患者的重要观察项目。正常瞳孔呈圆形，位于眼球中央，边缘整齐，双侧对称、相等，对光反应灵敏。在自然光线下直径为2.5～4mm，>5mm为瞳孔扩大，>6mm为瞳孔散大，<2mm为瞳孔缩小。正常瞳孔的大小与年龄、生理状态、屈光、外界环境等因素有关。新生儿瞳孔比成年人小，青春期瞳孔最大，以后随着年龄增加而逐渐缩小，近视大于远视；交感神经兴奋时，如表现为惊恐不安、疼痛、兴奋时，瞳孔会扩大；副交感神经兴奋时，如表现为深呼吸、休息、睡眠时，瞳孔会缩小；老年人和动脉硬化患者瞳孔相对更小。

二、瞳孔观察方法

（一）瞳孔大小及形状的观察

检查瞳孔时首先要观察瞳孔的大小、形态，双侧瞳孔是否等大等圆。观察方法：在室内自然光线下，以一手拇指和示指同时打开双侧上眼睑，暴露瞳孔，观察双侧瞳孔大小、形状、边缘是否整齐、双侧是否对称。

（二）瞳孔对光反射的观察

人体瞳孔大小随光照强度而变化的反应称为瞳孔对光反射，是一种神经反射，可分为直接对光反射和间接对光反射。瞳孔对光反应的特点是效应的双侧性，受光照的一侧瞳孔缩小称为直接对光反应，未受光照的另一侧瞳孔也缩小称为间接对光反应。

1. 瞳孔对光反射的评价方法　根据反应程度可分为正常、迟钝和消失。当用手电筒照射瞳孔时，瞳孔迅速缩小，移去手电筒后，又迅速增大，即瞳孔对光反射正常。如瞳孔在受到光源刺激后变化很小，移去光源后瞳孔增大不明显，此种情况称为瞳孔对光反应迟钝；当瞳孔对光反射毫无反应时，称为对光反应消失，多见于病情危重或临终状态。

2. 瞳孔对光反射的检查方法　在自然光线下，清醒的患者可以让其在检查时双眼凝视正前方，将手掌或纸板置于双眼之间，以隔断光源。先照射左侧瞳孔，采用聚光的手电筒，由外向内移动，直接照射左侧瞳孔，左侧瞳孔受到光芒刺激后迅速缩小，移开光源后瞳孔迅速复原，则为直接对光反射灵敏。再次以相同方法照射左侧瞳孔，观察右侧瞳孔，如右侧瞳孔在左侧瞳孔受到光芒刺激后迅速缩小，移开光源后迅速复原，则为间接对光反射灵敏。同样方法照射右侧瞳孔，观察右侧瞳孔的直接对光反射和左侧瞳孔的间接对光反射情况。昏迷或不能配合者则常用一手的拇指和示指同时撑起双侧上眼睑，然后另一只手拿光源做上述检查，眼受到光芒刺激后，瞳孔无变化为直接对光反射消失。单人操作时，危重患者仅观察直接对光反射即可。对病情不平稳的危重患者应15～30分钟观察一次，并准确详细记录。

（三）瞳孔观察的注意事项

1.进行瞳孔观察时应注意环境光线不要过强，避免在灯光直射下进行。

2.进行瞳孔对光反射检查时，为避免人为因素导致的瞳孔反射性降低，不宜短时间内多次反复进行或持续灯光刺激。

三、瞳孔异常的临床意义

瞳孔大小及其扩缩反应是临床工作中必不可少的观察指标，有助于对昏迷、惊厥、休克、中毒、呼吸衰竭、循环衰竭及中枢神经系统疾病患者的病情判断和颅内病灶的定位、定性和诊断。

（一）双侧瞳孔扩大

双侧瞳孔扩大表示中脑动眼神经核受损或小脑扁桃体疝，见于癫痫大发作、脑干脑炎晚期、脑血管病、脑膜炎、严重的脑干损伤等多种疾病引起颅内压增高及临终表现。如双侧瞳孔散大，直接和间接对光反射消失，伴有视力完全丧失，但神志清楚，提示双侧视神经受损，可见于双侧视神经炎、多发性硬化症。

（二）双侧瞳孔缩小

双侧瞳孔缩小表示脑皮质层和脑桥的损害，见于药物中毒（盐酸氯丙嗪、巴比妥类、抗精神病、抗癫痫病药物）、蛛网膜下腔出血、脑室或脑桥出血，常伴有对光反应消失和意识障碍及去大脑强直。

（三）一侧瞳孔进行性散大

一侧瞳孔进行性散大，对光反射迟钝或消失，伴意识障碍者，表示颞叶沟回疝、脑干移位压迫动眼神经引起同侧瞳孔散大，见于各种特异性和非特异性脑炎、脑膜炎、脑血管病、脑外伤及占位性病变引起的颅内压增高症等。一侧瞳孔散大、直接和间接对光反应迟钝或消失，表示原发性动眼神经损伤或原发性中脑损害。若神志清楚表示动眼神经损伤，伴有昏迷及对侧肢体瘫痪者表示中脑受损；若伴有会聚调节反应迟缓表示中脑顶盖病变或动眼神经麻痹、脑干的炎症、血管病引起的中脑顶盖综合征、脑动脉瘤及占位性疾病引起的中脑顶盖综合征。一侧瞳孔散大直接对光反应消失而间接对光反应存在，伴视力障碍，表示原发性视神经损害，可见于原发性视神经炎。

（四）一侧瞳孔缩小

一侧瞳孔缩小可见于动眼神经受刺激，颈交感神经破坏，角膜损伤等。颞叶沟回疝早期，患侧瞳孔常有短时间缩小，伴对光反射消失。霍纳综合征患者患侧瞳孔缩小，伴上眼睑下垂、眼球内陷、眼裂变小及眼压降低等。

（五）双侧瞳孔不等大、时大时小、左右交替、形状不规则

双侧瞳孔不等大、时大时小、左右交替、形状不规则表示脑干病变，尤其中脑受损明显，见于脑干出血、多发性硬化、神经梅毒及嗜睡性脑炎，以及病毒性炎症、水肿刺激中脑所致。如双侧瞳孔不等大，边界不清，呈锯齿状，对光反应消失，辐辏、调节反应存在，称为阿·罗瞳孔，多见于神经梅毒，偶见于结核性脑膜炎。

瞳孔大小不等提示颅内病变，如脑外伤、脑肿瘤、炎症等。若大小变化不定提示有脑疝，是临床危象之兆。若两侧瞳孔大小不等且伴有对光反射减弱或消失，以及神志不

清，往往提示中脑功能损害，一般预后不良。

（六）瞳孔对光反射迟钝或消失

对于危重患者来说，瞳孔对光反射的迟钝或消失，提示病情加重，进入濒死或昏迷状态。此外，参与瞳孔反射的反射弧中的任何部位出现病变，均可导致对光反射异常，如白内障、视网膜炎、偏盲等。

第三节 颅内压监测

一、概述

颅内压增高是神经外科常见的病理生理改变，是颅脑损伤、脑肿瘤、脑出血、脑积水和颅内炎症等颅脑疾病所共有的征象。此外，各种重症疾病引起的全身病理改变也可导致脑水肿、颅腔内容物体积增加，而引起颅压升高。颅内压增高会引发脑疝，可使患者因呼吸循环衰竭而死亡，因此对颅内压增高及时诊断和正确处理十分重要。

二、颅内压监测的适应证

1. 重型颅脑伤患者。
2. 高血压脑出血患者。
3. 颅内动脉瘤和动静脉畸形出血患者。
4. 某些择期开颅术后患者。
5. 其他需要了解颅内压动态变化的神经外科患者。

三、颅内压变化特点及影响因素

（一）颅内压的正常范围及波形特点

正常人平卧位时颅内压为 $5 \sim 15$ mmHg（相当于 $0.7 \sim 2.0$ kPa 或 $70 \sim 200$ mmH$_2$O）。当颅内压持续在15mmHg以上时，可引起相应症状，称为颅内压增高。颅内压 $>$ 15mmHg为轻度升高，$20 \sim 30$ mmHg为中度升高，>40 mmHg为重度升高。临床上当颅内压大于20mmHg为必须采取降颅压措施的临界线。

正常情况下颅内压力波形曲线平直，波幅低，变化小，存在与呼吸、心跳相一致的小的起伏。呼吸运动时胸腔内压力影响上腔静脉回流，导致静脉压力变化，脑血容量发生变化，颅内压亦随之波动，波幅为 $5 \sim 10$ mmHg。由于心脏的每一次搏出引起动脉扩张，因而颅内压也随心跳波动，波幅为 $2 \sim 4$ mmHg。颅内压力波形包括 P_1、P_2、P_3 三个主要波形。P_1 波是第一个升起的高峰值波称为首冲波，波形源于脑内脉络丛。P_2 波称为潮流波，产生于主动脉瓣关闭与大动脉回弹产生的重搏波，P_3 波为紧接 P_2 波出现的波形。

（二）异常颅内压的波形特点

当颅内压异常升高时，颅内压的波形也会出现相应改变。临床上比较经典的波形变化为A波和B波。

1.A波 又称为高原波，此波是因颅内压突然增高，呈间歇性波动所产生。其特点是压力曲线迅速上升，可高达50～100mmHg（6.7～13.3kPa），波峰呈平顶样（又称为高原波），持续5～10分钟，随后突然下降至原来水平或更低。其发作间歇期不一，可数分钟或数小时出现一次。高原波的发生表明颅内压增高已发展到了严重阶段，提示此时颅腔内空间代偿能力已完全丧失。高原波最初发作时，颅内压可能只是中度增高，如不及时处理，颅内压则会进一步增高。当此波持续时间延长，发作频繁可转为持续性高原波状态。高原波发生的原因是由于颅内压增高时，脑缺血、缺氧及高碳酸血症导致微动脉及前毛细血管括约肌麻痹，处于舒张状态，而小静脉及后毛细血管括约肌耐缺氧能力强，处于收缩状态，使颅内血液淤滞，颅内压骤然上升发生高原波，可伴有呕吐、面色潮红、呼吸急促、脉搏增快、不自主排尿、烦躁、神志不清，甚至抽搐或呈强直性发作。临床上应在高原波出现时，立即采取降低颅内压的有效措施，以免持久的颅内压增高，导致不可逆性脑损害。

2.B波 为一种节律性震荡波，呈较恒定的节律性震荡，每分钟0.5～2.0次，振幅＞5mmHg，颅内压可高达20～30mmHg。此波不仅可以发生于颅内压增高的患者，睡眠时颅内压正常的患者也可以发生。由于B波的发生与患者入睡时的周期性呼吸变化有关，有学者认为此波的临床价值不大。但也有一些学者提出，B波的发生也是颅内容积代偿机制受损的表现，可能是由于脑循环功能障碍、脑干血液供给不足导致脑干功能失调而产生的呼吸运动节律紊乱引起。

（三）导致颅内压升高的主要因素

颅内压增高的常见原因有颅腔内容物体积增大如脑组织体积增大、脑脊液增多、脑血流量增加；颅内占位性病变使颅内空间相对变小；颅腔的容积狭小（婴幼儿狭颅症）等。

1.原发因素 颅内占位病变如肿瘤、血肿、脓肿使颅内空间容积减少；颅骨塌陷、肿瘤使静脉回流受阻；局部水肿反应及脑脊液通道受阻。

2.手术因素 脑组织直接创伤或局部血管受损，导致脑细胞缺血、缺氧引起脑组织水肿。

3.麻醉因素 麻醉药物如吸入麻醉药、氯胺酮等均可不同程度地引起脑血管扩张，使脑血流量增加，导致颅内压升高。此外，在麻醉管理方面，麻醉诱导时的屏气、呛咳及插管操作均可以导致脑内压升高；维持时输血、输液逾量以及术中缺氧引起CO_2蓄积等均可引起颅内压升高。麻醉后体位的变换，如头低位也可升高颅内压。

4.假高压 由于压力传感器不平衡或放置太低，监测系统未调零，或因系统内有空气都可导致颅内压监测过程中出现"假高压"。

5.其他继发因素 如当呼吸中枢功能异常出现呼吸抑制，导致脑细胞处于缺氧状态，继而发生脑组织水肿，引起颅内压升高。

四、颅内压测量方法

（一）有创颅内压监测

1.脑室内压力监测　　通常采用侧脑室前角穿刺法。在冠状缝前或发际内2cm、正中矢状线旁2.5cm交点，用颅锥或颅钻钻孔达硬脑膜。以穿刺针经颅骨孔刺入，与矢状面平行，针尖向后下方，对准两侧外耳道连线，刺入5～6cm即可。穿刺后见脑脊液流出，证明进入侧脑室前角。将硅胶管经导针置入侧脑室内，硅胶管另一端连接引流瓶，直接测量颅内压；或采用专用脑室压力监测管路，一端置于脑室内，另一端的两个接口分别与压力感应器、脑室引流瓶连接，实现有效引流的同时，可经示波器显示颅内压数值及波形。脑室内压力监测是最早使用的方法，操作简单，测压准确，又能引流脑脊液。其缺点是容易引起感染，置管时间不能超过一周。

2.硬脑膜下压力监护　　做颅骨钻孔并切开硬脑膜，将压力传感器置于硬脑膜下腔，经导线与压力监护仪装置相连接即可记录颅内压。不穿透脑组织，颅内压监测准确，但易出现感染、阻塞等并发症。

3.硬脑膜外压力监测　　不用切开硬脑膜而将压力传感器置于硬脑膜外，侵袭小，不易引起颅内感染，监测时间长，不必担心导管阻塞，监测期间易于管理。其缺点是由于硬脑膜的影响有时不够敏感，准确性较差，不能引流脑脊液。

4.脑实质压力监测　　将压力传感器放置于脑组织的白质上，能准确测量颅内压，且操作简便、容易固定。测量时，可将传感器完全置于颅内，经遥测技术监护患者的颅内压。因头部无导管或外接线路，患者可自由活动。其缺点是不能引流脑脊液，传感器价格昂贵，且要求较高。因此，临床很少采用。

（二）无创颅内压监测

通过各种监测仪器可间接测定颅内压，包括颅内多普勒、前囟测压法、脑电图、脑诱发电位等方法，但此类方法测压准确性较差，目前较少使用。

五、颅内压监测的护理要点

1.严密观察患者意识、瞳孔、生命体征、穿刺点敷料，观察有无并发症的发生。

2.进行脑室内压力监测时应保持监测时零点位置正确，即将压力传感器或测压零点调整至与患者外耳道连线水平同高，尤其是当患者体位发生较大变化时，应及时给予调整零点位置，确保颅内压监测准确、真实。

3.妥善固定测压管路，嘱患者安静休息，烦躁或不能配合的患者可适当给予镇静药物，以避免因患者挣扎、躁动、咳嗽、憋气等因素引起颅内压异常或管路脱出。

4.注意观察引流管是否通畅，若引流管不断有脑脊液流出，管内液面随患者呼吸、脉搏上下波动表明引流管通畅；若引流管无脑脊液流出，可将引流袋降低再观察有无脑脊液流出，如仍无液体引出，提示管路阻塞，应查明原因。可能的原因有：①引流管放入脑过深过长，在脑室内盘曲成角，医生可对照X线片，将引流管缓慢向外抽出至有脑脊液流出，然后重新固定。②管口吸附于脑室壁，可将引流管轻轻旋转，使管口离开脑室壁。③若怀疑引流管被小凝血块或挫碎的脑组织阻塞，可在严格消毒管口后，用无菌注射器轻轻向外抽吸，切不可注入生理盐水冲洗，以免管内阻塞物被冲至脑室系统狭窄处，引起日后脑脊液循环受阻。经上述处理后若无脑脊液流出，应更换引流管。

5.拔管时动作要轻柔，观察传感器是否全部拔出，避免传感器在颅内断裂。

六、并发症的预防与处理

（一）感染

1.原因　置管或监测过程中，细菌污染，进入脑内。其表现为体温增高，伴有脑脊液检查细胞数及白细胞计数增高。

2.预防与处理

（1）监护中注意观察患者体温、血常规、脑脊液颜色及其红细胞与白细胞数值等变化。

（2）传感器置入、换药、留取标本时，必须严格遵守无菌技术操作原则，防止颅内感染。

（3）脑室内穿刺导管放置时间不应超过一周。如病情需要应更换穿刺置管部位，并及时调整抗生素的应用。

（二）出血

1.原因　监测管路置入过程中损伤血管，导致穿刺点出血。如损伤血管较大，或患者自身凝血功能差，可导致持续出血，血肿扩大，继而出现意识障碍、瞳孔和生命体征变化，严重者可出现脑疝。

2.预防与处理

（1）穿刺点出血较少时，不需要特殊处理，给予更换敷料并严密观察。

（2）持续出血、血肿扩大时，须开颅手术行血肿清除。应配合医生迅速做好术前各项准备工作，如建立静脉通路、局部备皮及配血等。

（三）脑脊液漏

1.原因　多因置管时间过长，穿刺置管处形成窦道，表现为穿刺点有脑脊液流出。

2.预防与处理

（1）应每日评估导管留置的必要性，观察局部渗液的量和性状，避免长期留置测压管路。

（2）渗液较多时应及时更换敷料，保持局部皮肤清洁与干燥。

（3）拔管后应将置管处皮肤缝合。

（四）阻塞

1.原因　测压管打折、尖端位置改变或被异物堵塞。其表现为脑脊液引流障碍、颅内压监测出现"假高压"。

2.预防与处理

（1）监测过程中应保持管路通畅，妥善固定引流管，防止受压、扭曲或移位。

（2）密切观察颅内压的动态变化，颅压增高时及时报告医生处理并准确记录。

（3）出现阻塞情况时，可在严格消毒管口后，用无菌注射器轻轻向外抽吸，切不可注入生理盐水冲洗，以免管内阻塞物被冲至脑室系统狭窄处，引起日后脑脊液循环受阻。经上述处理后若无脑脊液流出，应拔除或更换引流管。

第四节　腰椎穿刺配合

一、概述

腰椎穿刺（lumbar puncture）是指将腰椎穿刺针经腰椎脊间隙刺入蛛网膜下腔，以达到获取或引流脑脊液、向椎管内推注药液等诊断和治疗目的的一种常用诊疗方法，对神经系统疾病的诊断和治疗有重要意义。ICU护士应熟练掌握该项技术的配合与护理。

二、腰椎穿刺的适应证与禁忌证

（一）适应证

1.进行中枢系统疾病的诊断和鉴别，包括中枢神经系统炎症如脑膜炎、蛛网膜炎；各种脑血管意外如蛛网膜下腔出血、脑栓塞；无明显颅内压增高症状的颅内占位性病变；中枢神经系统变性、脱髓鞘疾病；脊髓疾病患者，应判断椎管有无梗阻及梗阻程度；原因不明的昏迷、抽搐，需要进一步明确诊断者。

2.测量颅内压力，引流炎性或血性脑脊液，如颅脑损伤患者。

3.行脊髓腔造影、核素脑池脑室显像检查。

4.鞘内注药，如抗生素、激素、麻醉药物等。

（二）禁忌证

1.严重感染、休克、躁动不安者。

2.颅内压明显增高，有脑疝征象及颅后窝占位性病变者。

3.穿刺局部存在感染，或腰椎畸形、骨质破坏者。

4.开放性颅脑损伤或有感染的脑脊液漏者。

5.高颈段脊髓占位性病变，脊髓功能消失者。

6.未做神经系统检查，特别是未做眼底检查者，禁做腰椎穿刺。

三、腰椎穿刺的配合

（一）操作前准备

1.用物准备

（1）备腰椎穿刺包：包括弯盘，止血钳、洞巾、纱布、纱球、试管。

（2）备治疗盘：内置腰椎穿刺针、三通、5ml注射器、2%利多卡因、急救药品，根据需要备鞘内注射药物。

（3）其他用物：测压管、聚维酮碘、无菌治疗巾包、无菌手套、胶布等。

2.患者准备

（1）核对患者姓名、ID号，向患者解释操作目的、操作过程，以取得患者的配合。

（2）评估患者年龄、病情、治疗、心理状态及合作程度；了解患者既往病史，观察穿刺部位皮肤情况。

（3）协助患者排空大小便，清洗穿刺部位皮肤，嘱患者床上休息15～30分钟。

（4）协助医生做必要的体格检查，如意识状态、生命体征等。

3.环境准备　保持病室整齐清洁，温度适宜，关闭门窗，以床帘或屏风遮挡患者，减少人员流动，为无菌操作创造条件。

4.文书准备　医生与患者家属谈话，交代腰椎穿刺目的、操作过程、可能出现的反应及应对措施，患者家属同意并在知情同意书上签字。

（二）腰椎穿刺流程与配合

1.操作者做手卫生、戴口罩。

2.协助患者取左侧卧位，背部齐床沿，铺好一次性垫巾、治疗巾，头向胸前弯曲，双膝向腹部弯曲，双手抱膝，腰背尽量向后弓起，充分暴露穿刺部位。

3.确定穿刺点：两侧髂嵴连线的嵴棘线为第3腰椎间隙。一般成年人取第3～4腰椎间隙，小儿取第5腰椎间隙。

4.消毒：用聚维酮碘溶液消毒穿刺部位，以穿刺点为中心，直径大于15cm。

5.局部麻醉：打开腰椎穿刺包，术者戴无菌手套，铺无菌洞巾，护士协助以2%利多卡因做局部浸润麻醉。

6.穿刺：术者持腰椎穿刺针（带针芯），沿腰椎间隙垂直进针，推进4～6cm（儿童2～3cm）深度时，感到阻力突然消失，表明针头已进入脊膜腔。穿刺过程中护士协助患者保持腰穿的正确体位，多与患者沟通，并密切观察患者病情，若患者意识、瞳孔、脉搏、呼吸等发生改变，应立即报告医生停止操作，并协助抢救。

7.测压：穿刺成功后，嘱患者放松，缓慢将针芯拔出，接上压力管，可见液面缓缓上升，到一定平面后可见液平面随呼吸波动，此时液面位置的读数为脑脊液压力。

8.动力试验：若需了解蛛网膜下腔有无阻塞，可协助医生做动力试验（也称为压颈试验）。即于测定初压后压迫患者一侧颈静脉10秒，观察压力管内脑脊液液面是否升高。

（1）若脑脊液压力于压颈后立即上升至原来水平的1倍，解除压迫后，在20秒内迅速下降至原来水平，表明蛛网膜下腔无阻塞。

（2）若脑脊液压力于压颈后不上升，表明蛛网膜下腔完全阻塞。

（3）若脑脊液压力于压颈后缓慢上升，解除压迫后又缓慢下降或不下降，表明蛛网膜下腔有不完全阻塞。

9.留取脑脊液标本：若颅内压不高，可拔出针芯，放出脑脊液3～5ml送检。如需做细菌培养，应严格进行无菌操作，防止标本被污染；如压力明显增高，针芯则不能完全拔出，使脑脊液缓慢滴出即可，以防脑疝形成；如需要做鞘内注射，将药液缓慢注入。

10. 拔针：术毕套入针芯，拔出腰椎穿刺针，针孔以聚维酮碘消毒，覆盖无菌纱布，以胶布固定。密切观察穿刺部位有无疼痛、水肿或出血。

11. 整理：协助患者取俯卧位或去枕仰卧位，向患者交代注意事项。整理床单位，清理用物，并及时送检标本。

12. 记录：及时记录操作过程，脑脊液量、颜色、性状，患者的病情变化，送检项目及椎管内注入药物的名称、剂量等。

（三）腰椎穿刺后的护理

1.穿刺后使患者俯卧位4～6小时，如不能耐受，也可取去枕平卧位；颅压高者平卧12～24小时；意识不清者头偏一侧，以防呕吐误吸；躁动者给予约束具约束，以防其突然坐起或坠床。

2.密切观察患者意识状态、生命体征及有无头痛、恶心、腰痛等反应。

3.密切观察穿刺部位情况，如有渗血渗液，应及时更换敷料，以免引起颅内感染。

4.如病情允许，应鼓励患者多饮水，以防止发生低颅压，减少头痛等并发症。

四、并发症的预防与处理

（一）低颅压综合征

1.原因　低颅压综合征是指侧卧位脑脊液压力在60～80mmH$_2$O（0.58～0.78kPa）以下，是腰椎穿刺后较常见的并发症，多因穿刺针过粗，穿刺技术不熟练或术后起床过早，使脑脊液自脊膜穿刺孔不断外流所致。患者于坐起后头痛明显加剧，严重者伴有恶心呕吐或眩晕、昏厥，平卧或头低位时症状减轻或缓解。少数患者尚可出现意识障碍、精神症状、脑膜刺激征等，持续一日甚至数日。

2.预防与处理

（1）使用细针穿刺。

（2）术后俯卧4～6小时，如不能耐受，可取去枕平卧位。

（3）嘱患者多饮开水（忌饮浓茶、糖水）。

（4）遵医嘱使用镇痛药及静脉补液。

（5）做好心理护理，给予患者解释和鼓励。

（二）脑疝

1.原因　在颅内压增高特别是颅后窝占位性病变的情况下，若腰椎穿刺放液过多过快，可致脑疝形成。部分患者可出现突然深昏迷、呼吸停止甚至死亡。

2.预防与处理

（1）严格掌握腰椎穿刺适应证。

（2）若颅内压增高患者必须行腰椎穿刺时，穿刺前可先用适量脱水剂，以细针穿刺，缓慢放脑脊液。

（3）穿刺过程中要严密观察患者意识、瞳孔、呼吸等情况，如发现脑疝征象，立即通知医生终止穿刺,并遵医嘱使用脱水剂;若发生呼吸骤停,立即给予人工呼吸,配合医生进行抢救。

(三)颅内感染

1.原因　操作器械或操作过程污染,或穿刺部位及留置管路污染。患者可出现体温升高、脑膜刺激征、颅内压增高、不同程度意识障碍及脑神经受损等一系列症状或体征。

2.预防与处理

(1)术中严格进行无菌操作。

(2)若需留置管路,应每日评估留置管路的必要性,尽量减少留置时间。一般管路的留置时间不应大于7日。

(3)保持穿刺部位清洁干燥,及时更换伤口敷料。

(4)遵医嘱使用抗生素。

(四)神经根痛

1.原因　穿刺位置不当,使患者于穿刺时感到有向下肢等处放射的剧烈疼痛或麻木感,退针后疼痛或麻木感立即消失。反复的神经根刺伤后可遗留数天的疼痛等不适感。

2.预防与处理

(1)选择好穿刺部位,确保穿刺位置正确。

(2)嘱患者适当休息。可做理疗,严重时可应用镇静镇痛药。

(五)脊髓肿瘤症状加重

1.原因　多见于脊髓压迫症,因腰穿放液后由于压力的改变,导致椎管内脊髓、神经根、脑脊液和病变之间的压力平衡改变所致。患者可出现神经根性疼痛、截瘫、大小便障碍等症状加重现象,高颈段脊髓压迫症患者可发生呼吸困难与呼吸骤停。

2.预防与处理　上述症状不严重者,可先向椎管注入生理盐水30～50ml,积极对症治疗,疗效不佳时应紧急请外科会诊,及早手术处理。

第五节　脑室穿刺配合

一、概述

脑室穿刺是对颅内高压患者进行急救和诊断的重要措施。通过穿刺放出脑脊液,以解除颅内压高压危象,避免脑疝发生。同时也可有效减轻炎性液和血液等对脑室的刺激,缓解症状,为进一步抢救和治疗赢得时间。此外,侧脑室穿刺引流,可在有效引流的同时进行颅内压(ICP)的连续动态监测,及时掌握患者病情变化,调整治疗方案,特别是ICP持续升高时,可及时行CT检查,及时挽救再出血患者的生命,有效避免了治疗的盲目性。

二、脑室穿刺的适应证与禁忌证

（一）适应证

1.诊断性穿刺

（1）行脑室造影检查，向脑室内注入对比剂或气体。

（2）抽取脑脊液标本行脑脊液生化和细胞学检查等。

（3）鉴别脑积水的类型：常需要做脑室及腰椎的双重穿刺，测试脑室与蛛网膜下腔是否通畅。

2.治疗性穿刺

（1）因脑积水引起严重颅内压增高的患者，特别是抢救急性枕骨大孔疝导致呼吸功能障碍者，行脑室引流，暂时缓解高颅内压，是一种急救性措施，为进一步检查治疗创造条件。

（2）脑室内出血的患者，穿刺引流血性脑脊液可减轻脑室反应及防止脑室系统阻塞。

（3）开颅术中为降低颅内压，以改善手术区的脑张力，常穿刺侧脑室，引流脑脊液。术后，尤其是颅后窝术后，为解除反应性颅内高压，也常用侧脑室外引流。

（4）引流炎性脑脊液，或向脑室内注入药物以治疗颅内感染。

（5）做脑脊液分流手术时，将分流管脑室端置入侧脑室。

（二）禁忌证

1.穿刺部位有明显感染者，如头皮感染、硬膜下积脓或脑脓肿患者，脑室穿刺可使感染向脑内扩散，且有脓肿破入脑室的危险。

2.有明显出血倾向者，或有大脑半球血管畸形及血供丰富的肿瘤，位于脑室附近时，做脑室穿刺可引起病变部位出血。

3.严重颅高压，视力低于0.1者，穿刺需谨慎，因为突然减压有失明的危险。

4.弥散性脑肿胀或脑水肿，脑室受压明显，导致脑室容积缩小者，此时穿刺困难，也无引流价值。

三、脑室穿刺的配合

（一）脑室穿刺前准备

1.用物准备

（1）脑室穿刺包：内含颅钻、颅钻专用钥匙、钻头、手钻、脑室穿刺针、弯盘、持针器、止血钳（弯、直各1把）、剪刀、刀柄（带刀片）、针线、孔巾。

（2）治疗盘：内置换药包、一次性手术缝合针、颅脑外引流器、利多卡因、20ml注射器、5ml注射器、透明敷料、绷带。

（3）其他物品：无菌纱布、无菌剪口纱、无菌手套、碘酊、75%乙醇溶液、急救药品等。

2. 患者准备

（1）核对患者姓名、ID号，向患者及家属讲解脑室穿刺及留置引流管的目的，以取得合作。

（2）评估患者年龄、病情、治疗、心理状态及合作程度；了解患者既往病史，观察穿刺部位皮肤情况。

（3）头部备皮，用毛刷刷头2～3遍。

（4）除紧急情况外，需术前禁食4～6小时。

（5）遵医嘱给予镇静药，如地西泮10mg或苯巴比妥钠0.1g肌内注射。

（6）需行造影者应做碘过敏试验。

3. 环境准备　尽量于单间病室内进行操作，环境应清洁无尘，减少人员流动，创造无菌操作条件。

4. 文书准备　请家属签脑室穿刺术知情同意书。

（二）脑室穿刺流程与配合

1. 携用物至患者床旁，查对患者姓名、ID号。

2. 摆体位：协助患者取仰卧位，头下垫垫巾。去掉床头档，术者站于患者头侧。

3. 依据病情及影像学检查选择穿刺部位，并测量进针深度。

（1）额角穿刺（穿刺侧脑室前角）：常用于脑室造影及抢救性引流，也可用于脑脊液分流术。颅骨钻孔部位位于发际内或冠状缝前2～2.5cm，中线旁开2～3cm，穿刺方向与矢状面平行，对准两外耳道假想连线，穿刺深度依据影像学资料测量而定。

（2）枕角穿刺（穿刺侧脑室三角区）：常用于脑室造影、侧脑室-小脑延髓池分流术和颅后窝手术中及手术后的持续性脑脊液引流。颅骨穿刺点位于枕外隆凸上方6～7cm，中线旁开3cm，穿刺方向与矢状面平行，对准同侧眉弓中点，穿刺深度依据影像学资料测量而定。

（3）侧脑室穿刺（穿刺侧脑室下角或三角区）：常用于脑室至心房分流术或脑室至腹腔分流术等，在外耳道上、后方各3cm处做颅骨钻孔后，用穿刺针垂直刺入，右利手者禁经左侧穿刺，因易造成感觉性失语。

（4）经前囟穿刺：适用于前囟未闭的婴幼儿，经前囟侧角的最外端穿刺，其方向与额入法相同，前囟大者，于矢状面平行刺入；前囟小者，针尖稍向外侧。

4. 常规消毒、铺巾、局部麻醉：协助医生打开换药包，倒入碘酊、75%乙醇溶液，消毒术区皮肤。打开脑室穿刺包，暴露包内物品，铺孔巾。协助医生打开5ml注射器，抽取2%利多卡因，进行局部麻醉。

5. 术者以尖刀在选好的穿刺部位刺一小孔，以颅钻在穿刺部位锥透颅骨，以穿刺针穿过骨孔，刺透硬脑膜，按上述方向逐渐进针。进针动作应平稳而缓慢，注意阻力的改变，至有脑脊液流出时，拔出穿刺针内置针芯。

6. 穿刺过程中，严密观察患者意识、瞳孔和生命体征变化。如有异常，应报告医生并遵医嘱用药或暂停穿刺。

7. 穿刺成功后，如需持续外引流，护士应协助打开缝合针，缝合头皮，以丝线固定引流管后外接引流装置，接口处用透明敷料包裹。调整脑室引流瓶高度并放置稳妥。协助医生用敷料包扎穿刺处。

8.观察脑脊液的性状、颜色。

9.整理床单位，向患者交代注意事项。

10.整理用物，处理医嘱，做文书记录。

（三）脑室穿刺后的护理

1.严密观察患者意识、瞳孔、生命体征及伤口情况。

2.重视患者主诉，评估患者头痛程度，判断颅内压力，及时发现并处理并发症。

3.向家属及清醒的患者讲解维持有效引流的意义及方法、自我观察的技巧和注意事项。

4.准确记录术中用药情况，穿刺、留置引流的时间、引流液性状。需进行颅压监测者，应准确调整测压零点，并记录颅内压力数值。

四、脑室持续引流的护理

1.引流管的位置　穿刺完毕，立即在严格的无菌条件下连接引流瓶（袋），引流管开口需高于侧脑室平面10～15cm，以维持正常的颅内压。

2.引流速度及量　术后早期应注意控制引流速度，若引流过快过多，可使颅内压骤然下降，导致意外发生。因此，术后早期应适当将引流瓶（袋）挂高，以减慢流速，待颅内压力平衡后再放低。此外，因正常脑脊液每日分泌400～500ml，故每日引流量以不超过500ml为宜；颅内感染患者因脑脊液分泌增多，引流量可适当增多，但同时应注意补液，以防止水电解质失衡。

3.保持引流通畅

（1）引流管不可受压、扭曲、成角、折叠，应适当限制患者头部的活动范围，活动及翻身时应避免牵拉引流管。

（2）固定引流管时注意留有足够长度，方便患者翻身及活动。

（3）当患者意识模糊、烦躁不安、不合作时，应及时使用约束带，防止导管移位或脱落。

（4）注意观察引流管是否通畅（参见本章第三节）。

4.观察并记录脑脊液的颜色、量及性状　正常脑脊液无色透明，无沉淀。脑室穿刺术后1～2日脑脊液可略呈血性，几日后转为橙黄色，以后逐步转为无色透明，无沉淀。若脑脊液中有大量血液，或血性脑脊液的颜色逐渐加深，常提示有脑室内出血。一旦脑室内大量出血，需要紧急手术止血。一般闭式外引流留置时间为4～5日，不宜超过一周。颅内感染率随时间的延长而明显增加，感染后的脑脊液浑浊，呈磨玻璃状或有絮状物，患者有颅内感染的全身及局部表现。

5.严格遵守无菌技术操作原则，保持引流系统的密闭和无菌　每日定时更换引流瓶（袋）时，应先夹闭引流管以免管内脑脊液逆流入脑室；注意保持整个装置无菌，定期作脑脊液常规检查或细菌培养。

6.拔管　开颅术后脑室引流管一般放置3～4日，此时脑水肿期已过，颅内压已开始降低。拔管前一日应试行抬高引流瓶（袋）或夹闭引流管24小时，以了解脑脊液循环是否通畅，有否颅内压再次升高的表现。若患者出现头痛、呕吐等颅内压增高症状，应立即告知医生，适当放低引流瓶（袋）或开放夹闭的引流管。拔管时应先夹闭引流管，以免管内液体逆流入脑室引起感染。拔管后，切口处若有脑脊液漏出，应告知医生进行处理，以免引起颅内感染。

五、并发症的预防与处理

（一）脑室内、硬膜下或硬膜外出血

1.原因　穿刺过程中损伤硬脑膜、脑实质或脉络丛血管；或脑脊液引流过快，颅内压快速下降时脑组织向下塌陷，使上述血管受牵拉损伤破裂所致。

2.预防与处理

（1）穿刺时动作应轻柔，缓慢进入，不能过急过深。

（2）进入脑室后放出脑脊液要慢，以防止由于颅内压剧降造成脑组织的迅速移位和血管损伤。

（3）出血量少者，应严格卧床休息；遵医嘱应用止血剂，如酚磺乙胺（止血敏）、止血芳酸、血凝酶、维生素K_1等；保持脑室引流通畅，以利于清除血性脑脊液；定期复查CT，了解血肿吸收情况。出血量多者或有活动性出血、血肿逐渐增大者，宜及时开颅清除血肿，要积极做好术前准备。

（二）急性脑水肿及颅内压突然增高

1.原因　多为反应性急性脑水肿及颅内压增高。

2.预防与处理　遵医嘱迅速采用药物性脱水治疗，包括20%甘露醇、呋塞米、地塞米松，也可联合应用上述药物，强化治疗效果。严密观察脱水效果，如药物性脱水治疗效果不理想，应立即报告医生，考虑行颞肌下减压术，通过切除颞肌下一部分颅骨使脑组织从此处膨出而缓解颅内高压。

（三）视力突然减退甚至失明

1.原因　多出现于以往有颅内压增高及视力已明显下降者。脑室穿刺术后如果脑脊液引流过快，颅内压迅速降低，可导致供应视神经和视交叉的营养血管压力降低，以致血液灌注不足，进一步加重视力障碍。

2.预防与处理

（1）对于既往有颅内压增高及视力已明显下降者，应避免行脑室穿刺术。如果必须进行，操作需小心谨慎，脑室穿刺术后脑脊液引流要缓慢。

（2）术后严密观察患者视力改变，一旦出现视力突然减退甚至失明，应适当给予：①升高血管压力的药物，如间羟胺（阿拉明）；②血容量扩充剂，除输注适当的晶体液以外，还可给予适量的低分子右旋糖酐和羟乙基淀粉40等；③神经营养性药物，如三磷腺苷（ATP）、辅酶A、胞磷胆碱、维生素C、维生素B_1、维生素B_6等。

（3）做好患者的心理护理，消除其紧张焦虑情绪。

（四）局部或颅内感染

1.原因　脑室引流留置过程中，可因患者抵抗力低下、操作过程或环境污染、引流管维护不当等原因，出现局部或颅内感染症状。

2.预防与处理

（1）严格消毒穿刺所需物品，术中严格遵守无菌技术操作原则。

（2）术后常规应用抗生素，防止颅内感染。

（3）一旦发生感染，特别是颅内感染，应加强全身抗菌治疗，根据细菌培养及药敏试验结果，选用敏感的抗生素。通过脑室引流管向脑室内注射抗生素，可增强抗感染效果。保持脑室引流的通畅，通过引流管引流脓性脑脊液，以利于感染的控制。

（五）引流管处脑脊液漏

1.原因　早期脑脊液漏常因缝合不严密、皮肤对合不好、硬脑膜切口过大所致；迟发性脑脊液漏多见于引流管留置4～5日后瘘管形成所致。

2.预防与处理

（1）严密观察穿刺处伤口，及时发现脑脊液漏。

（2）一旦发生脑脊液漏，应及时报告医生，配合医生更换穿刺部位，另做外引流；原瘘管处缝合后加压包扎。

第六节　肌力评估

一、概述

肌力指肌肉收缩的力量，一般以受试者主动运动时肌肉在最大收缩状态时所能负荷的重量表示，常被作为评估危重患者肌肉功能恢复情况的指标，也是评估患者运动能力的常用指标。通过肌力的评估，可准确判断患者有无肌力低下及其范围和程度，并有助于判断导致肌力低下的可能原因，如中枢神经系统、周围神经系统还是运动系统的原因等。对于康复期患者，定时进行肌力评估，可为康复治疗计划的制订和康复效果判断提供依据。

二、肌力下降的常见原因

一般患者肌肉力量下降按瘫痪的程度分为完全麻痹和不全麻痹两种。按病变的部位和性质分为周围性瘫痪和中枢性瘫痪两种。但危重患者肌力下降往往与患者代谢异常、肌肉消耗、药物和神经肌肉病变等多种因素有关。

（一）周围性瘫痪

周围性瘫痪是指下运动神经元损害，在脊髓为前角细胞及其周围神经损害，在脑干为司运动的脑神经核及其脑神经损害。

1.周围神经损害　该神经支配的肌肉发生弛缓性瘫痪，因大多数神经是混合性的，故常伴有疼痛、麻木等感觉障碍和自主神经功能紊乱，见于周围神经炎、外伤等。

2.神经丛损害　由于神经丛含有运动和感觉纤维，所以产生弛缓性瘫痪和感觉障碍，其病变呈神经丛性分布，见于外伤、炎症等。

3.前根损害　其运动障碍呈节段性或根性分布的弛缓性瘫痪。因前、后根的距离较近，而且前根的病变多为压迫和炎症，故常波及后根，而继发感觉障碍或神经根痛。

4.前角损害　运动障碍呈节段性分布的弛缓性瘫痪，没有感觉障碍和疼痛，见于脊髓灰质炎运动神经元病等。

（二）中枢性瘫痪

中枢性瘫痪是指上运动神经元（包括中央前回、皮质延髓束、皮质脊髓束）的损害。

1.颈膨大（$C_5 \sim C_7$）损害　由于损伤了支配上肢运动的前角细胞和支配下肢运动的皮质脊髓束，表现为双上肢弛缓性瘫痪和双下肢痉挛性瘫痪，称为四瘫。

2.胸髓损害　由于损伤了支配下肢运动的皮质脊髓束，表现为双下肢痉挛性瘫痪。

3.腰膨大损害　由于损伤了支配下肢运动的前角细胞，表现为双下肢弛缓性瘫痪。

（三）危重患者肌力下降的诱因

1.制动　是危重患者肌力下降的重要危险因素。危重患者治疗过程中，由于机械通气、留置多种管路、使用镇静药物、意识丧失等，长时间卧床，使肌肉失用性萎缩。

2.高血糖　危重患者常伴有血糖异常，高血糖对神经末梢有一定的毒性作用，易导致重症多神经肌病，影响神经对肌肉的运动支配和肌肉收缩功能，表现为肌力下降。

3.全身性炎症反应　全身炎症反应时，多伴随缺血，使肌肉受低血压和血流减少的影响，缺乏能量和营养物质的供应。炎症介质的大量释放，同时增加了毛细血管的通透性，使毒性物质易于通过，产生神经、肌肉病变，肌肉收缩能力下降。

4.药物治疗　皮质类固醇、神经肌肉阻滞剂的使用可导致肌肉兴奋性消失、肌肉萎缩性改变。

三、肌力评估方法

对于病情危重、配合困难的患者，常选择六级法，根据患者肌肉活动能力及对抗阻力的情况对四肢肌力进行评估。

0级：肌肉无收缩。

Ⅰ级：肌肉有轻微收缩，但不能够移动关节，接近完全瘫痪。

Ⅱ级：肌肉收缩可带动关节水平方向运动，但不能够对抗地心引力（重度瘫痪）。

Ⅲ级：能够对抗地心引力移动关节，但不能够对抗阻力（轻度瘫痪）。

Ⅳ级：能对抗地心引力运动肢体且对抗一定强度的阻力（接近正常）。

Ⅴ级：能抵抗强大的阻力运动肢体（正常）。

当患者病情好转，需进一步对不同部位、不同肌群进行评估时，可采用手法评估法或器械评估法。

（一）手法评估

此方法于1916年由K.W.Lovett提出，因简易有效，至今仍被广泛使用。评估时，根据受检肌肉或肌群的功能，让患者处于不同的受检位置，先嘱被检查者做主动运动，注意观察其运动的力量和幅度；然后检查者给予一定的阻力，让被检查者做对抗运动，以判断肌力是否正常。依次检查各关节的运动力量，并注意两侧对比。具体肌力评估方法如下所述。

1.头部肌群评估

（1）曲颈：患者平卧，用最大力抬头，评估者同时在前额上施加阻力。

（2）伸颈：患者坐立，头向后仰，用最大力向后压操作者的手，评估者手放在患者枕骨上向上施加阻力。

2.肩部肌群评估　患者坐立，用最大力抬肩，评估者由肩部向下施加阻力。

3.上肢肌群评估　患者坐立于床旁。

（1）患者用最大力前屈，评估者在肘关节近端上臂前侧施加阻力。

（2）患者用最大力外展，评估者于肘关节上方，上臂外侧施加阻力。

（3）患者用最大力屈肘，评估者于靠近手腕的前臂端施加阻力；患者再用最大力伸肘，评估者于靠近手腕的前臂后方施加阻力。

（4）患者用最大力曲腕，评估者于手掌上施加阻力；患者再用最大力伸腕，评估者于手背上施加阻力。

4.腹肌肌群评估　患者平卧，双手放于腹部试着坐起，评估者触摸脐与胸骨剑突间的中线两侧。

5.腰部肌群评估　患者平卧，嘱患者抬起臀部，评估者沿着中线两侧触摸胸椎和腰椎区域。

6.大腿肌群评估　嘱患者站立。

（1）患者用最大力外展/内收，评估者于膝关节近段的大腿外侧/内侧施加阻力。

（2）患者用最大力曲髋/伸髋，评估者于近段的大腿前侧/后侧施加阻力。

7.膝部肌群评估　患者站立，或仰卧，用最大力屈膝/伸膝，评估者于小腿后方靠近踝关节处/小腿前方靠近踝关节处施加阻力。

8.踝部肌群评估　患者用最大力跖屈/背伸，评估者于足底部/足背部施加阻力。

（二）器械评估

在手法评估肌力较强（超过Ⅲ级）时，为了进一步作较细致的定量评定，可用专门器械进行测定。目前所用的器械有握力计、捏力计、抗力计、等速测力器等。器械检查法具有客观的度量指标，但是只能应用于少数部位及对部分肌群的肌力检查。

1.握力　用握力计测定，以握力指数评定，高于50%为正常。握力指数=握力（kg）÷体重（kg）×100%。

2.捏力　用捏力计测定，其值约为握力的30%。

3. 背肌力　用拉力计测定，以拉力指数评定。正常标准为：男性为150～200，女性为100～150。此法易导致腰痛者症状加重或复发，应小心使用。拉力指数＝拉力（kg）÷体重（kg）×100。

4. 四肢各组肌群的肌力　测定在标准姿势下通过钢丝绳及滑车装置牵拉固定的测力计，可测定四肢各组肌群（如腕、肩、踝的屈伸肌群及肩外展肌群）的肌力。

以上方法均为受检肌肉处于一定长度时等长收缩力量的测定。用沙袋、哑铃或可定量的负重练习器械，可对肌肉进行等张收缩力量的测定。用等速测力器可进行等速肌力检查。

四、危重患者肌力检查注意事项

危重患者因受严重疾病打击，身体极度虚弱，且可能伴有神经系统的原发或继发性损伤，常出现肌力下降。进行肌力评估时，应注意以下几点。

1. 因手法评估不需要用特殊的检查器具，不受检查场所的限制，临床常采用手法评估作为危重患者肌力评估的主要方法，且手法评估以患者自身各肢段的重量作为肌力评价基准，能够表示出与个人体格相对应的力量，比用测力计等方法测得的肌力绝对值更具有实用价值。

2. 评估时应排除镇静药物对肌力的影响，持续使用镇静药物者，可在晨间唤醒等用药间歇期进行肌力评估。

3. 为使评估顺利进行，提高准确性与可靠性，检查者需掌握受检肌肉（群）的解剖位置及其功能，受检肢段的体位与受检肌肉（群）的减重、抗重力或抗阻力运动的关系等。

4. 采用手法评估判断危重患者肌力时，只能评价肌力的大小，不能用于评价肌肉收缩耐力。

5. 左右两侧比较时，先查健侧，后查患侧，尤其是在Ⅳ～Ⅴ级难以鉴别时。

6. 先抗重力再抗阻力，抗阻力必须使用同一强度，阻力应加在被测关节远端，而不是肢体的远端。

7. 中枢神经系统损伤所致的痉挛性瘫痪不宜选择手法评估。

第七节　脑功能保护

一、概述

广义的脑功能保护包括脑功能保护和脑功能康复两个层面。其中脑功能保护是在脑组织缺血、缺氧发生前，通过治疗和护理干预措施，减少因能量改变所致的细胞缺血、缺氧性损伤，提高组织对缺血、缺氧的耐受性。脑功能康复与脑功能保护相对应，是在脑组织缺血、缺氧发生后，通过一系列干预措施，促进缺血、缺氧的脑组织得到更好的再灌注。

二、脑功能保护方法

1. 采用半卧位　半卧位可有效降低颅内压，增加回心血量，改善通气和氧和，减少胃内容物反流，降低医院获得性肺炎的发生，是生命体征平稳的危重患者可选择的最佳体位。但在采用半卧位时，应注意对患者骶尾部皮肤进行保护，防止发生压力性损伤。

2. 控制动脉氧分压和二氧化碳分压　呼吸功能障碍导致的低氧和高碳酸血症可导致脑细胞缺血、缺氧和颅内压增高。对于呼吸功能障碍的患者及时建立人工气道，给予合理的机械通气以辅助呼吸，可有效保护脑功能。但躁动、咳嗽、人机对抗、PEEP过高等因素也会导致颅内压升高。因此，合理调节呼吸机参数，预防肺部感染，对保护患者脑功能有重要意义。

3. 控制动脉压　动脉压过高或过低都会影响危重患者的脑部血流，造成脑损伤。正常情况下，脑血管自动调节机制可通过调节血管阻力对脑灌注压进行调整，使其波动在 50～100mmHg，保证脑部血流相对恒定。但在严重应激状态时，脑血管自动调节机制可能出现障碍。脑灌注压和脑血流量呈直线相关，应将脑灌注压维持在70～120mmHg，低于这一水平将发生脑组织缺血，高于这一水平将发生脑灌注过度，加重脑水肿。一般应维持动脉血压在正常范围。对于颅内出血的患者，在控制血压的同时应监测脑灌注压，维持脑灌注压在正常水平，防止脑缺血。血容量不足时，需合理进行补液治疗，必要时可使用升压药物。

4. 控制颅内压　颅内压过低或过高都会导致脑损伤。临床上，以颅内压过高更为常见。除了通过动脉压来控制颅内压外，也可通过控制体液量、保持呼吸通畅、半卧位、适当的过度通气、渗透性利尿、镇静等方法来达到治疗目的。必要时可进行颅内压监测，动态评估治疗效果。最终目标是将脑室内压控制在20mmHg以内，脑灌注压控制在70～120mmHg。

5. 降低体温　研究认为，当体温在37～42℃时，体温每增加1℃，脑氧耗量增加5%～7%，且释放的氧自由基、炎性介质等有害物质有所增加。因此，降低体温或低温（＜36.5℃）可达到脑保护的效果。体表降温的方法最为常用，如冰帽、冰枕是危重患者常用的脑保护手段，但效果有限；冰毯降温效果较快，但要保持持久、有效的低温治疗，尚需辅助其他方法。如利用血滤等体外循环治疗，对引出的血液或输入体内的置换液进行降温，以达到对体内血液降温的目的；或采用药物降温的方法，如"杜非合剂半量"（哌替啶50mg，异丙嗪25mg）。

三、脑功能康复方法

促醒疗法是用于脑功能康复的常用方法，是把昏迷患者或意识障碍患者看作是意识、思维正常的人，通过听觉、痛觉、触觉等感官刺激，向患者传递信息，并从患者的眼神、表情、言语、体态中，读懂患者的需要、痛苦和渴望，满足他们的需求。从而达到促进患者脑功能恢复的目的。唤醒疗法是一种新的每日都要实施的基本护理方法。

1. 听觉刺激　早期重复的听觉刺激对听神经功能的恢复有促进作用，同时可使脑内多数区域血流量增加，促进严重脑损伤或昏迷患者的觉醒。音乐的旋律和节奏可以调解大脑边缘系统和脑干网状结构的功能，促进未受累的脑细胞进行代偿，从而弥补变性受损脑细胞的功能，达到自身调节而加快意识恢复的目的。让患者听喜欢的广播节目或对患者有特殊意义的录音带，可增加患者对刺激信号的反应程度，提高刺激的效果。

方法：请家属协助选择患者喜欢的音乐、戏曲、广播节目，或对患者有特别意义的录音带，如患者最亲近的家属呼唤患者的昵称（称呼、名字）或"醒一醒，睁开眼"等具有鼓励性、刺激性的语言。给患者戴上耳机，调节音量为 20 ～ 50dB，以常人能听清楚为宜，4 次 / 日，每次持续 30 分钟。

2.记忆诱导　通过回忆过去生活、工作中的事件，刺激大脑恢复功能。

方法：反复多次对患者讲述过去的生活、工作中最难忘的、最感兴趣的、印象最深刻的往事，让患者看亲朋好友及本人的照片，读患者平时最喜欢的书籍等。

3.肢体功能锻炼　早期进行康复训练，能够刺激部分脑细胞产生功能代谢，使神经系统尽快建立新的联系。同时，可预防昏迷患者的关节挛缩变形，保持肢体功能。对于脑损伤患者，早期康复训练能加强脑部侧支循环的建立，促进病灶周围组织或健侧脑细胞的重组或代偿，极大地发挥脑的"可塑性"（具体内容可参见第 7 章第二节）。

4.按摩刺激　对患者头部、肢体、腹部、腰背部进行按摩，刺激机体对外界的反应能力。

方法：用手指或手掌在皮肤或穴位上有节奏地按压，也可用拇指和其他手指对肌肉进行做对称性挤压，4 次 / 日，30 分 / 次。

四、注意事项

1.危重患者的脑功能保护应在患者发病后尽早进行，一般进入 ICU 当日即给予冰袋、冰毯降温及控制血压、颅压等处理措施，防止大脑发生不可逆的脑损伤。

2.对危重患者采用冰帽、冰袋进行脑保护时，应注意定时更换冰袋内的冰水，保证有效低温。同时对枕后、双耳等持续受压处的皮肤做好保护，防止局部冻伤。

3.对已有脑功能受损的患者进行脑功能康复往往是一个漫长的过程，医护人员应注意向家属做好解释工作，并给予心理支持，既要让家属认识到脑功能康复所面临的困难，也要给家属正向的指导和鼓励。

第4章

泌尿系统监护

第一节 排尿与尿液监测

危重患者排尿情况及尿液化验指标监测是评价患者肾功能状态的重要手段，也是指导医护人员调整危重患者补液策略的重要依据。因测量方法简便、无创，在临床监护中应用广泛。

正常尿液呈淡黄色，性状透明，可呈弱酸性、中性或碱性。正常人24小时尿量为1000～2000ml，尿比重为1.010～1.030，清晨时尿比重最高。

一、排尿异常的表现及临床意义

（一）尿频

尿频是指排尿次数增多但每次尿量减少。正常人膀胱容量男性约为400ml，女性约为500 ml。每日排尿次数因年龄、饮水量、气候和个人习惯而不同，一般白天排尿3～5次，夜间0～1次；每次尿量为300～400ml。引起尿频的常见原因有泌尿生殖道炎症、膀胱结石、肿瘤、前列腺增生和各种原因引起的膀胱容量减少。若排尿次数增加而每次尿量并不减少，甚至增多，则可能为生理性，如多饮水、食用利尿食品；或病理性，如糖尿病、尿崩症或肾浓缩功能障碍等引起；精神因素有时也可引起尿频。

（二）尿急

有尿意就迫不及待地要排尿而不能自控，但尿量却很少，常与尿频同时存在。其多见于下尿路急性炎症或膀胱容量显著缩小、顺应性降低，也可见于无尿路病变的焦虑患者。

（三）尿痛

排尿时感到疼痛。其可以发生在尿初、排尿过程中、尿末或排尿后。疼痛可表现为烧灼感甚至刀割样。尿痛常见于膀胱或尿道感染、结石或结核等。

（四）排尿困难

尿液不能通畅的排出。其表现为排尿延迟、射程短、费力、尿线无力、变细、滴沥等，可见于膀胱以下尿路梗阻。

（五）尿流中断

排尿过程突然中断并伴有疼痛，多见于膀胱结石。

（六）尿潴留

膀胱内充满尿液而不能排出，分为急性和慢性两类。急性尿潴留常由于膀胱颈部以下突然梗阻或腹部、会阴部手术后膀胱过度充盈致逼尿肌弹性疲劳，而暂时失去逼尿功能。慢性尿潴留是由于膀胱出口以下尿路不完全梗阻或神经源性膀胱所致；起病缓慢，表现为膀胱充盈、排尿困难，疼痛不明显或仅感轻微不适。由于膀胱有效容量减少，可出现充溢性尿失禁。

（七）尿失禁

尿不能控制而自行由尿道口流出。根据尿失禁产生的原因分为以下几种。

1.真性尿失禁　膀胱失去控尿能力，膀胱空虚。其常见原因为尿道括约肌受损，先天性或获得性神经源性疾病。

2.压力性尿失禁　当腹压突然增加时尿液不随意地流出，如咳嗽、喷嚏、大笑或突然用力时，见于多产的经产妇。

3.充溢性尿失禁　膀胱过度充盈，压力增高，当膀胱内压超过尿道阻力时，引起尿液不断溢出。其见于前列腺增生等原因所致的慢性尿潴留。

4.急迫性尿失禁　严重尿频、尿急时不能控制尿液而致失禁，可能是由于膀胱的不随意收缩引起。其多见于膀胱的严重感染。

二、尿量与尿液成分异常

1.尿量　正常人24小时尿量为1000～2000ml，＜400ml为少尿，＜100ml为无尿。少尿或无尿是由于肾排出量减少引起，其原因可以是肾前性、肾性或肾后性。无尿应与尿潴留相鉴别，无尿膀胱是空虚的，而尿潴留是膀胱内有尿排不出。

2.血尿　尿液中含有血液。根据血液含量的多少可分为镜下血尿和肉眼血尿。

（1）镜下血尿：指借助于显微镜可见尿中含有红细胞。正常人尿液每高倍视野可见0～2个红细胞，若离心尿每高倍视野红细胞超过3个，即有病理意义。若多次尿常规发现红细胞，即使每高倍视野只有1个，也可能为异常，多见于泌尿系慢性感染、结石、急性或慢性肾炎及肾下垂所致。

（2）肉眼血尿：指肉眼能见到尿中有血色或血块。1000ml尿液中含1ml血液即呈肉眼血尿。其常为泌尿系肿瘤、急性膀胱炎、急性前列腺炎、膀胱结石或创伤等引起。血尿程度与疾病严重性不成正比。出血部位可根据血尿出现在排尿过程的不同阶段来分析。①初始血尿：血尿出现在排尿的最初阶段，提示出血部位在膀胱颈部或尿道。②终末血尿：血尿出现在排尿的终末阶段，提示出血部位在膀胱或其以上部位。③全程血尿：排尿的全过程都是血尿，提示出血部位在膀胱或其以上部位。

血尿是否伴有疼痛对区分良恶性泌尿系统疾病有重要意义。间歇性无痛血尿常提示泌尿系肿瘤；血尿伴排尿疼痛提示膀胱炎或尿石症。

血尿颜色及血尿中血块的形状因出血量、尿pH及出血部位而异。肾、输尿管出血的血尿或酸性尿呈暗红色；膀胱出血的血尿或碱性尿呈鲜红色。当出血量多时血尿中可出现不同形状的血块；蚯蚓状血块多来自肾、输尿管的出血，大小不等的血块多来自膀胱的出血。

血尿应与色素尿（某些食物及药物引起）、血红蛋白尿及尿道滴血鉴别。前尿道出血导致血液自尿道口滴出称为尿道滴血，并非血尿。

3.脓尿　离心尿沉渣每高倍视野白细胞超过5个为脓尿，见于泌尿系感染。当肉眼观察发现尿液浑浊，则高度怀疑有脓尿发生。

4.乳糜尿　尿内含有乳糜或淋巴液，呈乳白色。其内含有脂肪、蛋白质及凝血因子Ⅰ。若同时含有血液，尿呈红褐色，为乳糜血尿，常见于丝虫病。

5.晶体尿　尿液中盐类呈过饱和状态，其中有机或无机物质沉淀、结晶形成晶体尿。排出时尿澄清，静置后有白色沉淀物。

三、留取尿标本的方法

（一）尿常规

以新鲜尿液为宜，清洁容器收集尿液。男性包皮过长者，应翻开包皮后收集，女性患者应避免在月经期留取。留置尿管患者，可将尿管夹闭10～20分钟后，消毒尿管末端表面，经无菌注射器穿刺抽取尿管内尿液，注入标本容器中。操作过程中严格执行无菌操作，切忌直接留取集尿袋中的尿液。

（二）尿细胞学检查

标本采集方法同尿常规，强调必须留取新鲜尿液进行检查。

（三）尿培养及菌落计数

男性取清洁中段尿，女性可经导尿留取标本，留取过程中注意无菌操作，确保标本的真实性。

（四）尿沉渣抗酸染色涂片检查或结核菌培养

清洁容器收集12小时或24小时尿液。

（五）尿三杯试验

以最初10～15ml尿为第一杯，中间部分为第二杯，排尿最后10ml为第三杯。收集时尿液应连续不断。如果化验的结果在第一杯出现异常的话，提示发生疾病的地方在前尿道，第三杯尿液结果出现异常，则提示发生病变的部位在后尿道、膀胱颈部或三角区，三杯尿液都出现异常的话提示病变部位在膀胱或膀胱以上。

四、常用尿液检验指标

（一）尿常规

尿常规是危重患者最常用的尿液检验项目，其指标大致可分为四大类：肾病类、糖尿病类、泌尿感染类及其他疾病类。

1. **肾病类指标** 包括尿比重（SG）、隐血或红细胞（BLD、ERY）、蛋白质（PRO）。这些指标的改变可能提示有肾功能损害。

（1）SG：正常参考值是1～5岁为1.010～1.014；5～8岁为1.010～1.019；8～14岁为1.010～1.025；14岁以上至成年人波动较大，为1.002～1.030，但一般应在1.010～1.025。婴幼儿的尿比重偏低，尿比重受年龄、饮水量和出汗的影响。尿比重的高低主要取决于肾的浓缩功能，故测定尿比重可作为肾功能试验之一。肾功能受损时，肾浓缩功能进行性减弱。尿比重固定或接近1.010，提示肾浓缩功能严重受损，常见于慢性肾盂肾炎、尿崩症、慢性肾小球肾炎、急性肾衰竭的多尿期等。尿比重增高多见于糖尿病、高热、呕吐、腹泻、脱水、急性肾小球肾炎及心力衰竭等。

（2）BLD：正常为阴性。正常人尿中可偶见红细胞。若尿中出现多量红细胞，则可能由于肾出血、尿路出血、肾充血等原因所致。剧烈运动及血液循环障碍等，也可导致肾小球通透性增加，而在尿中出现蛋白质和红细胞，还可见于泌尿系统结石、感染、肿瘤、急慢性肾炎、血小板减少性紫癜、血友病等。

（3）PRO：正常为阴性。阳性可见于各种急慢性肾小球肾炎、急性肾盂肾炎、多发性骨髓瘤、肾移植术后等。此外，药物、汞等中毒引起肾小管上皮细胞损伤也可见阳性。

2. **糖尿病类指标** 包括糖（GLU）和酮体（KET），反映机体糖代谢是否正常，是否出现酮血症等。此外，尿蛋白、尿比重等指标的检测也有助于诊断糖尿病相关并发症和器官损害。

（1）GLU：正常为阴性。正常人尿内可有微量葡萄糖，每日尿内含糖量为0.1～0.3g，最高不超过0.9g，定性试验为阴性。阳性可见于糖尿病、甲状腺功能亢进、腺垂体功能亢进、嗜铬细胞瘤、胰腺炎、胰腺癌、严重肾功能不全等。此外，颅脑外伤、脑血管意外、急性心肌梗死等也可出现应激性糖尿；过多食入高糖食物后，也可产生一过性血糖升高，使尿糖呈阳性。

（2）KET：正常为阴性。阳性可见于糖尿病酮症、妊娠呕吐、子痫、腹泻、中毒、伤寒、麻疹、猩红热、肺炎、败血症、急性风湿热、急性粟粒性肺结核、惊厥等。此外，饥饿、分娩后摄入过多的脂肪和蛋白质等也可出现阳性。

3. **泌尿系统感染类指标** 包括白细胞（WBC）、亚硝酸盐（NIT），此外隐血或红细胞也可作为感染的重要提示。感染发生时常出现尿液浊度（TUR）增加。

（1）WBC：正常为阴性，当尿中含有大量白细胞，表示泌尿道有化脓性病变，如肾盂肾炎、膀胱炎及尿道炎等。

（2）NIT：正常为阴性。NIT阳性可见于膀胱炎、肾盂肾炎等。

4. **其他疾病类指标** 主要有酸碱度（pH）、胆红素（BIL）、尿胆原（URO）等。胆红素和尿胆原两项指标反映肝代谢血红素的能力和数量，其值增高，往往提示黄疸，尿液颜色呈黄绿色。

（1）pH：正常参考值为4.6～8.0，一般在6.5左右。正常尿液为弱酸性，也可为中性或弱碱性，尿液的酸碱度在很大程度上取决于饮食种类、服用的药物及疾病类型。尿液pH小于正常值常见于酸中毒、糖尿病、痛风、服酸性药物；大于正常值多见于碱中毒、膀胱炎或服用碳酸氢钠等碱性药物等。

（2）URO：正常为弱阳性。URO阳性可见于溶血性黄疸、肝病等；阴性可能为梗阻性黄疸。

（3）BIL：正常为阴性。BIL阳性可见于胆石症、胆道肿瘤、胆道蛔虫、胰头癌等引起的梗阻性黄疸和肝癌、肝硬化、急慢性肝炎、肝细胞坏死等导致的肝细胞性黄疸。

（二）尿沉渣涂片检查

尿沉渣涂片检查是用自动化显微镜系统对尿沉淀物进行定量检查，识别尿液中细胞、管型、细菌等各种病理成分，作为泌尿系统疾病诊断、定位、鉴别诊断及预后判断的重要常规试验项目。在一般性状检查或化学试验中不能发现的变化，常可通过沉渣涂片检查来发现。

1. WBC 正常参考值为＜5个/HP，其意义与尿常规白细胞检查异常的意义相同。

2. BLD 正常参考值为＜3个/HP，其意义与尿常规白细胞检查异常的意义相同。

3. 上皮细胞 尿中少量上皮细胞通常是细胞新老更替的生理现象。大量的肾性上皮细胞可提示活动性的肾小管变性，或上皮细胞来源部位发生病变或肿瘤。

4. 管型 常见于肾小球远曲小管中形成，根据其内容物命名，如红细胞管型、白细胞管型等。红细胞管型提示急性肾小球肾炎、肾梗死、胶原组织疾病或亚急性细菌性心内膜炎所致的肾损害。白细胞管型可见于急性肾小球肾炎、肾病综合征或肾盂肾炎的患者尿液中。

5. 细菌 正常尿液中无细菌存在。标本中大量细菌的存在提示泌尿道感染。标本中白细胞的存在有助于对污染与感染的区分。

6. 酵母菌 酵母菌细胞（白念珠菌）可提示尿道念珠菌感染，特别是见于糖尿病患者。真菌还常见于女性阴道念珠菌感染者被污染的尿液中。

（三）尿细菌培养

尿沉渣涂片检查可初步判断细菌的种类，而细菌培养则可以使细菌的种类更加明确，两种检查联合使用可更好地选择合适的抗菌药物治疗泌尿系统感染。正常人尿液无细菌生长或菌落计数＜1000个/ml。当菌落计数结果为1000～100 000个/ml，考虑可能存在感染，需重新留标本复查。如结果＞100 000个/ml，则可确诊为尿路感染，进行鉴定，做药物敏感性试验。

第二节 肾脏功能监测

一、概述

肾有生成尿液，排泄体内代谢废物，维持机体钠、钾、钙等电解质的稳定和酸碱平衡的功能，同时还具有肾素、前列腺素等激素的内分泌功能，对维持人体内环境稳定有重要意义。肾区外伤、原发性肾脏疾病是导致肾功能受损的常见原因。此外，人体对重大打击的反应有整体效应，即使原发疾病与肾无关，当疾病进展到一定程度，会发生功能障碍的脏器之间相互影响，也常可导致肾功能受损。而肾功能受损后发生的一系列人体内环境改变，又可加重其他脏器的功能障碍。因此，对危重患者肾功能的有效监测和及时纠正，对于预防多脏器功能障碍的发生，提高危重患者救治成功率有重要意义。

二、肾脏功能监测的常用指标

（一）肾小球功能监测

1.血尿素氮（BUN）　各种原因引起肾小球滤过功能不全，可引起血尿素氮升高。消化道出血、严重感染和高蛋白饮食可引起尿素氮暂时升高。

2.血肌酐（Scr）　肌酐是小分子物质，可通过肾小球滤过，在肾小管内很少吸收，每日体内产生的肌酐，几乎全部随尿排出，一般不受尿量影响。肾功能不全时，肌酐在体内蓄积，成为对人体有害的毒素。血浆肌酐的正常上限值为100μmol/L左右。不同仪器检测标准可能不同，但一般不超过120μmol/L。肾小球对肌酐的清除功能有一定的代偿能力，早期的肾损坏肌酐改变不明显，当血肌酐监测值大于120μmol/L，提示肾小球滤过率下降大于1/3。

3.内生肌酐清除率　肾单位时间内，把若干毫升血浆中的内生肌酐全部清除出去，称为内生肌酐清除率（Ccr），是反映肾小球滤过功能的重要指标，当肾小球功能损害时内生肌酐清除率下降，且较血肌酐和血尿素氮出现变化早。根据内生肌酐清除率，可判断肾小球损害程度，指导治疗，为测定肾损害的定量试验。因其操作方法简便，干扰因素较少，敏感性较高，为临床常用的较好的肾功能试验之一。计算公式为Ccr＝（140－年龄）×体重（kg）/72×Scr（mg/dl）。女性按计算结果×0.85。正常值为（108±15.1）ml/（min·1.73m^2）。40岁以后逐渐减低。

（二）肾小管功能监测

1.尿比重　指尿液与纯水重量的比值。反映单位容积尿中溶质的重量。正常人24小时尿比重为1.015～1.030，昼尿最高比重与最低比重之差大于0.009，至少1次尿比重大于1.018。夜间尿量超过750ml，可能为肾浓缩功能不全的早期表现，见于间质性肾炎、慢性肾小球肾炎、高血压肾病等早期主要损害肾小管的疾病。如夜尿增多的同时伴有尿比重无1次大于1.018，或昼尿比重差值小于0.009，提示上述疾病导致肾稀释浓缩功能严重受损。各次标本的比重相差很小，尿比重大多固定在1.010左右，表示肾浓缩功能严重障碍。

2.尿渗透压　反映尿中溶质分子和离子的总数，自由状态下其波动幅度大，但应高于血浆渗透压。禁饮后尿渗透压为600～1000mOsm/（kg·H$_2$O），平均为800mOsm/（kg·H$_2$O），血浆平均为300mOsm/（kg·H$_2$O），尿/血浆渗透压比值为（3～4.5）∶1。固定的低渗尿提示远端肾小管功能极度下降。禁水8小时后尿渗透压小于600mOsm/（kg·H$_2$O），尿/血浆渗透压比值≤1，表明肾浓缩功能障碍。其见于慢性肾盂肾炎，多囊肾、尿酸性肾病等慢性间质性病变，也可见于慢性肾炎后期和急、慢性肾衰竭累及肾小管的患者。此外，尿渗透压检测也可用于鉴别肾前性、肾性少尿，肾前性少尿时尿渗透压较高，肾小管坏死致肾性少尿时，尿渗透压降低。

第三节　血液净化护理

血液净化是指利用一定的仪器和设备，将患者血液引出体外，经过一定程序清除体内某些代谢废物或有毒物质，再将血液引回体内的治疗过程，包括血液透析、血液滤过、血液滤过透析、血液灌流、血浆置换、免疫吸附等多种治疗方法，是急性及慢性肾衰竭、重度脓毒血症、急性药物或毒物中毒等疾病常用的治疗手段。

一、血液净化的原理及常用方法

（一）血液净化的原理

血液净化主要利用弥散、对流、吸附和渗透的原理，对血液中的溶质和水分进行清除。

1.弥散　溶质随着膜两侧的浓度梯度而移动，主要清除小分子物质。

2.对流　通过滤过膜两侧的压力梯度，使血中的物质随水的跨膜移动而移动，主要清除大、中分子物质。

3.吸附　血中某些异常升高的蛋白、毒物和药物等，被选择性地吸附于透析膜表面从而使致病物质被清除。

4.渗透　利用膜两侧的渗透压梯度使水分从渗透压低的一侧向渗透压高的一侧做跨膜运动。

（二）血液净化的常用方法

临床常用的血液净化方法包括血液透析、血液滤过、血液滤过透析、血液灌流、血浆置换、免疫吸附等。此外，腹膜透析虽然没有将血液引出体外，但其原理类似，通过灌入腹腔的透析液与腹膜毛细血管内的血浆成分进行溶质和水分的交换，清除体内潴留的代谢产物和过多的水分，同时通过透析液补充机体所必需的物质，也是血液净化的一种。不同血液净化的方法和目的各有不同，临床可根据患者的疾病种类和具体病情进行选择。

1.血液透析　主要依靠半透膜两侧的溶质浓度差所产生的弥散作用进行溶质清除，其清除率与分子量成反比，对尿素、肌酐等小分子物质有较高的清除率，而对中分子物质的清除效能较差。其适用于急、慢性肾衰竭，急性药物或毒物中毒，顽固性心力衰竭伴有严重的液体潴留及难治的致死性高钾血症、肝硬化、腹水等。

2.血液滤过　是通过对流的方式清除溶质，与正常肾小球清除溶质的原理相仿，清除中、小分子物质的能力相等。但需在滤过后（前）补回相应的液量和电解质，以代替肾小管的重吸收功能，补偿被滤出的液体和电解质，保持机体内环境的平衡。其适用于重度脓毒血症、肝肾综合征等疾病的治疗，尤其是伴有血流动力学不稳定的患者，既能清除体内中分子物质，又能减少对血流动力学的影响。

3.血液滤过透析　综合了普通血液透析和血液滤过两者的优点，不但能够高效清除患者体内的小分子物质，还能充分地清除体内的中分子代谢废物。其减少了因普通血液透析对中分子代谢毒素清除不足和因血液滤过对小分子毒素不能充分清除所引发的并发症。

4. **血液灌流**　是指血液借助体外循环通过具有广谱解毒效应或固定特异性配体的吸附剂装置，清除血液中的内源性或外源性致病物质达到血液净化的目的。血液灌流目前主要限于吸附作用，故也被称为血液吸附，主要用于抢救药物过量及毒物中毒。

5. **血浆置换**　是将患者的血液经血浆置换装置，分离弃去部分含免疫复合物及抗体的血浆，同时补充一定的新鲜血浆或者代用品，如4%人血白蛋白、林格液等，以清除体内可溶性免疫复合物及部分抗体。但血浆置换只能清除血浆中的现存免疫复合物，不能阻止这些物质的再生成，治疗时应配合激素及免疫抑制剂，以确保安全可靠，可以缩短总的治疗疗程。其适用于各种中毒、自身免疫性疾病（系统性红斑狼疮、重症肌无力等）、甲状腺危象等。

6. **免疫吸附**　是将高度特异性的抗原、抗体或有特定物理化学亲和力的物质与吸附材料结合制成吸附剂，选择性或特异地清除血液中的致病因子，从而达到净化血液，缓解病情的目的。免疫吸附疗法不同于一般非特异的血液灌流。免疫吸附疗法是在血浆置换的基础上发展起来的新技术，其优点是对血浆中致病因子清除的选择性更高，而血浆中有用成分的丢失范围与数量更小，同时避免了血浆输入所带来的各种不良影响。其可用于自身免疫性疾病、爆发性肝衰竭、中毒等多种疾病。

二、血液净化操作方法（以血液滤过治疗为例）

（一）血滤机管路安装

1. 用物准备

（1）正常工作的血滤机。

（2）血滤机专用管路和滤器，检查管路及滤器的有效使用期。

（3）配制肝素钠生理盐水：肝素钠注射液12500U加入500ml生理盐水中。

（4）遵医嘱配制置换液：常用的置换液配制方法如下（表4-1），也可根据生化及血气指标的变化调整置换液中各溶质的量。

表4-1　常用的置换液配制方法

配方A		配方B	
0.9%氯化钠注射液	3000ml	0.9%氯化钠注射液	3000ml
灭菌注射用水	1000ml	5%葡萄糖注射液	1000ml
15%氯化钾注射液	8ml	15%氯化钾注射液	8ml
氯化钙注射液	20ml	氯化钙注射液	20ml
10%硫酸镁注射液	8ml	10%硫酸镁注射液	8ml
5%碳酸氢钠注射液	220ml	5%碳酸氢钠注射液	220ml

（5）其他物品：5ml、20ml注射器，复合碘消毒棉签，一次性垫巾，寸带或胶布。

2. 开机自检

（1）携用物至患者床旁，选择适宜的位置放置血滤机，固定脚轮。

（2）连接电源导线，并以寸带或胶布固定过长的导线。

（3）打开血滤机机身上的主开关键。

（4）按下屏幕下方的开机键，屏幕提示进入自检状态，等待自检完成。

3. 安装管路　屏幕提示自检完成后，按照屏幕提示进行管路安装。

（1）打开管路包装袋，夹闭所有开关夹，检查各接口处是否妥善连接。

（2）按顺序安装动脉管路，静脉管路，置换液管路，超滤液管路和滤器，并将肝素钠生理盐水与引血端连接，回血端与废液袋相连。

（3）检查管路连接是否正确，各传感器是否有效连接。同时，打开需要开放的开关夹，再次检查各管路接口是否连接紧密，保证回路开放，无漏气、漏液。

4. 排气　点击预冲按钮，机器自动进行排气。

5. 闭路循环　待肝素钠生理盐水充满整个管路后，改为闭路循环模式，即将回血端与肝素钠生理盐水相连，根据具体情况，也可用置换液进行在线预冲，或用生理盐水预冲。

（二）启动血液滤过治疗

1. 用物准备

（1）500ml生理盐水2袋。

（2）遵医嘱配制置换液和抗凝剂，准备碳酸氢钠注射液。

（3）输液泵。

（4）其他用物：输液器、无菌手套、5ml和20ml注射器、无菌治疗巾、三通、复合碘消毒棉签、胶布（布质）。

2. 执行启动血液滤过治疗操作

（1）预冲结束后，将肝素钠生理盐水更换为500ml生理盐水，冲净管路中的肝素钠生理盐水，并按照屏幕提示进入治疗模式。

（2）将配制好的抗凝剂安装于肝素钠注射泵上，并与血滤管路连接。

（3）将500ml生理盐水通过输液器与血滤管路动脉端补液口相连。

（4）将碳酸氢钠注射液安装于输液泵上，并连接三通，排气后与血滤管路回血端相连，备用。

（5）协助患者取舒适体位，消毒中心静脉导管接口端外表面及接口。

（6）分别用5ml注射器回抽中心静脉导管内2ml封管肝素钠注射液，推注在纱布上，观察有无血栓，如有血栓需再次抽吸1ml，直至无血栓出现，夹闭。

（7）将动脉管路（红色标示）与引血端（红色标示），静脉管路（蓝色标示）与回血端（蓝色标示）相连，按下"开始"键，启动血滤治疗。

（8）观察患者生命体征变化。

（9）遵医嘱调节治疗参数。观察血滤机运行情况及患者生命体征变化。

（10）妥善固定血滤管路，并以无菌巾包裹血滤导管接口处。

（11）记录上机时间及各项治疗参数。

（三）终止血液滤过治疗

1. 用物准备

（1）配制肝素钠生理盐水：取5ml注射器将12 500U肝素钠注射液加入2ml生理盐水中。

（2）备冲管液：20ml注射器抽取生理盐水20ml。

（3）其他：20ml注射器三通、无菌长纱、胶布、复合碘消毒棉签、一次性橡胶手套。

2.执行中止血液滤过治疗的操作

（1）打开无菌巾，暴露血滤导管接口处。

（2）选择"停止"模式。暂停血滤机，打开应急盐水，动脉端回血后夹闭。

（3）开启血滤机，静脉端回血后夹闭。观察患者生命体征变化。

（4）断开动脉端，以20ml注射器冲净动脉端管内血液，约10ml。按照管壁标示剂量，以肝素钠生理盐水封管。并以相同方法给予静脉端封管。

（5）妥善固定管路，导管接口处以无菌纱布包裹。

（6）协助患者取舒适体位。

（7）记录下机时间及相关治疗参数等数据。

（8）关闭血滤机，撤去管路，整理用物，擦拭血滤机备用。

（四）注意事项

1.管路安装过程应严格遵守无菌技术操作原则，预防感染。

2.预冲过程中尽量减少空气进入管路，并充分排净滤器和管路中的气体，减少治疗过程中血栓的形成。

3.血滤过程中，应密切监测患者生命体征的变化，防止血压过低。启动和终止血滤治疗过程中，血流速度应较缓慢，一般设置为80～100L/min，防止影响患者的血流动力学稳定。但如血流量持续过低，则增加血栓形成的风险，因此当机器正常运转，患者生命体征平稳后，应逐渐将血流速度调整为150～250L/min。

三、血液净化过程中的监护

（一）抗凝的监护

血液净化过程中，为保持良好的体外循环状态，防止血液在体外循环过程中凝血功能活化导致机体并发血栓性疾病，提高组织相容性，需同时进行有效、合理的抗凝治疗。

1.评估患者的凝血功能状态，合理选择抗凝药物种类和剂量。常用的抗凝方法如下。

（1）肝素钠抗凝：是目前国内应用最普遍的抗凝剂，具有较强的抗凝活性，作用机制为激活抗凝血酶Ⅲ，使其与凝血酶等促凝物质结合，阻断凝血过程。可出现出血、血小板减少症等不良反应，应定时监测患者凝血功能，以便及时合理调整肝素钠用量。每2～6小时在动脉端和静脉端监测一次PTT或ACT，使动脉端的PTT维持在40～45秒，静脉端的PTT＞60秒。一般认为，静脉端PTT＞45秒，则每小时减少肝素钠用量100U；静脉端PTT＜60秒且动脉端PTT＜40秒，则增加肝素钠用量100U/h；动脉端PTT＜40秒，则增加肝素钠用量200U/h。

（2）枸橼酸抗凝：适用于活动性出血或血小板减少症患者。肝功能不全、低氧血症及外周循环不良患者应慎用枸橼酸钠抗凝。治疗过程中应定时监测体内和体外循环ACT及血钙浓度，以调整输注速度。枸橼酸钠输注速度应保持动脉端ACT＞200秒。

（3）低分子肝素钠抗凝（LMWH）：是普通肝素钠通过化学或酶促方法解聚而获得的。肝素钠的抗凝血因子Ⅱa和抗凝血因子Ⅹa的活性是相等的，而LMWH只有25%～50%的抗凝血因子Ⅱa活性，其抗凝血因子Ⅹa活性/抗凝血因子Ⅱa活性比值为2∶1～4∶1或更大，对凝血因子Ⅺ、凝血酶几乎无影响，对凝血酶时间、凝血激酶时间影响小，出血危险低。因LMWH半衰期较长，可以在血液透析前一次给药或分次给药，无须持续泵入，也不必频繁进行实验室监测，但出血仍是LMWH的首要不良反应。治疗中应保持各项凝血指标趋于正常。

（4）无肝素钠抗凝：是有活动性出血、出血危险性大或有肝素钠使用禁忌证患者的抗凝选择。常用的无肝素钠抗凝透析方案主要有以下几种。

1）肝素钠预冲：以1000ml生理盐水＋肝素钠注射液12 500U进行治疗前的预冲。

2）高血流量：在患者能耐受的情况下设置250～350ml/min的血流量。

3）定时生理盐水冲洗：每15～30分钟关闭管路动脉端口用100～250ml生理盐水迅速冲洗透析器一次。但应注意用于冲洗的生理盐水总量要计算到超滤量中加以清除。此方法的有效性目前尚有争议，部分研究提示定时冲洗可能会把微小气泡冲入空心纤维，促进透析器凝血。因此，间断生理盐水冲洗可能加速管路和滤器凝血。

2. 预防血栓形成：是血液净化中抗凝治疗的主要目的，因此动态观察滤器和管路中血栓的形成，并结合对患者凝血指标变化，及时调整抗凝方案，是确保血液净化治疗顺利进行的重要措施。

（1）观察体外循环管路中的凝血征象：当管路或滤器中血液颜色变深，尤其是动静脉壶内部分血液透光性差时，提示血栓形成。

（2）观察体外循环压力的变化：当管路或滤器中出现凝血，体外循环的压力也将随之增加。泵后动脉压和静脉压两者的压力差上升，见于动脉壶凝血和滤器阻塞。泵后动脉压和静脉压先后均增高，说明凝血发生在静脉壶或其远端。

（3）观察滤器的变化：可根据滤器内凝血的程度进行分级。①0级：无凝血或数条纤维凝血；②Ⅰ级：部分凝血或成束纤维凝血；③Ⅱ级：较严重凝血或50%以上纤维凝血；④Ⅲ级：治疗中压力明显升高，需更换滤器。

（4）正确执行护理操作，减少管路中血栓的形成。

1）护理上应严密监测机器运转情况，保持血滤机的正常运转状态，一旦出现报警或血滤机暂停的情况，应尽快查明原因，予以处理。透析中应避免输血、血制品及脂肪制剂，以减少透析器凝血的发生。

2）严密监测凝血指标变化，遵医嘱定时进行凝血功能监测，合理调整抗凝方案。注意血样的采集应从动脉管路上肝素钠注入处前采取，以反映患者非体外循环状态下的凝血状态。不可从应用抗凝剂封管的深静脉导管抽血检测凝血时间。

（二）血液净化过程中的异常情况及处理方法

血液净化治疗过程中可能因压力改变、操作不当等原因，出现机器报警，护理人员应根据报警内容分析报警原因，并以最快的速度妥善进行处理。

1. **动脉压力过低** 见表4-2。

表4-2 动脉压力过低的原因及处理方法

原因	处理方法
管路扭曲或打折	检查管路有无扭曲、打折，确保管路通畅后，启动血泵
穿刺针头堵塞或穿刺位置不对	回抽动脉血，如无回血或动脉导管只能进，不能出，则提示针头堵塞或贴壁，应更换针头或调整针头位置同时打开动脉端补液口补充生理盐水；或遵医嘱将动静脉对调
压力传感器损坏	更换新的透析管路
血泵泵速过快	调整泵速以适用于血滤机的机型
报警范围设置不当	调整该压力的报警范围，BM 25的报警限为－200mmHg～＋200mmHg

2. **静脉压力低** 见表4-3。

表4-3 静脉压力低的原因及处理方法

原因	处理方法
血泵速度过慢（上机时常见）	增加血流速度
血滤管路与导管未连接或脱开	检查血滤管路与导管连接处，确保妥善连接后，启动血泵
低限值无法达到	调整压力范围
压力传感器泄漏	检查压力传感器有无血液进入，如出现此现象应立即紧急终止治疗
技术故障	请工程师检修

3. **静脉压力高** 见表4-4。

表4-4 静脉压力高的原因及处理方法

原因	处理方法
管路扭曲或打折	检查血滤管路与导管连接处，确保妥善连接后，启动血泵
穿刺针头堵塞或穿刺位置不对	回抽静脉血，如无回血或静脉导管只能进，不能出，则提示针头堵塞或贴壁，应更换针头或调整针头位置
静脉壶凝血	报告医生，停止床旁血滤治疗
血流速度过快	调整泵速以适用于血滤机的机型
超过静脉压上限值	可适当调整静脉压上限
技术故障	请工程师检修

4. **跨模压高** 见表4-5。

表4-5 跨模压高的原因及处理方法

原因	处理方法
血流速度过快	调整泵速以适用于血滤机的机型
超滤液始端夹子未打开	打开此夹子
滤器凝血	遵医嘱复查APTT，调整抗凝剂，必要时及时下机

5. 空气报警　见表4-6。

表4-6　空气报警的原因及处理方法

原因	处理方法
静脉壶内液面太低，使静脉管路中有空气	1. 按机器上液位调节键，提高静脉壶液面 2. 打开空气探测器夹，如为微量气泡，可用手弹出气泡；如为大量气体，可用注射器壶抽出气体，关闭空气探测器夹，启动血泵

6. 漏血报警　见表4-7。

表4-7　漏血报警的原因及处理方法

原因	处理方法
滤器膜破裂	检查滤器，及时下机
技术故障	请工程师检修

7. 平衡报警　见表4-8。

表4-8　平衡报警的原因及处理方法

原因	处理方法
液体不能通过置换液管路或超滤液管路	检查置换液管路或超滤液管路的夹子是否打开；如果未打开，打开夹子后按下"Start/Stop"按键
置换液或废液袋在平衡称上晃动	扶稳液袋后按下"Start/Stop"按键
治疗期间置换液或废液袋重量发生变化	重新按下"Start/Stop"按键
超滤液管路和置换液管路连接错误	重新并正确连接超滤液管路和置换液管路

（三）并发症的预防与护理

1. **失衡综合征**　指在透析中或透析结束后数小时内出现的以暂时性中枢神经系统症状为主的全身症候群。大多数在透析结束后12～24小时恢复正常。

（1）原因：常见于尿素氮和肌酐水平很高，尿毒症症状明显的患者，尤其多见于初次透析及透析诱导期。其原因主要是透析后以尿素为主的代谢产物在血液和脑组织之间分布不均匀，引起脑水肿及脑缺氧。

（2）临床表现：轻者表现为恶心、呕吐、头痛、血压增高、焦躁不安、疲倦乏力、嗜睡、肌肉痉挛；重者常伴有抽搐、扑翼样震颤、定向力障碍、嗜睡；极度严重者表现为精神异常、惊厥、全身肌肉痉挛、昏迷。

（3）预防与处理

1）加强对患者的心理护理，避免患者过于紧张。密切观察患者情况，告知患者特别是首次透析的患者，在透析中如有不适要尽早告诉护士。

2）患者如出现呕吐，应立即将其头偏向一侧，避免呕吐物进入气管导致窒息。

3）对经常发生者，可缩短透析间隔时间，控制血流量，一般以150ml/min的血泵速度启动透析，逐渐增加至需要泵速。

4）指导患者不要过多进食蛋白质食物。

2. 透析器首次使用综合征　指在透析时因使用新的透析器发生的临床症候群。

（1）原因：由于滤器表面物质激活血液中补体等免疫介质，引起过敏反应导致。

（2）临床表现：根据临床表现不同可分为 A 型和 B 型。A 型首次使用综合征（超敏反应型）多发生于血液透析开始后 5～30 分钟，表现为呼吸困难、全身发热感、皮肤瘙痒、荨麻疹、咳嗽、流泪、流涕、打喷嚏、腹部绞痛、腹肌痉挛，严重者可出现心搏骤停甚至死亡。B 型首次使用综合征（非特异型）临床较常见，多发生于透析开始后 1 小时内，表现为胸背疼痛、低血压、恶心、呕吐、喉头水肿、荨麻疹。

（3）预防与处理

1）鼓励、安慰患者，减轻患者的紧张情绪。

2）给予吸氧、减慢血泵泵速，待症状缓解后，再进行正常透析。

3）密切观察患者血压、心率及心律的变化，防止低血压、心律失常及心力衰竭。注意观察呼吸情况，防止喉头水肿。

4）如患者出现恶心、呕吐，应让患者头偏向一侧，防止误吸、窒息。

5）对容易发生首次透析综合征的患者，透析前可选用生理盐水充分预冲，上机时血泵泵速控制在 150ml/min，30 分钟后改为常规透析血流量。

3. 低血压　血液透析中的低血压是指平均动脉压比透析前下降 30mmHg 以上，或收缩压降至 90mmHg 以下，它是血液透析患者常见的并发症之一。

（1）原因：启动体外循环、超滤过多过快等导致的有效血容量下降是血液净化治疗患者出现低血压的直接原因。

（2）临床表现：一般发生于透析开始 2 小时后，甚至透析结束后。初期可出现头晕目眩、出冷汗，继而出现面色苍白、呼吸困难、脉搏细速，严重的可出现晕厥、意识障碍。

（3）预防与处理

1）在透析过程中严密观察患者情况，如发现患者有低血压先兆症状，应先测量血压，如血压下降可补盐水。如未出现血压下降，仅有肌肉痉挛，可减慢血泵泵速、提高透析液钠浓度、减慢超滤量或使用高渗药物。

2）提倡使用容量控制型透析机，做好透析患者的宣教工作。

3）对血浆蛋白浓度低的患者，应鼓励其多进优质的动物蛋白饮食。

4）急危重症患者血流动力学不稳定，为减少血液净化治疗对血压的影响，常选择持续血液滤过治疗。但应在血流动力学基本可控的情况下进行治疗，且治疗前应适当补液，治疗初期引血时速度不宜过快，以减少血压波动。

5）一旦发现患者血压下降，症状明显，首先通知医生，同时应立即减慢血泵泵速，暂停超滤，输入生理盐水；监测血压变化，并给予平卧位，或适当抬高患者下肢。

6）如患者出现神志不清、呕吐，应立即让其平卧，头偏向一侧，防止误吸、窒息。

4. 高血压　血液透析中的高血压是指一部分血液透析患者在透析过程中平均动脉压较透析前不但没有下降反而升高，即透析开始或进程中平均动脉压较透析前升高超过 15mmHg，并且这一现象不能随着血液透析脱水的增加而得到有效改善。

（1）原因

1）容量负荷增加：透析过程中输注全血、血浆和白蛋白过快，会使血管内容量增加，导致血压升高。使用较高钠或钙浓度的透析液，有促进血压升高的作用。

2）肾素-血管紧张素系统活跃：超滤脱水过多、过快，使血管内容量迅速减少，发生血液浓缩，血浆肾素水平升高，一些收缩血管的因子水平升高，有可能引起高血压。

3）交感神经亢进：可因患者情绪紧张导致。

4）透析对降压药物的清除：降压药在透析过程中被清除。

5）甲状旁腺素（PTH）分泌过多：多数透析患者甲状旁腺素升高。

（2）临床表现：患者头痛难以忍受，伴有焦躁不安。

（3）预防与处理

1）透析前向患者做好解释工作，避免不必要的紧张情绪。

2）透析过程中适当降低透析液的钠、钙浓度，控制胶体的输注速度。

3）定时测量血压，对发生严重高血压或高血压危象的患者，应观察有无脑出血及脑水肿的早期征象。静脉使用降压药时应严格掌握剂量及滴速，密切观察降压效果，避免降压幅度过大导致低血压。

4）对严重高血压的患者，应慎用抗凝剂，可选用抗凝作用好、出血危险小的低分子肝素钠或小剂量肝素钠。

5. 出血

（1）原因：①抗凝剂使用不当，导致患者凝血功能差。②因管路连接不当或断离，导致出血。

（2）临床表现：早期可表现为牙龈出血、皮肤黏膜淤血、便血等；重者常主诉身体某处不适或疼痛，继而表现为极度的烦躁不安、血压下降、出冷汗、脉搏细速，甚至出现神志不清、休克。

（3）预防与处理

1）严密监测患者凝血指标的变化。

2）对出血患者应严密监视其血压、脉搏的变化，发现异常立即减慢血流、减慢或停止超滤，先紧急补充生理盐水，同时通知医生处理；如出现休克应使患者采取头低足高位。

6. 肌肉痉挛

（1）原因：①超滤过多，过快，导致循环血容量减少或低血压。②使用低钠透析液，导致血清钠离子浓度急剧下降，血管收缩，肌肉痉挛。

（2）临床表现：患者表现为下肢肌肉或腹部肌肉痉挛，疼痛剧烈。

（3）预防与处理

1）血透患者肌肉痛性痉挛防重于治，平时应注重饮食调护，坚持低盐低脂优质高蛋白饮食，适量补充维生素及矿物质，控制水分摄入，使2次透析间期体重增长少于2.5kg。透析前后正确称量体重，正确评估自身干体重。

2）对于经常出现透析相关性低血压的患者，有必要减少血透前降压药的服用量。上机后控制血泵速度，根据血压及患者反应逐渐增加。

3）发生肌肉痉挛时采用综合治疗措施：暂停或减慢超滤量，输入生理盐水

100～200ml，非糖尿病患者可给予高糖或葡萄糖酸钙注入，糖尿病患者可给予高钠注入，使肌肉血管扩张，同时也使周围组织间液向血管内转移，补充血容量，维持血压稳定。低血钙能使神经肌肉兴奋性升高，肌肉收缩，补充钙剂可使血钙浓度达到正常，从而使神经肌肉兴奋性升高，肌肉舒张。待肌肉痉挛缓解后再调整超滤量恢复正常透析状态。

7. 心力衰竭

（1）原因：净化治疗过程中的体液过多、血压过高或过低，均可诱发心力衰竭。

（2）临床表现：主要为急性左心衰竭的表现，患者出现呼吸困难、胸闷、气急、不能平卧、心率加快、面色发绀、口唇发绀、大汗淋漓、烦躁不安或咳出粉红色泡沫痰，心前区可闻及奔马率，双肺有湿啰音。

（3）预防与处理

1）合理设置血液净化治疗的各项参数，控制透析液的钠浓度，防止体液过多，增加心脏负担。

2）监测血压变化，控制血压在正常范围内。

3）出现心力衰竭症状时：①应给予患者高流量吸氧，必要时给予20%～30%乙醇湿化吸氧。②协助患者取半卧位或坐卧，两腿下垂，以减少回心血量。注意防止患者坠床。③遵医嘱给予患者强心剂和血管扩张药。④纠正诱发心力衰竭的原因。⑤密切观察患者呼吸、心率等症状有无缓解。

8. 空气栓塞

（1）原因：多由于操作失误或管道破损引起。

（2）临床表现：一次进入5ml以上空气即可引起明显栓塞症状，坐位时主要引起脑栓塞，卧位时主要引起循环衰竭，也可出现冠状动脉栓塞或脑栓塞，查体可闻及心脏搅拌音。

（3）预防与处理

1）应注意密切观察，及早发现工作中的疏漏，杜绝空气栓塞的发生。

2）一旦发生空气栓塞，在医生还未到的情况下，应先做出紧急处理，如关泵、给予吸氧、左侧卧位、抬高床尾。左侧头低足高位有利于气体浮向右心室尖部，随着心脏跳动，空气被混成泡沫，分次小量进入肺动脉内，分散到肺泡毛细血管，与血红蛋白结合，或弥散至肺泡，随呼吸排出体外。从而避免大量气体一次性进入肺动脉，导致发生栓塞。同时应密切观察患者生命体征，配合医生进行抢救。

9. 溶血

（1）原因：多由透析液异常及机器故障引起，如透析液低渗、温度过高、氯胺或硝酸盐含量过高等。

（2）临床表现：常表现为在透析过程中突然出现发冷、胸闷、胸部紧压感、呼吸困难、背部疼痛，典型症状为静脉管路内血液为葡萄酒色，实验室检查发现血细胞比容明显下降，血离心后血浆呈淡粉红色，并伴有高钾血症。

（3）预防与处理

1）定期维护血液净化设备，保证设备正常运作。

2）合理配制透析液、置换液，维持血液内各类离子浓度处于正常范围。

3）患者一旦出现溶血反应，应立即关泵暂停透析，报告医生。严密观察患者生命体征变化，协助医生做好抢救工作。采集血标本，做好输血准备工作。

10. 心脏压塞

（1）原因：原有尿毒症性心包炎的患者，由于透析时应用肝素钠引起心包出血。

（2）临床表现：多发生在血透中及透后短时间内，表现为血压进行性下降，伴休克征象；颈静脉怒张、肝大、奇脉、中心静脉压升高；心界扩大，心音遥远；B超见心包大量积液等。

（3）预防与处理

1）对疑有尿毒症心包炎患者，尤其是心前区闻及心包摩擦音的患者，可选择使用低分子肝素钠或无肝素钠透析。

2）透析中发生心脏压塞者应立即停止透析，以鱼精蛋白中和肝素钠，并严密观察病情变化。压塞症状严重者可给予心包穿刺引流减压或直接行外科引流减压。

11. 发热

（1）原因：多为致热原反应引起。

（2）临床表现：常见于治疗开始后1～2小时出现畏寒、寒战、恶心呕吐、发热，体温通常为38℃左右，很少超过39℃，持续2～4小时后渐退，24小时内完全消退。外周血白细胞和中性多核不增高，血培养阴性。如为感染导致的发热反应则在透析后2～3小时出现体温升高，体温可达到39℃以上，血常规示白细胞及中性粒细胞计数明显增高，血培养可能阳性。

（3）预防与处理

1）密切观察患者体温、脉搏、呼吸、血压的变化。

2）护士在操作过程中应严格遵守无菌技术操作规程，杜绝因违反操作规程而发生的感染。

3）对体温超过39℃者应给予物理降温并降低透析液温度，给予对症治疗。

4）对畏寒、寒战的患者应注意保暖，提高透析液温度。

5）由于高热患者处于高分解代谢状态，为高凝体质，应注意密切观察透析管路及透析器内血液的颜色、静脉压及跨膜压值，防止凝血。

6）高热患者由于发热和出汗，故超滤量设定不宜过多。

7）做好心理护理，缓解患者紧张、焦虑的心情。

12. 严重电解质紊乱　以高钙血症、高钠血症、低钠血症、高钾血症、低钾血症最为常见。

（1）原因：透析液或置换液离子浓度不适宜，或机器功能异常。

（2）预防与处理

1）严格核对透析液，机器运转正常后才能让患者上机治疗。

2）透析过程中严密观察机器运转是否正常、管路中血液的颜色是否正常、患者有无不适，尽量做到早预防、早发现、早处理。

13. 心律失常

（1）原因：患者既往固有的心脏疾病、代谢异常，以及血液净化治疗中诱发的心力衰竭、心包炎、严重贫血、电解质紊乱、低血压等均可诱发心律失常。

（2）预防与处理

1）密切观察患者的生命体征变化。

2）及时纠正治疗中出现的相关并发症。

3）对既往有心脏疾病的患者，应注意控制血流量，减轻心脏负担。治疗前纠正严重的代谢异常。

4）加强心理护理，缓解患者的紧张情绪。

第四节 膀胱功能保护

一、概述

正常情况下，膀胱具有储尿和排尿功能。危重患者在抢救和治疗期间，因治疗和护理需要，须留置尿管，但此时绝大多数患者的膀胱功能仍存在。长期留置尿管使存在功能的膀胱处于持续开放状态下，由于膀胱始终处于无张力状态，失去了生理情况下的膀胱括约肌的规律性收缩和舒张，易导致膀胱挛缩、贮存功能失用、排尿反射中断，逐渐顺应有尿即流的"惰性状态"。排尿功能障碍，不仅影响患者的康复，延长了住院时间，也可降低患者的自信心，增加依赖性，严重影响患者的生活质量。为避免患者膀胱功能受损，在救治早期即应对膀胱功能进行积极保护，即使膀胱功能出现障碍，也应尽早训练以促进其功能恢复。

二、膀胱功能保护与训练方法

1.膀胱功能的保护 每日评估患者留置尿管的必要性，当患者意识恢复，病情平稳后，如无留置尿管的明确需求，应尽早拔除导尿管，使患者尽快恢复自主排尿的正常生理过程。

2.排尿功能障碍的康复训练 对于需长期留置尿管或易发生排尿功能障碍的患者，应指导患者在宽松的心理状态下，重新建立排尿反射的过程。通过主动和被动的康复训练，引导尿意的产生，提高排尿的能力。

（1）第1阶段：为生理性容量感觉训练即在患者意识恢复后即开始夹闭导尿管，嘱患者每日进水量不少于4000ml。根据患者膀胱充盈程度确定放尿时间，即当患者感膀胱区胀且有明显尿意，或用手触摸下腹部，膀胱高度充盈，其底部达脐下二横指时为开放尿管时机，否则不开放。放尿时提醒患者有意识地参与排尿，使其产生排尿感和空虚感。记录尿量，每次放尿最好在300～500ml，以逐步建立按膀胱容量放尿的机制。此阶段指导患者进行排尿辅助肌的锻炼，每日2次，10～20分/次，如练习深呼吸，做深吸气后屏气用力排便动作，有意识地收缩腹肌、肛提肌，即使肌力丧失不能做到，仍需鼓励患者努力用意念去做。

（2）第2阶段：为干预性容量感觉训练。训练前先排尽膀胱内尿液，夹闭导尿管，利用输液装置通过7.5号头皮针连接尿管，分3次向膀胱内注入生理盐水。第1次注入50～100 ml，以后每次200ml，总量不超过500ml。滴入速度控制在30～40ml/min，以免影响患者对膀胱充盈度的正确感受。在滴入过程中尽可能让患者感受膀胱内压力及容量的变化。每注入1次生理盐水，间歇3～5分钟。每次间歇期进行1次感觉代偿练习及用力排尿训练，即指导患者深吸气后屏气，有意识地做排尿动作，如此反复训练3次。在最后1次注入生理盐水时，让输液管内液体输完至停止，此时输液管内剩余液体的液面距患者耻骨联合平面的高度（用米尺测量，其压力单位为cmH$_2$O）即为膀胱内的压力。当患者用力做排尿动作时，输液管内的液面可逐渐上升至60cmH$_2$O或以上时，即达到训练目标。

（3）第3阶段：为拔除导尿管前的功能测评。患者能准确感受到膀胱内压力及膀胱容量的变化，做自主排尿动作时尿管周围有尿液渗出（量＞100ml），即可拔除导尿管，让患者开始完全自主性排尿训练。或在双手协助按压下，患者每次排尿量达300～500ml，测试膀胱内残余尿量少于100ml，则可拔除导尿管。

三、注意事项

1.对意识障碍的患者，当有尿意时往往表现为烦躁、手抓导尿管等，此时可判断为开放尿管的时机。

2.清醒的患者自诉有尿意，在每次开放导尿管后，要嘱患者做排尿动作，以减少膀胱残余尿量。

3.残余尿量测定方法是排尿后立即导尿或B型超声检查测定膀胱内残余尿量。正常情况下残余量应小于5ml。

第5章

消化系统监护

第一节　营养状况评估

一、概述

营养状况评估是通过临床检查、人体组成测定、人体测量、生化检查及多项综合营养评价手段，判定机体营养状况，确定营养不良的类型和程度，估计营养不良所致的危险性，并监测营养支持的疗效。理想的评价方法应当能够准确判定机体营养状况，预测营养相关性并发症的发生，从而提示预后。危重患者的营养状况直接影响到疾病的转归和手术的预后。较为全面的营养状况评价应包括主观评价和客观评价两部分。主观评价是根据患者一般身体状况和既往病史判断体重变化、食欲和胃肠吸收功能等反映营养状况的间接指标，对患者的营养状况进行初步评价。客观评价包括静态和动态2种测定方法，静态营养评价包括人体测量指标，如身高、体重、标准体重、三头肌皮褶厚度、上臂围、血清蛋白等评估指标；动态营养评定包括氮平衡、净氮利用率等。

二、危重患者营养评估的内容与方法

（一）人体测量

1.体重　是营养评价中最简单、直接而又可靠的方法。体重是机体脂肪组织、瘦组织群、水和矿物质的总和，一般患者体重的改变主要是瘦组织群和水分的变化，脂肪组织变化不显著。

体重的测定需保持时间、衣着、姿势等一致，对住院患者应选择晨起空腹、排空大小便、着内衣裤测定。体重计的最小单位应 < 0.5kg，测定前应先标定准确。

营养状况的评价可通过实际体重占标准体重的百分比来表示。

计算公式：实际体重占标准体重百分比（%）＝（实际体重/标准体重）×100%。

标准体重：男性标准体重（kg）＝身高（cm）－ 105。

女性标准体重（kg）＝身高（cm）－ 100。

结果判定：80%～90%为轻度营养不良；70%～79%为中度营养不良；0～69%为重度营养不良；110%～120%为超重；＞120%为肥胖。

因体重的个体差异较大，用体重改变情况作为评价指标更为合理。

计算公式：体重改变（%）＝［通常体重（kg）－实测体重（kg）］/通常体重（kg）×100%。

一周内体重减少1%～2%为中度体重减少；＞2%为重度体重减少；1个月体重减少5%为中度体重减少；＞5%为重度体重减少；3个月体重减少7.5%为中度体重减少；＞7.5%为重度体重减少；6个月体重减少10%为中度体重减少；＞10%为重度体重减少。

然而，判断真正的体重改变并不容易，肿瘤、慢性肝病、肾衰竭等患者往往因为水肿、腹水、应用利尿剂和腹膜透析等因素而引起体内水分的变化，给这些患者测定体重会受到干扰。短时间体重改变常因体液平衡失调所致。

2.体质指数　被公认为是反映蛋白质热量、营养不良及肥胖症的可靠指标。

计算公式：体质指数＝体重（kg）/身高（m^2）。

正常值：19～34岁为19～25；34岁以上为21～27。异常情况：27.5～30为轻度肥胖，30～40为中度肥胖，＞40为重度肥胖；17.0～18.5为轻度营养不良，16～17为中度营养不良，＜16为重度营养不良。

3.皮褶厚度与臂围　通过皮褶厚度与臂围的测定可以推算机体脂肪及肌肉的总量，并间接反映热能的变化。

（1）三头肌皮褶厚度（triceps skinfold thickness，TSF）：测量TSF时要求被测者立位，上臂自然下垂，取左或右上臂背侧肩胛骨肩峰至尺骨鹰嘴连线中点处，测定者用两手指将皮肤连同皮下脂肪捏起呈皱褶，捏起处两边的皮肤须对称，用压力为10g/mm^2的皮褶厚度计测定。连续测定3次后取平均值。TSF正常参考值：男性为11.3～13.7mm，女性为14.9～18.1mm。计算实测值占正常值的百分比，实测值占正常值的90%以上为正常，80%～90%为轻度营养不良，60%～80%为中度营养不良，低于60%为重度营养不良。

（2）肩胛下皮褶厚度（subscapular skinfold thickness，SSF）：被测者姿势同上，取左或右肩胛下角约2cm处，测定方法同TSF。以肩胛下皮褶厚度与TSF之和来判定营养状况，正常男性为10～40mm，＞40mm为肥胖，＜10mm为消瘦；女性为20～50mm，＞50mm为肥胖，＜20mm为消瘦。

（3）上臂中点围（mild arm circumference，MAC）：被测者上臂自然下垂，取上臂中点处，用软尺沿上臂垂直平面环绕上臂一周，测量的值即为MAC。用于上臂肌围的计算。

（4）上臂肌围（arm muscle circumference，AMC）：测量TSF及MAC后通过计算求得AMC，将上臂脂肪组织与肌肉组织区分开。公式为：AMC（cm）＝MAC（cm）－3.14×TSF（mm）。

AMC正常参考值：男性为22.8～27.8cm，女性为20.9～25.5cm。国际标准值男性为25.3cm、女性为23.2cm。实测值为标准值的90%以上为正常，80%～90%为轻度营养不良，60%～80%为中度营养不良，低于60%为重度营养不良。

（二）实验室检查

实验室检查包括营养成分的血液浓度测定，营养代谢产物的血液及尿液浓度测定，与营养素吸收和代谢有关的各种酶活性的测定，头发、指甲中营养素含量的测定等。

（1）血浆蛋白：血浆蛋白水平可以反映机体蛋白质营养状况，因而是目前临床上最常用的营养评价指标之一。具体指标有白蛋白、前白蛋白、转铁蛋白和维生素A结合蛋白质等（表5-1）。

表5-1　血浆蛋白具体指标

项目	正常值（g/L）	轻度不足（g/L）	中度不足（g/L）	重度不足（g/L）
白蛋白	35～50	28～34	21～27	＜21
转铁蛋白	2.0～4.0	1.5～1.9	1.0～1.4	＜1.0
前白蛋白	0.20～0.40	0.16～0.19	0.10～0.15	＜0.10
维生素A结合蛋白质	0.027～0.076	—	—	—

（2）氮平衡与净氮利用率：氮平衡是评价机体蛋白质营养状况最可靠和最常用的指标。若氮的摄入量大于排出量，为正氮平衡；若氮的摄入量小于排出量，为负氮平衡；若氮的摄入量与排出量相等，则维持氮的平衡状态。氮的摄入量和排出量的关系可用下式表示：$B = I - (U + F + S)$。其中B为氮平衡；I为摄入氮；U为尿氮；F为粪氮；S为皮肤氮。其中U、F、S为排出氮。

净氮利用率（net protein utilization，NPU）是机体的氮储留量与氮食入量之比，表示蛋白质实际被利用的程度。净氮利用率＝（氮摄入量－氮排出量）/氮摄入量。

（3）肌酐身高指数（creatinine height index，CHI）：是衡量机体蛋白质水平较敏感的指标。其测定方法是连续保留3日24小时尿液，测得的尿肌酐平均值与相同年龄和身高人群的肌酐标准值比较，所得的百分比即为CHI。CHI评定标准＞90%为正常，80%～90%表示瘦组织群轻度消耗，60%～80%表示瘦组织群中度消耗，＜60%则表示瘦组织群重度消耗。

第二节　腹压监测

一、概述

腹压即腹腔内压力（intra-abdominal pressure，IAP），是评估危重患者腹腔内出血、肠道水肿及大量腹水等腹内脏器病理改变的重要可测量指标。凡存在导致腹内压升高因素的高危患者均应进行腹内压监测。临床监护中，可通过对腹压的监测，结合患者临床表现，早期发现腹腔间隔室综合征（abdominal compartment syndrome，ACS）及其导致的多器官功能障碍，并以此指导治疗及判断病情预后。

二、腹压正常范围及监测意义

一般认为人在腹部放松状态下腹压的正常值应在0左右。当腹腔内压力持续或反复病理性增高大于12mmHg即为腹内高压（intra-abdominal hypertension，IAH）。按照腹压升高的严重程度IAH可分为四级：腹内压在12～15mmHg为Ⅰ级；16～20mmHg为

Ⅱ级；21～25mmHg为Ⅲ级；腹内压＞25mmHg为Ⅳ级。当腹压持续＞20mmHg可诊断为ACS，此时高腹压使膈肌上抬，导致胸腔内压力增高，出现呼吸困难甚至呼吸功能不全；腹腔压力升高还可影响腹腔内脏器血流灌注，出现少尿、肠鸣音消失等表现，造成肾、胃肠道等脏器功能不全甚至衰竭；腹腔压力升高使心脏后负荷增加，增加心脏做功，可导致心功能障碍。此外，胸腔压力增高，可使脑静脉系统经颈内静脉向心脏回流受阻，导致颅压增高。研究显示，腹压升高程度与危重患者的死亡率呈正相关。

三、腹压监测的适应证

1.严重腹部疾病 肝移植等腹部大手术、严重腹部外伤、肠梗阻、急性肠系膜缺血、腹腔内或腹膜后出血、重症坏死性胰腺炎、腹膜炎、腹腔脓肿、肝功能障碍、肝硬化、腹水、腹腔积血、腹主动脉瘤破裂等。

2.全身感染 菌血症、脓毒症等。

四、腹压监测方法

腹压的测量方法可分为直接测量法和间接测量法。直接测量法是直接置管于腹腔内，然后连接压力传感器，或在腹腔镜手术中通过气腹机对腹压连续监测。由于该方法为有创操作，存在引发肠穿孔、出血、感染等风险，临床监护中较少采用。间接测量法是通过测量下腔静脉压力、胃内压力或膀胱内压力来间接反映腹腔内压力。其中，膀胱测压法因操作简单，测量准确，在临床应用最为广泛。其操作方法如下所述。

（一）操作前准备

1.患者评估

（1）患者年龄、病情、意识、心理状态、合作程度等。

（2）患者膀胱功能是否正常，是否留置导尿管，是否需同时进行膀胱冲洗等治疗。

（3）腹部有无腹带和棉被压迫，对体位有无特殊要求等。

2.用物准备

（1）取100ml生理盐水1袋，贴标签于生理盐水袋背面，并注明"测腹压用"的标识。

（2）取输液器、针头、专用直尺、消毒棉签、垫巾备用。

（3）如患者无导尿管，应备留置导尿管所需用物。

（二）测压操作

1.操作者做手卫生，戴口罩。

2.查对患者姓名、ID号，向患者解释操作目的和注意事项，以取得患者的配合。以隔帘遮挡患者。

3.协助患者取平卧位，臀下垫垫巾。对无导尿管的患者给予留置导尿管。

4.排净患者的尿液，夹闭集尿器引流管。

5.固定输液架位置。

6.将生理盐水连接输液器，再接上针头，排气后挂于输液架上备用。

7.暴露导尿管与集尿器连接处，以复合碘棉签消毒集尿器采样口。

8.将针头经集尿器采样口刺入导尿管内。

9.打开输液器调节夹，向膀胱内注入生理盐水100ml。

10.将集尿器注射用胶塞及针头置于患者耻骨联合水平，作为零点。

11.将输液器与生理盐水袋分离，待输液管内液面缓慢下移至稳定状态。

12.以直尺测量零点以上输液管内液面高度，读数即为腹压值（cmH$_2$O）。

13.夹闭输液器调节夹，拔出针头，开放集尿器引流管。

14.协助患者取舒适体位，整理床单位，并记录。

（三）注意事项

1.为保证测量结果的准确性，测压前应检查导尿管是否通畅，排空患者膀胱，协助患者取平卧位。

2.测压前评估膀胱功能，必须在膀胱功能正常时监测膀胱内压力。

3.患者咳嗽、用力、躁动时不能测压，以防引起膀胱内压假性升高。

4.向膀胱内注入生理盐水时，应严格执行无菌技术操作原则，防止尿路感染。

5.如集尿器无注射用胶塞，可于导尿管末端膨隆处刺入针头，刺入时应避开水囊侧。

6.可采用测压管测量的方法。但因此法需将导尿管与集尿器分开，应更加注意无菌技术操作，以减少尿道感染的概率。

7.生理盐水温度不宜过低，注入速度不宜过快，防止膀胱产生应激反应，影响测量的准确性。

8.不同患者对同一水平腹压的反应不同。因此，在对腹压测量结果进行评价时，需结合患者个体的临床症状、体征和其他检查结果而定。

五、腹压升高患者的护理

1.除定时进行腹压监测外，还应密切观察并记录患者生命体征、尿量、中心静脉压（CVP）、动脉血二氧化碳分压及血乳酸值，并根据医嘱进行相应的处理。

2.观察患者有无腹肌紧张及压痛，并定时对其程度及范围进行评价，如出现腹痛进行性加重、持续性呕吐和明显腹胀，均提示病情恶化。

3.腹压增高时常伴发胃肠系统功能障碍，特别是对于合并腹部损伤的患者，应留置胃管或肛管使胃肠内淤血或积气尽早排出，以减轻胃肠胀气。同时，观察有无应激性溃疡的发生。

4.腹部损伤或大手术后的患者，应保持腹腔引流管路通畅，防止管路脱出，保证有效引流，从而减少腹腔内积血对腹压的进一步影响。同时，保持腹腔引流管路通畅有利于观察腹腔内出血情况。对于腹腔内有活动性出血的患者，应暂时制动。

5.当患者病情好转，启动肠内营养时，应由少至多，逐渐加量，并观察患者有无胃潴留等问题的发生。

第三节　腹围监测

一、概述

腹围是经肚脐绕腹一周的长度，可用于围生期监测、腹水监测、营养监测等。对于危重患者，腹围监测是腹压监测的有效补充，可间接反映腹水、内出血或肠道水肿/扩张等腹内压升高患者的腹内压力状态。相对于腹压监测，腹围测量更加便捷，且不需经导尿管进行，可减少医源性感染的发生。但腹围的测量受测量位置、皮下脂肪、体位等多种因素的影响，对于腹水或内出血早期的患者敏感性较低。因此，测量时应严格按照标准进行操作，控制可能的影响因素，确保腹围测量结果的可参考性。

二、腹围监测的适应证

腹围监测适用于腹围具有或可能具有变化趋势的患者，主要包括以下几类患者。

1.孕期妇女　帮助了解胎儿生长发育情况。

2.伴有明显腹水的患者　帮助估算腹水量的多少。

3.伴有严重腹腔内出血的患者　帮助估计是否存在活动性内出血及内出血引流是否充分。

三、腹围测量方法

（一）操作前准备

1. 评估　对患者的年龄、病情、意识、腹部伤口情况、心理状态、合作程度等可能影响测量结果的因素进行全面评估。

2. 用物准备　皮尺1个，检查皮尺表面是否光滑，刻度是否完整，在皮尺接触患者的部分缠绕单层纱布。

（二）操作步骤

1.查对患者姓名、ID号，向患者解释操作目的及注意事项，以取得患者的配合。

2.协助患者取平卧位。

3.嘱患者轻抬臀部，将缠绕纱布的皮尺平放于患者腰下。对昏迷患者需2人合作为患者翻身，将皮尺置于患者腰下。

4.手持皮尺"0"刻度的一端，紧贴患者皮肤，绕脐部将皮尺围成一个垂直于患者冠状面的圈，记录测量结果（cm）。

5.取出皮尺，协助患者取舒适体位，整理床单位。

（三）注意事项

1.测量前应尽量去除患者腹部覆盖或缠绕的衣物和过厚的敷料，以保证测量结果的准确性。

2. 应采用材质较软且表面光滑的皮尺进行测量，测量前应将皮尺接触患者的部分缠绕一层薄薄的纱布，以避免测量时皮尺损伤患者皮肤。

3. 测量前，应保持皮尺的清洁。需重复测量时，所用皮尺应固定于患者床旁，以减少交叉感染。

4. 测量时将皮尺完全伸展拉平，测量平面垂直于患者冠状面，以保证测量结果的准确性。

5. 对需重复测量的患者，应于第一次测量时在患者腹部标记测量部位。以后每次测量均应在第一次测量标记部位进行，以保证测量结果的可比性。

6. 测量结束后，应将皮尺及时取出，以避免对皮肤的损伤。

第四节　肠鸣音监测

一、概述

肠鸣音监测是目前危重患者床旁胃肠功能监测最为常用的指标。听诊肠鸣音方法简便，可较为准确地反映患者的胃肠功能状态。但听诊肠鸣音结果的正确判断依赖于医护人员的听诊经验和主观判断，需要ICU医护人员积累临床经验。

二、肠鸣音的变化特点及临床意义

正常情况下，肠鸣音约每分钟4～5次，其声响和音调变异较大，餐后频繁而明显，休息时稀疏而微弱。

1. 肠鸣音活跃　肠蠕动增强，肠鸣音大于10次/分，但音调基本正常。肠鸣音活跃见于急性胃肠炎、服泻药后或胃肠道大出血时。

2. 肠鸣音亢进　如肠鸣音次数增多且肠鸣音响亮、高亢，甚至呈叮当声或金属声，称为肠鸣音亢进，见于机械性肠梗阻。这是由于患者肠腔扩大、积气增加，肠壁被胀大变薄，且极度紧张，与亢进的肠鸣音产生共鸣所致。

3. 肠鸣音减弱　如肠梗阻持续存在，肠壁肌肉劳损，肠壁蠕动减弱时，肠鸣音也减弱，肠鸣音次数明显少于正常，或许数分钟才听到1次，称为肠鸣音减弱，见于老年性便秘、腹膜炎、电解质紊乱（低钾血症）、胃肠动力低下等。

4. 肠鸣音消失　如持续听诊3～5分钟未听到肠鸣音，此时应重点听诊右下腹，并激惹腹壁，如仍无肠鸣音，称为肠鸣音消失，见于急性腹膜炎或麻痹性肠梗阻。

三、听诊肠鸣音的方法

（一）操作前的准备

1. 患者评估　评估患者年龄、病情、意识状态、合作能力等可能影响听诊过程和结果的因素。

2. 用物准备　检查听诊器是否完好，如在寒冷环境下，应适当加温听诊器体件，以减少患者的不适。

（二）听诊操作

1. 向患者解释操作目的及注意事项，以取得患者的配合。

2. 协助患者取仰卧位，将听诊器体件放在患者右下腹部或脐周的 1 ~ 2 个部位进行听诊。每次听诊时间至少 1 分钟。如果长时间未听到肠鸣音，可用手指轻弹腹壁，刺激肠道蠕动。

3. 协助患者取舒适体位，将听诊器妥善置于床旁，并记录。

（三）注意事项

1. 听诊肠鸣音应在触诊和叩诊之前进行。

2. 听诊器应固定于患者床旁待用，不同患者之间交叉使用时应以 75% 乙醇溶液擦拭消毒。

第五节　肝功能监测

肝具有分泌胆汁、参与营养物质合成与分解代谢、储血并调节循环血量、免疫防御等重要功能。肝的生理功能复杂，因此可导致肝功能受损的因素也多种多样。危重患者常因感染、大剂量用药、毒素损伤、肝淤血、胆管堵塞等原因，出现肝功能急剧下降。临床上通常通过血液中生化指标检测对肝功能进行评估和判断。

一、常用肝功能监测指标

1. 谷丙转氨酶（ALT）　最常用的肝功能检查项目之一，正常值为 5 ~ 40U/L（单位/升），反映肝实质细胞损害程度。当有疲劳、饮酒、感冒等情况时，ALT 可有轻度升高，但一般不会高于 60 U/L，当高于 80 U/L 应考虑肝功能受损。部分患者 ALT 活性变化与肝病理组织改变一致性差，虽有严重肝损伤，但患者 ALT 并不升高。因此肝功能损害需要综合其他情况来判断。

2. 谷草转氨酶（AST）　正常值为 0 ~ 37U/L。AST 在肝细胞内与心肌细胞内均存在，心肌细胞中含量高于肝细胞，因此当心肌损害和肝损害时谷草转氨酶（AST）血清浓度均可升高，临床上可作为心肌梗死、心肌炎和肝功能监测的辅助检查项目。

3. 碱性磷酸酶（ALP）　正常值为 30 ~ 90U/L。ALP 主要用于阻塞性黄疸、原发性肝癌、继发性肝癌、胆汁淤积性肝炎等检查。患这些疾病时，肝细胞过度制造 ALP，经淋巴道和肝窦进入血液，同时由于肝内胆道胆汁排泄障碍，反流入血而引起血清 ALP 明显升高。但由于骨组织中此酶也很活跃。因此，骨折愈合期、骨软化症、佝偻病、骨细胞癌时，血清 ALP 也可升高，应加以鉴别。

4. 谷氨酰转移酶（GGT）　主要来自肝，少许由肾、胰、小肠产生。健康人血清中水平甚低（小于 40U）。急性病毒性肝炎时，GGT 中度升高；慢性病毒性肝炎、肝硬化的非活动期，酶活性正常，若GGT持续升高，提示病变活动或病情恶化；慢性酒精性肝炎、药物性肝炎GGT可呈明显或中度以上升高（300～1000U/L），ALT和AST仅轻度增高甚至正常。酗酒者当其戒酒后GGT可随之下降。

5.乳酸脱氢酶（LDH） 广泛存在于人体组织中，以心、肾、骨骼肌含量最高，肝、脾、胰和肺组织次之。临床上常通过LDH测定诊断心肌梗死、肝病和某些恶性肿瘤。LDH正常值为150～450U/L，急性肝炎或慢性活动性肝炎LDH常显著或中度升高。其敏感度略低于ALT。肝癌时LDH明显升高，尤其是转移性肝癌增高更显著，可达1000U/L。

6.总蛋白（TP）、白蛋白（A）、球蛋白（G） TP正常值为60～80g/L，A为40～55g/L，G为20～30g/L，A/G为（1.5～2.5）∶1。慢性乙型肝炎、肝硬化时常出现白蛋白减少而球蛋白增加，使A/G比例倒置。白蛋白主要在肝中制造，一般白蛋白量越多，人体越健康。球蛋白大部分在肝细胞外生成，球蛋白与人体的免疫力有关系，球蛋白要保持一定的量，球蛋白值偏高说明体内存在免疫系统的亢进，偏低说明免疫力不足。

7.血清总胆红素（TBil）和直接胆红素（DBil） TBil的正常值为1.71～17.1 µmol/L（1～10mg/L），DBil的正常值为1.71～7µmol/L（1～4mg/L），间接胆红素的正常值为1.7～13.7µmol/L。血清中的胆红素大部分由衰老红细胞被破坏后产生出来的血红蛋白衍化而成，在肝内经过葡糖醛酸化的称为DBil，未在肝内经过葡糖醛酸化的称为间接胆红素，两者的和就是TBil。临床上TBil主要用于诊断肝疾病和胆道梗阻，当血清TBil有很大增高时，人的皮肤、眼睛巩膜、尿液和血清呈现黄色，故称为黄疸。当肝发生炎症、坏死、中毒等损害时均可引起黄疸，胆道疾病及溶血性疾病也可引起黄疸。以DBil升高为主常见于原发性胆汁型肝硬化、胆道梗阻等。以间接胆红素升高为主常见于溶血性疾病、新生儿黄疸或者输血错误等。肝炎与肝硬化患者的DBil与间接胆红素都可以升高。

8.甲胎蛋白（AFP） 主要在胎儿肝内合成，胎儿13周时AFP占血浆蛋白总量的1/3。在妊娠30周达最高峰，以后逐渐下降，在婴儿达周岁时接近成年人水平（低于30µg/L），是诊断原发性肝癌的特异性肿瘤标志物，具有确立诊断、早期诊断、鉴别诊断的作用。在成年人AFP可以在约80%的肝癌患者血清中升高，其对肝癌的诊断价值，取决于4个前提，1个结合。前提1：甲胎蛋白大于500µg/L持续4周以上；前提2：甲胎蛋白在200µg/L以上的中等水平持续8周以上；前提3：甲胎蛋白由低浓度逐渐升高不降；前提4：排除肝病活动期、怀孕、生殖系统胚胎癌等；1个结合：结合医学影像学检查。其他AFP升高情况如下所述。

（1）妊娠妇女和新生儿也会出现甲胎蛋白的一过性升高，妊娠期妇女甲胎蛋白会明显升高，一般在妊娠后3个月，甲胎蛋白就明显升高，到7～8个月孕妇母血中AFP量达到最高峰并相对稳定，但其仍旧低于400µg/L，约在生产3周后逐渐恢复正常水平。

（2）非恶性疾病如急、慢性肝炎，重症肝炎恢复期，肝硬化，先天性胆管闭塞，畸形胎儿等甲胎蛋白可出现升高，但升高的幅度较小，且持续的时间较短。

（3）与生殖细胞及消化系统肿瘤有关，约50%患有生殖细胞肿瘤的患者AFP呈阳性；部分消化系统肿瘤如胰腺癌等患者也可出现不同程度的甲胎蛋白偏高。

（4）新生儿肝炎：30%新生儿肝炎可测出甲胎蛋白，发生率随病情的严重度而增加，大多明显增高。

9. 凝血与纤溶功能检查　凝血因子 Ⅰ、Ⅱ、Ⅴ、Ⅶ、Ⅸ、Ⅹ 主要在肝内合成。当肝细胞损害时，其合成降低，出现凝血功能障碍。凝血酶原时间是反映肝细胞损伤程度的良好指标，因肝功能受损导致的凝血酶原时间延长，用维生素K不能纠正。凝血酶原时间大于50秒或凝血酶原活动度小于40%均提示预后不良。另一方面，肝功能障碍导致组织纤溶酶原激活物（tPA）生成增多，清除能力下降，使tPA的作用显著增加。而纤维蛋白溶解抑制物水平降低，最终导致纤溶亢进。

10. 血糖　急性肝衰竭时，肝内糖原合成和分解作用障碍，造成低血糖，常低于3.9mmol/L，可成为急性肝功能障碍患者昏迷的主要原因。

11. 血清胆固醇　急性肝衰竭的患者可出现血清胆固醇水平下降，低于1.56mmol/L提示预后不良。

二、其他肝功能评估方法

1. 吲哚菁绿（indocyanine green，ICG）排泄试验　临床上一般认为测量吲哚菁绿15分钟潴留率（ICGR15）或ICG血浆清除率（ICGK）可以较好地反映肝的排泄功能和储备能力，并能够对术后肝功能进行快速诊断。研究显示，肝移植术后患者ICGR15＞70%～80%，提示预后极差，病死率很高；而ICGR15＜40%则提示预后较好。若以0.18/分为ICGK的临界值，高于此值的移植患者预后良好，2年存活率接近100%，而低于此值预示移植肝功能障碍的发生率较高。但由于有黄疸的患者并不适合采用ICG排泄试验评估肝功能，因此ICG排泄试验不适合评估已发生严重肝功能损害患者的肝功能情况。ICG排泄试验更适合用于预测肝功能的储备能力。

2. 肝容积测量　主要用于肝切除术前患者的评估。采用CT进行肝的容积测量，一般认为肝的体积和肝的重量有较好的相关性。CT计算的剩余肝容积小于250ml/m² 体表面积时，术后出现肝衰竭的风险显著增大。术前肝功能正常患者的最小安全相对余肝体积比例占标准化全肝体积的比例为25%～26.6%，在术前肝功能不正常的患者则为31%～40%。但CT报告的仅仅是体积，而非功能。这也是利用CT技术评价肝功能的瓶颈所在。

三、危重患者肝功能变化的原因及特点

危重患者因存在血流动力学改变、氧输送改变、代谢紊乱、炎症反应、药物治疗的不良反应等病理生理改变，易导致肝功能损伤，从而影响肝的生物解毒、免疫应答、胆汁的合成等重要功能。这些功能的损害加剧疾病进一步恶化，导致恶性循环。常见的危重患者肝损伤根据损伤原因可分为以下几种。

（一）缺氧性肝病

缺氧性肝病是由于肝供血不足（前负荷衰竭）或严重淤血（后负荷衰竭）引起肝细胞急剧缺血缺氧，甚至坏死，即肝的供氧量不能满足其需氧量时，导致肝中央区细胞坏死。缺氧性肝病的诱因通常有长时间的低血容量、严重低血压、呼吸衰竭、缩窄性心

包炎、严重贫血、脓毒血症、慢性肾衰竭、主动脉腔静脉瘘等。缺氧性肝病的患者常因患有心力衰竭、呼吸衰竭等严重的基础疾病，表现为胸闷、气急、胸痛、呼吸困难等症状，以及发绀、颈静脉怒张、双下肢水肿、低血压等体征。多数患者因肝功能受损出现食欲缺乏、黄疸、精神萎靡等症状及巩膜黄染、尿色变深、肝进行性增大等体征。部分患者可因肝细胞坏死，肝功能下降，引起糖代谢异常。在生化指标方面，缺血-再灌注损伤后，肝细胞的损伤和坏死导致细胞内酶外逸入血，使血清酶活性剧烈升高，谷丙转氨酶、谷草转氨酶、乳酸脱氢酶等均可显著升高并达到正常上限的10～300倍。一般上述酶的改变出现在缺血缺氧后24～48小时。在纠正缺血缺氧的同时，肝功能水平可以恢复正常，7～10日血清酶降至或接近正常。

（二）脓毒血症导致的肝功能不全

脓毒血症是由各种感染引起的全身炎症反应综合征。此时，大量细胞因子及舒血管物质释放、白细胞迁移及微血管通透性增加，可导致肝功能因灌注不足而损伤。肝具有清除炎性介质与细胞因子，控制炎症反应的功能，但在大量炎症介质和细胞因子移入肝脏时，也会导致肝细胞的正常功能受到损伤，进一步加重肝功能障碍。另外，脓毒血症时的肝细胞功能障碍、胆汁淤积、溶血等因素，可诱发黄疸的发生。

当危重患者因脓毒症导致肝功能不全时，实验室检查通常显示，患者胆红素升高至5～10mg/dl，部分患者甚至可升高至30～50mg/dl，且以结合胆红素升高为主。典型患者的碱性磷酸酶和血清转氨酶通常轻度升高，LDH一般正常。当浓毒血症得到良好的治疗，但高胆红素血症持续且碱性磷酸酶升高时，需考虑进行性肝硬化胆管炎。

（三）药物诱导的肝功能损伤

危重患者因病情复杂、严重，治疗过程中常需多药联合治疗或加大治疗剂量，而肝是多数药物代谢的重要器官，可因药物浓度过高或对特定药物出现毒性反应，导致肝功能损伤，可表现为肝细胞功能异常或胆汁淤积，从而出现肝功能异常。根据药物毒性作用的靶细胞不同，可分为三种类型。①肝细胞损伤型：ALT≥3ULN（upper limit of normal value，正常值上限），且R≥5；②胆汁淤积型：ALP≥2ULN，且R≤2；③混合型：ALT≥3ULN，ALP≥2ULN，且2＜R＜5。若ALT和ALP达不到上述标准，则称为肝生化学检查异常。R＝（ALT实测值/ALTULN）/（ALP实测值/ALPULN）。其中胆汁淤积型约占药物型肝损伤总数的30%。

（四）急性非结石性胆囊炎

严重创伤、休克或大手术后的血流动力学改变导致缺血再灌注损伤，造成胆囊黏膜缺血并出现溃疡，而此种患者往往免疫功能低下，容易继发细菌繁殖和感染，感染后的组织水肿会加重胆囊缺血，造成胆囊壁缺血、感染、水肿的恶性循环，胆囊处于缺血或低灌注状态。而创伤或大手术后较长时间的禁食和肠外营养的应用可造成胆汁淤积，加之患者机体抗感染能力减退，细菌容易在淤滞的胆汁和缺血的胆囊壁中繁殖，造成感染，从而发生急性非结石性胆囊炎。如诊治不及时，可进一步加重胆汁淤积，发生胆囊穿孔、硬化性胆管炎、肝硬化等严重并发症，造成不可逆性肝损伤。临床可出现突发性的右上腹疼痛伴寒战、发热，体检可见右上腹压痛、肌紧张，血清转氨酶、胆红素等肝功能检查指标升高，CT 检查提示胆囊增大（横径＞5 cm）和胆囊壁水肿增厚（＞3 mm），胆囊周围积液，胆囊腔内无结石。一般经禁食、胃肠减压、抗生素治疗等保守治疗方法后可随着患者整体病情的恢复得到治愈。

四、危重患者肝功能障碍的主要临床表现

1. 黄疸　严重程度不一，多为进行性加深。血清胆红素大于171μmol/L 为重型，大于342μmol/L 为极重型，多以直接胆红素升高为主。血清胆红素升高程度和病情严重程度一致。

2. 出血　肝功能障碍导致凝血因子合成减少，且患者可因急性胃黏膜病变或应激性溃疡发生上消化道出血，也可表现为皮肤、黏膜的出血和瘀斑、鼻出血、便血、颅内出血等。严重、持续的出血又可导致血容量不足、血氨增加，诱发肾功能障碍、肝性脑病等并发症，形成恶性循环。

3. 内毒素血症　肝功能障碍时，内毒素因网状内皮系统功能减退而进入血循环，形成内毒素血症。内毒素激活补体系统，进而激活凝血系统，释放出组胺、5-羟色胺等血管活性物质。内毒素直接引起儿茶酚胺释放，并提高血管对儿茶酚胺的敏感性，导致功能性肾衰竭、DIC、胃肠出血、急性胰腺炎等。

4. 感染　肝功能障碍时，可抑制中性粒细胞吞噬和杀灭细菌的能力，导致细胞、体液免疫功能低下，从而易并发感染。临床上以呼吸道和泌尿道感染为多见，可发展为脓毒血症。也可因病毒直接作用、应用免疫抑制剂、利尿剂等原因，并发急性胰腺炎。

5. 水、电解质紊乱和酸碱失衡　因呕吐、腹泻、禁食、持续静脉输入高渗溶液（如TPN）等，可引起脱水；因摄入少，大量使用利尿剂、激素、补充糖等，可发生低钾血症，重者也可发生碱中毒。同时也引发一系列细胞内外的异常代谢，导致血氨升高、代谢性碱中毒、低钠血症等体液失衡表现。

6. 腹水　因急性门静脉高压、血浆胶体渗透压降低、补钠过多、钠水潴留等原因，导致毛细血管渗漏异常增加。一般出现在肝手术后3～5日，或继发性肝功能障碍10日左右。

第六节　粪便监测

一、概述

粪便是人体消化吸收功能状态的直观反映。通过对排便频次、粪便形状及粪便常规等实验室检查结果变化的观测，可较直观地了解胃肠道情况，间接判断胰腺、肝、胆囊的功能，因简便、无创，成本低廉，准确性高，是消化道功能监测的常用指标。

二、粪便监测的内容及临床意义

1. 排便频次：每日记录患者排便次数，如出现3日以上未排便，或每日排便大于3

次等均为异常表现，应及时报告医生，给予相应的检查和处理。

2. 监测粪便的性状、颜色和量。

3. 粪便常规检查：是最为常用的实验室检查粪便的方法，分为肉眼一般性状观察、镜下检查和化学检测。

（1）一般性状：正常成年人粪便因粪胆素而呈棕黄色，成形，质软，无血和黏液；婴儿粪便可呈黄色或金黄色。粪便的颜色和性状易受食物的影响而发生改变。例如，食用较多绿色蔬菜后粪便可呈绿色，食用较多含铁丰富的食物或药物时，粪便可偏黑色，且变稀。当受药物或病理因素影响时，粪便的颜色与性状可以发生改变。

1）稀汁样便：因肠蠕动亢进或分泌增加所致，见于各种感染性腹泻与非感染性腹泻，尤其是急性肠炎。小儿肠炎时可因肠蠕动加快，胆绿素不能转化为粪胆素而呈绿色稀汁样便；大量黄色稀汁样便并含有膜状物应考虑假膜性肠炎；艾滋病伴发肠道隐孢子虫感染时也可排大量稀水样便。

2）黏液性脓血便：正常粪便中只含有少许黏液，明显增加至肉眼可见则为异常。细菌性痢疾粪便多为黏液脓血便，以黏液脓血为主，可无粪质；阿米巴痢疾患者粪便呈暗红色果酱样，以血为主，粪质较多，有特殊腥味，此时要注意与食用大量咖啡、巧克力后的酱色粪便鉴别；溃疡性结肠炎、克罗恩病等常可见黏液脓血便。

3）柏油样便：粪便呈褐色或黑色、质软、色光泽、隐血试验阳性，为柏油样便，见于上消化道出血。当上消化道出血量为 50 ～ 70ml，即可出现柏油样便。此时应与服用活性炭、枸橼酸铋钾及铁剂等药物而产生的黑色便鉴别，后者无光泽且隐血试验阴性。

4）鲜血便：大便颜色鲜红或暗红，可混有黏液和脓血，见于肠道下部，包括回肠下端、结肠、直肠、肛门等部位出血，如直肠、结肠息肉和肿瘤，肛裂及痔疮等。过多食用西瓜、西红柿、红辣椒也可出现红色，应注意鉴别。

5）米泔样便：粪便呈白色淘米水样，量多且含黏液片块，见于霍乱、副霍乱患者。

6）白陶土样便：粪便呈灰白色，主要见于阻塞性黄疸。应与服用钡剂造影剂后也出现的灰白色粪便鉴别。

7）异形样便：便秘时可见球形硬便；直肠或肛门狭窄可见扁平带状便。

8）粪便中出现寄生虫体：粪便中有蛔虫、蛲虫、绦虫节片等较大的虫体，肉眼可见；钩虫体常需将粪便冲洗过滤后才可看到；服驱虫剂后应注意检查粪便有无虫体。

（2）显微镜检查：正常粪便在显微镜下观察可见少量的肌纤维、植物细胞、植物纤维等食物残渣，偶见淀粉和脂肪颗粒，无红细胞、白细胞、虫卵和原虫。常见的粪便镜下异常表现主要包括以下几种。

1）细胞检查异常

A. 红细胞：正常粪便中无红细胞，当肠道下段炎症或出血时可出现红细胞，如细菌性痢疾、溃疡性结肠炎、克罗恩病、下消化道肿瘤、息肉等。细菌性痢疾时红细胞少于白细胞，阿米巴痢疾则白细胞少于红细胞。

B. 白细胞：白细胞增多常见结肠、直肠、小肠细菌性或非细菌性感染，变态反应性肠病或其他原因所致肠病等。如痢疾志贺杆菌或其他病原菌引起的肠道感染、过敏性肠炎、肠道寄生虫病、溃疡性结肠炎等。

C. 巨噬细胞：可见于细菌性痢疾，溃疡性结肠炎等。

D.肿瘤细胞：结肠癌、直肠癌患者粪便中可见成堆分布的恶性肿瘤细胞。

E.肠黏膜上皮细胞：正常粪便中不可见，肠道炎症时可出现上皮细胞增多。

2）食物残渣检查异常：慢性胰腺炎、胰腺功能不全引起的腹泻，粪便中可见淀粉颗粒和脂肪小滴明显增多。

3）结晶检查异常：阿米巴痢疾、钩形虫及溃疡性结肠炎等患者粪便中可见无色透明的菱形结晶，即夏科-莱登结晶。

4）细菌检查异常：正常粪便中革兰氏阳性球菌和革兰氏阴性杆菌的比例约为1：10，通过粪便涂片镜检可观察到的肠道菌群异常主要见于：①菌群失调症，见于长期使用广谱抗生素、免疫抑制剂及患有慢性消耗性疾病、假膜性肠炎的患者；②霍乱，可见呈鱼梭样活动的霍乱弧菌，进一步确诊应做血清学检查及培养鉴定。

5）寄生虫卵及原虫检查：粪便中发现寄生虫卵、虫体或原虫，则可确定有相应的寄生虫或原虫感染，这是有关寄生虫感染直接最肯定的证据。粪便中常可发现有蛔虫卵、钩虫卵、蛲虫卵、鞭虫卵等，较少见的有姜片虫卵、肺吸虫卵、血吸虫卵、溶组织阿米巴原虫及包囊、纤毛虫卵等。

（3）化学检测

1）隐血试验：当消化道特别是上消化道少量出血时，红细胞被消化破坏，以至粪便外观无异常改变，显微镜下也不能证实。这种肉眼及显微镜均不能证实的微量血液称为隐血，检查隐血的方法称为隐血试验。正常情况下隐血试验阴性，隐血试验阳性提示消化道有出血，粪便隐血试验对消化道出血的诊断有重要价值。当消化道溃疡时隐血试验结果可呈现时阴时阳，而消化道癌症时则呈持续性阳性，肠结核、溃疡性结肠炎、钩虫病、肾出血综合征等也可出现隐血试验阳性。另外，摄入引起胃肠出血的药物，如阿司匹林、皮质类固醇、非类固醇抗炎药，可造成化学法隐血试验假阳性。而摄入大量维生素C，则可造成隐血试验假阴性，应引起注意。

2）粪胆素测定：胆红素在肠道内细菌的作用下还原成粪（尿）胆原，再氧化成粪（尿）胆素，故正常粪便中粪胆素阳性。当粪胆素含量减少时表明有胆道梗阻，完全梗阻时粪便外观呈白陶土样，粪胆素和粪胆原试验呈阴性。如粪胆原和粪胆素含量增加，对溶血性疾病的诊断有重要参考价值。

三、留取粪便标本的方法

（一）操作前准备

1.评估　评估患者年龄、病情、意识状态、合作能力，明确采集目的。

2.用物准备

（1）备便标本瓶：打印检验标签，贴于便标本瓶外。如为便培养标本则准备无菌培养瓶及无菌棉签。

（2）备湿纸巾、垫巾及便器。

（二）粪便采集操作

1.查对检验单、检验标签、患者姓名及ID号，向患者解释操作目的及注意事项，以取得患者的配合。

2. 协助排便

（1）清醒患者：当患者有便意时，于患者臀下置垫巾和便器，协助患者取舒适体位排便。

（2）昏迷患者：于患者臀下置垫巾，待患者排便。

3. 排便结束后，再次查对检验单和检验标签、患者姓名及ID号，用便标本瓶瓶盖上的取便笺，取蚕豆大的粪便放入便标本瓶内，盖好瓶盖，与检验单一同送检。如为脓血便和黏液样便，应取便中的脓血或黏液部分；如为水样便，可用一次性使用小药杯等容器取便标本送检。

（三）注意事项

1. 做便隐血试验时，留标本前3日要禁食肉类、肝、血、大量绿叶及含铁食物，留取的便标本不能混入尿液及其他分泌物。

2. 寄生虫及虫卵标本

（1）检验寄生虫卵标本时，要在粪便不同部位取便5～10g送检。

（2）检验成虫或血吸虫孵化情况，要留取全部粪便，及时送检。

（3）检验阿米巴原虫要用热水将便盆加温，待患者排便后，连同便盆立即送检。

3. 便培养标本：以清洁的便器或垫巾接便，用无菌棉签取带有脓血的粪便少许，置于培养瓶内。如患者无便意，可用无菌棉签蘸无菌等渗盐水后，插入肛门5～7cm，顺一个方向轻轻旋转后退出棉签，将带出的少量粪便置于无菌培养瓶内，盖紧瓶盖后送检。

第七节 胃肠减压护理

一、概述

胃肠减压是将胃管自口腔或鼻腔插入，利用负压和虹吸的原理，通过胃管将积聚于胃肠道内的气体和内容物吸出，是ICU胃肠功能监护和疾病诊治的重要手段。通过持续胃肠减压可有效观察患者胃液颜色和量的变化，及时发现异常改变，实现对胃肠道功能的监护。对于有胃肠道疾病的患者，胃肠减压可有效减轻胃肠胀气，改善胃肠道血液循环，促进其功能的恢复。胃肠手术者还可通过胃肠减压减少术中风险，促进术后吻合口的愈合。

二、适应证

1. 腹部手术术前准备 特别是胃肠手术的术前准备。防止胃肠膨胀，充分暴露手术视野，便于手术操作，同时预防全身麻醉时并发吸入性肺炎。胃十二指肠溃疡瘢痕性幽门梗阻患者术前经胃肠减压及每日以温生理盐水洗胃，以减轻胃黏膜水肿。

2. 大手术后的胃肠功能观察 严重创伤或大手术患者术后需观察胃肠功能状态，同时防止胃潴留、胃液反流及误吸的发生，需留置胃管，进行持续胃肠减压。此外，胃肠手术后进行持续胃肠减压可促进胃肠吻合口的愈合，防止吻合口瘘的发生。

3. 梗阻性疾病的保守治疗　单纯性肠梗阻和麻痹性肠梗阻可通过胃肠减压吸出胃肠道内的气体和液体，从而降低肠腔压力、减轻腹胀，减少肠腔内的细菌和毒素，改善肠壁血运，达到解除梗阻的目的。

4. 急腹症　如急性胃扩张、胃出血、急性弥漫性腹膜炎等。通过胃肠减压，可减少胃肠液积聚，减少消化液自穿孔部位漏出，减轻炎症反应，改善胃肠道供血，有利于胃肠蠕动的恢复，也有利于麻醉和手术的安全。

5. 胃肠减压作为给药方式　在许多急腹症的非手术治疗或观察过程中，可通过胃肠减压管向胃肠道灌注药物。如胃、十二指肠溃疡大出血时经胃肠减压管灌注含去甲肾上腺素的冰生理盐水，使血管收缩达到止血的目的。

三、胃肠减压操作方法

（一）用物准备

胃管护理包（内有弯盘、治疗碗、持物钳、小药杯、纱布、液状石蜡），胃管，10ml注射器，棉签，垫巾，手套，胶布，听诊器，适量温开水，负压引流瓶，检查各物品的有效期，有无污染、损坏。

（二）铺胃管置入盘

1. 操作者做手卫生，戴口罩。
2. 检查胃管护理包的有效期，打开外层包布，取出内包放于托盘上。
3. 左右展开内包治疗巾，再向下展开双层治疗巾。
4. 双手分别捏住上层治疗巾两个角的外面，向上做扇形折叠2～3层，开口边缘朝外，暴露包内物品。
5. 将弯盘及其内物品移至治疗盘左侧竖放，将治疗碗翻至弯盘右侧，持物钳放于治疗盘右侧，小药杯及液状石蜡置于治疗碗上方，纱布仍置于弯盘内。
6. 取10ml注射器，检查有效期，打开置于弯盘右侧。
7. 检查、打开胃管包装袋，取出胃管置于弯盘内。
8. 覆盖治疗盘。

（三）留置胃肠减压管

1. 操作者做手卫生。
2. 查对患者姓名、ID号。
3. 评估
（1）评估患者年龄、病情、意识状态、配合程度。向患者解释操作目的，以取得患者的配合。
（2）评估患者鼻腔是否通畅（以右手示指分别按压患者两侧鼻翼查看鼻腔是否通畅）。

4.根据患者情况给予翻身、叩背、吸痰，协助患者取坐位、半坐位或平卧头后仰位。

5.取垫巾放患者胸前，打开治疗盘上半幅治疗巾，取弯盘放于患者颌下垫巾上（坐位时由患者或他人协助持盘）。

6.取棉签蘸水，清洁双鼻腔。

7.插胃管

（1）戴清洁手套。

（2）测量插入胃管长度，由鼻尖经耳垂至胸骨剑突下，为45～55cm（图5-1）。

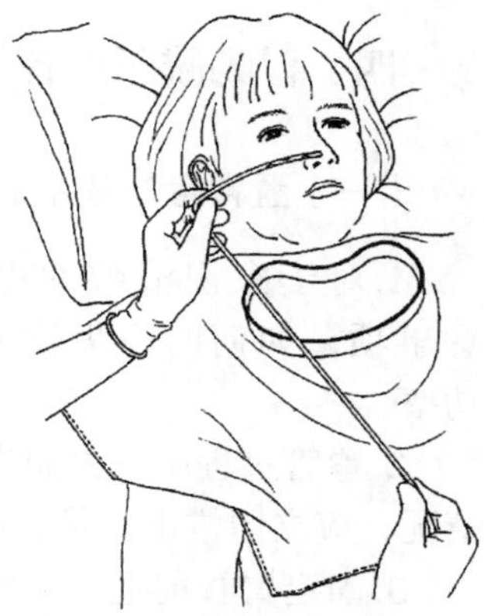

（3）取棉签蘸液状石蜡润滑胃管前端。

图5-1　胃管长度测量

（4）左手取纱布托住胃管，右手用纱布裹胃管前端 5～6cm处，从患者一侧鼻孔缓缓插入。当胃管插入10～16cm（咽部）时，嘱患者做吞咽动作（如为昏迷患者应将其头部抬高并略向前倾），操作者轻轻将胃管推进至所需长度。

（5）取10ml注射器连接胃管，抽吸胃内容物，抽出胃液证明在胃中；也可将听诊器放在剑突下，用注射器向胃内注入10ml空气，如能听到气过水声，也可证明胃管在胃中。

（6）插管完毕，脱手套。

8.取负压引流瓶与胃管末端紧密连接，挤压负压引流瓶，使其产生足够的负压。

9.固定胃管

（1）取5cm长胶布1条，将胶布一端从中间剪开3cm交叉固定于胃管上，另一端固定于鼻尖部。

（2）取2cm长胶布1条，贴于鼻尖胶布上；再取5cm长胶布1条，将胃管固定于耳垂上。

10.以别针固定负压引流瓶于患者同侧床头的床单上。

11.取下弯盘及垫巾。

12.协助患者取舒适卧位，整理床单位。

13.根据病情需要记录引出胃液的色、量和性状。

（四）注意事项

1.插管动作应轻柔，避免损伤食管黏膜。

2.食管静脉曲张的患者不宜插胃管。

3.插管过程中如患者发生呛咳、呼吸困难、发绀等表示已插入气管内，应立即将胃管拔出，待患者休息片刻后再重新插入。

4.治疗盘内用物每餐用后清洗，每日消毒。如使用一次性胃管护理包用后即丢弃。

四、胃肠减压患者的护理要点

（一）置胃管过程中的护理要点

1.对于意识清醒的患者，置管前向患者详细讲解置管过程中的配合要点及注意事项，如何时需做吞咽动作、怎样减轻不适等，以减少患者痛苦，提高置管成功率。

2.置管过程中观察患者生命体征及一般情况，如出现心率过快、呛咳、皮肤发绀等情况，应立即拔出胃管，停止操作，待患者平稳后再重新插入。

3.固定胃管前适当调整胃管位置，避免胃管固定后向上或向一侧翘起，过度挤压鼻翼，导致鼻翼皮肤压伤。

（二）胃肠减压期间的护理要点

1.用于固定胃管的胶布需每日更换。更换时动作应轻柔，以松节油和清水清洁胶迹，观察鼻翼及耳垂皮肤有无损伤。再次固定时，应改变胶布粘贴的位置，以避免皮肤问题的出现。

2.更换胶布时，可先将胃管轻轻转动45°，以避免局部胃黏膜长期受压。

3.妥善固定胃管，并在胃管固定处做标记，防止胃管脱出或移位。

4.每日定时以10～20ml生理盐水冲洗胃管，防止胃管阻塞，同时检查胃管是否在胃内。

5.每日口腔护理2次，以减少感染的危险。

6.胃肠减压期间需通过胃管注入药物时，应研细药物，充分溶解后注入，防止胃管阻塞，并于注入药物后夹闭胃管30～60分钟，以保证药物的充分吸收。

7.定时观察并记录引流液的量、色、性状，并保证负压引流瓶内有足够的负压，以确保有效引流。

（1）量：正常状态下经12小时空腹后的胃液量平均为50ml。但在衡量胃液分泌功能时一般采用基础胃液量，即在置入胃管成功后用维持压力为30～50mmHg的负压吸引器，持续抽取1小时所得的胃液总量。它更能代表标准状态下（清晨空腹未接受任何刺激或药物）胃的分泌功能，且具有定量的意义，正常时为10～100ml，若大于100ml为增多，见于胃液分泌过多（如十二指肠溃疡、胃泌素瘤等），或胃排空障碍（如胃蠕动功能减退及幽门梗阻）；若小于10ml为减少，见于胃蠕动亢进及萎缩性胃炎。

（2）颜色：正常胃液多为清晰无色，如含有相当量的黏液可呈稍浑浊的灰白色，有胆汁反流则呈黄或浑浊的黄绿色，有少量红色血丝常因咽管擦伤黏膜所致。咖啡残渣样外观表示胃内有陈旧性出血，常见于胃癌或糜烂性胃炎。

（3）气味：正常胃液略带酸味，消化不良或明显胃潴留有机酸增多时，则有发酵味，晚期胃癌可有恶臭，小肠低位梗阻时可有粪臭味。

（4）黏液：正常胃液中有少量分布均匀的黏液，当胃有炎症时黏液增加（如慢性胃炎）；咽下的鼻咽部黏液或痰常充满气泡，浮于胃液表面；黏液一般呈弱碱性，大量存在时可影响胃液的酸度。

（5）食物残渣：空腹12小时后的胃液中应无食物残渣，否则提示胃蠕动力不足，常见于胃扩张、胃下垂、胃轻瘫；也可见于因溃疡、肿瘤等所导致的幽门梗阻或部分梗阻，此时胃液可呈食糜样。

（6）分层：胃液抽出后静置片刻，正常空腹胃液形成两层，即上层为黏液层，下层为胃液层。病理情况下，胃液层浑浊不清或底部出现食物残渣及其他有形成分。

五、常见胃肠减压异常的原因与处理

（一）胃管阻塞

1.原因

（1）向胃管内注入药物时未充分捻碎、溶解，注入药物后未及时予温水冲洗管路，导致药物或颗粒状物质在胃管内聚集或沉积于管壁。

（2）未定时冲洗胃管，胃内容物反流入胃管，并逐渐积淀。

2.预防与处理

（1）向胃管注入药物后应充分冲净管路内残留药液，并避免经胃管注入大颗粒物质。

（2）当发现胃管堵塞时，应首先检查胃管外露部分，排除胃管打折或夹闭情况，明确胃管阻塞的原因。

（3）如确系胃管堵塞，可以5～10ml的注射器快速注入生理盐水，冲洗管路。

（4）如反复高压注水无效，视病情决定是否重置或拔除胃管。对于胃管食管瘘、消化道术后等置管困难的患者应与医生沟通，慎重决定。

（二）胃管脱出

1.原因

（1）患者躁动或不配合，自行拔除胃管。

（2）胃管固定不牢固，在患者活动时不慎脱出。

（3）更换胶布重新固定过程中，胃管向外易位，未被察觉。

2.预防与处理

（1）每日评估胃管固定情况，及时更换固定敷料。

（2）向患者和家属充分讲解胃肠减压的重要性和注意事项，提高患者和家属的配合程度。

（3）当出现胃管脱出时，应首先判断胃管脱出程度。对于部分脱出者可经过患者口腔进行观察，判断胃管是否脱至会厌以上，并清洁胃管外露部分，将脱出部分送入胃内。全部脱出者视病情决定是否重置胃管。

（三）局部皮肤损伤

1.原因　留置胃管时间长，粘贴固定处皮肤长期受胶布刺激，或胃管持续压迫鼻尖处皮肤均可引起局部皮肤损伤。

2.预防与处理

（1）采用透气性好、皮肤损伤小的胶布，每次更换胶布时选择不同部位再次粘贴。

（2）适当调整胃管的位置和角度，避免胃管压迫鼻尖部。

第八节　双囊三腔管护理

一、概述

双囊三腔管是由两个气囊和三腔管道组成的治疗用管路，用于上消化道大出血的紧急压迫止血。两个气囊为食管囊和胃囊，三个腔为食管囊注气腔、胃囊注气腔、胃管腔（图5-2）。

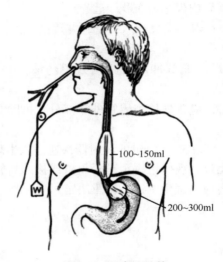

图5-2　双囊三腔管

二、适应证

双囊三腔管主要用于因门脉高压症所致的食管-胃底静脉曲张破裂大出血患者的紧急止血。一般认为，生命体征不稳定、昏迷及冠心病、高血压、心功能不全等患者应谨慎使用。但在大出血危及生命、难以控制的情况下，应以抢救生命为先。

三、双囊三腔管的留置方法

（一）操作前准备

1. 用物准备　双囊三腔管、牵引装置（滑轮牵引架、2.0～2.2m线绳、0.5kg重物）、胃管护理包、纱布、棉签、止血钳、50ml注射器、气囊压力表、蝶形胶布、清洁手套等。

2.铺胃管置入盘 同胃肠减压的护理。

3.准备双囊三腔管 检查三个腔的标记是否清楚、管腔是否通畅。以50ml注射器向胃囊注气200～300ml，食管囊注气100～150ml（因管路材质不同，应根据管路说明书调整注气量），观察两个囊的外形膨胀是否均匀，有无漏气。检查完毕，抽出注入的气体，并将管的前端用润滑剂润滑后放入弯盘内备用。

（二）置入双囊三腔管

1.操作者做手卫生。

2.查对患者姓名、ID号。

3.评估

（1）评估患者年龄、病情、出血部位、意识状态、配合程度。向患者解释操作目的，以取得患者的配合。

（2）评估患者鼻腔是否通畅（以右手示指分别按压患者两侧鼻翼查看鼻腔是否通畅）。

4.协助患者取侧卧位，清洁鼻腔，并涂润滑油。

5.戴清洁手套。左手取纱布托住双囊三腔管，右手用纱布裹双囊三腔管前端5～6cm处，从患者一侧鼻孔缓缓插入。插至咽部时，嘱患者做吞咽动作并继续插入至深度为60～65cm止，抽吸胃管腔，吸出胃内容物，表示管端确已入胃。

6.向胃囊注气200～300ml，采用气囊压力表测定胃囊压力为50～70mmHg，即用止血钳将此管腔夹闭，并记录夹闭时间。

7.将三腔管向外牵引，感觉有阻力时，表示胃气囊已压于胃底部，适度拉紧三腔管，用蝶形胶布将三腔管固定于患者面部，记录留置长度。

8.牵引绳一端系于三腔管末端10～20cm处，另一端系于0.5kg的重物上，通过固定于床尾的滑轮牵引架进行牵引，牵引角度与身体成45°，以达到充分压迫的目的。

9.经观察仍未能压迫止血者，再向食管囊内注入空气100～150ml，压力表测定食管囊压力为30～40mmHg，然后以止血钳夹闭此管腔，直接压迫食管下段的扩张静脉。记录压迫时间。

（三）注意事项

1.注气时要严格区分胃囊及食管囊，胃囊注气量必须足够，使胃囊充分膨胀，防止牵引三腔管时因胃囊小而滑过贲门进入食管压迫气道引起窒息。若患者发生窒息，应立即放气拔出三腔管。

2.食管囊注气量不宜过大，以免引起呼吸困难或食管黏膜坏死。

四、双囊三腔管留置期间的护理

1.密切观察患者生命体征，胃管腔抽出液体的颜色、量及患者大便情况，以判断有无继续出血。注意观察双囊三腔管外露长度，如有移位，应立即放松牵引并放气，重新调整双囊三腔管位置。

2.每隔12～24小时，争得医生同意后给予气囊放气或缓解牵引1次，以免发生压迫性溃疡，每次放气时间为30分钟。

3.每4小时测气囊压力1次并抽胃液，每次测压后应注入5ml气体，以补充外溢的气体。如气囊压力偏低，注气后压力仍不上升，提示气囊已破，需重新更换双囊三腔管。

4.保持患者口腔、鼻腔及咽喉部的清洁和湿润。每日口腔护理2次，注意观察患者咽喉部的情况。

5.双囊三腔管压迫时间一般以72小时为限，如有继发出血，可调整气囊压力或适当延长压迫时间。出血停止24小时后，在放气状态下观察24小时，如无出血方可拔管。拔管时先放松牵引，将气囊内气体抽净，嘱患者口服液状石蜡20ml，随后慢慢将管拔出。

第九节　肠内营养监护

一、概述

肠内营养是危重患者病情稳定期进行营养治疗的基本手段之一，是指对消化功能差或衰竭而不能耐受正常饮食的患者，选择适当的进食途径，使用特制的营养配方或制剂给予患者营养支持，保证能量供给，满足机体代谢需要，为疾病的康复提高必要支持。由于肠内营养适用范围广泛，方法简便易行，应用条件不高，同静脉营养相比具有费用低廉的优点，且能保持对肠道的适当负荷，有利于维持消化道的功能，可避免营养代谢障碍，因此在危重患者早期营养支持上，肠内营养一般作为首选方法。

二、肠内营养的适应证

1.经口摄食不足或禁忌

（1）不能经口摄食：口腔、咽喉炎症或食管肿瘤手术后。

（2）经口摄食不足：营养素需要量增加而摄食不足，如大面积烧伤、创伤、脓毒病、甲状腺功能亢进、癌症及化疗/放疗时。

（3）经口摄食禁忌：中枢神经系统紊乱，知觉丧失，脑血管意外及咽反射丧失而不能吞咽者。

2.胃肠道疾病　多种原发性胃肠道疾病，采用肠内营养对治疗有利。其原因在于肠内营养时的营养素齐全，要素肠内营养不需消化或稍加消化即可，非要素肠内营养易消化，通过较短的或黏膜面积较小的肠道即可吸收，有能改变肠道菌丛、无渣、无乳糖及对肠道与胰外分泌刺激较轻等优点。这些疾病主要有以下几种。

（1）短肠综合征：由于克罗恩病、肠系膜动脉或静脉栓塞、肠扭转而需要小肠切除的患者，术后以肠外营养（PN）作为营养支持，有时甚至需要长期PN。但有的患者在适当阶段采用或兼用肠内营养，更有利于肠道发生代偿性增生与适应。

（2）胃肠道瘘：慢性胃肠瘘的死亡率在营养支持（肠外或肠内营养）以前为30%～50%，其原因是瘘孔不愈合，电解质丢失，脓毒病及严重营养不良。目前，死亡率已经降至5%～8%。肠内营养适用于提供的营养素不致从瘘孔流出的患者。要素肠内营养较非要素肠内营养更能降低瘘液的排出量，适用于低位小肠瘘、结肠瘘及远端喂养的胃十二指肠瘘。高位胃和十二指肠瘘应由空肠造瘘提供要素肠内营养。至少近端有100cm功能良好小肠的小肠瘘，可以由胃内喂养。Randall（1984）建议采用PN治疗高位胃肠道瘘，而以要素肠内营养用于远端空肠、回肠与结肠瘘。

（3）炎性肠道疾病：溃疡性结肠炎与克罗恩病在病情严重时，应采用PN使肠道得到休息。待病情缓解，小肠功能适当恢复而可耐受要素肠内营养时，通过审慎的连续管饲，也可提供充分的热量与蛋白质。

（4）胰腺疾病：虽然肠内营养是否有助于胰腺炎的治疗尚未肯定，但多数学者主张在处理胰腺炎的并发症而需要开腹时，或病情不严重的胰腺炎患者在麻痹性肠梗阻消退后，采用空肠喂养是恰当的，因其可减轻胰液外分泌，并可给予营养支持。

（5）结肠手术与诊断准备：要素肠内营养无渣，适用于结肠手术或结肠镜检查与肠道放射检查的准备，因其可使肠道干净，菌群改变及降低感染。

3.其他

（1）术前或术后营养补充：需要择期手术的营养不良患者，于术前经2周肠内营养，使代谢状况得到改善。大手术或严重创伤患者，病情平稳后24～48小时，胃肠蠕动及吸收功能尚未完全恢复，不能正常进食，留置胃管或空肠管，有利于术后尽早经胃肠道进行肠内营养，在不过多增加胃肠道负荷的基础上启动肠内营养，改善肠道内环境和患者的营养状况。

（2）心血管疾病：心脏恶病质时，如经口摄入的热量不足1000kcal/d，则应给予肠内营养补充。如低于500kcal/d，则应采用全份肠内营养以维持代谢需要。

（3）肝衰竭与肾衰竭：分别采用以特殊治疗为目的的组件型肠内营养，如肝酸与阿明酸等。

三、肠内营养制剂的种类与主要特点

（一）要素膳

以提供氮源、脂肪、糖类及维生素为目的的单体物质为组成成分，如氨基酸（或蛋白质水解物）、葡萄糖、脂肪、维生素和矿物质等，经胃肠道供给。要素膳既能为人体提供必需的热能及营养素，又无须消化即可直接或接近直接吸收和利用。

1.要素膳的基本组成

（1）氮源：各种氨基酸的混合物或蛋白质水解物。

（2）脂肪：红花油、葵花籽油、玉米油、大豆油或花生油。

（3）糖类：葡萄糖、双糖、葡萄糖低聚糖或糊精。

（4）维生素和矿物质：维生素A、维生素B、维生素C、维生素D、生物素、叶酸、Na、K、Ca等。

2.要素膳的特点

（1）营养全面：每提供8.4～12.6MJ（2000～3000kcal）能量时，要素膳中各营养素可满足推荐的膳食供给量标准。

（2）无须消化即可直接吸收或近直接吸收：要素膳均以要素或接近要素形式组成，无须胃、胰、胆等消化液的作用，可直接吸收利用或稍加分解即可吸收利用。

（3）成分明确：明确的成分便于使用时对其进行选择，并可根据病理生理需要，增减某种或某些营养素成分或改变其比例（如氮热比等），以达到治疗的效果。

（4）不含残渣或残渣极少：一般配方中不含膳食纤维，服用后仅有少量内源性残渣进入大肠，使粪便数量显著减少。

（5）不含乳糖：适用于乳糖不耐受者。

（6）口感差：氨基酸和（或）短肽造成要素膳的气味及口感不佳；若含单/双糖过多，可造成甜度过高而不宜长期服用。故要素膳以管饲效果为佳。

（二）非要素膳

非要素膳型肠内营养制剂以整蛋白或蛋白质游离物为氮源，渗透压接近等渗（300～450mOsm/L），口感较好，口服或管饲均可，使用方便，耐受性强。其适于胃肠道功能较好的患者，是临床上应用最广的肠内营养制剂。

1.匀浆膳（homogenized diets） 是采用天然食物经捣碎并搅拌后制成。其成分需经肠道消化后才能被人体吸收和利用，且残渣量较大，故适用于肠道功能正常的患者。

此类膳食包括商品匀浆膳和自制匀浆膳两类。前者是无菌的、即用的均质液体，成分明确，可通过细孔径喂养管，应用较为方便；其缺点在于营养成分不易调整，价格较高。后者优点在于：①三大营养素及液体量明确；②可根据实际情况调整营养素成分；③价格较低；④制备方便、灵活。其缺点：①维生素和矿物质的含量不甚明确或差异较大；②固体成分易于沉降及黏度较高，不宜通过细孔径喂养管。

2.整蛋白为氮源的非要素型肠内营养制剂（intact protein-based non-elemental diet）是临床上应用最多的肠内营养制剂，根据其蛋白质来源，是否含乳糖或膳食纤维又可分为含牛奶配方、不含乳糖配方及含膳食纤维配方。

（1）含牛奶配方：氮源为全奶、脱脂奶或酪蛋白。蛋白质生理价值高，口感较以大豆蛋白为氮源者为佳。其适于消化功能正常者，其残渣量极少，对消化腺刺激小。但该制剂含有乳糖，不宜用于乳糖不耐受症患者。

（2）不含乳糖配方：对于乳糖不耐受症患者可考虑采用不含乳糖制剂，其氮源为可溶酪蛋白盐、大豆蛋白分离物或鸡蛋清固体。

（3）含膳食纤维配方：包括添加水果、蔬菜的匀浆膳和以大豆多纤维形式添加膳食纤维，适用于葡萄糖不耐受、肾衰竭、结肠疾病、便秘或腹泻等患者。使用时应采用口径较大的输注管。

（三）组件型肠内营养制剂

组件型肠内营养制剂（module diet）是仅以某种或某类营养素为主的肠内营养制剂。它可对完全型肠内营养制剂进行补充或强化，以弥补完全型肠内营养制剂在适应个体差异方面不够灵活的缺点；也可采用两种或两种以上的组件型肠内营养制剂构成组件配方，以适合患者的特殊需要。该类制剂主要包括蛋白质组件、脂肪组件、糖类组件、维生素组件和矿物质组件。

1.蛋白质组件 其氮源为氨基酸混合物、蛋白质水解物或高生物价整蛋白，包括牛奶、酪蛋白、乳清蛋白、大豆蛋白分离物等。蛋白质组件适用于创（烧）伤、大手术等需要增加蛋白质的情况。

2.脂肪组件 包括长链三酰甘油（LCT）及中链三酰甘油（MCT）两种。LCT含丰富的必须脂肪酸，适合于必需脂肪酸缺乏的患者。MCT适用于脂肪消化或吸收不良患者，但其不含必需脂肪酸，应用1周以上时应补充必需脂肪酸。此外，MCT的生酮作用较强，故不宜用于糖尿病酮症酸中毒患者。

3.糖类组件 原料可采用单糖（包括葡萄糖、果糖和半乳糖）、双糖（包括蔗糖、乳糖和麦芽糖）、低聚糖（包括糊精、葡萄糖低聚糖、麦芽三糖）或多糖（包括淀粉和糖原）。糖类组件在临床上主要与其他组件一起组成配方，应用于特殊需要的患者，如心力衰竭、糖尿病、肝衰竭、肾衰竭等。

4.维生素及矿物质组件 维生素组件主要含维生素，矿物质组件含有各种电解质和微量元素。在使用组件型肠内营养制剂时，应添加维生素及矿物质组件。

（四）特殊应用型肠内营养制剂

1.创伤用肠内营养制剂 创伤制剂的能量密度、蛋白质含量及支链氨基酸比例均高于普通肠内营养制剂的配比。该制剂适用于大手术、烧伤、多发性创伤及脓毒症等高代谢的患者。

2.婴儿用肠内营养制剂 母乳是婴儿最佳的天然食物，婴儿应用的肠内营养膳食应仿照人乳设计，以确保婴儿正常的生长发育。对于有胃肠道疾病或母乳不耐受的患儿，可通过调整肠内营养制剂的各成分合量，提高婴幼儿的耐受能力。

3.肝衰竭用肠内营养制剂 肝衰竭用肠内营养制剂的氮源多为14种氨基酸，其特点是支链氨基酸含量较高（36%～50%），而苯丙氨基酸及蛋氨酸等芳香族氨基酸含量较低，有利于纠正血浆氨基酸谱失衡，改善肝性脑病症状。

4.肾衰竭用肠内营养制剂 含有足够的能量、必需氨基酸、组氨酸、少量脂肪和电解质，适用于肾衰竭患者。其目的是通过提供适合肾衰竭代谢特点的营养物质，使体内氮质性产物通过再利用，将受损肾处理代谢产物的负荷降至最低。

5.肺疾病用肠内营养制剂 特点是低糖类、高脂肪、高蛋白和高能量密度。低糖类、高脂肪能减少二氧化碳生成量和增加热能，高蛋白和高能量密度用以限制液体摄入量。

6.肿瘤用肠内营养制剂 肿瘤用肠内营养制剂常采用高能量、高脂肪、低糖类配方，以符合宿主和肿瘤细胞特点。此外，肿瘤用肠内营养制剂应富含 ω-3 多不饱和脂肪酸、免疫增强物质及抗氧化剂等。ω-3 多不饱和脂肪酸具有免疫增加作用，抑制肿瘤生长，对肿瘤恶病质具有治疗作用。精氨酸、核苷酸等免疫增强物质可以改善肿瘤患者的营养状况增强肿瘤患者免疫功能，抑制手术后急性炎性反应。维生素A、维生素C和维生素E等可提高机体的抗氧化能力，清除体内自由基，对手术创伤引起的缺血再灌注损伤具有防治作用。

7.糖尿病用肠内营养制剂 目前临床上应用的糖尿病特异性肠内营养制剂中糖类占总热量的40%～45%，脂肪占总热量的45%～50%。糖类中40%～45%的热量由膳食纤维提供，一方面可提高膳食黏稠度，使其在胃内排空速度减慢及在小肠内转运时间延长，延缓葡萄糖的吸收，从而控制餐后血糖浓度，维持血糖稳定。另一方面，可溶性膳食纤维在结肠内经细菌发酵后可分解成为短链脂肪酸，很容易被结肠黏膜吸收，成为不依赖胰岛素而利用的能量。脂肪中的65%～70%的热量由单不饱和脂肪酸提供，饱和脂肪酸含量控制在10%以内。这样既提高了脂肪所占的能量比例，又避免了对血三酰甘油及脂蛋白代谢的影响，改善血脂状况，减少心脑血管疾病危险，延迟胃排空，避免餐后高血糖，降低胰岛素用量。此外，糖尿病用肠内营养制剂也可采用降解速度慢的糖类，将淀粉聚集成脂类-淀粉复合物，使淀粉酶水解速度减慢，从而降低餐后血糖水平。

8.先天性氨基酸代谢缺陷症专用膳 先天性氨基酸代谢缺陷症是某种氨基酸的代谢过程中，因某种酶的缺乏而引起的遗传性疾病。

（1）苯丙酮尿症（phenylketonuria，PKU）：因肝缺乏苯丙氨酸羟化酶，不能使苯丙氨酸转化为酪氨酸，以致有大量的苯丙酮酸，苯乙酸及苯乳酸在尿中排泄。应在婴儿出生后3个月内采用无苯丙氨酸专用膳。

（2）枫糖尿症（maple sugar urine disease，MSUD）：因支链氨基酸（BCAA）脱羧酶缺乏而经尿排泄大量BCAA及其酮酸所引起的疾病。可予无BCAA制剂，待血浆BCAA水平接近正常后，再于制剂中加入BCAA，监测血浆BCAA浓度。

（3）组氨酸血症（histidinemia）：由组氨酸酶缺乏而引起。可给予不含或少含组氨酸的营养制剂。

（4）酪氨酸血症：可给予不含酪氨酸和苯丙氨酸的要素制剂。

四、肠内营养方式的选择

危重患者常用的肠内营养方式主要包括鼻胃管、鼻空肠管、胃造瘘管及空肠造瘘管。其中鼻胃管、鼻空肠管主要用于预计需短期使用肠内营养的患者（一般短于4周），其优点是并发症少、价格低廉、容易放置。胃造瘘管和空肠造瘘管适用于需长期进行肠内营养的患者（超过30日），或胃、十二指肠远端有梗阻而无法置管者，在ICU应用较少。

（一）鼻胃管

鼻胃管是危重患者首选的肠内营养方式。其优点在于胃的容积大，对营养液的渗透压不敏感，适用于胃肠道功能恢复，且连续性完整的患者。其置入方法简单，成功率高。

（二）鼻空肠管

鼻空肠管适用于胃或十二指肠连续性不完整；各种原因引起的胃食管反流或胃排空功能障碍；或因胰腺功能异常暂不能经胃管进食的患者。此法的优势在于可基本避免营养液的反流或误吸，同时不刺激胰腺分泌。但管路置入存在一定困难。临床上传统的放置方法是经鼻腔将鼻空肠管置入胃内，依靠胃蠕动使营养管头端送至十二指肠悬韧带以下，但该法对于胃动力弱或缺失的患者成功率较低，我国研究报道低于57%。X线透视引导和内镜辅助下置管是2种成功率较高的置管方法，可达100%。但这2种方法都需将患者转运至放射室或内镜室，对于危重症患者，尤其是循环不稳定或需机械通气的患者，转运及治疗的风险较高。电磁定位导航仪可实现床旁辅助定位置入鼻空肠管，即通过体外电磁感应仪器，动态接收营养管尖端导丝的电磁信号，绘制尖端行走轨迹，操作者在仪器监视下使营养管尖端通过幽门，并根据轨迹判断营养管是否到达Treitz韧带（图5-3）。此方法置入时间短，置管成功率高，但需要专门的设备支持。近年来专业人士对鼻空肠管的徒手置入方法进行了多种改良尝试，取得了较好的效果。

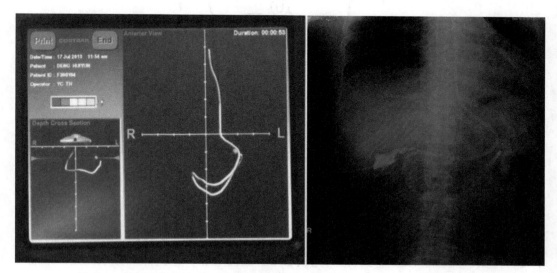

图5-3　鼻空肠营养管放置时电磁定位导航仪轨迹提示与置入后X线成像对照

1.注气法鼻空肠管置入　是近年来应用较广的一种改良徒手置管方法。置管前15～30分钟，为患者肌内注射甲氧氯普胺10mg，促进胃肠蠕动。首先采用留置胃管的方法，将鼻空肠管置入胃内。在确定导管置入胃内后，向胃内注入100～300ml空气。然后向十二指肠送管，若遇阻力，放松，让导管自动回退，待阻力下降或消失时继续送管，导管在通过幽门进入十二指肠时有轻微突破感，进入十二指肠降部后（75～85cm），自导管开口回抽检查，若有金黄色胆汁，证实导管已经进入十二指肠；若无，可继续置管。无论回抽是否见到胆汁，均继续插管至105cm以上，由导管尾端注入20ml等渗盐水，抽出导丝，固定，通过X线平片确定置管位置。

2.听诊辅助鼻空肠管置入法　中国人民解放军总医院重症医学科医疗团队新近提出通过听诊辅助的方法置入鼻空肠管，可有效提高置管成功率。首先采用留置胃管的方法，将鼻空肠管置入胃内。在将导管置入空肠前，抽尽胃内液体及气体，以减少幽门与胃大弯的水平落差，降低置管难度。在导管置入胃内后（长度约为发际线至剑突），对胃、十二指肠处4点进行听诊，听诊位点如图5-4所示，U点位于剑突下，对应贲门、胃底部；D点位于肚脐上，对应胃窦与胃大弯交界；M点位于U与D连线中点，对应胃腔；L点位于经M横线与左锁骨中线交点，对应胃底体交界大弯侧；R点位于经M横线与右锁骨中线交点，对应幽门、十二指肠球部。每次听诊时，注气5ml，观察各听诊位点气体通过声音的强弱，判断导管尖端位置。当R点逐渐增强，M点突然减弱，提示通过幽门。然后缓慢推送至100～120cm，通过X线片确定置管位置。

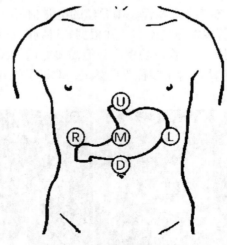

图5-4　听诊位置示意图

（三）胃造瘘

胃造瘘适于需长期经胃管进食的患者，如食管癌晚期患者，或意识障碍、吞咽功能不良，存在误吸风险的患者等。经胃造瘘管喂养肠内营养，避免管路对鼻腔及咽部的刺激，提高患者舒适度，同时也可进行胃肠减压、pH监测、给药等治疗。胃造瘘可在手术中进行，如剖腹探查术或腹腔镜手术。也可经皮胃镜下行胃造瘘术。术后可置管数月至数年，满足长期喂养的需求。

（四）空肠造瘘

空肠造瘘适于幽门梗阻、十二指肠瘘、胃肠吻合口瘘、胃瘫、急性重型胰腺炎等患者，预计短期内不能进食，可经空肠造瘘补充营养。可经剖腹手术实施，也可直接在内镜下进行。其优点在于可避免反流与误吸，并可同时留置胃管进行胃肠减压。

五、肠内营养患者的护理

1.危重患者启动肠内营养的初期，除严格遵循由少到多、循序渐进等基本原则外，宜采用鼻饲泵缓慢、连续鼻饲，并观察患者的消化情况。

2.严密监测管饲患者的水、电解质变化，包括出入量、尿比重、尿糖、尿酮体、尿电解质、血清电解质、血糖和体重。

3.预防鼻饲管堵塞，喂养管内严禁输入颗粒状物质。间断喂养者，每次喂养前后，用20～30ml温开水冲洗鼻饲管；持续喂养者，每4～6小时，以20～50ml清水冲洗胃管，夹闭胃管15～30分钟，接负压引流瓶，持续负压引流15分钟，观察引流液的量、色和性状，有无胃潴留的发生。

4.经鼻饲管给药时，先用20ml温水冲洗鼻饲管，每注入一种药物后，用5ml温水冲洗，全部药物给完后再注入20ml温水，切不可把不同的药物混合在一起，或与饮食混合一起。

5.掌握各种营养制剂正确的配制方法及适宜温度。

6.确定鼻饲管的正确位置，标明置入的时间和长度，做好记录。

7.防止管道脱出、扭曲，喂养中和喂养后30分钟，使患者取30°～45°的半卧位。对神志不清的患者，应妥善固定鼻饲管。计划拔胃管时，应选择在停止喂养30分钟后再拔出。

8.喂养时应注意"四度"，既温度、速度、浓度、角度。营养液的温度保持在38～42℃；输注速度由慢而快，逐日递增；输注量由少而多，输注液浓度由低而高；输注过程中协助患者取舒适的体位（坐位或半卧位）。

9.定时监测血糖，随时调整营养液和胰岛素的用量、速度，每4小时监测一次胃内容物，若胃内容物＞100ml，应注意预防发生反流；＞200ml，提示胃排空不良；＞400ml，应停止喂养，以免发生误吸。

10.动态评估患者营养状态，以判断患者的能量和营养物质是否足够。

六、并发症的预防与处理

肠内营养是一种简便、安全、有效的营养支持方法，但若使用不当，也会发生相关并发症，增加患者痛苦且影响疗效。临床上常见的肠内营养并发症主要有机械性并发症、胃肠道并发症、代谢性并发症及感染并发症等。

（一）机械性并发症

肠内营养的机械性并发症与喂养管的质地、粗细及置管方法、部位有关，主要有鼻、咽及食管损伤，管道堵塞，喂养管拔出困难，造瘘并发症等。

1.鼻、咽及食管损伤

（1）原因及临床表现：主要是长期放置粗而质硬的喂养管，压迫鼻、咽部或食管壁，造成黏膜糜烂和坏死。少数患者可出现鼻部脓肿、急性鼻窦炎、咽喉部或食管溃疡和狭窄。

（2）预防与处理：①经常检查置管局部，做好口腔、鼻腔护理；②改置较细、质软的喂养管；③改用胃造瘘或空肠造瘘方式。

2.喂养管堵塞

（1）原因：喂养管堵塞常见原因是喂养管内经小，肠内营养输注完毕时未能及时冲洗管道，肠内营养液黏稠，经常给予不适当的药物等。少数情况下是喂养管在胃肠内扭结所致。

（2）预防与处理

1）选择合适口径喂养管，使用喂养泵持续匀速输注；间断喂养者，每次喂养前后，用20～30ml温开水冲洗喂养管；持续喂养者，每4～6小时，以20～50ml清水冲洗喂养管。

2）尽量应用液体药物，避免颗粒物质经喂养管注入。

3）经喂养管给药时，先用20ml水冲洗喂养管，每注入一种药物后，用5ml冲洗，全部药物给完后再注入20ml水，切不可把不同的药物混合在一起，或配方饮食混合一起。

3.喂养管拔出困难

（1）原因：①喂养管扭结。②空肠造瘘管与肠壁或腹壁脏层缝合结扎固定过紧，造成喂养管拔出困难或有很大阻力。

（2）预防与处理：①缝合结扎时力度要适宜，避免缝合结扎固定过紧。②如胃喂养管发生扭结，可将喂养管移动到咽喉部，在扭结处将其剪断，使其远端由肠道排出。

（二）胃肠道并发症

胃肠道相关并发症是肠内营养支持过程中最常见的并发症，也是影响临床实施肠内营养支持的主要障碍。恶心、呕吐、腹泻、腹胀、肠痉挛等是临床上常见的胃肠道症状。

1.恶心、呕吐 在接受肠内营养支持的患者中发生率为10%～20%。对于意识障碍的患者，呕吐常可造成误吸、肺部感染及败血症的发生。

（1）原因：胃排空障碍，营养液的气味不佳，输注速度过快，乳糖不能耐受，营养液配方中脂肪含量过高等都可能导致恶心、呕吐。其中胃排空障碍是恶心、呕吐最主要的原因。肠内营养液的渗透压对胃排空有直接影响，当渗透压超过320mOsm/L时，胃的排空延缓；渗透压越高，对胃肠道的抑制作用越明显；高渗（＞550mOsm/L）的肠内营养液可导致胃潴留、恶心、呕吐和严重的腹泻，以及由于上述不良反应引起的脱水和电解质不足。此外，胃浸润性肿瘤、各种自身免疫病、迷走神经切除、低血压、感染、应激状态、麻醉及大手术均可对胃肠功能有一定影响，导致排空障碍、恶心、呕吐等症状。吗啡、可待因、芬太尼及抗胆碱能药物等也可显著降低胃动力。

（2）预防与处理

1）抬高床头，注意灌注速度由慢到快。

2）尽量使用等渗营养液。

3）选用低脂肪营养液，脂肪热量低于30%～40%。

4）改用无乳糖营养液，尽可能用整蛋白营养液，并添加调味剂。

5）测胃内残余液体量，避免胃潴留的发生，输注方式以间歇性滴注为佳。

6）排空障碍者，可采用加温装置，保持营养液温度略高于室内温度（不高于38～40℃）。同时，降低营养液的输注速度至20～25ml/h。可加用胃动力药，视情况改变喂养途径，选择空肠营养等肠内喂养途径。

2.腹泻、腹胀 腹泻是肠内营养支持中最常见的并发症。一般说来，每日粪便排出量＞500ml或每日排便次数＞3次，连续超过2日，即可认为是腹泻。

（1）原因：分为管饲原因和非管饲原因，与管饲喂养有关的腹泻、腹胀、肠蠕动亢进的原因有：①膳食纤维摄入不足；②快速灌注；③营养液在配制或输注过程中被污染；④高渗配方；⑤糖类吸收不良；⑥不耐受乳糖；⑦脂肪吸收不良；⑧胃排空迅速；⑨冷的营养液；⑩营养液储存温度过高或输注时间过长。与管饲喂养无关的腹泻、腹胀、肠蠕动亢进的原因有：①同时进行的药物治疗，如大量应用抗生素引起的肠道菌群紊乱、假膜性肠炎等；②低蛋白血症（血清蛋白低于30g/L），引起肠黏膜萎缩；③胃肠道功能障碍或其他疾病，如短肠综合征、胰腺炎等。

（2）预防与处理

1）由管饲原因引起的腹泻、腹胀可通过调整鼻饲速度和喂养成分提高胃肠道耐受性，延缓胃排空，减少肠道游离气体和液体。①应用含纤维配方；②从小剂量及低浓度的肠内营养液开始实施，滴速应由慢到快；③操作过程中要注意保持营养液与用具的卫生；④尽可能用等渗配方或将营养液稀释至等渗；⑤应用水解程度更高的营养液；⑥应用不含乳糖的营养液；⑦用低脂营养液；⑧营养液加温；⑨打开的营养液在冰箱内储存不得超过24小时，每次加入喂养液量不应超过4小时喂养量，以避免营养液常温下变质；⑩肠内营养袋24小时更换，每次袋内营养液注入完毕，应冲洗管道后再加入新营养液。

2）与管饲喂养无关的腹泻、腹胀可采取以下措施：①停用可能会引起腹泻的药物；②静脉补充白蛋白以纠正低蛋白血症，同时应从小剂量及低浓度的营养液开始进行肠内营养，使患者逐渐适应；③必要时补充胰酶，改用要素配方，加用肠外营养直至充分耐受肠内营养。

3. 便秘

（1）原因：肠内营养引起便秘的情况较少，其原因有脱水、饮食中纤维素含量不适当、长时间卧床而缺乏活动、肛门粪块嵌塞和肠梗阻。脱水常见于长时间应用高浓度、高能量密度制剂且限制入水量的患者。

（2）预防与处理：①注意出入水量的平衡。②改用富含纤维素的肠内营养制剂。③鼓励患者适当活动。

4. 胃、空肠造瘘并发症

（1）原因：造瘘并发症主要由于造瘘出血和溢出胃内容物，并发腹膜炎，继而发生伤口不愈合、造瘘旁疝等。少数造瘘喂养管由于固定不好，可向下移位，移入十二指肠或空肠，引起肠道部分或完全梗阻。

（2）预防与处理：①造瘘后喂养管应与肠壁、腹壁脏层和腹壁妥善固定，防止管道移位。②加强造瘘旁腹壁皮肤的消毒、护理，防止感染或皮肤损伤。③一旦发生管路的移位，需再次经手术进行复位、固定。

（三）代谢性并发症

代谢性并发症的发生常与营养液的质量管理、监测系统是否完善有关。代谢方面的并发症主要有水、电解质紊乱，糖代谢异常，微量元素代谢异常，维生素及脂肪酸缺乏等，可导致机体各脏器功能异常。

1. 高渗性脱水

（1）原因：①使用高渗和高蛋白质营养液；②患者气管切开或行机械通气、昏迷；③严格限制入水量。

（2）预防与处理：①尽可能用等渗营养液或将营养液稀释至等渗；②适当增加水分；③监测每日的出入液量和电解质情况。

2. 高血糖

（1）原因：①营养液中糖含量过高；②糖尿病患者；③患者处于应激状态。

（2）预防与处理：①改用糖尿病专用制剂或降低肠内营养液的滴注速度，适当加用胰岛素；②改用肠外营养，静脉滴入或皮下注射适量胰岛素；③消除引起患者的应激因素。

3.高血钾

（1）原因：①营养液中钾的含量过高；②患者肾功能不全。

（2）预防与处理：①改用低钾制剂，每日监测患者血电解质情况；②改用肾衰竭专用制剂，严格限制钾的摄入。

4.低血钾

（1）原因：①心、肾及肝功能不全患者限制钾摄入；②应用胰岛素时未考虑到钾的额外补充。

（2）预防与处理：①每日监测患者血电解质情况；②适量补充钾。

5.维生素缺乏

（1）原因：①长期应用自制匀浆膳；②长期应用低脂的营养液。

（2）预防与处理：①改用肠内营养商品制剂或适当补充各种维生素；②适当补充必需脂肪酸及脂溶性维生素。

（四）吸入性肺炎

1.原因

（1）喂养时未抬高床头。

（2）喂养管位置不当。

（3）危重患者胃液反流（如昏迷、人工气道、神经肌肉疾病等患者）。

（4）喂养管太粗，刺激咽部及食管，导致反射性恶心、呕吐。

（5）胃排空延迟或胃潴留。

2.预防与处理

（1）营养液输注过程中需抬高床头30°～45°。

（2）输注前及输注中应鉴别和调整营养管位置。

（3）改用胃造瘘或空肠造瘘置管。

（4）改用较细软的喂养管。

（5）胃残余量＞100ml，应减慢输注速度或稀释营养液，严密观察胃残余量。

（五）再喂养综合征

再喂养综合征为消耗状态下提供营养支持后出现的代谢改变现象，表现为磷、钾、镁及糖代谢异常，以及维生素缺乏、体液潴留等。

1.原因

（1）长期禁食或营养不良的患者，尽管患者血磷水平仍可能维持于正常范围，但其细胞内磷可能已耗尽。当患者恢复摄食或接受肠内、外营养治疗后，外源性葡萄糖的供给使机体的供能由脂肪转为糖类，随着胰岛素分泌增加，合成代谢增强，细胞对葡萄糖、磷、钾、镁和水的摄取增加，以致出现明显的低磷、低钾、低镁血症和水电解质紊乱等代谢异常。

（2）突然摄入的糖类会增加呼吸系统负担，可增加二氧化碳的产生量和氧耗量，增加每分通气量，导致呼吸困难。

（3）饥饿时肠道萎缩和消化酶减少，恢复肠内营养时肠道不能耐受，需要时间适应，许多患者出现恶心、腹泻。

（4）糖代谢和蛋白质合成的增强还消耗维生素B_1，导致维生素B_1缺乏。

上述因素联合作用，会损伤心脏、大脑、肝脏、肺等细胞功能，引起重要生命器官功能衰竭，甚至导致死亡。

2.预防与处理

（1）首先要注意引起再喂养综合征的高危人群，在肠内营养支持实施前先要纠正电解质失衡，慢慢恢复循环容量，严密监测心脏衰竭的表现。营养支持应从低剂量开始，循序渐进，同时严密监测水、电解质平衡及代谢反应。这样可以避免高胰岛素血症、细胞内电解质转移，从而避免再喂养综合征的发生。

（2）对于已经存在心脏或肺功能不全的恶病质、严重低蛋白血症的患者，再喂养很容易发生充血性心力衰竭，应密切监测。

（3）营养支持时应根据目前体重状况逐渐达到所需的能量及蛋白质的目标，一般需3～4日。

（4）营养支持开始后应持续补充电解质、维生素和矿物质，密切监测血浆磷、钾、镁及进出入水量，尤其是在肠内营养支持开始的第一周。

第十节　肠外营养监护

一、概述

肠外营养（parenteral nutrition，PN）即静脉内营养（intravenous nutrition），指经过静脉系统给予适量氨基酸、脂肪、糖类、电解质、维生素和微量元素，供给患者所需的部分或全部营养，以达到营养治疗的一种方式。正常情况下人体是通过胃肠道摄入营养物质并消化吸收，但胃肠道由于疾病或其他原因较长时间不能正常或不宜工作时，为保证机体的营养需要，必须通过静脉途径给机体以营养支持。根据患者的情况可考虑部分或全部采用静脉营养支持方式。采用前者时称为部分肠外营养（partial parenteral nutrition，PPN），采用后者时称为完全肠外营养（total parenteral nutrition，TPN）。可根据不同的疾病、疾病不同的特点对肠外营养液的组成成分做适当的调整，使其更适应病变的靶器官的营养补充，增加机体的免疫能力。所以胃肠外营养也可称为静脉营养。

广义的静脉营养应包括周围静脉营养（peripheral parenteral nutrition，PPN）和中心静脉营养（central parenteral nutrition，CPN）。决定输注途径的因素包括患者的营养需求、预测实施PN的时间、外周静脉条件、中心静脉置管的危险和营养液的情况。周围静脉营养是通过外周静脉的途径输入营养，即临床上常用的外周静脉输液的方法。外周静脉由于管壁较薄，对高渗溶液的耐受力比较差，因此要求输入的液体一般为等渗液。PPN营养液的渗透压应≤600mOsm，以避免对静脉造成损害。故输液的浓度和数量受到严格限制，远远满足不了机体对营养的需求，只能用于输入液体、维生素、部分矿物质、药物及少量热能物质等，无须经过胃肠道消化可直接进入血液。该方法难以长期单独应用，不能解决机体的全部营养问题，尤其是满足不了机体对热能、蛋白质、脂肪的需求，只能作为口服营养不足时的补充或补充液体。

中心静脉营养是指经中心静脉输入人体所需全部营养素的方法，也称为全肠外营养或静脉高（价）营养（intravenous hyperalimentation，IHV），通常所指的胃肠外营养支持主要的是指中心静脉营养，中心静脉营养可以持续或间歇进行。由于中心静脉管径粗、管壁厚、血流量大，输入的液体很快被血液稀释，不引起对血管壁的刺激，不受浓度、速度的限制，可解决高渗溶液易致周围静脉血栓性静脉炎等问题，而且能在24小时内持续输注，能够最大限度满足机体对所需全部营养素的需求，维持和改善机体的营养状态，同时还能减少因反复穿刺静脉给患者带来的痛苦，可以长期使用。尤其对于严重创伤、烧伤、感染、大手术等以高代谢和分解代谢为特征的疾病，是解决这类疾病患者营养支持的最有效的方法，可使机体获得正氮平衡，维持体重、维持生长发育，促进组织修复和伤口愈合。只要疾病治疗需要，可以长期（数月甚至数年）完全依靠中心静脉营养维持机体营养，保证正常生存，维持正常生命活动，是一种得到公认的安全、行之有效的营养支持方法。本节主要介绍中心静脉营养。

二、肠外营养的适应证

（一）肠外营养疗效显著的适应证

1.各种原因导致的胃肠道梗阻，无法进行肠内营养。

2.胃肠道吸收功能障碍，①短肠综合征：广泛小肠切除＞70%～80%；②小肠疾病：以消化系统异常为主要表现的免疫系统疾病（如溃疡性结肠炎）、肠缺血、多发肠瘘；③放射性肠炎；④严重腹泻、顽固性呕吐＞7日。

3.重症胰腺炎，先输液抢救治疗休克或MODS，待生命体征平稳后，若肠麻痹未消除、无法完全耐受肠内营养，则属肠外营养适应证。

4.高分解代谢状态，大面积烧伤、严重复合伤、感染等。

5.严重营养不良，蛋白质-热量缺乏型营养不良常伴胃肠功能障碍，无法耐受肠内营养。

（二）肠外营养支持有效地适应证

1.大手术、创伤的围术期　肠外营养支持对于严重营养不良患者可减少术后并发症。严重营养不良者需在术前进行营养支持7～10日；预计大手术后5～7日胃肠功能不能恢复者，应于术后48小时内开始肠外营养支持，直至患者能有充足的肠内营养或进食量。

2.肠外瘘　在控制感染、充分和恰当的引流情况下，营养支持已能使过半数的肠外瘘自愈。肠外营养支持可减少胃肠液分泌及瘘的流量，有利于控制感染，改善营养状况、提高治愈率、降低手术并发症和死亡率。

3.炎性肠道疾病　克罗恩病、溃疡性结肠炎、肠结核等患者处于病变活动期，或并发腹腔脓肿、肠瘘、肠道梗阻及出血等，肠外营养是重要的治疗手段。其可缓解症状、改善营养，使肠道休息，利于肠黏膜修复。

4.严重营养不良的肿瘤患者　对于体重丢失≥10%（平时体重）的患者，应于术前7～10日进行肠外或肠内营养支持，直至术后改用肠内营养或恢复进食为止。

5.重要脏器功能不全

（1）肝功能不全：肝硬化患者因进食量不足致营养负平衡，肝硬化或肝肿瘤围术期、肝性脑病、肝移植后1～2周，不能进食或接受肠内营养者应给予肠外营养支持。

（2）肾功能不全：急性分解代谢性疾病（感染、创伤或多器官衰竭）合并急性肾衰竭、慢性肾衰竭透析患者合并营养不良，因不能进食或接受肠内营养而需肠外营养支持。慢性肾衰竭透析期间可由静脉回输血时输注肠外营养混合液。

（3）心、肺功能不全：常合并蛋白质-能量混合型营养不良。肠内营养能改善慢性阻塞性肺病（COPD）临床状况和胃肠功能，可能有利于心力衰竭患者（尚缺乏证据）。COPD患者理想的葡萄糖与脂肪比例尚未定论，但应提高脂肪比例、控制葡萄糖总量及输注速率、提供蛋白质或氨基酸［至少1g/（kg·d）］，对于危重肺病患者应用足量谷氨酰胺，有利于保护肺泡内皮及肠道相关淋巴组织、减少肺部并发症。

（4）炎性粘连性肠梗阻：围术期肠外营养支持4～6周，有利于肠道功能恢复、缓解梗阻。

三、肠外营养液的主要成分

肠外营养制剂主要由水、糖类制剂、氨基酸制剂、脂肪制剂、电解质、维生素、微量元素及特殊营养制剂组成。肠外营养的组成和特殊营养素的摄入必须根据患者的实际需要、代谢情况、体重和年龄等进行计算后准确给予。

（一）糖类制剂

1.葡萄糖　是目前临床上肠外营养中最主要的糖类，葡萄糖作为能源物质具有来源广泛、价廉、无配伍禁忌的特点，最符合人体生理要求，能被所有器官利用，并且是人体某些器官、组织（如大脑、神经组织、肾髓质、红细胞等）唯一的能源物质。葡萄糖进入血液后，在酶及内分泌激素的作用下很快被代谢成二氧化碳和水并释放能量，剩余的以糖原的形式储存在肝脏和肌肉组织中。葡萄糖与氨基酸同时输入能够提高氨基酸利用率，具有显著节省蛋白的作用。葡萄糖在体内的充分利用必须有适量胰岛素存在，当输入葡萄糖浓度不超过10%时，内源性胰岛素完全能满足机体代谢需要。但输入葡萄糖浓度较高时或严重创伤、感染等应激状态胰岛素分泌受到抑制时，以及糖尿病患者，在输入葡萄糖时必须加用外源性胰岛素。普通的糖制剂的浓度为5%～50%，而浓度为70%的制剂专供肾衰竭患者进行TPN时使用。

2.果糖　在体内利用率与葡萄糖类似，但代谢过程中对胰岛素的依赖程度低于葡萄糖，因此对糖尿病、慢性肝炎和肝硬化等患者，果糖与葡萄糖联合输入比单用葡萄糖效果好，但果糖用量不宜过多，否则会引起恶心、上腹部疼痛及血管扩张等不良反应。

3.麦芽糖　是2个葡萄糖分子组成的双糖，输入机体后可直接进入细胞经水解后生成葡萄糖，不需要依靠胰岛素，其稳定性好，可长期储存；无不良反应，不影响肝、肾功能；对血管刺激性小。但从尿中排泄较多，而且体内的利用率个体差异较大，故限制了其应用。

4. 转化糖 是蔗糖水解后葡萄糖与果糖的混合物，可用于糖尿病和肝病等患者；山梨醇能降低脂肪动员和生酮作用，但尿中丢失过多，利尿作用大。

（二）脂肪乳剂

脂肪乳剂是肠外营养中较为理想的一种提供能量、生物合成碳原子及必需脂肪酸的静脉制剂，具有能量密度高、等渗、不从尿排泄，富含必需脂肪酸、对静脉壁刺激性小、可经外周静脉输入，无须胰岛素、无高渗性利尿等优点，脂肪乳剂与葡萄糖合用可起到省氮效应。但是，全部使用脂肪乳剂并不能达到省氮目的。

1. 长链脂肪乳剂 含12～18个碳原子的长链三酰甘油（LCT），主要由大豆油、红花油制成，以磷脂酰胆碱为乳化剂，含少量甘油以调节渗透压。可为机体提供能量、提供大量生物膜和生物活性物质代谢必需的不饱和脂肪酸，可预防或纠正必需脂肪酸缺乏症。但是，近年来的研究发现，长链脂肪乳剂中的亚油酸含量过高，抗氧化剂的含量较低，在创伤、感染等高代谢状态时，可影响粒细胞活性，导致机体免疫功能受损，脂质过氧化增加，对机体有一定损害。

2. 中链脂肪乳剂 中链三酰甘油（MCT）含6～8碳原子，主要成分是辛酸、葵酸，存在于可可油、椰子油及其他果仁油中。其分子量小，水溶性较LCT高100倍左右，水解速度快而安全。在血液循环中，中链脂肪酸比长链脂肪酸更少与白蛋白结合，不易被酯化，不在脂肪组织中储存，也较少发生肝脂肪浸润。中链脂肪乳剂较长链脂肪乳剂具有氧化更快、更安全、能较快彻底地从血中被清除，更有利于改善氮平衡，对肝脏及免疫系统的影响小等优点，因而在临床上应用日趋广泛，大有取代传统长链脂肪乳之势。

3. 含橄榄油的脂肪乳剂 含橄榄油的脂肪乳剂由20%和80%富含单不饱和脂肪酸的橄榄油组成，同时富含大量具有生物活性的α-生育酚，可减少脂质过氧化的发生。含橄榄油的脂肪乳剂具有良好的安全性和耐受性，可选择性调节免疫应答，维护机体免疫功能，减少炎性反应的发生，是临床上值得推崇的新型脂肪乳剂。

4. 含鱼油的脂肪乳剂 目前认为，在脂肪乳剂中添加鱼油（富含ω-3脂肪乳），可保护组织微循环及机体免疫功能，减少炎症反应和血栓形成，改善自身免疫病等慢性病的治疗结果。将对创伤、早期败血症、肿瘤及危重患者带来益处。

（三）氨基酸制剂

氨基酸是肠外营养时的氮源物质，输注氨基酸的目的是提供机体合成蛋白质所需的底物。由于各种蛋白质都由特定的氨基酸组成，因此输入的复合氨基酸液中氨基酸的配比应该合理，缺少某种（些）氨基酸或其含量不足，则会造成氨基酸的利用率和蛋白质的合成受到限制，从而影响肠外营养的疗效。

人体氨基酸可分为以下3类。

（1）必需氨基酸（EAA）：这些氨基酸在人体内不能合成，必须通过体外补充，这类氨基酸有亮氨酸、异亮氨酸、缬氨酸、赖氨酸、苏氨酸、色氨酸、苯丙氨酸、蛋氨酸等8种。

（2）非必需氨基酸（NEAA）：在体内可利用非特异性氮源合成，也可由EAA转化而来，这类氨基酸有甘氨酸、丙氨酸、天冬氨酸、谷氨酸、丝氨酸、酪氨酸、脯氨酸、胱氨酸、半胱氨酸及牛磺酸。

（3）半必需氨基酸：有精氨酸和组氨酸。同NEAA一样，半必需氨基酸在人体内也能由其他物质合成，但合成的速度缓慢，不足以维持机体的正常需要，还需从外界补充。创伤和感染的患者氮的消耗增加，需要较多的蛋白质才能维持氮平衡。

在提高足够热量的同时，补充复方氨基酸制剂作为蛋白质合成的原料，有利于减轻负氮平衡。复方氨基酸制剂有平衡型和特殊型两类：平衡氨基酸制剂含有8种必需氨基酸及8～12种非必需氨基酸，其组成符合正常机体代谢的需要，适用于大多数患者。特殊氨基酸制剂专用于不同疾病，配方成分上有别于平衡氨基酸。如用于肝病的制剂中含有较多的支链氨基酸（亮氨酸、异亮氨酸、缬氨酸），用于肾病的制剂则以8种必需氨基酸为主，用于严重创伤或危重患者的制剂中含更多的支链氨基酸或含谷氨酰胺二肽等。

（四）电解质、维生素、微量元素

1.电解质制剂 电解质是体液和组织细胞的重要组成成分，对维持机体水、电解质和酸碱平衡，保持人体内环境稳定，维护各种酶的活性和神经、肌肉的功能及营养代谢的正常进行均有重要作用。目前，常用的电解质制剂一般均为单一制剂，主要是各种浓度的氯化钠、氯化钾、碳酸氢钠溶液及葡萄糖酸钙、氯化钙、硫酸镁、乳酸钠溶液等。在无电解质额外丢失的情况下，每日电解质可按钾为30～40mmol/4184kJ（1000kcal），钠为150mmol/d，磷为3～6.66mmol/4184kJ（1000kcal），钙为2.5～50mmol/d，镁为4～5mmol/d的量进行补充。输入高渗葡萄糖时尿糖排出多，可造成水和电解质不平衡；输入有些氨基酸后可带入阴离子，造成血氨增加，也可使碳酸盐含量降低，引起酸中毒。因为患者的病情在不断变化，患者对电解质的需要量变化较大，对危重患者除补给每日正常需要量外，尚应估计其以往的丢失量及治疗当日可能有的额外丢失量，必要时测定24小时尿中丢失量，并参考定期测定的血浆电解质浓度，估算和随时调整电解质的补给量。

2.维生素制剂 维生素是维持人体正常代谢和生理功能不可缺少的营养素。三大营养成分的正常代谢及某些生化反应和生理功能的正常进行均需要维生素的参与。处于应激状态（手术、烧伤、感染等）的危重患者，对维生素的需要量显著增加。

人体所需要的维生素有水溶性和脂溶性之分。水溶性维生素主要是维生素C和B族维生素，因其能溶于水可随尿排出，所以在输液中供给的量可以适当高一些，高于体内需要的超负荷部分将由尿排出体外，没有引起中毒的危险。而脂溶性维生素包括维生素A、维生素D、维生素E、维生素K，因其体内代谢过程缓慢，摄入过多易引起蓄积中毒，故输液中的供给量以能满足机体需要为度，不可输入过量。近年来出现了多种专供静脉用的复合维生素试剂，既含有水溶性又含有脂溶性维生素，临床使用方便。它们不能直接静脉注射，需将其加入500～1000ml输液中或随同静脉营养液稀释后一起进行静脉滴注。

3.微量元素制剂 接受短期胃肠外营养的患者一般不会发生微量元素缺乏，但禁食

超过4周就必须予以补充

（五）特殊营养制剂

1.谷氨酰胺制剂　谷氨酰胺（Gln）是肠黏膜细胞和各种快速生长、分化细胞（如淋巴细胞）的主要能源，能促进肌肉蛋白质的合成。谷氨酰胺对保护肠黏膜屏障功能、防止黏膜萎缩及由此引起的肠道细菌和毒素移位具有重要作用。

2.精氨酸制剂　精氨酸具有营养及免疫调节等多种独特的生理与药理作用，从营养角度讲，精氨酸是半必需氨基酸，在创伤、感染等应激情况下，精氨酸有利于机体蛋白质的合成，减少尿氮排泄，改善平衡，增加机体免疫功能。

3.生长激素　生长激素是脑垂体中含量和分泌量最大的激素。它是由188个氨基酸构成的多肽，其生物学功能是促进葡萄糖氧化和脂肪分解，在转录和翻译水平上促进蛋白质合成。生长激素能够显著提高胃肠外营养治疗的疗效。一般低热能的胃肠外营养治疗，机体不能获得正氮平衡，而同时应用生长激素后可明显改善氮平衡。

四、肠外营养制剂的配制

为使营养液输入体内得到更好的代谢利用，应将各种营养制剂进行混合，尤其是氨基酸和热源物质应同时输入体内，才能有利于体内蛋白质的合成，以免氮源被作为供能物质代谢。首先应根据需要确定营养素的量，再依据营养治疗的方案选用适当的营养素制剂，在严格无菌的条件下将选定的制剂进行混合配制。

（一）严格无菌工作环境及无菌技术操作

1.肠外营养液的配制应在严格无菌的环境下进行，因此需要建立肠外营养液配制中心（室）。

2.配制工作必须在无菌工作室的层流洁净和层流超净工作台内完成。

3.肠外营养液配制室需要建立严格的规章制度，以确保安全、有效地开展工作。

（二）肠外营养液的配制步骤

1.按医嘱和营养配方准备好药剂。

2.将电解质、微量元素、水溶性维生素、胰岛素加入葡萄糖（或氨基酸）溶液中。

3.将磷酸盐加入另一瓶氨基酸溶液中。

4.将脂溶性维生素加入脂肪乳剂中。

5.将已加入电解质等药物的葡萄糖溶液、氨基酸溶液经配套的输液管灌入3L袋内混合。

6.最后将脂肪乳灌入3L袋内。

7.应使营养液充分混合均匀，营养液灌入3L袋完毕，应尽量排出袋中存留的空气。

8.配制好的营养液在室温条件下应24小时内输注完毕，暂不使用时要置于4℃冰箱内保存。

9.应避免电解质、微量元素直接加入脂肪乳剂中，磷制剂和钙制剂未经充分稀释不能直接与脂肪乳混合。

10.营养液中葡萄糖的最终浓度应＜25%，钠离子的总量要＜150mmol/L，钙、镁离子的总量＜4mmol/L。

五、肠外营养支持的护理

为保证肠外营养支持能安全、有效地持续进行，减少或避免并发症，认真、严格做好肠外营养支持过程中每一个环节的护理工作显得十分重要。

1.中心静脉、PICC置管前应向患者作详细的解释，使其理解和认识到所接受营养支持的重要性、优越性和必要性，耐心解答患者所提出的问题，消除患者的恐惧和顾虑，说服患者穿刺过程中做好配合，提高置管的成功率，减少或避免置管并发症。

2.置管成功后，应观察穿刺静脉部位软组织有无肿胀，回抽检查输液管路有无回血，拍摄胸部X线片，以确认静脉导管在合适的位置。

3.妥善固定好导管，防止滑脱、受压和扭曲。更换敷料等操作时，动作要轻柔，以防导管滑出。如有滑出，滑出的管道部分不得再次送入。

4.做好静脉导管的维护，所有操作均应严格遵守无菌技术操作原则。皮肤穿刺点消毒后覆盖无菌纱布或医用透明敷料，纱布敷料24小时更换一次，透明敷料1周更换1～2次，如发现敷料潮湿则应及时更换。每日更换输液装置。按规范进行冲封管，保持输液管路通畅。

5.肠外营养液输注期间应加强巡视，防止输液过程中发生意外。

6.肠外营养液以匀速输入为佳，其有利于营养物质输入体内后被更好地代谢和利用。有条件时，最好使用输液泵控制输液速度。掌握合适的输液速度，每小时不得超过200ml，否则利用率下降可致高血糖。

7.营养液应现配现用，不得加入抗生素、激素、升压药等。

8.记录24小时液体出入量，维持水、电解质的平衡。

9.每日观察记录导管是否滑动，穿刺部位皮肤有无红、肿、热、痛等感染征象以及导管内有无回血，发现异常应及时处理。如果出现静脉炎，可采用热敷、理疗等；如果出现外渗，可采用透明质酸局部封闭。

10.每周测量体重，定期监测肝肾功能、电解质、血糖、尿糖等。

六、并发症的预防与处理

长期进行肠外营养治疗，有可能发生多种并发症，根据其性质和发生的原因分为技术性、感染性和代谢性并发症。

（一）技术性并发症

1.原因　多与置管操作不当、穿刺不熟练、经验不足有关，常见的有气胸、血胸、胸腔积液、动脉损伤、静脉损伤、皮下血肿、纵隔积液、神经损伤、空气栓塞、导管栓塞、静脉血栓形成、胸导管损伤等。此外，治疗过程中护理不当也可发生导管脱出、扭折、折断、漏液等。

2.预防与处理　提高穿刺和护理技术，可有效预防技术性并发症的发生。

（二）感染性并发症

1. 原因　多与导管操作和输液过程不注意无菌操作有关。接受胃肠外营养治疗的患者突然出现寒战、高热，又找不到明确原因或其他感染病灶可以解释时，应高度怀疑是否有导管相关性血流感染的可能。

2. 预防与处理

（1）怀疑有导管相关性血流感染时，应及时进行导管内和外周血的血培养，并密切观察病情变化。证实存在导管相关性感染时，应立即拔除导管，加用抗生素。

（2）感染性并发症的预防措施主要包括严格无菌的穿刺插管技术和严格按操作规范进行护理。

（三）代谢性并发症

1. 常见的代谢性并发症的类型

（1）糖代谢紊乱（高血糖、高渗透压、非酮性昏迷、低血糖等）。

（2）氨基酸代谢紊乱（氮质血症、高氨血症等）。

（3）脂肪代谢紊乱（必需脂肪酸缺乏等）。

（4）酸碱平衡紊乱、电解质及微量元素缺乏、维生素缺乏。

2. 预防与处理　为预防代谢性并发症的发生，肠外营养时每周应进行1～2次血常规及血生化检查，以了解营养支持对血液系统和肝肾功能影响。肠外营养的最初3日内需每日测定一次血清钠、钾、氯、钙、镁、磷等电解质水平，及时了解机体电解质平衡和调整电解质的供给量。在输注脂肪乳剂的营养液时，应每周测定血脂浓度1次，以了解脂肪乳剂代谢、利用的情况。氮平衡是评价机体蛋白质营养状况最可靠和最重要的指标，肠外营养时如需要可检测每日的氮平衡和一段时间内的累积氮平衡。

第6章

凝血功能监护

凝血功能是指使血液由流动状态变成不能流动的凝胶状态过程的一种能力，实质就是血浆中的可溶性纤维蛋白原转变为不溶性的纤维蛋白的功能。危重患者由于外伤、感染、组织器官功能受损等诱因，常可导致出凝血功能异常。如不能及时进行有效监测和纠正，可进一步导致重要脏器出血、血栓或DIC等严重并发症。此外，随着临床对血栓预防、血液净化治疗等技术的广泛应用，危重患者常需使用抗凝治疗。此类患者的出凝血功能监测对于药效的评价、药物剂量的调节及药物不良反应的预防等均有重要意义。

第一节　凝血监测

一、概述

在正常生理情况下，凝血系统、抗凝血系统和纤溶系统之间共同保持一种动态平衡的状态，从而保证机体的血流一直通畅。危重患者因机体应激反应可大量释放炎性因子、激活白细胞黏附分子，从而损伤血管内皮细胞，致使组织因子、凝血因子激活物、血小板激活因子等释放增加，激活外源凝血途径。同时，血管内膜下的胶原组织暴露激活内源凝血系统，启动纤维蛋白降解过程，凝血系统发生紊乱。如果不被控制，最终将导致微血栓发生及弥散性血管内凝血。凝血系统激活引起纤维蛋白沉积在各个器官，引起各脏器缺血和坏死，炎症反应失控，导致多器官功能障碍综合征的表现，并贯穿重症患者整个病理过程，是危重疾病发生和发展及决定预后的主要因素之一。危重患者尤其是合并 MODS 的患者几乎均存在凝血功能紊乱，从亚临床凝血激活到出现全身凝血激活引起弥漫性凝血功能紊乱，在 ICU 病房非常常见。严重凝血系统激活可导致血小板和凝血因子大量消耗，造成不同程度和不同部位的出血。

二、主要凝血指标

临床常用"凝血四项"作为凝血功能的评价指标，包括凝血酶原时间（PT）、活化部分凝血活酶时间（APTT）、凝血酶时间（TT）、纤维蛋白原（Fib）。另外，凝血酶率即INR（国际标准化比值）也是观察凝血功能的首选指标。

1. 凝血酶原时间（PT）　正常值为12～16秒，是指在缺乏血小板的血浆中加入过量的组织因子后，凝血酶原转化为凝血酶，导致血浆凝固所需的时间，是反映血浆中凝血因子Ⅰ、Ⅱ、Ⅴ、Ⅶ、Ⅹ活性的指标，主要是用于检测外源性凝血系统有无障碍，还是临床抗凝治疗的重要监测指标。PT延长常见于先天性凝血因子Ⅱ、Ⅶ、Ⅹ缺乏症、低或无纤维蛋白原血症、弥散性血管内凝血（DIC）、原发性纤溶症、口服肝素钠等抗凝剂、维生素K缺乏、肝实质性损伤导致凝血因子与凝血酶原的合成障碍等。PT缩短见于先天性凝血因子Ⅴ增多症、口服避孕药、高凝状态、血栓性疾病、弥散性血管内凝血高凝期等。

2. 活化部分凝血活酶时间（APTT） 正常值为24～40秒，是临床上最常用的反映内源性凝血系统凝血活性的敏感筛选试验，对于内源性凝血因子缺陷（如凝血因子Ⅶ、Ⅺ、Ⅷ、Ⅸ）及相关抑制物的检测和活化蛋白C抵抗现象的筛检、肝素钠治疗的监测、DIC的早期诊断等方面有着广泛的用途。APTT延长可见于血友病A、血友病B、肝脏疾病、口服抗凝剂、弥散性血管内凝血、轻型血友病；FⅪ、FⅫ缺乏症；血中抗凝物质（凝血因子抑制物、狼疮抗凝物质、华法林或肝素钠）增多；大量输注库存血等。APTT缩短可见于高凝状态、血栓栓塞性疾病等。

3. 凝血酶时间（TT） 正常值为14～18秒，是指在血浆中加入标准化的凝血酶后，血浆的纤维蛋白原转变成纤维蛋白的时间。TT延长提示血浆纤维蛋白原减低或结构异常，常见于肝素钠增多或类肝素钠抗凝物质存在、FDP增多（DIC、原发性纤溶等）、红斑狼疮、肝病、肾病、低或无纤维蛋白原血症、异常纤维蛋白原血症等疾病。TT缩短无临床意义，可能与标本内有微小凝块或有钙离子有关。

4. 纤维蛋白原（Fib） 正常值为2～4g/L，是一种由肝合成的具有凝血功能的蛋白质。在凝血过程中，凝血酶切除血纤蛋白原中的血纤肽A和血纤肽B，生成单体蛋白质，即纤维蛋白，而使血液凝固。纤维蛋白原水平升高患者，血液处于高凝状态，血流速度减慢，血液黏滞性增加，易于产生血栓，是促进动脉粥样硬化发病的一个重要因素。高血压时也常伴有纤维蛋白原水平升高。此外，老年、吸烟、肥胖、应激、口服避孕药和糖尿病等可以促进体内纤维蛋白原水平升高。Fib显著增高可见于：①血栓前状态和血栓性疾病时，机体凝血功能增强，血浆纤维蛋白原增多，如急性心肌梗死、糖尿病、妊娠高血压综合征、动脉粥样硬化、恶性肿瘤等。②蛋白合成增多，如结缔组织病、多发性骨髓瘤等。③反应性增多，如急性感染、急性肾炎、烧伤、休克、大手术后等。Fib显著降低可见于：①消耗过多，导致血浆含量减少，如DIC等。②纤溶系统活性增强，如原发性纤溶亢进症等。③合成减少，如重症肝炎、肝硬化等。

5. 国际标准化比值（INR） 是从凝血酶原时间（PT）和测定试剂的国际敏感指数（ISI）推算出来的。INR中文称为国际标准化比值。采用INR使不同实验室和不同试剂测定的PT具有可比性，便于统一用药标准。我国以2.0～3.0秒为宜，偏高说明凝血时间过长，凝血机制不好，也就是出血不容易止住，偏低说明凝血太快，可能容易形成血栓。

6. D-二聚体 正常值＜0.2mg/L。D-二聚体是纤维蛋白的降解产物。D-二聚体水平上升，代表血栓在血管循环系统中形成，体内存在着凝血及纤溶活性增强的现象，是急性血栓形成的一个敏感的标记物，可见于高凝状态、弥散性血管内凝血、肾脏疾病、器官移植排斥反应、溶栓治疗等继发性纤维蛋白溶解功能亢进。但该指标特异性低。心肌梗死、脑梗死、肺栓塞、静脉血栓形成、手术、肿瘤、弥散性血管内凝血、感染及组织坏死等也可导致D-二聚体升高。

7. 血栓弹力图 是血栓弹力仪受血液凝固速度影响而描绘出的特殊图形，反映血液凝固动态变化（包括纤维蛋白的形成速度、溶解状态和凝状的坚固性、弹力度），影响因素主要有红细胞的聚集状态、红细胞的刚性、血凝的速度，纤维蛋白溶解系统活性的高低等（表6-1）。

表6-1 血栓弹力图的常用指标及意义

名称	R（反应时间）（min）	K（血块动力）（min）	Angle（角度）（deg）	MA（最大血块强度）（min）	LY30（血块消融）（%）	CI（凝血指数）（min）
含义	凝血因子功能	纤维蛋白原功能	纤维蛋白原功能	血小板聚集功能	纤维蛋白溶解功能	综合凝血指数
正常值	5～10	1～3	53～72	50～70	0～8	±3
过低	凝血因子功能亢进	纤维蛋白原功能亢进	纤维蛋白原功能低下	血小板聚集功能低下		<-3低凝 >3高凝
过高	凝血因子功能低下	纤维蛋白原功能低下	纤维蛋白原功能亢进	血小板聚集功能亢进	纤溶亢进	<1原发性纤溶亢进 >3继发性纤溶亢进

三、危重患者发生凝血功能紊乱的主要机制

1. 血小板激活 正常情况下，血小板在血管中自由循环，并不接触血管内皮细胞内层，一旦血管损伤，血小板被激活，与血管假性血友病因子和激活的黏蛋白受体一起黏附于血管内皮细胞表面的胶原纤维上，导致血小板血栓形成。在微血管中，这些血小板血栓足以阻止小血管血液流失，但是大血管有更强的血液流速和剪切力，需要进一步强化血小板血栓，同时组织因子释放，刺激纤维蛋白血栓形成，才可阻止大血管大量出血。危重患者中血小板减少原因是多方面的，血管内皮损伤引起血小板过度聚集、外周血血小板消耗及破坏增多、血液稀释或骨髓抑制等均可导致血小板下降，从而增加患者出血风险，是反映疾病严重程度的指标。

2. 组织因子途径激活凝血系统 组织因子（tissue factor，TF）在正常血管内皮细胞表面很难被发现，在循环血细胞中数量很低，在血液系统凝固方面起着关键作用。在危重患者，由于内毒素、促炎细胞因子或肿瘤坏死因子刺激，存在于巨噬细胞和中性粒细胞或内皮细胞表面的组织因子结合并激活 Ⅶ凝血因子，在Ca^{2+}的作用下，Ⅶa-TF复合物激活X和Ⅸ因子，导致凝血酶产生，激活外源性凝血系统。从而加速血栓形成，也可导致凝血因子过度消耗，诱发出血。

3. 细胞因子激活凝血系统 细胞因子是指由多种免疫或非免疫细胞激活后产生的微量而高效的激素样可溶性小分子多肽类物质，是小分子蛋白类物质，它是炎症反应的重要组分部分。作为细胞间的信号传递分子，通过与细胞因子受体结合，调节机体免疫反应和参与炎症反应。大量的研究发现，细胞因子在感染性休克、多脏器功能衰竭的致病机制中与凝血系统之间有着密切的联系。细胞因子可诱导单核细胞中TF表达，通过激活核转录因子B（NF-KB），启动凝血过程。在感染高剂量的内毒素和细菌情况下，TNF、IL-1和IL-12似乎对致死率的影响起非常重要的作用。在人类或灵长类动物中，三种促炎细胞因子中的任何一种均有能力激活凝血系统。TNF、IL-1一起可诱导组织因

子表达，引起外源性凝血途径激活，还可减少抗凝血酶和蛋白质C激活，不仅抑制血栓调节蛋白的表达生成，而且使内皮细胞组织型纤溶酶原激活物合成减少，同时增加组织型纤溶酶原激活物抑制剂生成，增强巨噬细胞的促凝活性，促进粒细胞的聚集同时增加多种炎症介质释放，启动凝血系统。

4. 生理性抗凝的抑制　血液系统中存在三大抗凝血系统：抗凝血酶Ⅲ（ATⅢ）系统、蛋白C/蛋白S抗凝体系、组织因子途径抑制剂（TFPI）系统，机体凝血反应受到精确的调控与抗凝系统密不可分。危重患者中因多种原因导致抗凝血途径下调被认为是凝血功能紊乱最重要贡献者。血浆中凝血酶最重要的抑制剂是抗凝血酶（AT），是最主要的内源性抗凝血剂，它不仅可产生于肝，部分还可由血管内皮细胞产生，是一种抑制丝氨酸蛋白的酶，凝血因子FⅨa、FⅩa、FⅪa、FⅫa和凝血酶分子中含有丝氨酸残基，而抗凝血酶中含有精氨酸残基，两者通过精氨酸-丝氨酸之间的肽键相结合，达到凝血因子失去活性的作用，从而促进血液凝固。抗凝血酶通过结合内皮细胞表面硫酸乙酰肝素钠蛋白聚糖，促进前列腺素释放调节炎症反应。与血浆中的天然肝素钠结合后，其抗凝作用可增加约2000倍。在危重患者主要由于持续凝血酶产生、激活中性粒细胞释放的弹性蛋白酶降解和肝功能受损导致合成减少致使抗凝血酶显著减少。由炎症或其他原因导致DIC发生的实验室模型显示：通过集中管理抗凝血酶浓度可改善凝血功能紊乱、减少系统性炎症反应发生、改善多脏器衰竭。

四、危重患者凝血功能的临床观察

1. 对于肿瘤、化疗、长期卧床、严重感染、留置中心静脉置管等危重患者，存在发生凝血功能障碍的高危因素，应加强观察，及时处理。

2. 结合各项凝血指标的变化进行临床观察。对于血液处于高凝状态的患者，应着重观察患者有无深静脉血栓的表现，如下肢肿胀、疼痛等。对于凝血功能不良或使用抗凝剂的患者，应严密监测患者皮肤、黏膜、牙龈、眼底有无出血点，同时观察患者瞳孔、意识的变化，预防脑出血的发生。此类患者发生消化道出血的可能性也较大，应尽早为患者留置胃管及负压吸引，观察胃液及大便的颜色，必要时做隐血试验，观察有无应激性溃疡、出血的发生。尿液的颜色是观察泌尿系出血最简单、有效的指标，对于意识不清、不能自主排尿的患者，可通过留置尿管的方法观察尿液颜色，早期发现泌尿系统的潜在出血。

3. 对于行血液净化治疗的患者，应加强凝血指标的监测。同时观察滤器内微小血栓形成情况。滤器和血滤管路凝血情况分级见表6-2。

表6-2　滤器和血滤管路凝血情况分级

分级	透析器	血滤管路
0级	回血后无残留血液和凝血块	回血后无残留血液和血凝块
1级	回血后残留血液占透析器面积约1/3	回血后管路动脉壶或静脉壶内可见一端有凝血块
2级	回血后残留血液占透析器面积1/2以上，但没有全部阻塞	回血后管路动脉壶或静脉壶内两端均可见有血凝块
3级	回血后整个透析器全部被残留血液阻塞	回血后管路可见血凝块充满动脉壶或静脉壶

第二节 出 血 监 测

对于凝血功能较差或使用抗凝剂的患者，存在发生出血的危险，护士应加强出血征象的观察与监测，及时发现出血的早期症状，给予有效处理。

一、消化道出血的观察与护理

危重患者由于受到创伤、休克、全身感染等多种应激因素，常可发生胃肠道的应激性改变，即应激性溃疡。当溃疡侵犯血管，即可发生消化道出血甚至休克。因此，对危重患者消化道出血的监测与护理是ICU监护中的重要内容。凡是存在严重创伤或慢性疾病突然病情恶化的患者均存在消化道出血的风险，如严重外伤、大面积烧伤、颅内疾病、脑外伤、腹部大手术、慢性肾衰竭急性发作、多脏器衰竭等。此外，对于接受抗癌药物和类固醇激素治疗的患者，如长期使用阿司匹林、吲哚美辛等，也可能出现消化道出血，均应严密监护。

1.预防用药 对于上述消化道出血风险较高的患者，应遵医嘱给予预防性药物治疗。

（1）抗酸剂：可以经胃管注入氢氧化铝与氢氧化镁的混合剂，每小时30～60ml。

（2）硫糖铝经胃管灌胃。用法为：硫糖铝1.0溶于30ml生理盐水后灌胃，每4小时1次。

（3）制酸药物：无论是相对的胃酸过多还是绝对过多（如颅脑损伤患者），控制胃内pH都是预防应激性溃疡出血的关键。多个研究表明应用制酸药物较硫糖铝及抗酸药物有更好的效果，因此制酸药物在临床上广泛应用于预防应激性溃疡。常用的制酸药物为：H_2受体拮抗剂，如西咪替丁400mg，每日2次；或雷尼替丁150mg，每日2次；质子泵抑制剂，如奥美拉唑40mg静脉用药，每日2次。

2.观察患者有无消化道出血的早期症状 临床上早期常无上腹痛和其他胃部症状，常被忽视，因此危重患者如无禁忌证，应常规留置胃管，进行胃肠减压，观察胃液的颜色有无异常，如呈咖啡色应警惕有出血的可能。一旦出血，也可通过胃管判断出血是否停止。排柏油样便也是消化道出血的重要表现，应观察患者的大便颜色，以及时发现消化道出血。如反复出血可导致贫血；胃十二指肠发生穿孔时即有腹部压痛、肌紧张等腹膜炎表现；如溃疡侵及大血管，出血量大时可导致休克。

3.监测其他大出血的相关症状 包括意识状态、生命体征、皮肤和甲床色泽、末梢皮温，周围静脉特别是颈静脉充盈情况、尿量等。必要时留置尿管，观察尿量。

4.跟踪记录相关检验结果

（1）实验室检查：血常规检查血红蛋白下降，血细胞比容下降。大便隐血试验阳性。

（2）胃镜检查：对于疑似有出血，但诊断困难的患者，可胃镜直视下明确诊断。早期在胃的近段黏膜上可见多数散在的苍白斑点，24～36小时后即可见多发性浅表红色的糜烂点，以后即可出现溃疡甚至呈黑色，有的表现为活动性出血。应结合病史，与急性糜烂性胃炎、消化性溃疡、肝硬化、食管静脉曲张破裂出血等疾病鉴别。

5.胃肠减压和及早给予营养支持 胃肠减压可以清除胃内潴留的胃液、胆汁，以免加重对已损害黏膜的侵蚀，并减少胃壁细小血管受压产生的循环障碍。通过鼻胃管、鼻空肠管进行肠内营养，给予要素饮食鼻饲，既可以供给营养，又可中和胃酸，还具有促进胃肠道恢复的功能，可刺激内脏与肝循环，改善黏膜血流。由于危重患者多有胃排空障碍及贲门功能障碍，胃内营养可出现食物反流及增加胃内细菌的生长，因此目前对MODS等危重患者多采用肠内营养。

6.发生消化道出血的处理

（1）全身治疗：去除应激因素，纠正供氧不足，维持水、电解质、酸碱平衡，及早给予营养支持等措施。营养支持主要是及早给予肠内营养，在 24～48 小时，应用配方饮食，从 25ml/h 增至 100ml/h。另外还包括预防性应用制酸剂和抗生素，以及控制感染等措施。

（2）静脉应用止血药：如血凝酶、PAMBA、维生素 K_1、垂体后叶素等。另外还可静脉给埃索美拉唑、法莫替丁等抑制胃酸分泌药物。

（3）局部处理：胃管内注入制酶剂，如埃索美拉唑、凝血酶等。可行冰生理盐水或苏打水洗胃至胃液清亮后为止，包括胃肠减压、胃管内注入硫酸铝等保护胃十二指肠黏膜，以及注入 H_2 受体拮抗剂和质子泵抑制剂等。

（4）内镜治疗：胃镜下止血，可采用电凝、激光凝固止血及胃镜下的局部用药等。

（5）介入治疗：可用选择性动脉血管造影，确定出血的部位及范围，或行血管栓塞、注入血管收缩药，如加压素等。

（6）手术治疗：可进行迷走神经切断术加胃切除术（通常切除胃的 70%～75%），连同出血性溃疡一并切除。残留在胃底的出血性溃疡予以缝合结扎。危险性较大的老年患者，可行迷走神经切断术加幽门成形术，并将出血性溃疡缝合。

二、颅内出血的观察与护理

对于凝血功能较差的患者，应加强颅内出血的预防与检查。严密观察患者的意识、瞳孔大小及对光反射。同时对患者的血压、呼吸进行动态监测，当出现异常增高或加快，提示可能发生了颅内出血。

1.意识观察 可通过简单的问话对患者意识进行判断。对于昏迷患者可通过角膜反射、疼痛刺激、压眶反射等判断患者意识障碍的程度。如患者意识逐渐好转，提示脑水肿或损伤好转，或脑出血已停止。如意识障碍进行性加重，提示患者出血或脑水肿加重，甚至有发生脑疝的可能。

2.瞳孔的观察 当脑出血或脑疝发生时，动眼神经受压，瞳孔可发生大小、形状和光反射的变化，如患者出现瞳孔忽大忽小或双侧不等大，一侧瞳孔一过性缩小，光反射迟钝或消失，提示有小脑幕切迹疝的可能。如双侧瞳孔散大，光反射迟钝或消失，呼吸深慢而不规则，提示发生了枕骨大孔疝。

3.体温的观察 脑出血患者可伴有体温的升高，提示体温调节中枢功能障碍（高热）、出血吸收热（低热）或并发感染，对发热原因的观察与分析有利于医生的诊断和治疗。

4.呼吸的观察 脑出血患者因压迫呼吸中枢，可出现呼吸节律和深度的变化。严密观察呼吸变化，有利于评估病情，辅助诊断。如中脑受压患者多为潮式呼吸，脑桥受压为库式呼吸，延髓受压为叹息样呼吸或双吸气。

5.血压观察 对凝血功能不良的患者，应控制血压在正常范围并保持相对稳定，避免脑血管因血压过高而导致血管破裂出血。对于已发生脑出血的患者往往伴有血压升高，如血压升高显著且持续不能充分控制，提示预后不良。但对于既往有高血压的患者快速降低血压可导致大脑的低灌注，从而诱发脑梗死。因此，降低血压时应循序渐进，考虑个体差异。颅压高者应先降颅压后，再根据血压情况决定是否降血压治疗。

（1）血压≥200/110mmHg时，降颅压的同时慎重、平稳降血压治疗，使血压维持在略高于发病前水平或180/105mmHg左右。

（2）收缩压170～200mmHg，或舒张压100～110mmHg，可先降低颅压，必要时使用降压药。

（3）血压降低幅度不宜过大（平均动脉压下降＜20%）。

（4）收缩压＜150mmHg，或舒张压＜95mmHg，不需要降血压治疗。

（5）血压过低者应升压治疗，以保证有效的脑灌注。

三、术区出血的观察与护理

由于手术范围大、创伤严重、凝血底物不足等原因，患者术后易出现术区大出血。因此，对患者术后手术部位的监护也尤为重要。

1.观察术区引流管的引流情况 妥善固定引流管，保证对术区渗血、渗液的充分引流。准确记录引流液的性状、颜色和量，当发现引流液突然增多或颜色加深时，应警惕术区血管大出血。

2.观察伤口敷料的渗血情况 如伤口渗血突然大量增多，应检查引流管是否固定良好或可有效引流。同时应排除伤口处因血管破裂而导致的大出血。

3.观察生命体征的变化 早期可能出现代偿性血压升高、心率加快。如出血量大，则患者可能很快进入失代偿状态，出现血压、心率降低的表现。

4.腹压、腹围的监测 可用于疑有腹腔内出血但术区引流不畅的患者，但对早期的腹腔内出血敏感性较差，应结合超声等辅助检查手段，尽早明确诊断，给予有效处理。

第三节 深静脉血栓形成的预防与护理

一、概述

深静脉血栓形成是指血液非正常地在深静脉内凝结，属于下肢静脉回流障碍性疾病。血栓形成大都发生于制动状态，如骨科大手术后。致病因素有血流缓慢、静脉壁损伤和高凝状态三大因素。血栓形成后，除少数能自行消融或局限于发生部位外，大部分会扩散至整个肢体的深静脉主干，若不能及时诊断和处理，多数会演变为血栓形成后遗症，轻者影响美观，如静脉曲张，单侧肢体水肿，产生肢体肿痛、乏力，重者产生肢体肢端循环障碍导致组织溃疡和坏死。一旦血栓脱落，栓子会随血液回流心脏阻塞动脉，导致肺动脉血栓栓塞症，出现呼吸困难、胸痛、低氧血症等症状，甚至发生呼吸循环衰竭导致死亡。临床上，静脉血栓栓塞（venous Thromboembolism，VTE）通常被认定为非预期死亡的主要诱因，也是常被用来解释围术期死亡的原因之一。

大量临床数据显示，卧床、瘫痪、急慢性心力衰竭、恶性肿瘤、化疗、下肢骨折、膝髋关节置换、外科大手术、既往有静脉血栓栓塞病史、高龄、肥胖、妊娠及产后、呼吸衰竭、静脉曲张、中心静脉插管等患者均属静脉血栓形成的高危人群，某些患者同时存在多种危险因素，这些危险因素具有相加和协同效应。Virchow等提出血管内皮细胞损伤、血流状态改变、血液凝固性增加是血栓形成的三个条件。

1.血管内皮细胞损伤　　内皮细胞损伤暴露了内皮下的胶原纤维，激活血小板和凝血因子Ⅻ，启动了内源性凝血系统。损伤的内皮细胞释放组织因子，激活凝血因子Ⅶ，启动外源性凝血系统。

2.血流状态的改变　　主要是血流减慢和血流产生漩涡等改变，其有利于血栓形成。正常血流中由于比重关系，红细胞和白细胞在血流的中轴流动构成轴流，其外是血小板，最外是一层血浆带构成边流。当血流减慢或产生漩涡时血小板可进入边流，增加了血小板与内膜的接触机会和黏附于内膜的可能性。由于血流减慢和产生漩涡时，被激活的凝血因子和凝血酶在局部易达到凝血所需的浓度，因此各种原因引起内皮细胞的损伤使内皮下的胶原纤维暴露于血流，均可激发内源性和外源性的凝血系统。

3.血液凝固性增加　　是指血液中血小板和凝血因子增多，或纤维蛋白溶解系统的活性降低，导致血液的高凝状态。此状态可见于遗传性和获得性疾病。在高凝血遗传性原因中，最常见为第Ⅴ因子和凝血酶原的基因突变。在严重创伤、大面积烧伤、大手术后或产后导致大失血时血液浓缩，血中纤维蛋白原、凝血酶原及其他凝血因子（Ⅻ、Ⅶ）的含量增多，以及血中补充大量幼稚的血小板，其黏性增加，易于发生黏集形成血栓。

二、深静脉血栓的临床表现

深静脉血栓形成的临床表现主要包括疼痛、压痛、患肢肿胀、直腿伸踝试验阳性及浅静脉曲张等。但由于危重患者有意识不清、表达障碍、感觉迟钝等原因，上述症状表现不明显，需要医护人员提高警惕，加强观察。

1.疼痛、压痛　　常是最早出现的症状，主要是血栓激发静脉壁炎症反应和血栓远端静脉急剧扩张，刺激血管壁内神经感受器所致。下肢深静脉或下腔静脉血栓患者疼痛多出现在小腿腓肠肌、大腿、腹股沟等区域，多为胀痛、疼痛性痉挛、紧张感、血栓部位压痛，卧床或抬高患肢可缓解。

2.患肢肿胀　　是最主要或唯一的症状，常为单侧肢体肿胀。肿胀的发展程度，须依据每天用卷带尺精确的测量，并与健侧下肢对照粗细才可靠。这一体征对确诊深静脉血栓具有较高的价值，小腿肿胀严重时，常致组织张力增高。

3.直腿伸踝试验阳性　　将足向背侧急剧弯曲时，可引起小腿肌肉深部疼痛。小腿深静脉血栓时，直腿伸踝试验常为阳性。这是由于腓肠肌及比目鱼肌被动伸长时，刺激小腿血栓静脉而引起。

4.浅静脉曲张　　深静脉阻塞可引起浅静脉压升高，发病1～2周后可见浅静脉曲张形成。

三、深静脉血栓的诊断依据及标准

1.患肢胀痛或剧痛，股三角区或小腿有明显压痛；患肢皮肤呈暗红色，温度升高；浅静脉怒张；直腿伸踝试验阳性。

2.多有卧床、手术、创伤、恶性肿瘤、旅行、血栓形成倾向、既往有静脉血栓栓塞史、妊娠等DVT危险因素。

3.超声多普勒、静脉血流图和静脉造影等可以确诊。

4.急性期血浆D-二聚体高于正常。

5.排除急性动脉栓塞、急性淋巴管炎、丹毒、原发性盆腔肿瘤、小腿损伤性血肿、小腿肌纤维组织炎等疾病。

四、深静脉血栓预防的方法

（一）一般预防

1.告知患者戒烟，进清淡饮食，多食新鲜蔬菜及水果，忌食辛辣、油腻食物。多饮水，保持大便通畅，便秘者给予缓泻药，必要时给予灌肠。

2.增加活动量，卧床期间抬高下肢，可保持在20°～30°，以促进血液回流；尽量避免膝下垫枕，以免膝关节过度屈曲，影响静脉回流；衣着要舒适，避免穿着紧身衣。在床上主动屈伸下肢，做踝泵练习。术后或病情稳定后早期下床活动。

踝泵练习方法如下所述。

（1）双足踝做主动跖屈45°、背伸30°运动，即脚掌最大限度的屈、伸带动小腿肌群收缩与舒张。

（2）深呼吸，协调呼吸与跖屈、背伸速度节律，即吸气时足踝跖屈运动，呼气时足踝背伸运动。

3.尽量避免下肢输液，偏瘫患者避免患侧输液；减少扎止血带的时间，避免对同一静脉进行多次穿刺；减少对血管有刺激性的药物输入；穿刺部位出现炎性反应时，应立即重新建立静脉通路。

（二）机械物理预防

机械物理预防主要用于出血高风险和静脉血栓高风险同时存在的患者或作为抗凝剂预防血栓的辅助方法。建议使用气压式循环驱动器和逐级加压弹力袜等机械疗法来预防深静脉血栓。使用机械性装置必须谨慎，掌握适应证及时机，以确保安全和取得最佳效果。

1.气压式循环驱动器　通过对套在肢体的气体驱动袋进行充气和放气，促进血液流动和深静脉血液回流至心脏。一般每次治疗持续20～30分钟，每日1～2次。

（1）适应证：有下肢深静脉血栓危险因素的患者，如肢体活动障碍、长期卧床、静脉曲张、急慢性心力衰竭、恶性肿瘤、化疗、下肢骨折、膝髋关节置换、外科大手术、既往静脉血栓栓塞病史、高龄、肥胖、妊娠及产后等。

（2）禁忌证：由严重动脉硬化引发的腿部血液循环不良；腿部皮炎、静脉结扎（刚进行手术后）、坏疽、近期皮肤移植；由充血性心力衰竭引发的下肢大面积水肿和肺水肿；下肢严重变形、腿部已形成血栓。

（3）操作方法

1）先为患者穿上抗血栓袜，保证局部平整，皮肤不受牵拉。

2）将两个气体驱动袋分别缠绕固定在患者双下肢，松紧度以能容下一指为宜。

3）将气压式循环驱动器固定在床旁，接通电源，按下开关，观察有无气体进入气体驱动袋。

4）观察充气、放气是否交替进行。每次治疗持续30分钟。

5）治疗结束后关闭电源，取下气体驱动袋叠好备用。

2.逐级加压弹力袜　通过穿着逐级加压弹力袜，使有一定弹性的压力袜包绕腿部，增加腿部静脉管壁的压力，加速血液流动，促进血液回流。因袜体周径、厚度等不同，其能在不同部位提供不同程度的外部压力，压力从脚踝部逐级减至大腿部（脚踝到大腿中部最优的压力依次为18mmHg、14mmHg、10mmHg和8mmHg）。

（1）适应证

1）下肢静脉曲张的高发人群，如长时间站立及久坐者，以及已患下肢静脉疾病的人群。

2）下肢深静脉血栓的高发人群，如骨折术后患者、孕妇、长期服用避孕药的人群、经常乘坐飞机及火车的人群、肥胖人群，以及其他有下肢深静脉血栓危险因素的患者。

（2）禁忌证：高度动脉功能不全、心源性水肿、存在新形成的深静脉血栓。各类下肢皮肤病或神经性疾病急性发作期、慢性关节炎者谨慎使用。

（3）穿着方法

1）将手伸进袜子至袜的足跟处。

2）抓住袜子的足跟处中间，将袜子由内向外翻出。

3）将袜子套在脚上至足跟处，确保患者足跟正好位于袜子的足跟处。

4）将袜子向上拉，依次盖过踝部、小腿至大腿。

5）确保三角缓冲绷带位于股动脉上，并位于大腿内侧，防滑带位于臀沟，使之平滑。

6）将踝部、足背、膝盖等易出现皱褶部位的弹力袜拉平整，防止患者局部皮肤受压，提高患者的舒适度。

7）穿着逐级加压弹力袜的注意事项：①应根据患者的具体情况选择合适尺寸的逐级加压弹力袜，以保证使用的最大效果；②注意保持逐级加压弹力袜的穿着方向正确；③避免穿着期间逐级加压弹力袜出现皱褶、下滑或卷边等现象；④三角缓冲绷带应位于大腿内侧；⑤定时观察外露足趾的皮肤颜色，每日洗澡时，脱去压力袜观察皮肤情况；⑥每日停止使用时间应不超过30分钟；⑦逐级加压弹力袜洗后应室温晾干或低温度烘干机烘干；⑧不要使用羊脂软皂洗涤加压弹力袜；⑨正确的维护，逐级加压弹力袜可以使用2～3个月。

（三）药物预防

1.适应证

（1）接受非大型手术且年龄大于60岁或有其他危险因素的患者。

（2）接受大型手术且年龄大于40岁或有其他危险因素的普通外科患者。

（3）妇产科大手术患者。

（4）接受神经外科大手术、骨科大手术患者，在权衡疗效和出血的基础上进行药物预防。

（5）恶性肿瘤、化疗患者根据凝血指标情况选择应用。

2.禁忌证

（1）发生或有倾向发生与凝血障碍有关的出血。

（2）有出血危险的器官损伤，如消化性溃疡、视网膜出血综合征，出血性脑血管意外等。

（3）有出血倾向的疾病，如急性感染性心内膜炎患者，因细菌毒素作用于毛细血管，使其脆性增加，易出现血管破裂出血，禁忌使用抗凝药物。

（4）对肝素钠或低分子量肝素钠过敏者。

（5）正在使用维生素K拮抗剂治疗者。

3.常用药物

（1）小剂量肝素钠：肝素钠具有明确的抗凝作用，在体内及体外均能防止血栓形成，但肝素钠有引起出血的不良反应，术前或术后用肝素钠，可能造成创面渗血，术中失血加大。目前主张小剂量法，以减少出血危险。具体方法是术前2小时，皮下注射肝素钠5000U；术后每隔8～12小时，皮下注射肝素钠5000U，由于人种的不同，我国肝素钠的用量应适当减小，一般为皮下注射3000U。统计显示，小剂量肝素钠法能明显降低术后下肢深静脉血栓形成的发病率及肺栓塞的发病率，不增加术中、术后大出血，但伤口局部血肿较常见，用药期间，一般无须检测出凝血功能，但应监测血小板，以防发生肝素钠引起的血小板减少症。

（2）低分子量肝素钠：肝素钠是一种混合物，其分子量组成为4000～20 000kDa，平均为15 000kDa。低分子量肝素钠是从肝素钠中提取出来的，分子量组成为4000～6000kDa，抗凝作用表现在对抗Ⅹa和Ⅱa因子，相对于肝素钠，其抗Ⅹa因子的作用强于抗Ⅱa因子（两者作用比为2:1～4:1，而肝素钠为1:1），因此它引起的出血倾向较肝素钠小，皮下注射后生物利用度较肝素钠高。目前低分子量肝素钠在国外已广泛用于临床，并代替肝素钠成为预防血栓形成的首选药物。由于各个厂家出品的低分子量肝素钠组成各不相同，具体剂量应参照各产品的说明书。低分子量肝素钠半衰期较长，1日仅需皮下注射1～2次。低分子量肝素钠也能引起血小板减少症，但较肝素钠发病率低，由于两者之间有交叉作用，因此对于肝素钠引起的血小板减少症的患者，不能用低分子量肝素钠来替代。使用低分子量肝素钠一般无须监测出凝血功能，低分子量肝素钠如过量，同肝素钠一样，可用鱼精蛋白与之对抗。

（3）口服抗凝药：主要为香豆素类药，最常用的为华法林。为预防手术后下肢深静脉血栓形成，可在术前及术后用药，需注意的是华法林一般在服药后3～4日起效。由于华法林个体差异很大，治疗窗较窄，因此用药期间需监测凝血酶原时间（PT），其国际标准化比值（INR）应控制在2.0～3.0秒。有学者建议针对不同的手术华法林的用量应不同，对于髋关节、膝关节成形术，华法林剂量稍大些，而对于一般的腹部手术、下肢骨折复位手术，用药量可减小。华法林如过量，其出血的危险性加大，此时可用维生素K₁对抗。

（4）口服抗血小板药物：最常用的有阿司匹林和噻氯匹定等。口服抗血小板药可通过抑制血小板聚集及释放反应，减缓血液的凝固，从而减少血栓形成。但近年来的研究认为，由于阿司匹林主要作用于血小板，对于凝血因子几乎无作用，外科患者使用后可能导致手术中创面渗血增加，但其防止下肢深静脉血栓形成的作用较弱，因此逐渐被其他抗凝剂代替。

（5）其他　低分子右旋糖酐，其抗凝作用主要包括：稀释血液，降低血液黏稠度；降低血小板的黏附作用，保护血管内膜完整性，避免红细胞聚集。手术中及术后每日静脉滴注500ml低分子右旋糖酐，对预防下肢深静脉血栓有一定的作用，其不良反应主要有出血倾向，过度扩容及过敏反应等。

五、深静脉血栓预防和治疗的护理要点

1.所有进入ICU的患者均应接受DVT风险评估，评估后风险较高者需给予上述血栓预防措施。

2.对于有较高深静脉血栓风险的患者，应指导患者早期活动，并配合各项预防措施的执行。避免长时间卧床或久站久坐，卧位或坐位时抬高肢体以促进静脉回流。

3.卧床患者应尽量避免继发性的肢体受压或创伤。

4.指导患者进食低脂、富含纤维素的食物，以保持大便通畅，避免因排便困难引起腹内压增高而影响下肢静脉回流。

5.观察患者有无下肢水肿、淤紫、疼痛等深静脉血栓的表现，必要时可通过超声检查进一步明确诊断。如患者出现呼吸急促、胸痛、背痛、腰部疼痛、尿中带血及肢体活动异常等临床表现，应考虑有栓塞可能，应立即给予紧急处理。

6.对于已有深静脉血栓形成的患者，应采取下列护理措施。

（1）急性期（10～14日）：应嘱患者绝对卧床休息，床上活动时避免大幅度动作，禁止按摩肿胀的肢体或搔抓患处，以防血栓脱落。

（2）患肢宜置于高于心脏平面20～30cm的位置，其可促进静脉回流并降低静脉压，减轻疼痛与水肿。

（3）病情平稳后逐渐增加活动量，如患者感觉肢体疼痛，应立即停止活动。

（4）用药护理，遵医嘱应用抗凝、溶栓、抗感染等药物对症治疗。药物治疗期间应避免碰撞及跌倒，用药后每2小时观察1次患肢色泽、温度、感觉、脉搏强度，注意有无消肿起皱，每日定时精确测量并与健侧肢体对照。密切观察患者有无牙龈出血、注射部位及消化道出血倾向，有无头痛、呕吐、意识障碍、肢体瘫痪麻木等颅内出血迹象，有无胸痛、呼吸困难、咳嗽、出汗等肺栓塞症状。

六、并发症及护理

1.肺栓塞　是指肺动脉或其分支被栓子阻塞所引起的一个病理过程。其诊断率低，误诊率和病死率高。有学者认为80%～90%的肺栓塞栓子来源于下肢静脉血栓，尤其是在溶栓治疗过程中栓子脱落的概率更高，大的栓子可导致患者在几分钟内死亡。肺栓塞的典型症状为呼吸困难、胸痛、咳嗽咯血三大体征。肺栓塞患者的护理如下所述。

（1）嘱患者绝对卧床休息，取坐位或半坐卧位。

（2）给予患者易消化温凉饮食，避免刺激性食物。

（3）根据患者病情给予鼻导管或面罩吸氧，在给氧过程中持续心电监测和定时采集动脉血气分析，及时了解缺氧状态和氧疗效果，动态调整氧流量。必要时建立人工气道，给予呼吸机辅助呼吸。

（4）密切观察患者呼吸困难程度、类型、呼吸频率、节律、咯血量、颜色，观察胸痛发作的时间、部位、性质、程度及诱因。监测患者血压变化，防止血压过高导致出血。

（5）患者应用抗凝治疗时，应及时、准确用药并监测疗效及不良反应，用药期间密切观察出血征象：如有无皮肤发绀、血管穿刺处出血过多、血尿、柏油样便，以及严重头痛、神志改变等颅内出血表现，发现异常及时告知医生。可采用腔静脉滤器置入下腔静脉的方法，拦截血流中较大的血栓，避免肺栓塞的再次发生。

2.出血　溶栓治疗中最主要的并发症是出血，特别应警惕胃肠道、颅内出血，因此溶栓治疗前应检查血型、血红蛋白、血小板及凝血功能；药量的调整通常以凝血酶原时间（PT）和部分凝血酶原时间（APTT）维持在正常值的2～2.5倍为宜。出血患者的护理如下所述。

（1）溶栓过程及溶栓后应密切观察患者有无出血倾向，如穿刺点皮肤、牙龈等部位。

（2）观察有无肉眼血尿及镜下血尿，有无腹痛黑粪等情况。

（3）如有穿刺部位出血，可压迫止血；严重的大出血应中止溶栓，并输血或血浆对症治疗。

（4）指导患者自我观察及预防。指导患者自我观察有无牙龈出血、鼻腔出血、皮肤黏膜出血、黑粪等的方法；嘱患者不用硬尖物剔牙、挖鼻孔和耳道；勿用力咳嗽以免引起咯血；选用软毛牙刷刷牙，动作要轻柔，以免引起不必要的创伤；饮食宜清淡宜消化，以免食物损伤消化道，多食富含纤维素的食物，保持大便通畅。

3.血栓形成后综合征　是最常见、最重要的并发症，在血栓的机化过程中静脉瓣膜遭受破坏，甚至消失或者黏附于管壁，导致继发性深静脉瓣膜功能不全，即静脉血栓形成后综合征。血栓形成后综合征发生在下肢静脉血栓形成后数月至数年，主要表现为下肢慢性水肿、疼痛、肌肉疲劳（静脉性跛行），静脉曲张导致色素沉着，皮下组织纤维化，重者形成局部溃疡，影响患者生活质量。血栓形成后综合征的护理如下所述。

（1）指导患者出院后穿弹力袜。

（2）遵医嘱口服抗凝药物3～6个月。

（3）休息时抬高患肢，避免久站久坐。适当运动，尤其是进行足趾、足、小腿等部位的运动，增加下肢血液循环。

（4）对已发生血栓形成后综合征的患者，如瓣膜关闭不全症状严重，可采用瓣膜修补术进行治疗。

第7章

运动系统监护

第一节 ICU获得性衰弱

一、概念

ICU获得性衰弱（intensive care unit acquired weakness，ICU-AW）又称ICU获得性肌无力，是神经肌肉功能紊乱引起的肌无力，临床表现为轻度瘫痪或四肢瘫痪、脱机困难、反射减少和肌萎缩，其实质包括危重症多神经病、危重症肌病及两者共存的危重症多神经肌病。ICU获得性衰弱是危重症存活患者后续康复的最大障碍。随着研究的深入，近年来人们对ICU获得性衰弱的认识越来越深刻。据报道，ICU获得性衰弱的发生率可达25%～100%。其主要表现为四肢瘫软无力、肌肉萎缩、反射减弱，且在患者病情好转痊愈后的0.5～2年难以恢复，严重影响患者的生活质量，增加了家庭和社会负担，且ICU获得性肌无力与患者出ICU后90日内死亡相关。如何通过早期干预和治疗预防ICU-AW的发生成为近年来ICU领域的研究热点。

二、危险因素

（一）患者方面的因素

1.脓毒症、全身炎症反应、多器官系统衰竭等严重疾病　其发病机制可能为：①结构改变，神经轴突变性、肌球蛋白损失和肌肉细胞坏死；②功能改变，脓毒症可以导致神经和肌肉电反应性降低或无反应性，造成可逆性肌肉无力；③微血管病变和细胞缺氧，可能干扰能源供应和使用；④获得性钠离子通道病变可能会降低肌膜和神经兴奋性。

2.运动受限　危重患者卧床时间长，特别是在机械通气治疗期间，持续镇静、约束具的使用、制动等措施都导致患者运动能力减弱或受限。肌肉活动停止可促进蛋白酶活化，导致肌肉蛋白崩解，以及泛素-蛋白酶体系统的蛋白水解通路激活，增加ICU-AW发生的风险。

3.机械通气　长期使用机械通气的患者，自身呼吸肌活动停止或减弱，可导致肋间肌、膈肌萎缩。

4.高血糖　可通过诱导神经元线粒体功能障碍，导致外周神经血管内皮细胞表达异常。有证据表明严格控制血糖可能降低危重症多发性神经病（和肌病）的风险，并导致对延长机械通气的需求降低。然而，由于严格控制血糖可增加不良反应的发生风险，因此并不推荐仅为了预防危重症多发性神经病而严格控制血糖。

（二）药物因素

1.镇静镇痛药物　镇静和镇痛治疗可降低重症患者对疾病的应激能力，减少机体的代谢和氧耗，保护脏器功能，是ICU的常规治疗方法。但这种方法会导致患者无意识，不活动的时间延长，增加ICU-AW发病风险。

2.神经肌肉阻滞剂　治疗期间大剂量使用神经肌肉阻滞剂的患者中更容易发生ICU-AW。

3.糖皮质激素的使用　De Jonghe等对95例ICU危重症患者研究发现，糖皮质激素的使用是导致ICU-AW的独立影响因素。动物实验发现糖皮质激素可诱导钠离子通道失活、粗肌丝选择性丢失、蛋白合成减少及分解增加等途径造成肌肉萎缩和肌肉兴奋性降低或消失。

（三）医务人员方面的因素

1.医务人员对ICU-AW的认识不足　危重患者常伴有生命体征不平稳、多脏器功能衰竭、大出血、脓毒血症等各种严重症状，随时可能威胁生命。因此，ICU医务人员多关注上述短期内即可能威胁生命的症状。随着重症医学的发展和危重症患者救治成功率的大幅提高，危重患者的长期生存率显著增加，ICU-AW作为生存下来的危重患者的常见后遗症状逐渐得到医学界和社会的重视。但目前ICU医护人员普遍缺乏对ICU-AW疾病的病因、治疗和护理等相关疾病知识的了解，规范的预防和治疗措施尚未在ICU全面推广应用。

2.医务人员编制不足　目前，我国ICU医务人员配置数量不足，日常工作的重点集中在对患者的治疗、监测、基础护理等方面，尚未配备专职的康复训练师指导ICU患者进行早期康复。因职责不明确、未经过专业培训、劳动负荷过重等多种原因，护士承担ICU患者早期康复工作受到很大限制。

3.患者及家属观念陈旧　普遍认为"生病要静养"，对医护人员的指导、建议不合作，延误了对ICU-AW的早期干预。

三、评估工具

现有的研究主要将英国医学研究理事会评分（medical research council score，MRC-score）（表7-1）用于ICU-AW的诊断及评估。MRC-score对患者双侧六组肌群（腕伸展、

表7-1　医学研究理事会评分表

级别	英文简写	特征
5	N	能对抗与正常相应肌肉相同的阻力，且能做全范围的活动
5⁻	N⁻	能对抗与5级相同的阻力，但活动范围在50%～100%
4⁺	G⁺	在活动的初、中期能对抗的阻力与4级相同，但在末期能对抗5级阻力
4	G	能对抗阻力，且能完成全范围的活动，但阻力达不到5级水平
4⁻	G⁻	能对抗的阻力与4级相同，但活动范围在50%～100%

级别	英文简写	特征
3⁺	F⁺	情况与3级相仿，但在运动末期能对抗一定的阻力
3	F	能对抗重力运动，且能完成全范围的活动，但不能对抗任何阻力
3⁻	F⁻	能对抗重力运动，但活动范围在50%～100%
2⁺	P⁺	能对抗重力运动，但活动范围小于50%
2	P	不能对抗重力，但在消除重力影响后能做全范围运动
2⁻	P⁻	消除重力影响时能活动，但活动范围在50%～100%
1	T	触诊能发觉有肌肉收缩，但没有任何关节运动
0	Z	无任何肌肉收缩

前臂屈曲、肩外展、足背曲、膝伸展、大腿弯曲）进行分级，每组肌群的肌力按0～5级评定，得分从0分到60分，低于48分可诊断为ICU-AW。

四、ICU-AW的预防策略

1.建立ICU-AW干预的专业团队　借鉴发达国家ICU-AW预防和治疗经验，组建集医疗、护理、营养、控制感染、康复为一体的ICU医疗团队，在现有医疗模式的基础上提高感染控制措施的规范性并落实，制定科学的营养支持方案，去除ICU-AW的诱因，并早期给予患者康复治疗和指导，避免ICU-AW的发生。

2.加强营养、代谢及内环境监测管理　早期（24～48小时）启动肠内营养，不能达到目标喂养量的患者，应增加肠外营养作为补充，已满足患者营养代谢需要，为肌细胞代谢提供足够的能量。同时，应加强生化指标监测，保持内环境稳定，防止电解质紊乱。

3.镇静药的使用　定时评估镇静程度，在保证镇静有效的前提下，使用最小剂量的镇静药，并进行每日唤醒，评估患者意识恢复情况。尽量减少不必要的约束，促进患者恢复自主活动。对于停药后意识清醒，可配合自主活动的患者，活动前和活动中，均应停止镇静药。

4.早期活动锻炼　在生命体征平稳、病情允许的情况下，一般于入ICU后3～5日开始，指导患者进行早期活动。对于不能完成简单命令的患者，应为患者进行被动运动或经皮电肌肉刺激。在患者能够执行简单命令后，可指导患者做呼吸运动和床上主动运动锻炼。此后，逐渐向坐位平衡锻炼、站立平衡锻炼过渡。

5.血糖管理　严密监测血糖变化，持续高血糖患者，应立即开始胰岛素治疗。一旦开始胰岛素治疗，对于大多数危重症患者，推荐的血糖范围是7.8～10mmol/L。

6.心理干预　对患者及家属进行ICU-AW的知识讲解，使之充分认识到ICU-AW的危害性，以及早期活动对患者疾病康复的重要性，从而提高患者对早期活动计划的依从性。

第二节　重症患者活动训练

传统医疗观念中，ICU对危重症患者的救治主要是挽救生命，对病情平稳后的治疗和康复关注较少。现代护理中，虽然人们对运动与健康的关系已非常明确，但在ICU，很多患者因使用镇静剂、呼吸机辅助呼吸或其他疾病和治疗原因，无法像一般患者一样早期下床活动。为保证安全，危重患者功能锻炼往往开始较晚，甚至直到转出ICU后，患者才开始下床活动，从而导致错过最佳康复时机，同时影响肺功能，增加了肺部感染和ICU获得性衰弱的发生率，并且患者因病重期间的强迫体位、活动减少等原因，常出现关节的姿势性痉挛、关节畸形、关节挛缩等改变，影响患者康复后的活动能力。随着对ICU获得性衰弱的认识，危重患者早期活动的重要性逐渐得到重视。充分评估患者的疾病状况和活动能力，制订合理的早期活动计划，可有效改善肺功能，缩短患者康复时间，提高康复后的活动能力，减少ICU获得性衰弱的发生率。其效果显著优于单纯药物治疗及恢复期康复疗法，是任何药物和器械不能代替的。早期活动的实施状况已成为衡量ICU护理质量的新标准。

一、ICU患者早期活动的时机选择

早期主动活动被认为是对抗ICU患者长期卧床和不活动，预防ICU获得性衰弱的有效策略，也被称为渐进性活动（progressive mobility），即入住ICU 24～48小时早期活动。一般认为，在患者满足下列条件时即可开始协助患者启动早期活动方案，具体时间可根据患者的全身状况及病情严重性灵活掌握。

1.神经系统　对声音有反应，RASS评分≥3分。

2.呼吸系统　吸氧浓度＜60%，PEEP＜10mmHg。

3.循环系统　至少2小时未增加血管活性药物剂量，无心肌缺血发生，无须处理的心律失常。

4.其他　无影响活动的治疗措施，如ECMO、颅内压监测、股动脉导管等；无活动引起损伤的禁忌证，如不稳定性骨折等。

因患者在早期活动时整体状态较差，活动应采取低运动量方案，且遵守循序渐进、持之以恒的原则。活动前后应再次评估患者的反应情况。合理调整活动方案，保证患者安全。

机械通气患者的早期活动近年来尤其受到重视。为保证患者能够较好的耐受早期活动，避免活动导致的病情变化，专家建议机械通气患者早期活动前应进行安全评估（表7-2）。

表7-2　ICU机械通气患者早期主动运动安全评估指标

	以下问题出现任意一项，应避免主动活动	以下问题出现任意一项，应慎重考虑主动活动（1小时后再次评估）
心血管系统	心率：①大于由年龄估算的最大心率的70%；②下降超过静息状态心率的20%；③小于40次/分或大于130次/分；④新出现的节律异常；⑤新使用了抗心律失常药物；⑥心动过缓需要药物治疗；⑦心电图显示新发心肌梗死或心肌酶学升高	心率：①心动过缓不需要药物治疗且不需到急诊放置起搏器；②任何稳定的快速性心律失常
	SpO₂＜90%	经静脉或心外膜起搏器起搏心律
	血压：①收缩压＞180mmHg；②收缩压/舒张压下降超过20%；③直立性低血压；④平均动脉压低于65mmHg和（或）高于110mmHg；⑤使用血管活性药物；⑥因高血压急症接受静脉降压治疗	已知或怀疑重度肺动脉高压
		MAP：①低于目标范围，并引起症状；②给予支持治疗后低于目标范围；③中等水平支持条件下高于目标低限；④高水平支持条件下高于目标低限

	以下问题出现任意一项，应避免主动活动	以下问题出现任意一项，应慎重考虑主动活动（1小时后再次评估）
呼吸系统	俯卧位通气 氧合指数＜200 呼吸频率＜5次/分或40次/分 血氧饱和度下降超过4%和（或）低于88%～90% 机械通气：$FiO_2 \geqslant 0.6$、$PEEP \geqslant 10$、人机同步、MV 模式改为辅助控制模式、气道整体状态差	吸入氧浓度＞0.6 经皮氧饱和度＜90% 呼吸频率＞30次/分 HFOV通气模式 $PEEP > 10cmH_2O$ 一氧化氮抢救治疗 前列环素抢救治疗
神经系统	镇静或昏迷（RASS≤-3）；非常躁动或有攻击性（如RASS≥＋2） 颅内压（ICP）未在理想范围内且需要积极干预 脊髓保护 未控制的癫痫发作	轻度镇静或躁动；昏迷或深度镇静 谵妄且不能遵嘱
其他	已知未控制的活动性出血 患者主诉：①烦躁主诉要求加大镇静药物剂量；②主诉不能耐受活动后气促；③患者拒绝	股动脉鞘管 不稳定/未稳定的重大骨折（骨盆、脊柱、下肢长骨） 发热虽积极治疗体温仍高于可接受上限

如机械通气患者早期活动过程中出现以下症状，应立即停止活动，协助卧床休息：①活动5分钟，心率低于50次/分或大于120次/分；②活动5分钟，呼吸低于12次/分或大于30次/分；③收缩压高于180mmHg；④血氧饱和度低于90%；⑤呼吸困难；⑥烦躁，精神紧张；⑦新发心律失常；⑧有心肌缺血发生；⑨人工气道脱出。

二、卧床患者肢体功能保护与训练方法

对于意识不清及不能配合的患者，或经评估尚不能进行早期主动活动的患者，应进行肢体功能保护，包括体位护理、肌肉按摩和被动活动等。随着患者意识的恢复和病情好转，训练方法可逐渐向协助活动和自主活动过度，直至患者逐渐由可自由床上活动过渡到可自由下地活动。早期活动由医生、康复医生、康复治疗师、呼吸治疗师、护士等共同组成医护团体协作完成，医护合作是保障危重症患者早期活动安全实施的前提。康复医师和康复治疗师每日应对患者进行评估，以确定患者是否存在物理治疗或早期活动的禁忌证。护士每日协助医生完成康复训练，并做好患者的病情观察及运动督导。

（一）正确摆放体位

危重症患者大部分时间在床上度过，研究显示制动超过3周关节周围的疏松结缔组织会变为致密结缔组织，从而导致关节挛缩变形。床上正确的体位摆放是预防关节挛缩变形的重要方法之一。所以正确摆放体位应贯穿在疾病后的各个时期。注意保持患者各关节的功能位：肩关节为外展40°～50°，前屈15°～25°，内旋25°～30°的位置；肘关节为屈曲90°；腕关节为背屈20°～25°；髋关节为前屈15°～20°，外展10°～20°，外旋5°～10°；膝关节为屈曲5°～10°；踝关节足长轴与小腿成90°。

对于脑卒中患者，中枢神经系统在结构和功能上具有一定的重组能力或可塑性。持续让脑卒中患者保持恰当的体位，本身就是一种治疗方法，可有效促进功能的恢复。采

用运动疗法的训练技术，对异常的运动模式予以抑制。早期开展以保持良好肢体功能位为主的康复训练，一方面通过反复进行翻身、功能位、握姿等肢体功能的训练，输入正确的运动模式，经传入和传出冲动的反复刺激，在病灶周围形成新的神经通路，充分发挥中枢神经系统的代偿作用，建立肢体由高级中枢控制的运动模式，促进随意的、协调的、正常的运动模式建立，为整体功能恢复创造条件。另一方面，又能促进患者的血液循环，防止关节活动范围低下，促进患侧肢体的功能恢复。

（二）危重患者床上活动训练

1.翻身　对于不能自主活动的危重患者，翻身是最有治疗意义的活动，它能刺激全身的反应和活动，促进血液循环，预防肺部感染和泌尿系感染，预防压力性损伤和关节挛缩变形等并发症。危重患者入ICU后，只要生命体征平稳，在确保呼吸道通畅的前提下即可开始翻身。但有下列情况禁忌翻身：①未固定的颈椎损伤、骨盆骨折等；②未控制的脑出血、脏器大出血等；③重度颅脑损伤、脑疝等压迫脑桥、脑干等重要部位，出现病灶侧瞳孔散大，对光反应消失、头部轻屈曲即可出现瞳孔散大；④呼吸不规则；⑤频繁呕吐；⑥频繁发作的全身痉挛；⑦低血压：收缩压在90mmHg以下。

被动翻身，一般由护士帮助完成，每1～2小时翻身一次。翻身后必须保持良肢位。危重症患者以侧卧位为宜，其有利于呼吸道分泌物的引流。对于偏瘫患者，患侧肢体无感觉运动，在翻身时要注意保护患肢。由仰卧位向患侧翻身，护士首先应将上肢保护好，患肢肩部前伸、伸肘、伸腕，用左手掌顶住患肢手掌，右手拉住患者健侧，将患肢置于良肢位。由仰卧位向健侧翻身，护士应将患侧下肢屈曲，双手分别置于患侧肩部与臀部，用适当的力量将患者翻向健侧，随后将患肢置于良肢位。

2.床上坐位　对于意识恢复，但自主能力尚未恢复的患者，可逐渐进行床上坐位训练。将可调节床的床头抬高90°或用枕头被子支撑患者坐起，头部不支撑，让患者学会主动控制头部活动，背部用软枕垫起，保持躯干挺直，髋部屈呈90°，双膝伸展，患膝下垫一小软枕，防止膝关节过伸展。双手对掌，十指交叉，保持患侧拇指在上方，伸直肘部，双上肢置于小餐桌上，餐桌上垫软枕，提高患者舒适度。

对于各种原因所致长期卧床者，因心肺功能减退，突然起坐可出现直立性低血压，即起坐时，突然血压下降出现头晕、心慌，出汗，面色苍白等，因此坐起时头部和躯干要逐渐抬起（由15°、30°、45°、90°逐渐抬高床头），坐起的时间由每次10分钟、20分钟、30分钟逐渐增加，每日2～3次为宜。当起坐出现头晕、心慌时，应立即让患者平卧，一般症状可逐渐消失。患者坐位过程中须保持正确坐姿，防止因姿势不当导致继发关节功能损伤。

3.关节活动度的训练　关节3周不活动即可出现关节周围组织粘连，引起疼痛，使活动受限，进一步发展会导致关节挛缩。肢体、关节的运动是预防关节挛缩的主要手段，同时也可以预防肢体水肿和血栓形成，促进肌力、肢体功能恢复。康复治疗师或护士每日应协助、指导患者进行肩关节、肘关节、腕关节、指关节、髋关节、膝关节、踝关节及足趾关节运动，以防止粘连和关节挛缩，恢复和改善各关节的功能。当患者不具备主动活动能力时，应给予被动活动。

活动时要按照以下原则，避免引起关节损伤。①经评估可行主动活动的患者，鼓励患者进行主动活动。不能主动活动的患者，应于生命体征平稳后1～2日进行被动活动。②活动前协助患者采取舒适卧位，全身放松。③操作者以轻柔缓慢的手法，避免用暴力。④由上下肢近端大关节到小关节逐一进行，循序渐进。⑤每个关节在正常关节活动范围内进行被动活动，以不引起关节疼痛为原则。⑥每日2～3次，每次各个关节活动10～15次为宜。

（1）上肢被动运动

1）肩关节外展内旋上举式：患者仰卧，呈功能体位，操作者手握患肢腕部掌侧，使其掌心向上，肘伸直。缓慢依次使患者肩部作外展、内旋、上举运动，各项运动做到位时停顿3～5秒。各动作重复运动10～15次，收回呈起始位。其主要锻炼屈伸肩关节肌群，防止发生肩关节粘连。

2）肘关节屈伸式：患者仰卧，呈功能体位，操作者手扶患者肘部和腕部，使其肘部交替进行伸直与屈曲运动。动作缓慢尽力，伸直、屈曲到位时停顿3～5秒。重复运动10～15次，收回呈起始位。其主要锻炼屈伸肘关节，防止发生肘关节痉挛。

3）腕关节掌屈指屈式：患者呈功能体位，操作者手握患者手和腕，缓慢使腕做屈曲（掌屈）运动，指伸；缓缓做伸展（背屈）运动，指屈。重复运动10～15次，收回呈起始位。其主要是锻炼屈伸腕、指关节肌群，减轻其痉挛。

4）手指关节屈曲伸直式：患者仰卧，呈功能体位，操作者手握患者手指背，掌心对第2～5指指端，缓慢使指做屈曲运动；揉指，缓缓做伸直运动。重复运动10～15次，收回呈起始位。其主要是锻炼屈伸指关节肌群，防止发生手指拘挛和僵硬。对大脑功能起反射性调节作用，促使手指功能尽快恢复。

5）双手上举训练：患者双手叉握、手举过头，重复运动10～15次。主要是恢复肩胛带、肩、肘、手各关节的解剖关系，缓解肩痛及上肢水肿，诱发上肢的运动功能。

（2）下肢被动运动

1）髋关节屈曲伸直式：患者仰卧，呈功能体位，将其健足背置于患足后跟部，使患膝伸直；操作者握住双足，缓慢协助患者双足上抬，使髋作屈曲运动；3～5秒后缓缓放下，重复运动10～15次，收回呈起始位。其主要是锻炼屈伸髋关节肌群和腰腹部肌肉，防止发生髋关节僵直。

2）膝关节屈曲伸直式：患者仰卧，呈功能体位，操作者手握患足足跟部和膝部；缓慢尽力使膝做屈曲运动，停顿3～5秒；缓缓伸直膝，再慢慢放下患肢。重复运动10～15次，收回呈起始位。其主要是锻炼屈伸膝关节肌群和腰腹部肌肉，防止发生膝关节僵直、挛缩。

3）内外旋踝式：操作者以一手握患者足跟部，拇、示两指分置患者足踝内外侧，另一只手握患者足趾，内、外旋转足踝，重复10～15次。

4）足趾关节外翻、内翻式：患者仰卧，呈功能体位，双下肢自然伸直。操作者两手分别握其患肢足跟部和足底上部，缓慢外翻足，停顿3～5秒，然后缓缓内翻足，重复10～15次。

4.床上主动运动　对于意识恢复，可遵嘱完成简单运动，但暂时不能下床活动的患者，可指导患者进行床上功能锻炼。

（1）主动关节活动训练：指导患者自主完成各肢体关节的运动。活动方法和范围同本节"关节活动度的训练"。

（2）髋关节伸展控制训练（桥式运动）：患者取仰卧位，屈双膝，双脚撑于床面，嘱患者抬起臀部并保持骨盆呈水平位，促进髋关节的伸展，对提高躯干下部及骨盆的控制力，缓解躯干及下肢痉挛有良好作用。同时促进全身血液循环，对促进心、肺功能的恢复有积极作用。

（3）踝泵运动：患者取仰卧位或坐位，双腿自然平放于床上或自然下垂，缓慢的以最大角度做踝关节跖屈动作，即向上勾起脚尖，保持10秒左右，之后再背伸动作，保持10秒左右，循环反复地屈伸踝关节。其目的是让小腿肌肉能够有力的收缩，促进下肢深静脉血液循环。也可在此基础上增加动作难度，将踝关节的跖屈、内翻、背伸、外翻组合在一起，即"环绕运动"，分顺时针、逆时针两个方向，交替进行，以提高运动效果。

（4）上肢力量训练：除进行上肢抬高、平举运动外，也可采用拉力器、吊环等辅助设备，进行上肢拉伸和力量训练。将拉力器或吊环固定于床头上方，患者取仰卧位，双手抓住吊环，通过上肢肌肉的收缩，努力抬起上半身。

（三）注意事项

1.对于意识不清、活动无力等原因不能配合主动活动的患者，早期应以被动活动为主。在实施肌肉按摩与关节活动时，应注意动作轻柔缓慢，对瘫痪肌肉予以按摩揉捏，对拮抗肌予以安抚性推摩，使其放松。活动顺序为先大关节后小关节，活动幅度由小到大，用力适当，活动度以不引起患者不适为宜。活动中应注意观察患者的生命体征变化和患者的反应，如出现显著不适应停止活动或减小活动幅度。对于脑卒中患者，在其生命体征稳定，病情得以控制48小时后，即可以开始早期规范的肢体功能康复训练，其优势是可以避免或减少继发性的功能损害。

2.注意掌握正确的肢体功能训练方法。如肢体功能训练方法和模式不正确，将导致患者的负重关节间隙改变、关节损伤、关节畸形、足内外翻畸形、肌肉拉伤，严重者可导致骨折等不良后果，使康复训练难度增加，延误肢体功能康复训练的时机。

3.卒中患者患侧手背和足踝出现水肿时，可用枕头放置于手掌和足跟下，以抬高手部和足部。此外，增加瘫痪肢体的被动运动也可在一定程度上缓解患侧肢体水肿。

4.患者出现以下任一症状时，应立即停止康复锻炼：①心率＞130次/分或在活动前心率的基础上增快超过20%；②出现新的心律失常；③患者主诉劳累或情绪激动、大汗、不能耐受；④收缩压＜90mmHg或＞180mmHg；⑤呼吸＞35次/分或在活动前呼吸频率的基础上增加20%；⑥血氧饱和度＜88%。

三、呼吸机辅助呼吸患者下床锻炼的流程

（一）用物准备

病号服，防滑拖鞋，座椅（不带轮子，稳定性高），桌子（可调节高度），别针、胶布、绷带。

（二）人员准备

医生、呼吸治疗师、康复师各1人，护士1～2人（其中至少有一名3年资以上的护士）。

（三）操作流程

1.活动前准备工作

（1）评估：遵医嘱停用镇静剂，评估患者意识恢复情况。医生对患者病情、肌力、用药等情况进行评估。符合下床活动条件后，遵医嘱辅助患者下床活动锻炼。

（2）做手卫生，向患者解释活动锻炼的目的，以取得配合。

（3）整理各类导线和管路，包括输液管路、监护仪各种导线、人工气道、各类引流管等，预留适当的长度。

1）人工气道：清理呼吸道分泌物；确认人工气道固定好，防止脱管；将呼吸机移向患者活动一侧，避免呼吸机管路受牵拉或打折，将呼吸机管路用绷带系结，并将绷带调至适宜长度挂到患者颈部。

2）引流管：将患者腹部或胸部等引流管用胶布进行二次固定，防止脱管或管路移位，并将引流袋用别针集中在一处以方便固定，夹闭各引流管。

3）尿管：将尿袋更换为普通引流袋；用胶布将尿管固定于大腿内侧，夹闭导尿管。

（4）穿病号服：穿病号裤，将尿袋经裤门处拉出，用别针固定于右下肢膝关节外侧的裤腿上；穿上衣，将所有引流袋用别针固定于患者上衣适宜的位置。

（5）将椅子放置在床旁（活动侧），固定，距离病床不超过50cm。

（6）核查各项准备工作是否妥善无误。

2.下床活动

（1）医生再次对患者情况进行评估，符合下床活动条件。

（2）移动患者至床旁椅。

1）一名护士持续固定好患者的呼吸机管路，避免人工气道的移位、脱落或呼吸机管路断开。

2）将患者平移至床的一侧（活动侧），使患者上半身抬高至床上坐起，2名医务人员分别架起患者双肩，第3名医务人员慢慢旋转患者身体，朝向活动侧，将患者双下肢自然垂于床边后，穿好拖鞋，并将病床降至患者双足可平放于地面。

3）第3名医务人员抱起患者腰部，三人协同一起用力，将患者慢慢移动到座椅上，患者坐的面积要大于椅座面积的3/4。根据各管路及监护导线的长度调整座椅的位置。将桌子移到患者面前，高度调至剑突下5cm处，将患者双上肢放到桌面上。

（3）打开各个引流管及尿管，并保证各引流管通畅，引流袋应低于引流切口平面。

（4）医生评估患者病情，观察15分钟，如病情平稳，无不适主诉方可离开。至少一名护士在椅旁陪伴患者，密切观察生命体征等指标。

3.活动后

（1）夹闭各个引流管及尿管。

（2）将床整体降至最低点。

（3）协助患者移回床上：1名护士固定气管插管，并观察各管路及导线有无牵拉，2名医务人员架起患者的肩部，第3名医务人员抱住患者的腰部，3名医务人员协同一起用力，使患者臀部离开座椅，将患者缓慢移至床边坐下。1名医务人员到病床的另一侧，从患者背后经腋下抱住患者，第2名医务人员抱住患者的膝关节及小腿处，第3名医务人员托住患者的腰部及臀部，3名医务人员齐用力将患者身体移到病床上。

（4）护士协助患者脱下病号服，整理各管路及监护仪导线。

（四）注意事项

1.全程要密切观察患者病情变化，如有变化，立即停止操作。

2.下床活动前、中、后，医生均需评估患者病情。

3.操作前应将不必要的导连线、输液管路拆除或断开；检查各管路固定情况，预留适宜的长度，防止活动过程中出现管路牵拉。活动全程要注意患者各个管路及导线的情况，防止管路脱落或移位。

4.如患者体重较重，可根据情况适当增加医护人员，以保证患者安全为原则。

5.患者在床旁活动过程中，至少应有一名护士不得离开患者身边。

6.在患者下床移动时，高年资护士负责病情观察。

7.各引流袋的位置均需低于引流切口平面。尿袋的位置应低于尿道口平面。

8.对于病情稳定，有进一步活动能力的患者，可在医生和护士的协助下，利用助行器等工具在床旁或病区行走。

9.注意配备必要的设备和装置帮助患者早期移动，以确保安全和有效性。如便携式心电监视仪监视器、便携式呼吸机、血氧仪、带有面罩的氧气袋、患者自己的通气设备（电池供电）、步行器、轮椅。

10.为确保患者对活动的可耐受性，便于护理人员动态掌握活动对患者病情的影响，可设计方便填写和查阅的评估表（表7-3）。

表7-3　机械通气患者早期活动指标监控表

床号：							姓名：	
评估内容		时间1	时间2	时间3	时间4	时间5	时间6	时间7
神志	RAS评分							
肌力	上肢							
	下肢							
生命体征	HR							
	BP							
	R							
	SpO$_2$							
呼吸条件	FiO$_2$							
	PEEP							
血管活性药物								
是否机械通气								
活动内容								
其他								

第8章

内分泌系统监护

第一节　危重症患者内分泌功能变化特点

内分泌系统是由内分泌腺及存在于机体某些脏器中的内分泌组织和细胞所组成的体液调节系统。内分泌系统与神经系统、免疫系统相互配合和调控，使全身各器官系统的活动协调一致，保持内环境的相对稳定。内分泌系统主要包括垂体、甲状腺、性腺、肾上腺、胰岛等内分泌腺，此外，在心、脑、肾、胃肠道等部位还分布着一些有内分泌功能的组织和细胞。

危重症患者初期机体处于应激状态，下丘脑-垂体-肾上腺（HPA）轴被激活，出现神经内分泌变化，使心率增加、血压快速升高、全身血液重新分布、应激性血糖升高等，是机体自我保护的调节反应之一，可起到一定的代偿作用。但随着病情进展，失代偿的神经内分泌变化会导致患者发生全身炎症反应综合征（SIRS）、多器官功能障碍（MODS）甚至衰竭，增加患者死亡率。因此，了解危重症患者内分泌激素变化特点，早期进行观察和干预，对改善患者预后有重要的临床意义。

一、生长激素的分泌变化

在生理状态下，垂体细胞分泌生长激素（GH）受下丘脑生长激素释放激素（GHRH）和生长激素抑制激素（GHIH）的双重调节，GH的释放呈脉冲模式，以便达到调节能量平衡的作用。这种脉冲式释放的特点对人体代谢有重要的作用。

在急性创伤、感染或外科手术等的最初几个小时或几日，患者处于应激状态，GHIH作用减弱，GHRH作用增强，同时细胞因子通过一系列的作用对负反馈抑制作用减弱，使GH在急症急性期释放增多，血浆中的GH水平升高，且其释放的脉冲波形发生改变，主要表现为峰值增高，波频增快。GH在危重症急性期的这一分泌改变被认为是为人体重要器官（脑、心脏等）提供葡萄糖、氨基酸等代谢底物的适应性反应。

但在危重症急性期后，GH的分泌开始降低，可能与脑垂体功能低下，GHIH分泌增加或GHRH分泌减少有关。目前的研究观点认为，在危重症患者稳定期使用大剂量GH治疗会增加患者的死亡率。这可能与大剂量的生长激素干预会诱发多器官功能衰竭，败血症及难治性感染导致死亡率增加有关；同时也与机体免疫功能的调节障碍及胰岛素抵抗有关。但对于GH缺乏者，提倡给予小剂量GH治疗。

二、促肾上腺皮质激素、血清皮质醇、醛固酮和血管紧张素的分泌变化

ACTH、皮质醇、醛固酮水平是反映下丘脑-垂体-肾上腺皮质功能的重要指标，正常生理状态下，其分泌有特定的规律性。应激状态下ACTH的分泌增加，随即激发肾上腺皮质激素（主要是皮质醇）的释放，醛固酮的分泌随之增加。皮质醇浓度升高与疾病严重程度成正比，血清皮质醇含量升高，可使血糖升高，长时间的高血糖会降低机体免疫力，增加机体感染率，增加危重患者病死率。部分患者也可能发生皮质醇分泌不足，缺乏皮质醇的适当应答，可导致内环境不稳定，也伴有病死率的升高。儿童尤其是早产儿由于肾上腺发育不成熟，在急症及应激状态下更容易发生肾上腺功能不足，表现为皮质醇产生不足。但并不影响死亡率的变化。

当机体在缺氧缺血状态下，肾素-血管紧张素-醛固酮系统（RAS）被激活，肾素分泌增加，通过血管紧张素转化酶的作用使血管紧张素Ⅱ升高，而升高的血管紧张素Ⅱ可以使醛固酮分泌增加，防止血压过度下降，并对血压的回升起了重要的作用。但随着病情的发展，一旦进入不可逆阶段，机体的代偿力下降，醛固酮分泌减少，提示患者预后不良。

三、抗利尿激素的分泌变化

抗利尿激素（ADH）又称血管升压素，是尿液浓缩和稀释的关键性调节激素。当机体处于大量失血等紧急状态时，由于下丘脑-垂体-肾上腺（HPA）轴被激活，抗利尿激素（ADH）释放增加，造成体内水潴留，导致低钠血症、低渗透压血症和尿钠、尿渗透压浓度反常升高为特征的一组临床综合征，即抗利尿激素分泌不当综合征（SIADH），该综合征如及时诊断和处理，预后良好。如果延误治疗可致中枢神经永久性损害甚至危及生命。幼儿尤其是新生儿由于其体内水分相对较多，机体对水代谢调节能力差，极易发生SIADH。由于ADH的半衰期极短，临床上主要通过对血钠、尿钠的测定及血、尿渗透压的比较来观察该症。

四、甲状腺激素的分泌变化

在正常情况下，中枢神经系统调控下丘脑释放促甲状腺激素释放激素（TRH），以调节腺垂体促甲状腺激素（TSH）的分泌，而TSH则刺激甲状腺细胞分泌T_3和T_4，下丘脑-腺垂体-甲状腺调节环路可维持甲状腺激素分泌的相对恒定。甲状腺激素有促进新陈代谢和发育，提高神经系统兴奋性，使呼吸、心率加快，产热增加的作用。

当机体遭遇危险而情绪紧张时，会分泌大量的甲状腺激素，引起一系列的高分解代谢反应，这对危重患者是不利的。因此，为了维持危重患者的基本生理功能，机体会释放一些甲状腺激素抑制物质进入血液循环，在抑制TSH释放的同时，也抑制了外周组织将T_4转化为T_3，使血清T_3降低，出现低T_3综合征。低T_3综合征主要表现为临床无甲状腺功能减低的症状，而实验室检查则有血清总T_3下降，游离T_3、游离T_4、总T_4正常或偏低，促甲状腺激素正常。既往认为低T_3综合征是下丘脑的一种保护性适应机制，可减慢心、肝、肾及肌肉组织的分解代谢，降低消耗，有利于病情缓解和康复。但近年来研究认为低T_3综合征，尤其是伴低T_4者，可能是患者损伤严重和预后不良的

标志。

五、胰岛素的分泌变化

胰岛素是体内唯一降低血糖的激素。应激状态下，下丘脑 - 垂体 - 肾上腺轴过度兴奋，为维持机体基本代谢所需的能量，在应激反应的最初阶段内，机体血糖是升高的，儿茶酚胺释放是应激早期血糖升高的主要原因，此时胰岛素分泌相对减少。随着危重症患者长时间的应激反应和过度消耗，导致代谢紊乱，糖的生成速率明显增加，临床称为"应激性高血糖"。此时胰岛素的分泌逐渐恢复正常甚至高于正常。但组织对胰岛素的反应性和敏感性降低，出现胰岛素抵抗。胰岛素抵抗时，患者经常出现高血糖和高胰岛素血症并存现象，危重疾病时发生胰岛素抵抗的细胞和分子学机制目前仍不十分清楚，一般认为可能与胰岛素受体功能、受体后信号转导、葡萄糖转运、细胞内代谢障碍及细胞因子（IL-1、IL-6、TNF-α 等）异常有关。应激性高血糖引起胰岛素抵抗，而胰岛素抵抗又刺激血糖进一步升高，长时间的高血糖导致机体免疫功能降低，增加感染及病死率。因此，胰岛素抵抗程度与病情严重程度及预后密切相关，对危重症患者早期血糖的监测十分重要。

六、脑钠肽的分泌变化

脑钠肽（BNP）是利钠肽家族成员之一，主要分布在人体心脏中，且以右心室为主，具有利钠利尿、降低外周循环阻力、减轻心脏负荷、降低冠状动脉阻力、抑制心肌纤维化、防止血栓生成的作用，并参与机体各种病理、生理过程的调节。

危重症患者血浆 BNP 受多种因素影响，如全身炎症反应综合征（SIRS）或感染性休克时，机体分泌大量的脂多糖和炎症释放因子，它们除了直接导致心肌损伤外还可介导 BNP 的表达，使 BNP 分泌增加；当患者处于充血性心力衰竭、急性心肌梗死等心血管急症时，BNP 基因的表达及合成分泌也明显增加。这可能是机体在疾病状态下的一种代偿和保护。作为一种神经激素调节因子，血浆中 BNP 水平可敏感的反映左心室功能的变化，其水平的高低与心力衰竭的严重程度密切相关。但肾功能对 BNP 水平测定有影响，肾小球滤过率越低，BNP 浓度越高。因此，对于危重症患者 BNP 水平的测定应用连续变量，不能仅根据单次测定进行判断，同时还要结合患者的临床表现。

第二节　危重症患者的血糖监测

危重症患者的内分泌系统监测，目前以血糖的监测最受关注。血糖升高或降低是危重症患者常见的病理现象。高血糖和低血糖是危重症患者的独立死亡危险因素之一。当各种应激因素作用于危重患者，患者体内升高血糖的激素如肾上腺素、糖皮质激素、胰高糖素、生长激素等水平明显增高，可导致应激性高血糖。不论患者是否有糖尿病史，此时均可出现高血糖症和胰岛素抵抗，常使血糖难以控制，糖尿病患者尤著。但过度严格的控制血糖可能导致患者发生低血糖或血糖大幅波动，增加了患者的治疗风险和死亡率。因此危重症患者的血糖监测与合理的血糖控制至关重要。

一、血糖控制标准

研究认为，ICU危重症患者血糖控制在正常值（4.4～6.1mmol/L），可降低并发症的发生率，缩短机械通气时间及住院时间，甚至降低死亡率。但也有研究认为，对于危重症患者，强化控制血糖与住院死亡率降低无关，且可增加低血糖症的发生风险，甚至使患者死亡率升高。因此，2013年中华医学会内分泌学分会给出的《中国成人住院患者高血糖管理目标专家共识》中认为，危重症患者的空腹血糖控制在8～10mmol/L，餐后或不能进食时任意时点血糖在8～12mmol/L较为适宜。2015年美国糖尿病协会（ADA）的指南指出绝大多数危重症患者的血糖维持在7.8～10.0mmol/L最为适宜，只有部分特定患者（无明显低血糖风险）的血糖应维持在6.1～7.8mmol/L。

随后美国糖尿病学会（ADA）与美国内分泌医师协会（AACE）联合发表的危重患者的血糖控制共识中也指出：ICU危重患者血糖持续＞10mmol/L时，应启动胰岛素治疗。如果进行胰岛素治疗，对大多数患者来说血糖应维持在7.8～10.0mmol/L。胰岛素静脉输注是控制和维持危重患者血糖的理想治疗方案。推荐采用行之有效和安全的胰岛素输注方案，以降低低血糖的发生率。必须密切监测血糖，以达到最佳的血糖控制效果，避免发生低血糖。

二、危重症患者血糖控制方案

因危重症患者的特殊状态，使血糖控制难度大，常上下波动。短效胰岛素便于随时调整给药剂量，适于危重症患者使用。因此，采用短效胰岛素持续微量泵静脉泵入的方法进行血糖控制，是使危重症患者血糖达到特定目标最有效的方法。治疗过程中应定时进行评估和调整胰岛素剂量和浓度，以保证血糖处于平稳状态。研究显示，控制血糖的波动可有效降低ICU患者的死亡率，高血糖变异度是ICU患者死亡的强预测因子，与升高的血糖均值相结合后预测效率更高。即使血糖浓度较高，较低的血糖变异度也具有保护作用。因此，合理的使用胰岛素和血糖监测方案，是危重患者治疗的重要内容之一，防止高血糖、低血糖和血糖波动是血糖控制的关键。

为减少血糖波动，将血糖控制在目标范围内，针对危重患者血糖变化特点，相关专家研究制定了多种血糖控制方案，并通过计算机系统进行监控，自动给予胰岛素剂量提示，有效减少了因人为因素导致的血糖波动。临床可结合患者特点参考执行。以下为常用的血糖控制方案之一。

（一）初始胰岛素推荐剂量

初始胰岛素推荐剂量见表8-1。

表8-1　初始胰岛素推荐剂量

初测血糖值（mmol/L）	胰岛素用法
10.0～12.2	2U静脉注射，2U/h泵入维持
12.2～15.9	4U静脉注射，4U/h泵入维持
15.9～33.3	6U静脉注射，4U/h泵入维持
＞33.3	10U静脉注射，6U/h泵入维持

（二）血糖监测

1.禁食患者开始强化胰岛素治疗后，每小时测量血糖一次。

2.若连续3～4次血糖值在目标值（7.8～10.0mmol/L）范围内，改为每2小时一次。

3.12～24小时稳定于目标值范围内，改为每4小时一次。

4.对有经胃肠内营养或持续胃肠外营养的危重症患者，血糖监测应以每2小时一次为宜，待血糖连续3～4次维持在目标范围内，改为每4小时一次。

5.当血糖再次超出目标范围，或病情发生显著变化，或出现其他可能改变血糖的情况时，如启动或停止类固醇或升压药物、改变喂养剂量或营养给予途径、进行床旁血滤或透析等，应每小时监测一次血糖。

（三）胰岛素泵入维持剂量的调整

胰岛素泵入维持剂量的调整见表8-2。

表8-2　胰岛素泵入维持剂量的调整

血糖（mmol/L）	胰岛素泵入速率（U/h）
＜7.7	停用或小剂量维持
7.7～9.3	2
9.4～11.0	3
11.1～13.8	4
13.9～16.6	6
16.7～22.1	8
＞22.1	10

三、血糖监测的护理策略

1. 规范血糖测定　准确的血糖监测是指导用药剂量和合理血糖控制的基础。目前的血糖测定以末梢血快速血糖测定法应用最为广泛。

（1）测量时注意选择乙醇或氯己定等消毒液消毒指尖，并充分干燥后采血，避免消毒剂对血糖测量值的影响。

（2）不宜在输液侧肢体及有明显水肿的肢体采血。

（3）血糖仪由专人负责维护，定期校对，血糖试纸密闭干燥保存。

（4）每日抽静脉血检测血糖并与末梢血进行对比，及时纠正检测的偏差。

2. 应用自动化血糖监测和控制方案　随着医疗护理信息系统的开发和应用，越来越多的医院将设计完善的血糖监测和控制方案内嵌于医疗护理信息系统中。在系统接收到血糖监测结果时，根据患者的血糖变化趋势和胰岛素泵入剂量进行运算，给出胰岛素调整建议。其可大大提高医护人员对血糖控制的科学性，减少人为因素导致的血糖控制不佳。

3. 规范监测时间，避免低血糖或高血糖的发生　尤其是对于胰岛素持续泵入或肠内、肠外营养的患者，严格按照血糖监测时点进行测量，保持血糖的平稳，及时发现异常，避免血糖大幅波动。同时，护理人员应密切观察患者的临床症状，发生低血糖等紧急状况，需立即给予有效的处理措施。

4. 及时识别和处理血糖异常相关急症

（1）酮症酸中毒（ketoacidosis）：当患者体内胰岛素不足或抵抗，或患者体内缺乏糖分，如饥饿、禁食等情况下，脂肪分解过多时，酮体浓度增高。酮体中的乙酰乙酸和β-羟丁酸都是酸性物质，在血液中积蓄过多时，可使血液变酸而引起酸中毒，称为酮症酸中毒。此类患者血糖多在16.7～33.3mmol/L，有时可达33.3～55.5mmol/L，尿酮呈强阳性，血酮＞3mmol/L。酮症酸中毒按其程度可分为轻度、中度及重度3种情况。轻度pH＜7.3或碳酸氢根＜15mmol/L；中度pH＜7.2或碳酸氢根＜10mmol/L；重度pH＜7.1或碳酸氢根＜5mmol/L。轻度酮症酸中毒患者临床表现可不明显，但血糖明显升高。中、重度酮症酸中毒患者可出现呼吸深快，部分患者呼吸中可有类似烂苹果气味的铜臭味。其常有脱水症状，如尿量减少、皮肤干燥、眼球下陷等。脱水超过体重15%时则可有循环衰竭症状，如心率加快、脉搏细弱、血压及体温下降等。神经系统的症状主要表现为头痛、头晕、萎靡等症状，继而出现烦躁、嗜睡、昏迷，严重者危及生命。糖尿病酮症酸中毒一经确诊，应立即给予纠正水和电解质失衡、纠正酸中毒、补充胰岛素等治疗，并寻找和去除诱发酮症酸中毒的应激因素。如严重感染、心肌梗死、外科疾病、胃肠疾病等。其中，感染是最常见的诱因，应及早使用敏感抗生素。

（2）非酮症性高渗性昏迷：患者胰岛素分泌不足或抵抗，在诱因作用下，血糖急骤上升，促进糖代谢紊乱加重，致细胞外液呈高渗状态，发生低血容量高渗性脱水，常出现神经系统异常（25%～50%的患者出现昏迷），致死率较高。其常见诱因有：①脑血管意外、急性心肌梗死、急性胰腺炎、消化道出血、外伤、手术、中暑或低温等应激状态。②感染，尤其是上呼吸道感染、泌尿系感染等最常诱发。③摄水不足或失水过多导致脱水。④高糖摄入和输入，如输入葡萄糖、肠外营养不当。⑤可造成或加重胰岛素抵抗、糖代谢异常的药物，如大量使用糖皮质激素、噻嗪类或呋塞米（速尿）等利尿药、普萘洛尔、苯妥英钠、氯丙嗪、西咪替丁、甘油、硫唑嘌呤及其他免疫抑制剂等。⑥肾小球滤过率下降，对糖的清除能力下降，如肾衰竭、糖尿病肾病等。非酮症性高渗性昏迷的主要表现为严重的高血糖、脱水、有效血浆渗透压≥320mOsm/L而无明显的酮症酸中毒，伴有意识障碍或昏迷。患者的血糖多超过33mmol/L（600mg/dl），尿糖强阳性。尿素氮（BUN）可达21～36mmol/L（60～100mg/dl），肌酐（Cr）可达163～600μmol/L（1.7～7.5mg/dl），BUN/Cr比值可达30:1以上（正常人多在10:1～20:1）。血浆渗透压显著升高，HCO_3^-多高于15mmol/L，pH高于7.3。增高的阴离子主要是乳酸和酮酸等有机酸根。血酮多正常或轻度升高，定量测定多不超过50mg/dl，尿酮多阴性或弱阳性。其与酮症酸中毒的鉴别诊断见表8-3。

表8-3 酮症酸中毒和非酮症性高渗性昏迷的鉴别

	酮症酸中毒	非酮症性高渗性昏迷
血糖	多高于16.7mmol/L，一般在16.7～33.3mmol/L	≥33.3mmol/L
有效血浆渗透压	正常或稍增高	≥320mOsm/L
尿检	尿糖强阳性；尿酮体阳性	尿糖强阳性；尿酮体阴性
血气	降低，pH＜7.3或HCO_3^-＜15mmol/L	正常或略低，pH≥7.3或HCO_3^-≥15mmol/L
血钠	降低或正常	多为正常或显著升高

　　一旦非酮症性高渗性昏迷诊断明确，应采取以下处理措施。①补液：是非酮症性高渗性昏迷抢救的关键措施。补液总量多在6～10L，4小时内补充总量的1/3，24小时内补足总量。由于补液量大，应尽可能通过胃肠道补液，可胃管注入清水，补充容量的同时降低血浆渗透压，也可静脉输注生理盐水，如合并休克或血容量不足，可同时使用胶体液扩容。当血糖降至13.9mmol/L以下，可使用5%葡萄糖溶液或糖盐水，并按比例加入胰岛素。②持续胰岛素泵入：采用静脉持续滴注小剂量胰岛素治疗方案，血糖下降速度不宜过快，防止脑水肿发生。且本病患者对胰岛素的敏感性较糖尿病酮症酸中毒高，发生低血糖的概率可能更高，因此应加强血糖监测，防止低血糖发生。③纠正电解质紊乱：电解质紊乱以钠和钾的丢失为主，而钠的丢失可通过补充含NaCl的液体纠正低钠血症，适量补充氯化钾注射液，救治低血钾。④积极去除诱发因素，纠正酸中毒。

　　（3）低血糖：当治疗过程中降糖药物剂量过大，用药与肠内、肠外营养的摄入量不匹配，可发生低血糖，如不及时治疗可产生严重后果。患者可出现头晕、心悸、手颤抖、手足和嘴唇麻木或刺痛、视物模糊、面色苍白、四肢冷、血压下降、昏睡、神志不清甚至昏迷。对于出现上述症状的患者，应立即加测血糖以排除低血糖的发生。如低血糖诊断明确，应暂停泵注胰岛素，立即静脉注射50%葡萄糖20ml，此后每30分钟监测血糖一次直至血糖稳定在4.4mmol/L以上，再调整为每小时监测一次。

第二篇
仪器设备使用与维护

第9章

ICU常用监测设备使用与维护

第一节　中心监护系统使用与维护

一、概述

中央监护系统是一种运用网络技术，实现多床位患者集中监护的网络监护系统，通常由主监护仪和多台监护仪共同组成监护网络。在网络中主监护仪处于系统的中心位置，具有收集、处理、分析和输出来自多个床旁监护仪监护信息的功能，并可远程控制床旁监护仪。主监护仪最多可以通过网络同时连接64台床旁监护仪，并显示来自这些床旁监护仪的随时、连续、长时间监测的患者的重要生命体征参数。在一个显示屏幕上，可同时显示最多16个监护仪的信息，储存240小时的趋势回顾和10 000位患者的历史数据。该系统具有报警设置、数据表格、趋势图形、档案查询、血压分析等功能，自动储存所有监护患者的异常波型及信息，并可以打印、回放，便于医护人员了解、分析患者的生命体征变化，如图9-1。

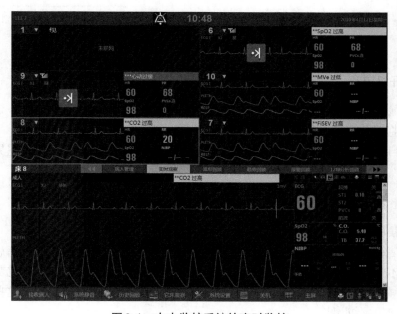

图9-1　中央监护系统的实时监护

大体上讲，根据其网络连接形式，中央监护系统分为有线网络、无线网络和遥测网络。在ICU，该系统的主监护仪通过有线网络与各床旁监护仪的连接。

二、中央监护系统的使用

（一）中央站组成

中央站由中心监护系统软件、安装中心监护系统软件的计算机平台、版权保护设备（USB加密狗）、网络设备、外置记录仪、外置打印机（选配）和外置不间断电源（选配）等组成，如图9-2。

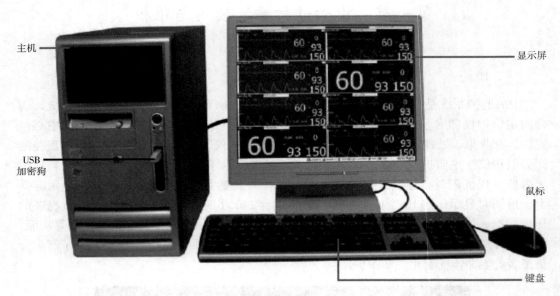

图9-2　中央站组成

（二）开机流程

1.按下显示器和主机的电源开关，启动操作系统。

2.中心监护系统软件将进行自检，并在屏幕上显示自检信息。

3.如果自检正常，系统将发出"嘟—嘟—嘟"的自检声音，随即进入主界面。如果自检发现异常，系统将鸣音报警，并在屏幕上显示错误信息。

（三）患者信息管理

1.患者接收、解除与转床

（1）患者接收：点击"用户设置"和"接收患者"键完成。接收一个新患者时系统将清空该床位的趋势数据、报警数据和全息波形数据，以便开始新患者的趋势数据和报警数据保存。在清空这些数据时，系统会提示用户对操作进行确认，因为这些数据一旦被清除，将永远不能恢复。

（2）患者解除：点击"解除患者"键完成。患者解除是指取消患者监护，并且需要对该患者监护信息进行归档。归档时系统首先将该患者最近24小时的监护参数趋势数据和最近50条报警事件保存到历史数据库中，然后清除该床位的所有趋势数据、报警数据和全息波形数据。在进行患者解除工作时，系统会提示用户对操作进行确认，因为这些数据一旦被清除，将永远不能恢复。

（3）患者转床：通过菜单切换完成。患者转床是指在患者监护的过程中，需要从某一个床位转移到另外一个床位。由于转床只是监护工作的短暂中断，在前一个床位上监护的数据应与后一个床位上监护的数据保持连续性，因此，此项操作的目的是保持患者在转床前后监护数据的统一性和连续性。患者转床时需要护士确定从当前床转移到哪个目的床位，如果目的床位有监护数据存在，系统将提示用户应该首先进行该床位的"患者解除"。

2. 设置　点击"系统设置"键，可在主监护仪上对显示的位置、尺寸、布局等进行设置，调整界面。

3. 实时观察　点击"实时观察"键后，监护信息界面内容包括3部分。

（1）患者信息：位于屏幕的上方，列出了患者信息、报警指示灯、报警信息。

（2）波形：位于屏幕的左边，该区域显示床旁监护仪监测的患者的所有生理波形。

（3）生理参数：位于屏幕的右上方，包括心率、呼吸、血氧和无创血压等生理参数。在参数后面有相应的图示，分别表示心率、呼吸、血氧饱和度、无创血压等参数。

监护界面为单屏显示时，上半部分为整体监护情况，下半部分为单个患者详细监护界面。若使用双屏显示，则左屏为整体监护情况，右屏为单个患者详细监护界面。中央监护系统也可自动根据床旁监护仪监护患者的情况，如生理波形、参数的数目等，灵活的安排显示方式。在对应的参数旁边给出相应参数的报警级别或报警关闭提示灯。

4. 患者管理　点击"患者管理"键完成。中央监护系统提供了患者信息管理窗口，在患者信息窗口中，用户可以观察所监护患者的信息。监护窗格显示的参数是系统预设的，如需观察其他参数，可在显示设置的参数配置界面中选择所要显示的参数，选择完成后按下"确认"键，显示的参数信息即被更新。如果按下"关闭"键，本次更改无效，系统退出显示设置界面窗口。中央监护仪也可通过远程测量设置，启动对患者各项预设项目的远程测量。

5. 波形冻结　进行监护工作时，可以冻结该监护窗格的波形显示。波形冻结后，可左右移动波形观察最近一段时间波形情况。

6. 监测回顾

（1）中央监护系统通过以下3种方法进行回顾。

1）趋势图/趋势表回顾：趋势图/表是用于观察患者的某项生理信号在一段时间内的变化趋势，主要用于辅助分析病情，趋势图/表的分辨率为1分钟，即每分钟每个参数产生1个平均值表示在本分钟内该参数的趋势值。

2）报警回顾：中央监护系统在接收到床旁监护仪的报警信息时会记录下在报警发生时刻前后16秒两道相关波形和报警前960秒的趋势图形和参数，这些信息被记录到数据库中，称为报警记录。

3）72 小时波形回顾：显示指定患者最近 72 小时内任意时段的连续生理波形。同时还可以观察到当时的参数情况，报警情况和心律失常情况。趋势图/趋势表回顾、报警回顾和 72 小时波形回顾都是对在线监护患者的监护信息回顾的方法，对于过去曾经使用中央监护系统进行过监护的患者，其监护信息可以通过历史回顾来查看。

（2）操作方法

1）波形回顾操作方法

A.通过在回顾窗口点击"波形回顾"进入波形回顾界面。

B.通过屏幕右上角的床位列表框选择床号，再通过屏幕下方的波形选择列表框选择回顾此床位患者的哪道波形。

C.可通过移动屏幕右侧的滚动条改变当前波形显示窗口所显示波形在回顾时间中的位置。

D.可通过鼠标单击屏幕上需要浏览的波形获得详细的波形记录，波形记录显示在屏幕下方，同时在压缩显示区域反底显示压缩波形。

E.可双击屏幕左下方报警指示窗口的报警线来跳转到此报警事件发生的时刻。

F.可在屏幕下方的波形显示区双击来激出回顾记录窗口。

G.可点击"打印"键，打印波形显示窗口中的压缩波形。

H.可点击"设置"键，设置波形回顾的属性。

I.可点击"刷新"键，刷新波形回顾的开始时间到当前时刻。

2）趋势表回顾操作方法

A.可通过选择床号回顾特定床的趋势表信息。

B.可点击"趋势图"键，观察趋势图。

C.趋势表可以被打印输出，点击"打印"键，即可打印当前屏幕。

D.可点击"设置"键，重新设置当前的回顾开始时间。

E.通过选择不同分辨率来观察和打印趋势表。可供选择的分辨率有 1 分钟、5 分钟、10 分钟、15 分钟和 30 分钟。

F.在趋势记录上双击鼠标左键，可将屏幕切换到趋势图回顾界面中。

3）报警回顾操作方法：点击"报警回顾"键完成，包括波形和列表两种显示方式。报警信息按照发生的先后顺序显示在报警信息预览窗口和报警记录窗口，并提供标尺，可测量波形间距。

A.可通过选择床号回顾特定床的报警记录信息。

B.报警记录可以被打印输出，点击"打印"键，即可打印当前屏幕。

C.在"选择报警类型"中选择需要观察的报警分类。

D.在"选择回顾时间段"中选择回顾的时间长度。有距当前时间 24 小时，48 小时，72 小时，96 小时，120 小时，168 小时，240 小时，所有时间等选择。

E.可点击"设置"键，设置报警回顾的开始回顾时刻。

F.可点击"刷新"键，获取当前时刻最新的报警记录信息。

G.可点击"报警列表"键，观察报警列表。

H.可单击报警事件显示区域的滚动条，显示其他报警事件。

I.可点击右下角屏幕的左移，快速左移，右移，快速右移 4 个图标实现移动报警记录，浏览12秒报警波形。

J.根据输入的报警类型和回顾时间长度得到的查询结果及当前报警在查询结果中的位置显示在屏幕下方。

K.报警记录的波形名称和960秒趋势描述的参数在屏幕下方指示。

L.报警时刻所有参数的信息在报警记录中以暗色字符显示。

M."保存记录"用于将当前记录保存为重要报警事件。

N."删除记录"用于将当前记录删除。

O.可在报警记录中使用标尺对波形进行测量，标尺的使用方法是：在测量的起始位置开始拖曳鼠标，直到测量停止位置放开鼠标，系统立刻显示出波形的测量宽度。

三、中央监护系统的保养与维护

1.中心监护系统正式投入使用前及使用过程中应检查：①设备及附件是否有机械性损坏；②环境及电源是否符合要求；③电源线、信号连接线等连接是否正确，是否磨损，绝缘性能是否良好；④声音系统是否工作正常；⑤系统的各种功能是否处于良好工作状态。如果发现任何损坏或不正常的现象，不能使用中心监护系统，应立即与医学工程师或公司维修人员联系。

2.每日进行常规检查，每6～12个月请专业人员进行定期检查。中心监护系统连续使用6～12个月、维修或升级后，需经专业维修人员进行全面检查后方可使用，以保证系统正常运行。

3.定期清洁中心监护系统的设备

（1）清洁的设备包括主机、显示器、打印机、记录仪、键盘和鼠标等。

（2）清洁中心监护系统设备表面时，应用干净、柔软的布或海绵，浸湿于清洁溶液拧干后轻轻擦拭，在擦拭过程中机壳内部不能进入任何液体，注意不要划痕表面。

（3）清洁剂的选择最好在制造商的指导下稀释使用，应当使用吸附无侵蚀的清洁剂，避免使用乙醇基、氨氢及丙酮基等清洁剂。可供选用的清洁剂有稀释的肥皂水、稀释的氨水、过氧化氢（3%）、异丙醇、工作站/服务器清洗剂。

（4）在环境污染严重或风沙较大的地区，应提高清洁的频度。

（5）内部清洁需请专业维修人员进行。

4.严禁在系统运行中移动主监护仪，从开机到关机或从关机到开机的时间间隔不得小于3分钟，否则容易损坏主监护仪。

5.使用后连接设备的线缆应无角度盘旋成圆圈扎起妥善放置固定好，勿折叠受压以免线路在不经意之间折断。

6.在条件允许的情况下，应将交换机放置在通风处，便于散热。

四、中央监护系统的常见故障与处理

1.主监护仪上无法查看到单个床旁监护仪的信息

（1）监护仪无法连接：①如监护仪为借用而非本病区所有，该监护仪与本病区中央监护系统不在同一局域网内，则无法连接。可更换为同网络的监护仪。②如床旁监护仪自身故障也会导致与主监护仪无法连接。可采用"替换法"检查，将工作正常的监护仪

连接线与此监护仪相连接，如果仍不能显示，则提示该监护仪发生故障。应联系相关工程人员检修。

（2）监护仪连接线松脱或损坏：如果为松脱，重插此连线接口即可。若怀疑连接线损坏，可使用"替换法"检查，将此监护仪的连接线，与其他使用正常的监护仪连接，如无法显示，则提示连接线损坏。应更换连接线。

2.主监护仪上无法查看所有床旁监护仪的信息

（1）交换机电源故障导致网络断开：可通过查看交换机上对应的网络连接指示灯，判断是否连接成功。如果交换机上指示灯全部熄灭，即确定为交换机故障，应将其更换。

（2）主监护仪机背面的网线故障：如果交换机上指示灯可亮，则可能为网线松脱或故障。可在关机的前提下拔出网线重新连接，如果故障仍存在，应更换网线。

第二节　监护仪使用与维护

一、概述

20世纪60年代初，临床已开始使用心电监护技术，由于能连续动态观察患者生命体征，早期发现病情变化，在危重患者抢救中发挥了巨大的作用。随着科学技术的发展，不同专科监护病房的建立，以及对大手术后等危重症患者监护的需要，临床应用的监护仪已从单一的心电示波发展到目前具有多参数、多功能的监护系统。其监测内容有连续心电监测，体温、呼吸、血压监测，血流动力学监测，血氧饱和度监测及呼吸末二氧化碳监测等。可个性化设置各参数，有回顾、存储、智能化分析等功能，如对心律失常波形进行自动记录、分析并对异常结果进行报警提示。可及时准确地向医务人员提供全面的监测数据，有效提高了危重症的救治水平，降低了死亡率，提高了医疗护理质量。

二、监测项目及正常值

（一）心电示波

临床心电示波监测本质上是动态、实时阅读常规体表心电图。成年人正常心律为窦性心律，心率的正常范围为60 ～ 100次/分。成年人正常心电图节律整齐，各波段均在正常范围内。当出现节律不整或各波段波形异常变化时，提示可能存在心律失常。

（二）呼吸

通过测量胸部阻抗来监测。利用心电监测电极，在监测心电图的同时获得呼吸活动的曲线及呼吸频率。成年人正常呼吸频率14 ～ 20次/分，胸廓起伏频率均匀。

（三）血压

血压包括有创和无创血压监测。可显示收缩压、舒张压及平均动脉压。收缩压正常值在90～140mmHg，舒张压在60～90mmHg。在未服用影响血压药物的情况下，收缩压≥140mmHg（18.7kPa）或舒张压≥90mmHg（12.0kPa）为血压过高；收缩压小于90mmHg（12.0kPa）或舒张压小于60mmHg（8.0kPa）为血压过低。

（四）有创血流动力学监测指标

1. 中心静脉压（CVP）　正常值为5～10cmH$_2$O，压力过高提示血容量增加、右心功能不全、心脏压塞、房间隔缺损等；压力过低提示血容量不足、应用了扩血管药物等。

2. 右心室压（RVP）　正常值为收缩压15～25mmHg，舒张压0～8mmHg。压力过高提示可能有右心室流出道狭窄、室间隔缺损等。

3. 肺动脉压（PAP）　正常值为收缩压15～25mmHg，舒张压8～14mmHg，平均压10～20mmHg。影响肺动脉压力升高的因素包括肺循环血量增加及肺血管阻力增加等，如先天性心脏疾病存在由左向右分流继而引起肺动脉高压。

4. 肺毛细血管楔压（PCWP）　正常值为6～12mmHg，可间接反映左心房压的水平。肺毛细血管楔压升高的因素有左心衰竭及二尖瓣狭窄。

（五）氧饱和度

氧饱和度是指血红蛋白与氧结合达到饱和程度的百分数，正常值为95%～100%。临床上常用经皮血氧饱和度（SpO$_2$）监测。血氧是反映组织供氧与耗氧的重要指标。SpO$_2$降低的因素可能有吸入氧含量低、肺通气不足、弥散障碍、静-动脉分流及各种原因导致机体的耗氧量增加等。

（六）呼气末二氧化碳

呼气末二氧化碳（ETCO$_2$）是利用红外线分光法实现无创性的持续监测二氧化碳压力和浓度的方法，是呼吸功能障碍的重要监测指标。通过对呼气末二氧化碳的监测可以监测通气状态，减少动脉血气分析次数。呼气末二氧化碳分压正常值为30～45mmHg。呼吸末二氧化碳分压测量可反映肺泡二氧化碳分压。引起ETCO$_2$升高的因素包括PaCO$_2$增加、疼痛、应激、肺通气不足等；引起ETCO$_2$降低的因素包括心排血量下降、肺灌注下降、通气过度等。

（七）体温监测

体温监测一般监测肛温、皮肤或中心温度。肛温正常值为36.3～37.5℃。可存在昼夜节律性差异，即一天温度有节律性波动，但不超过1℃。体温也受性别影响，女子体温平均比男子体温高0.3℃。年龄也是影响体温的因素之一，儿童、青少年体温较高，老年人较低。精神因素和体力活动也可影响体温变化，当精神紧张，肌肉活动时体温升高。

三、各项指标的监测方法

（一）心电监测

1. 心电信号提取前，检查心电电缆与主机是否连接正确，注意导联线和监护仪接口是否松动。

2.预处理患者皮肤。选择皮肤肌肉平滑的区域贴放电极，用电极片附带的皮肤砂纸轻轻擦皮肤以除去死皮细胞，用乙醇或肥皂水清洗皮肤，放电极片前要充分擦干皮肤。

3.安放电极片，安装心电监测电极。电极片的位置为：①RA（右臂）电极，放在右锁骨下第2肋间，靠近右肩。②LA（左臂）电极，放在左锁骨下第2肋间，靠近左肩。③LL（左腿）电极，放在左下腹，或左锁骨下第6、7肋间。④RL（右腿）电极，放在右下腹，或右锁骨下第6、7肋间。

4.调节心电图各项参数设置

（1）导联选择：应选择波形清晰，便于观察的心电图导联。一般多选择Ⅱ导联。

（2）报警开关（alarm on/off）及报警线（alarm limits low/high）：根据正常值设定各项指标报警高、低限。

（3）识别起搏信号（detect pace）、心律失常分析（arrhythmia）、QRS声音（QRS tone）及ST分析（volume and ST analysis）：可根据需要选择开启或关闭各项功能on/off，开启滤波功能。

5.48小时后更换电极片，如监测过程中出现电极片脱落或松动，应随时更换。更换时应注意用松节油清洁原粘贴位置的残留胶迹。

（二）呼吸监测

1.在完成心电监测后，呼吸监测参数会自动显示。但应注意呼吸的监测易受电极粘贴位置及患者状态的干扰，患者屏气、咳嗽、翻身甚至因疼痛导致肌肉紧张时均会引起肌肉阻值的变化，导致显示数值出现较大波动。监测中出现异常时，应首先观察患者情况，进行综合判断。

2.调节呼吸监测的各项参数设置　来源导联：Lead Ⅰ/Ⅱ；灵敏度（sensitivity）：应调节适中，如设置过高，易受干扰；报警线（limits）：12～20次/分；波幅（size）及波速（speed）：1X、2X……，25mm/s；窒息报警时间（RR-Apean）：20秒。

（三）无创血压（NBP）监测

1.选择大小合适的袖带。从NBP菜单中选择的袖带型号与使用的袖带型号必须一致，以获得准确的NBP数据。新生儿及儿童应根据臂围粗细选择相应的儿童型袖带。

2.袖带位置应与心脏（右心房）水平齐平，过高或过低均会影响测量的准确性。

3.袖带上的气囊中线应对准动脉的位置，确定袖带不过紧或过松。

4.测量过程中不能挤压手臂，患者不能活动。

5.不要在静脉输液或插入导管的肢体上安装袖带。以免在袖带充气期间影响输液速度或堵塞输液管路。

6.调节无创血压监测的各项参数设置：测压模式，自动/手动（auto/manul），根据需要进行调节；血压报警线（NBP limits），根据正常值进行调节分别设置Sys/Dia/Mean的low/high报警限值；血压回顾（review NBP），可选择回顾近期的血压测量值；袖带大小（cuff size），根据患者的年龄及体格大小选择相匹配的袖带类型。成年人、儿童、新生儿（adult pediatic neonatal），初始充气压力（initial inflation pressure）为160mmHg、

140mmHg、110mmHg。

（四）有创压力（IBP）监测

根据监测部位的不同，可实现对动脉压、中心静脉压、颅内压、肺动脉压、肺毛细血管楔压、腹压等多种有创压的监测。

1.将电缆插入对应插座，检查监护仪电源已接通。

2.准备好压力监测通路与压力传感器，方法是用稀释的肝素钠生理盐水溶液（将6250U肝素钠注射液加入500ml生理盐水中）注满该系统，确保管路系统中无气泡。

3.将患者的压力监测通路与压力传感器管路系统正确连接，确保连接通路各段无空气。

4.将传感器置于和心脏同一水平位置，平卧位时大约位于腋中线第4、5肋间水平。

5.在IBP菜单选择正确的有创压力名称。

6.调节三通方向，关闭患者侧通路，使传感器和大气相通。在IBP子菜单中，按下"IBP压力校零"项，待监测系统显示压力为零时即校零结束。

7.再次调节三通方向，关闭大气端口，使压力传感器与患者监测通路相通，此时显示的数值即为所测压力数值。

8.持续监测压力过程中，需定时校正零点位置，若患者体位发生变化或出现异常监测数值时，应随时校正零点。

（五）脉搏血氧饱和度（SpO$_2$）监测

1.安装脉搏血氧饱和度的模块，并将SpO$_2$监测导线插入模块接口。

2.在菜单里调节参数，设置上、下限报警值等，将SpO$_2$探头夹在患者手指上，使红外线正对指甲，待SpO$_2$波形稳定后，读取测量值。

四、监护仪的保养和维护

1.监护仪应置于通风、干燥处，避免阳光直射，并注意定期维护和保养。

2.减少与高功率电器一起使用。

3.在清洁触摸屏之前，应先关闭显示器电源，用湿布清洁触摸屏。

4.保持仪器外部清洁，定期用清水清洁仪器的表面及电缆线，切勿使用腐蚀性消毒剂进行清洁。

5.勿折叠、挤压监护仪导线。过长的导线可缠绕成圈，妥善、整齐放置。

6.避免频繁开关监护仪，如患者外出检查需要暂停监护时，只要撤除监护电极扣即可，不必关机。

7.定期检查仪器性能，保证蓄电池电量，以备突然断电时使用。

8.血压袖带的维护

（1）袖带清洗：清洗前，取出橡胶气囊。洗净晾干后，再装入橡胶气囊。避免液体溅入橡胶气囊和导气管中，以防液体随气泵的充放气过程进入气泵模块，造成泵体和电磁阀生锈，损坏气泵。

（2）袖带消毒：可采用高压蒸汽灭菌、浸泡、熏蒸或紫外线消毒等方法进行消毒。但消毒前须取出橡胶气囊，以免损坏气囊。

9.体温探头的维护

（1）体温探头可用75%乙醇溶液消毒，不可用熏蒸等消毒方式。

（2）一次性体温探头不可重复消毒使用。

10. SpO_2 探头的维护

（1） SpO_2 探头应用浸有75%乙醇溶液的纱布擦拭待干。不可采用高压、高温及浸泡等方法消毒。

（2）检查传感器探头及导线，避免导线折损。

（3）应选用温和的中性洗涤液清洗、擦拭电缆和传感器，不能使用含次氯酸钠的漂白剂。

五、监护仪常见报警原因与处理

（一）心电监测报警

1.严重的交流电干扰　可能的原因为电极脱落、导线断裂等。应及时检查导线是否有效连接，及时更换断裂的导线。

2.心电图振幅低　可能的原因为正负极电极间距离太近或2个电极之一正好放在心肌梗死部位的体表投影区。应按照电极安放要求调整电极位置。

3.基线浮移　可能的原因为患者活动或电极固定不良。若有基线浮移，则判断心电图ST段时应特别谨慎。出现基线浮移，应检查电极固定是否牢固，监测过程中应避免患者过度活动。

4.严重的肌电干扰　可能的原因为电极处在患者胸壁肌肉较多的部位；地线接触不良，无法对干扰进行滤波；皮肤未清洁或毛发过多导致电极接触不良。应做好皮肤清洁，调整电极位置，确保交流供电系统接地良好。

5.心率超出报警限　当患者的心率超出设置的心率上下限报警范围时，机器会报警。出现报警时，应立即观察患者病情，及时上报医生并给予相应处理。

（二）呼吸监测报警

1.呼吸频率超出报警限　当患者的呼吸频率超出设置的呼吸频率上下限报警范围时，机器会报警。此时应检查测量值与实际呼吸频率是否一致，呼吸波形与胸廓起伏一致，说明测量值准确。应及时对患者的病情进行判断与处理，或视情况调整报警限。

2.呼吸暂停　特定时间间隔内不能测出呼吸。应立即判断患者呼吸状态，出现异常及时处理。需排除电极片脱落、导线异常等情况。

3.呼吸伪像或不能测量　监护仪从两个电极的胸廓阻抗值测定呼吸，部分患者由于病情影响，呼吸浅表，信号弱，计数不准确。此时，宜将2个呼吸电极（RL和LL电极）置于右腋中线和胸廓左侧呼吸动度最大的区域以获取最佳呼吸波。但要避免心室和肝区处于呼吸电极连线上，以免产生伪差。

（三）NIBP监测报警

1.常见报警提示　见表9-1。

表9-1 常见报警提示

报警提示	含义
NBP-S LO	收缩压测得值低于设定的报警下限
NBP-S HI	收缩压测得值高于设定的报警上限
CUFF INFLATION OVER 5 MINS	袖带充气超过5分钟
DEFLATION FAIL、REMOVE CUFF	排气失败、请取下袖带
NBP HARDWARE MALFUNCTION	NIBP 硬件故障
NO DETERMINATION	无法测定
OVER PRESSURE	压力过高
PUMP TIMEOUT	重启超时（重启失败/压力泄漏）
TOTAL TIMEOUT	总时间超时（测量>3分钟）

2.报警处理　应检查袖带大小（一般以患者上臂2/3宽度为宜）、绑扎位置和松紧度及袖带与气泵是否有效连接等。并排除测量血压时，患者的肢体移动、颤抖。

第三节　脉搏血氧仪使用与维护

一、概述

脉搏血氧仪可以无创方式测量血氧饱和度，同时通过对动脉搏动的监测，计算心率变化。因其体积小、便于携带，且操作简便、无创，适于ICU患者病情稳定后的转运，或普通病房及家庭的病情观察使用。

二、脉搏血氧仪的工作原理

脉搏血氧仪使用光电比色原理，利用不同组织吸收光线的波长差异设计而成。脉搏血氧仪由2个光电二极管（LED）、1个微处理器、2个数模转换器和1个存储器组成。LED放置在与患者指尖或耳垂接触的小型探针中。其中一个LED是红光的，波长为660nm；另一个是红外线的，波长是940nm。根据红色频率光线和红外频率光线穿透血液时，氧合血红蛋白和还原血红蛋白对两者的吸收率有显著差异这一特点，计算血液的含氧量。将两个光源交替照射测量部位，一般置于指尖或耳垂等皮肤较薄、毛细血管丰富的部位，数模转换器对光电二极管传出的信号进行滤波与放大，并将接收的信号数字化以提供给微处理器。微处理器计算所吸收的这两种光谱的比率，并将结果与存在存储器里的饱和度数值表进行比较，从而得出血氧饱和度。此外，脉搏血氧仪一般还包括一小型液晶显示器，以便于监测。

三、脉搏血氧仪的操作流程

（一）用物准备

处于备用状态下的脉搏血氧仪。

（二）操作步骤

1.患者取舒适体位，暴露患者手部。

2.持续按"开机"/"待机"键1秒以上，显示屏亮，开机自检。

3.将探头（红灯亮的位置）固定于患者手指甲床根部。

4.直至屏幕上显示相对稳定血氧及脉搏数值。

5.向患者交代注意事项。

6.记录数值，如有异常及时报告医生。

7.当患者停止监测时，取下脉搏血氧仪，持续按"开机"/"待机"键3秒以上，关机。

（三）注意事项

1.将夹有仪器的手放置于床面或身体等稳定的平面，告知患者和家属监测过程中避免手指的大幅运动，防止仪器移位或滑落。

2.需持续监测的患者应每2小时更换监测部位，防止监测部位皮肤损伤。

3.固定脉氧仪时应避免其歪斜。确保患者手指干燥，指甲表面无异物，以保证监测的准确性。

4.传感器探头位置应避开有各种注射管、动脉导管和有袖带测量血压的肢体。

四、脉搏血氧仪的保养与维护

1.每次使用后应以75%乙醇溶液擦拭脉搏血氧仪外表面和与患者手指的接触面。

2.定时检查脉搏血氧仪的剩余电量，及时更换电池或充电备用。

3.仪器出现故障应及时请专业维修人员进行维修。

第四节　快速血糖仪使用与维护

一、概述

危重患者由于受到严重创伤刺激，血糖易发生较大波动。定时监测末梢血糖的变化，可掌握患者的血糖变化程度及异常持续时间，便于医护人员对血糖进行及时有效的调整和控制，防止血糖过高或过低的发生。对于一般人群，空腹血糖（葡糖氧化酶法）的正常值在$3.9 \sim 6.1$mmol/L，餐后2小时血糖应低于7.0mmol/L。当血糖低于2.8mmol/L可认为是低血糖，血糖高于正常时则称为高血糖。危重患者的血糖水平受病情影响，应结合实际情况进行判断，国际上一般建议控制在$7.8 \sim 10$ mmol/L，伴有糖尿病的危重患者应缩短血糖监测的间隔时间，提高血糖监护强度。

二、检测原理

常见的血糖仪按照血糖检测技术可以分为电化学法测试和光反射技术测试两大类。

前者是酶与葡萄糖反应产生电子，运用电流记数设施读取电子的数量，再转化成葡萄糖浓度读数。后者是通过酶与葡萄糖反应产生中间物质（带颜色物质），运用检测器检测试纸反射面反射光的强度，将这些反射光的强度转化成葡萄糖浓度，准确度更高。

三、快速血糖仪的使用方法

（一）用物准备

1.操作者做手卫生，戴口罩。

2.检查试纸有效期、血糖仪电池的情况。

3.检查血糖试纸的条形码，条形码卡的4位数必须与试纸瓶签上的数字相同（图9-3）。

4.插入新的条形码卡（将条形码卡留在血糖仪中，直到更换一瓶新的血糖试纸）。

5.将采血针头插入采血笔内。

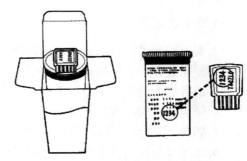

图9-3　检查血糖试纸的条形码

（二）操作方法

1.查对患者姓名、ID号，向患者解释测血糖的目的，以取得患者的配合。

2.评估患者的病情和进餐情况；采血部位皮肤有无出血、破损、硬结及感染等。

3.协助患者取舒适体位（平卧、侧卧、坐位、站立均可）。

4.选择采血部位，选择任一手指的两侧均可，但多用示指、中指、环指。

5.做手卫生。

6.从血糖试纸盒内取出一条试纸，捏住试纸的手柄部位（图9-4）。

7.将血糖试纸的蓝色面朝上插入血糖仪的试纸插口内（图9-5）（要求试纸从筒中取出后在3分钟内进行检测），血糖仪自动开机。

8.以75%酒精棉签消毒手指的侧面皮肤。

9.取无菌棉球夹于左手示指与中指之间。

10.取下采血针的针头保护帽。

11.将采血笔紧贴于已消毒手指的一侧进行穿刺，采集一滴血样。

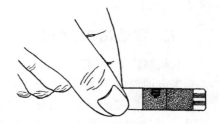

图9-4　取出试纸

12.将血样轻轻点于试纸点样区的边缘或上方（图9-6）。

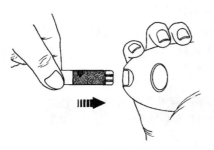

图9-5　插入试纸

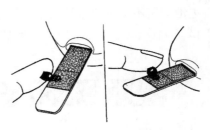

图9-6　血样采集

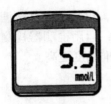

图9-7　结果显示

13.采血完毕，用无菌棉球按压针眼处。

14.血糖仪的显示屏将出现血糖值（图9-7），血糖结果自动储存在血糖仪内。

15.取出用过的试纸，血糖仪自动关机。

16.整理用物，取下针头放入锐器盒内。

17.回护士站在医嘱本上签名、记录血糖值和执行时间。

（三）注意事项

1.勿使用聚维酮碘溶液消毒，否则会影响测量结果的准确性。

2.测量过程中，保持血糖仪的平稳放置，以免影响测量数值的准确性。

3.患者测血糖前应洗净双手。

4.采血部位应经常轮换。

5.如血不充分，可以轻轻按摩患者手指。

6.血样必须涂满整个点样区，如未填满，需更换一条新的试纸重新检测。

7.使用需验证条形码的血糖仪，应注意每更换一瓶试纸，必须更换条形码，否则会导致错误的血糖检测结果。

四、血糖仪的保养和维护

血糖仪应保存在温度为0～40℃，相对湿度在85%以下的环境中。为延长血糖仪使用寿命，勿将血糖仪暴露在阳光直射处。保持血糖仪试纸条插口处清洁，勿使灰尘、污物、血液及水进入插口内。如有污渍，用柔软棉棒蘸少量清水至微湿（不可使用乙醇及其他有机溶剂），小心清洁测试窗，周边用75%乙醇溶液消毒。血糖仪应定期校正。

五、常见故障与处理

1.机器内无任何记忆信息：应取消操作（图9-8A）。

2.电池没电：需更换电池（图9-8B）。

3.环境温度超过仪器的操作温度范围：应移机至10～40℃（50～104℉）温度范围内，等待提示消失后再开始测试（图9-8C）。

4.血糖试纸可能受潮：取出试纸，插入新试纸片（图9-8D）。

5.血糖试纸已经用过：取出试纸，插入新试片（图9-8E）。

6.血糖试纸插入机器后，血糖仪未开机，屏幕没有显示。

（1）电池安装不正确或电池没电：检查电池是否安装正确或更换新电池。

（2）试纸插反，或未完全插入，或插入试纸片与血糖仪不配套：重新正确插入试纸片。

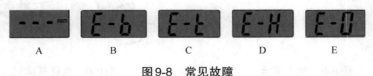

图9-8　常见故障

第五节 血气分析仪使用与维护

一、概述

人体内环境的稳定是维持机体正常生理活动的重要条件。疾病条件下，脏器功能异常、中枢神经功能紊乱、大量体液、血液丢失或呼吸、代谢紊乱，均可出现水、电解质、酸碱平衡紊乱，加重患者病情，增加治疗难度，甚至导致心搏骤停等严重并发症。20世纪50年代末，国外将血气分析技术应用于临床，成为危重病患者救治过程中的重要辅助工具，并于20世纪70年代开始在国内推广应用。

二、血气分析仪的工作原理

被测血液在管路系统的抽吸下进入样品室内的测量毛细管中测量。毛细管管壁上开有4个孔，pH、pH参比、PO_2和PCO_2 4支电极感测头紧紧将4个孔堵严，同时对血液中的pH、PO_2和PCO_2进行感测，其中，pH和pH参比电极共同组成对pH的测量系统，电极将这些感测信息转换成各自的电信号，经放大模数转换后被送至计算机统计，计算机处理后将测量值和计算值显示出来并打印。

三、血气分析仪的使用

1.检查血气分析仪是否处于备用状态。

2.准备好混匀的血样本，将血气标本口对准进样口压紧，慢慢将样本推入；如进样口为针式，则将进样口针插入血气标本内，按屏幕上"吸入样本"键，根据屏幕提示移开血标本容器。

3.按屏幕提示输入患者信息：患者ID号、吸氧浓度、体温等。

4.整个测量时间需要约60秒，结果自动显示并打印。

5.测量结果查询：任意状态下按屏幕右上角"文件夹"图标，切换到数据管理界面，选择"测定数据"，测定数据按时间倒序排列，根据ID号选择所查询的样本数据。如需查看或重新打印，按左下角"放大镜"图标查看样本数据详细内容，按下方"打印"仪器自动打印。

四、血气分析仪的保养和维护

血气分析仪的保养和维护可以分成3个等级，即日常保养及工作性能测定、阶段性维护保养及大修。

1.日常保养 每日1次，内容包括整机清洁和检查试剂水平。在任意状态下按"i"，按"试剂水平"查看试剂水平。如需更换试剂，打开试剂舱盖，把旧试剂取出，插入新试剂，盖上试剂舱盖。

2.阶段性保养 由专业工程师每月进行保养。检查所有管道系统，清除管道内污垢；检查pH、pH参比、PCO_2、PO_2电极的灵敏度，如有必要应做电极清洗，或调换电极膜或电极；用质控液检查仪器测量精度；如有空气压缩机还应检查滤水器内是否有积水，如有积水应排尽；调换空气干燥剂。

3.大修　由专业工程师每年进行整体检测与维修。更换仪器内管道系统，检查仪器电路板的插件、螺丝、螺帽及其他元件，检查电极恒温温度。用机内的测试程序对整机进行全面检查，如有问题应排除。

五、常见故障与处理

1.有参数定标未通过　如果待机屏幕出现某参数打红叉，表示有参数定标未通过，这时需要手动定标或运行清洗程序后手动定标。待机屏幕下按右下角"快速通道"菜单，按"定标准备就绪"或"冲洗"，机器自动运行。

2.废液水平错误　任意状态下打开试剂舱盖，如废液瓶已满，应将废液瓶取出，更换空废液瓶。如废液瓶未满，按"水平设置"设置液面水平，盖上试剂舱盖。

第10章

ICU常用治疗设备使用与维护

第一节　呼吸机使用与维护

一、概述

呼吸机作为辅助和支持危重患者呼吸功能的重要设备，在ICU有很高的使用率。使用前进行正确的管路连接和参数设置，是保证患者使用的安全性和有效性，提高危重患者救治成功率的重要环节。

二、呼吸机的工作原理

正常人呼吸气流是由肺泡和大气压之间的压力差形成的。呼吸肌收缩时，胸廓容积扩大，肺泡膨胀形成负压，从外界吸入气体。呼吸肌放松时，肺泡因弹性回缩，使肺内压力增大，向外呼出气体。呼吸机的基本原理就是用机械的方法建立这一压力差，从而实现强制的人工呼吸过程。与人的正常呼吸不同的是，正常人吸气时肺泡内形成负压，吸入气体；呼吸机则是通过正压的方式将气体送入肺内。如图10-1所示，在体外机械的驱动下，空气和氧气的混合气体通过吸气阀进入气道，使气道口和肺泡产生正压差，气体在正压的作用下进入肺泡。当撤去体外机械驱动压力时，呼吸机停止送气，胸廓及肺弹性回缩，产生肺泡与气道口的正压差，肺泡内的气体经呼气阀排出体外。

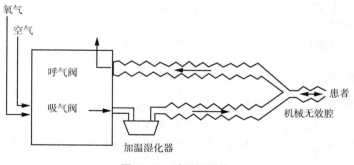

图10-1　呼吸机结构

三、呼吸机准备的操作流程

（一）用物准备

呼吸机，呼吸机管路（含集液罐2个），呼吸机湿化罐，呼吸机前接头，灭菌注射用水，模拟肺，吸氧装置，简易呼吸器。

（二）操作步骤

1.操作者做手卫生，戴口罩。

2.检查用物有效期。

3.携用物及呼吸机至患者床旁。

4.打开呼吸机管路、湿化罐外包装，按照湿化罐上的指示，取短管与湿化罐进气口相连，取一条已连接集液罐的长管，与湿化罐出气口相连。此为吸气管路。

5.打开呼吸机前接头（Y形管）外包装，分别与吸气管路和呼气管路（另一条连接集液罐的长管）连接。

6.将湿化罐固定于加温装置上。

7.将短管另一端与呼吸机吸气口相连，呼气管路的另一端与呼吸机呼气口相连。

8.将呼吸管路固定在呼吸机支架上。

9.在湿化罐内加灭菌注射用水至水位线。

10.按照呼吸机背板的指示，分别将空气连接管、氧气连接管与气源相连。

11.连接主机及湿化罐电源。

12.打开主机开关、湿化罐电源开关。

13.按照屏幕提示完成开机前自检。

14.设置呼吸机参数：常规选择CMV模式，潮气量为480ml（按照患者为60kg计算），呼吸频率为12次/分，FiO_2为60%，PEEP为5mmHg。

15.将膜肺与连接管相连，检查呼吸机运行正常后备用。

16.患者需要使用时，由医生根据患者情况调整参数，取下膜肺，将前接头与患者的气管插管或气管切开导管相连。

17.观察患者生命体征变化，尤其是呼吸情况。

18.再次检查呼吸机是否运转正常。

19.根据呼吸机面板记录呼吸机参数和患者生命体征。

（三）注意事项

1.连接呼吸机管路及湿化罐时需严格无菌操作。

2.呼吸机管路、湿化罐及集液罐连接要紧密无漏气，集液罐保持垂直位。

3.呼吸机发生故障时应保持镇静避免慌乱，在保证患者有效通气的前提下及时查明故障原因。

4.呼吸机参数应由医生根据患者病情变化动态调整。

5.目前对膜肺没有最佳的消毒方法，因此临床使用时，膜肺仅用于与消毒后的管路连接。严禁污染的呼吸机管路再次与膜肺连接。

四、呼吸机的保养与维护

（一）呼吸机机身保养和清洁

1.呼吸机应置于干燥通风处，避免阳光直射。

2.严禁用水冲洗或使水进入机器。

3.定期用不滴水的潮湿棉布进行清洁。但应确保清洁呼吸机前，设备处于断电状态。再次使用前，应确保呼吸机已完全干燥。

4.禁止摔打和私拆机器。

（二）管路保养和清洁

1.呼吸机管路使用后应立即送中心供应室消毒。

2.消毒后的管路应密封保存于干燥通风处。

3.管路为塑胶材料，不能接近高温物体表面及锐器。

4.管路为消耗材料，每次使用前、后，应检查管路有无损害或漏气，对有问题的管路及时更换。

五、常见故障与处理

常见故障和排除方法见表10-1。

表10-1 常见故障和排除方法

常见故障	原因	排除方法
供气压力低	压缩氧气或空气压力低；气源接头未插到位	立即将呼吸机与患者断开；给予患者吸氧或简易呼吸器辅助呼吸。同时调整或更换气源后再使用
气道压力过高	患者兴奋、激动；呛咳；分泌物过多，呼吸道阻力增加；导管移位；呼吸回路阻力增加（如打折等）；肺顺应性降低；人机对抗	安抚患者，使用镇静药物；减少对患者的气道刺激；吸痰、解除支气管痉挛；检查导管位置；检查呼吸回路并保持通畅；调整呼吸机参数；选择适宜的呼吸机模式
气道压力过低	导管松脱；气管插管气囊漏气；呼吸回路泄漏或断开连接	检查导管位置；为气囊充气并检查有无泄漏；检查呼吸回路连接是否存在泄漏，并确保正确安装了呼吸阀
呼吸机不送气	电源断开或电路故障；气源故障；呼吸机故障。	立即将呼吸机与气管导管或气管切开连接口分离，严密观察患者呼吸、心率、血压、面色、意识、血氧饱和度变化
		根据情况给予患者吸氧或用简易呼吸器辅助呼吸，迅速通知医生
		判断故障原因：电源故障应立即请电工班维修电路，气源故障应立即请气体维护工到场维修，如为呼吸机故障应立即给予更换呼吸机

第二节 心肺复苏机使用与维护

一、概述

心肺复苏（cardiopulmonary resuscitation，CPR）是拯救心搏及呼吸骤停患者的关键技术，美国心脏协会（American Heart Association，AHA）在2010年和2015年心肺复苏指南中进一步强调了胸外按压的重要性。人工心肺复苏技术存在按压质量难控制、易疲劳等问题，为了弥补这些缺陷，机械复苏技术逐渐发展。心肺复苏机具有按压频率恒定、按压深度准确、连续可调等优点，可持续保持快速有力的按压模式，减少损伤并保证有效的按压深度和频率，确保高质量的胸外按压，最大程度的改善血流动力学，其能效比可达95%，且安装快捷、操作简单，如由人工心肺复苏转换为萨博心肺机复苏仅需10秒，还可同时进行电除颤或监护。心肺复苏机还带有按压深度指示，可根据每位患者胸部厚度，自动指示需按压深度。心肺复苏机已成为急诊和ICU使用较为广泛的急救设备之一，为心脏和呼吸骤停的患者提供先进、可靠、持续、理想的心肺复苏术，能安全、快速、有效地对患者实施救助，提高抢救成功率。目前在临床使用的心肺复苏机有萨博心肺复苏机和Lucas心肺复苏机。

二、工作原理及结构

按照工作原理心肺复苏机可分为气动式心肺复苏机和电动式心肺复苏机两大类。

（一）气动式心肺复苏机

以萨博心肺复苏机为例。

1. 工作原理 以安全气压下的高压气源（氧气、空气）作为动力，驱动按压头上下弹动。通过数字化程控系统精确控制按压头，按照设定的按压频率、按压深度进行点式胸外按压。此外，通过设置按压通气比，心肺复苏机还可在按压间歇，利用高压气源为患者进行机械通气。

2. 机器结构 主要由4部分构成（图10-2）。

（1）复苏板：可使患者头颈部充分伸展，开放气道，便于气管插管，同时提供坚固的按压支撑平面。

（2）主机：调节加压器，可设定最合适的按压深度和潮气量。

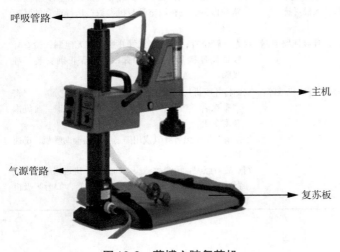

呼吸管路

主机

气源管路

复苏板

图10-2 萨博心肺复苏机

（3）气源管路：用于连接主机与氧源。

（4）呼吸管路：用于连接主机与人工气道。

（二）电动式心肺复苏机

以LUCAS心肺复苏机为例。

1.工作原理　以电机为动力源，通过数字化程序控制，带动按压头进行按压。LUCAS心肺复苏机采用了吸盘式按压头，可在按压胸腔的同时可以向上拉升胸廓，使胸廓充分回弹，并给予胸廓向上的力量，使得胸腔内产生较大的负压，从而促进血液回流到心脏。部分新型心肺复苏机，采用全胸腔包裹式的三维按压方式，在做重点点压的基础上，同时挤压胸腔，提高按压效率，收到较好的使用效果。

2.机器结构　见图10-3。

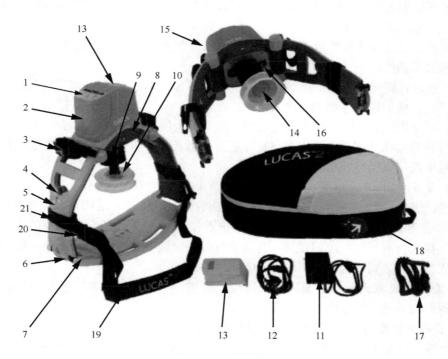

图 10-3　机器结构图

1. 用户控制面板；2. 机罩；3. 患者固定带；4. 松放环；5. 支腿；6. 爪行锁；7. 背板；8. 直流电输入；9. 风箱；10. 吸盘；11. 电源；12. 电源线；13. 电池；14. 挤压垫；15. 上半部分（心肺复苏器压缩机）；16. 通气孔；17. 车用电源线；18. 便携包；19. 缓冲吊带；20. 扣环；21. 支腿带

三、适应证和禁忌证

（一）适应证

电动式心肺复苏机用于心搏及呼吸骤停者的急救，最适用于现场窒息抢救和运转途中（甚至担架上）的心肺复苏术，同时也适用于所有的医疗急救系统、急救车、救援飞机、急诊室、冠心病监护室、心脏导管室、CCU病房、ICU等场所。

（二）禁忌证

婴幼儿、儿童、骨质疏松者、胸部骨折者及胸部骨折史者禁用。体型过小或过大，无法安装LUCAS或调整按压深度的患者。

四、操作方法

（一）气动式心肺复苏机的操作方法（以萨博为例）

1.用物准备　萨博心肺复苏机、氧源。

2.操作步骤

（1）评估患者心搏及呼吸骤停，立即安置患者为去枕平卧位，解开衣扣，暴露胸前区，首先启动人工胸外按压。

（2）萨博心肺复苏机到达后，将患者安放于复苏板上，后颈部放置在箭头所指方向的复苏板弧形边缘，使其头部后仰开放气道。

（3）逆时针旋转高度调节把手，使主机机头弹起。再将主机底部插板插入复苏板头侧的凹槽内，依据患者体型调节机头位置。

（4）用复苏板上的固定带将患者紧固。压下机头使按压头紧贴患者胸骨中下1/3处，顺时针旋转高度调节把手，使绑定在复苏板上的患者胸部与按压头紧密连成一体，确保按压过程中按压头始终紧贴胸骨中下1/3处。

（5）设备连接

1）氧气瓶供氧方式的气源安装：取出气源管道，先将其一端插在主机气源接头上；再将气源管道另一端插在氧气瓶减压阀（推荐使用出气口外径为9mm）的出气口上，并将氧气接头与氧气瓶减压阀锁紧。打开氧气开关，调节工作压力调整阀，观察气源压力指示表，使其达到适合的工作压力（0.35～0.6MPa）。

2）集中供氧方式的气源安装：取出气源管道，先将其一端插在主机气源接头上，再将气源管道的另一端连接氧源插头。

3）将呼吸管路与呼吸面罩或人工气道相连接。

（6）按下"运行/停止键（RUN/STOP）"开始按压，根据患者体型和年龄，调整"按压深度键（COMPRESSION DEPTH）"至合适的按压深度（0～7cm），再调节"潮气量键（VENTILATION VOLUME）"至最佳潮气量（400～1200ml）。选择"按压/通气比率（COMPRESSION/VENTILATION）"（5：1或30：2）。

（7）撤机时，调节"按压深度键（COMPRESSION DEPTH）"使主机按压头离开患者胸壁，按下"运行/停止键（RUN/STOP）"停止按压，再调整"潮气量键（VENTILATION VOLUME）"为零。依次撤掉气源管路、呼吸管路、主机和按压板。

3.注意事项

（1）禁止空压设备。

（2）机器使用完毕，撤气源管路时，应先撤主机端，再撤氧源端，使设备内的高压气体冲出，清洁设备内部气道。

（3）撤机前务必归零（将实际按压深度调回1cm以内，避免对下一位患者造成过大的突然冲击）。

（二）电动式心肺复苏机的操作方法（以Lucas为例）

1.用物准备　Lucas心肺复苏机。

2.操作步骤

（1）评估患者发生了心搏呼吸骤停，立即安置患者为去枕平卧位，解开衣扣，暴露胸前区，首先启动人工胸外按压。

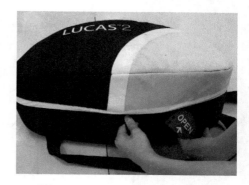

图10-4　一手按住左侧黑色拉带，另一手拉动红色手柄打开便携包

（2）LUCAS到达后，打开LUCAS便携包（图10-4）。

（3）开机自检：按下用户控制面板上的开关键1秒，打开LUCAS电源，LUCAS开始自检。当LUCAS准备就绪，靠近调节键的LED灯亮起（图10-5）。

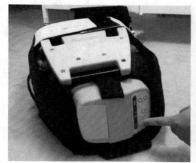
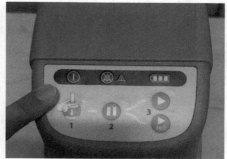

图10-5　按下用户控制面板上的开关键1秒打开LUCAS电源

（4）组装LUCAS

1）放置背板：取出LUCAS背板，置于患者躯干下，背板正面朝上，上缘对齐患者腋窝。同时将患者双上肢上举，为放置LUCAS上部做准备（图10-6，图10-7）。

2）取出LUCAS按压器：中指扣住两侧绿色拉环，取出按压器，打开爪形锁，准备连接背板（图10-8，图10-9）。

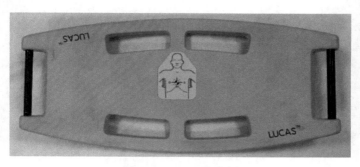

图10-6　LUCAS背板

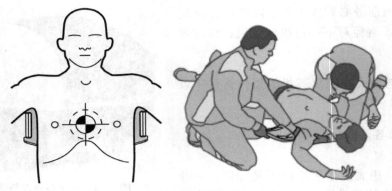

图 10-7 背板放置位置示例

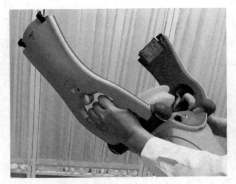

图 10-8 握住支腿手柄取出按压器

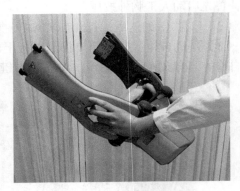

图 10-9 打开爪形锁

3）固定LUCAS按压器到背板上：先安装操作者近侧的支腿到背板上，暂停人工按压，再安装另一侧支腿到背板上，响起"喀"声，向上提，确认主机与背板连接稳定（图10-10，图10-11）。

4）放置负压吸盘：吸盘中点位于两乳头连线中点，吸盘下缘对齐胸骨末端（图10-12～图10-14）。

A. 用手标定吸盘下缘，确保吸盘下缘位于胸骨末端上方边缘（图10-15）。需要调节时，通过拉动支腿移动设备，调节按压垫的按压位置（图10-16）。

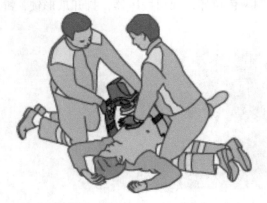

图 10-10 先固定近侧支腿

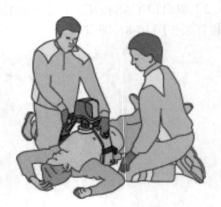

图 10-11 后固定对侧支腿

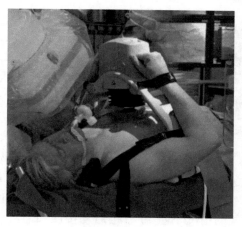

图 10-12 吸盘中点位于两乳头连线中点

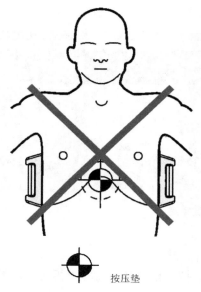

按压垫

图 10-13 吸盘位置过低

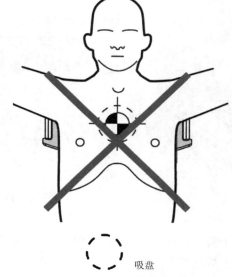

吸盘

图 10-14 吸盘位置过高

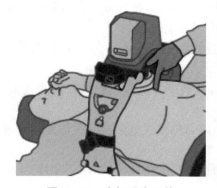

图 10-15 定标吸盘下缘

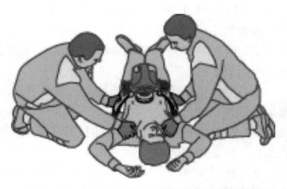

图 10 -16 通过移动支腿移动压缩机调节位置

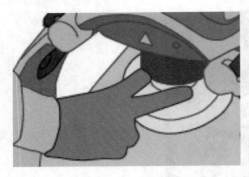

图10-17　调节高度

B.调节吸盘高度，设定起始位置。在调节模式进行调节，以两指将吸盘按下，直至按压垫接触患者胸部。按暂停键锁定起始位置，然后将手指从吸盘移开（图10-17，图10-18）。

（5）开始胸外按压：按下启动键或30:2键开始按压。

有机械通气的情况下按下启动键（连续）启动连续按压模式，以100次/分的按压频率进行连续按压，按压时指示灯将闪烁8次，提示进行通气；无机械通气的情况下按30:2键启动按压和通气30:2模式，以30次按压暂停3秒，期间医务人员进行2次通气的频率进行胸外按压。在每次通气之前指示灯闪烁，提示医务人员进行通气。

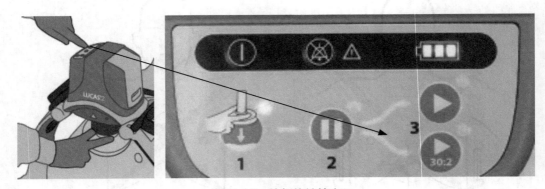

图10-18　按暂停键锁定

（6）暂停：按压过程需暂停按压时，可按下暂停键。

（7）拆除机器：按压结束时按下开关键关机，拉动松放环从背板上拆下按压器。患者病情允许可撤除背板。

3.注意事项

（1）LUCAS未到达时先进行人工CPR，在放置LUCAS进行机械复苏的过程中也应尽可能做到不要中断人工按压，放置LUCAS的时间应尽可能缩短。

（2）按压的位置要正确，吸盘中点对应两乳头连线中点，吸盘下缘在胸骨末端上方，吸盘要紧贴皮肤。

（3）不要将电极片或电极线混入吸盘下面，其可能减少吸盘促进胸廓回弹的效果，增加皮肤损伤的风险。

（4）在安装心肺复苏按压器时动作要轻柔，避免暴力操作。电源线插头按照正确方式插拔，防止损坏。

（5）放置支腿时应确保爪形锁固定在背板上，防止按压时移位。放置支腿时防止夹伤患者皮肤。

五、保养和维护

1.每次使用完毕，需用纱布或棉签蘸 75% 乙醇溶液擦拭按压头、复苏板、携储箱、氧气供应管及相关附件的外表面。

2.每次使用后检查各组件是否齐全，有无破损。检查无误后存放在固定位置。注意防尘防震防潮。

3.电动式心肺复苏机应定期充电，并检查电池电量。检查电量充满后，标明充电时间备用。

4.定期进行外观、电量和功能检查，确定机器和所有的组件干净、无污染。检查机器和所有的附件磨损、松散或部件的损坏情况。

5.请技术人员定期对仪器设备进行技术参数校准和维护。

六、常见故障与处理

（一）气动式心肺复苏机

1.按压头不能正常运作

（1）原因：气压压力低。

（2）处理方法：加大气源压力或更换气源端口，至压头可正常工作。

2.按压头位置无法升降

（1）原因：旋转把手的锁紧方向不正确。

（2）处理方法：顺时针旋紧把手。

3.呼吸管路无气流

（1）原因：通气量调节阀被关闭。

（2）处理方法：逆时针旋转流量调节阀至所需的刻度位置。

（二）电动式心肺复苏机

启动后按压头不能正常运作

1.原因　电压低。

2.处理方法　更换电池或连接电源插座，供电后再次开启复苏机。

第三节　除颤器使用与维护

一、概述

当患者发生严重快速心律失常时，如心房扑动、心房颤动、室上性或室性心动过速等，往往造成不同程度的血流动力障碍。尤其是当患者出现心室颤动时，由于心室无整体收缩能力，心脏射血和血液循环终止，如不及时抢救，常造成患者因脑部缺氧时间过长而死亡。电击除颤，是通过除颤器用较强的脉冲电流通过心脏，消除心律失常，使之恢复窦性心律的方法，是除药物和射频消融以外，治疗异位快速心律失常的另一种方法，具有作用快、疗效高、操作简便和较为安全的特点，已成为救治心室颤动和其他快速心律失常患者的首选或重要措施。因此，熟练掌握除颤器的使用方法，是对ICU医护人员的基本要求。

二、除颤器工作原理

电除颤过程中，除颤器将一定强度的电流直接或经胸壁作用于心脏，使全部或大部分心肌在瞬间除极，然后心脏自律性最高的起搏点（通常是窦房结）重新主导心脏节律，也就是说通过电击的方式将异常心脏节律转复为正常窦性节律。除颤器发放一次瞬时高能脉冲作用于心脏的持续时间一般为4～10毫秒。

三、除颤器除颤模式的分类

（一）按是否与R波同步来分

1.非同步除颤　除颤时机不与患者自身的R波同步，用于心室颤动和心房扑动（因为这时没有振幅足够高、斜率足够大的R波）。

2.同步除颤　除颤时机与患者自身的R波同步。通过心电图电极或除颤电极，识别R波，并用R波控制电流脉冲的发放，使电击脉冲刚好落在R波的下降支，不会落在易激期，从而避免心室颤动。其可用于除心室颤动和心房扑动以外的所有快速性心律失常，如室上性心动过速及室性心动过速、心房颤动和心房扑动等。

（二）按电流流动方向来分

1.单相波除颤器　电流只在电极之间单向流动。

2.双相波除颤器　电流先单方向流动，然后逆转再流向另一方。对比单相波除颤器使用的单相波技术而言，双相波因其峰值电流低，有效电流持续时间长而表现了优越的除颤特性：除颤成功率高，心脏损伤小。大量研究显示，双相波对心室颤动和心房颤动的治疗成功率都明显高于单相波。

（三）按电极板放置的位置来分

1.体内除颤器　将电极放置在胸内直接接触心肌进行除颤。早期除颤主要用于开胸心脏手术时直接心肌电击，这种体内除颤器结构简单。现代的体内除颤器是埋藏式的，与早期体内除颤器大不相同，它除了能够自动除颤外，还能自动进行心电监护、心律失常判断及治疗方法的选择。

2.体外除颤器　将电极放在胸外，间接接触心肌除颤。目前临床使用的除颤器大都属于这一类型。

四、除颤器使用方法

以非同步直流电复律为例叙述如下。

（一）用物准备

除颤器1台、纱布数块、生理盐水1袋、导电糊1管、血压计1台，检查除颤器性能。

（二）评估

观察患者心电示波为心室颤动心律，呼叫并评估判断患者意识与大动脉搏动。如患者意识丧失，大动脉搏动消失，立即展开抢救。

（三）操作步骤

1.使患者平卧，检查并除去金属及导电物质，松开衣扣，充分暴露除颤部位，迅速擦净患者胸部皮肤，范围同电极板大小。

2.打开除颤器的电源开关，将选择按钮置于非同步除颤位置。

3.在除颤器电极板上涂抹导电糊。

4.根据患者情况选择所需充电量（单向波选择360J，双向波选择200J），按下"充电（CHANGE）"按钮，将除颤器充电到所需要的水平。

5.正确放置电极板，一个放置在心尖部即左锁骨中线第5肋间，另一个放置在心底部即胸骨右缘第2肋间（图10-19）。

6.放电：①双手适当用力将电极板紧贴患者皮肤；②观察心电示波图形；③操作者身体离开床缘，并嘱所有人离开床旁；④双手拇指同时按下2个电极板的"放电（SHOCK）"按钮。

7.放电后立即观察心电示波图形，观察患者神志，测血压、呼吸并做好特护记录。

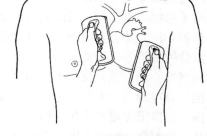

图10-19　电极板放置位置

8.如电复律未成功，可再次除颤。

9.除颤完毕，关闭除颤器电源。用纱布擦净患者皮肤，整理床单位。

10.擦净电极板，收好备用。

（四）注意事项

1.确保除颤器处于良好备用状态。

2.除颤前判断患者病情、心电示波图形、患者意识等情况。

3.电极板位置要放置准确，保证有效的电流穿过心脏；电极板紧贴患者皮肤，避免有空隙，以防放电灼伤皮肤。

4.要保持除颤器的把手干燥，操作者的手不要接触到浸有生理盐水的纱布垫。

5.操作者及有关人员不要与患者床接触，以免遭电击。

6.如心电示波为细颤，可静脉注射盐酸肾上腺素，待转为粗颤后再进行除颤。

7.除颤后如自主心律未恢复，应继续给予胸外心脏按压等其他心肺复苏措施。

五、除颤后的常见问题与处理

（一）除颤不成功

心室颤动患者首次除颤后心律未转复为窦性心律，则继续进行胸外心脏按压，观察心电图变化，视情况再次进行电除颤。

（二）血管栓塞

电除颤后应密切观察患者肢体的运动及血液循环情况，如有无肢体苍白、水肿、发绀、疼痛，皮肤温度的变化，以便及时发现肢体动脉栓塞。少数情况下右心腔栓子脱落可造成肺动脉栓塞，因此要密切观察患者呼吸频率、节律、强弱及临床症状和体征，监测指端血氧饱和度，必要时做血气分析。一旦发现有肺动脉栓塞形成，应卧床休息，防止栓子再次脱落，同时给予氧疗，保证氧流量。使用抗凝血药物治疗时，应定时检测凝血酶原时间及国际标准化比值（INR），观察有无出血倾向。

（三）心律失常

电复律后患者常出现室性期前收缩或房性期前收缩。部分患者还可出现一过性窦性停搏或房室传导阻滞，常具有自限性。除颤后，应密切监测患者神志及生命体征变化，给予持续心电监测，及时发现致命性室性心律失常，特别是及早地发现部分心室颤动的预警心律，使患者得到及时准确的处理。电击后心律失常以期前收缩最为常见，大多在数分钟后消失，不需要特殊处理。若为成对的室性期前收缩或短阵室性心动过速等严重的室性心律失常并持续不消退者，应使用抗心律失常药物治疗。若出现持续室性心动过速、心室颤动，需紧急再行电击除颤。电击后也可能发生显著的窦性心动过缓、窦性停搏、窦房阻滞或房室传导阻滞。轻者能自行恢复，可不做特殊处理。必要时可使用阿托品、异丙肾上腺素，以提高心率，个别患者可能需要安装临时心脏起搏器。

（四）胸壁皮肤灼伤

使用导电凝胶、皮肤-电极接触良好、使用最低的有效输出能量可降低胸壁灼伤的发生率和严重程度。如已发生灼伤可外用烧伤创面治疗药物涂擦患处，即可治愈。

（五）紧张、焦虑

患者电除颤后精神上和肉体上受到巨大的痛苦，出现极度恐惧、焦虑，应给予安慰和疾病知识教育，让患者对自己所患疾病有所认识，积极配合治疗。除颤后，患者应绝对卧床休息，保持周围环境安静，保证充分的睡眠，避免不良刺激。加强生活护理和语言沟通，帮助患者恢复到心理最佳状态。

六、除颤器的保养与维护

1.确保仪器整洁、干燥、完整，用物齐全，仪器上不得放置其他物品。
2.定期检查仪器性能，保持导联线无划伤、磨损、打折。

3.用后及时清洁导联线、电极板，注意保护屏幕，严禁用粗糙的布擦拭屏幕。

4.每次用后及时充电，超过1周未用应重新充电。定期开机检测仪器性能，保持备用状态。

七、除颤器常见故障与处理

1.低电压（或电池）报警　应检查电源导线是否正确连接，电池是否有预充电量。如电池使用年限较长，可能出现电池无法正常充电的情况，应及时更换电池，确保紧急情况下的正常使用。

2.显示器故障　多为机械问题。应检查电源、导线和显示器与电极之间的连接。

3.电磁干扰　屏幕显示波形紊乱、字符抖动等，可能因除颤仪受高频医疗设备、无线电/电视发射系统等的影响。这时需要尽快判断干扰的来源并采取相应措施，以保证设备的正常使用。

4.自动识别标志错误　当除颤器为同步除颤模式时，自动识别标志应位于QRS波处，如位于T波处，应更换电极位置，并在电复律前再次确认自动识别标志位置是否正确。

5.放电失败　当除颤器为同步除颤模式时，在有效识别QRS波群前不能放电。应按下按钮直至放电。若仍不能放电，应更换导线并再次尝试放电。

第四节　临时性心脏起搏器使用与维护

一、概述

心脏起搏器（cardiac pacemaker）就是一个人为的"司令部"，它能替代心脏的起搏点，使心脏有节律地跳动起来。心脏起搏器是由电池和电路组成的脉冲发生器，能定时发放一定频率的脉冲电流，通过起搏电极导线传输到心房或心室肌，使局部的心肌细胞受到刺激而兴奋，兴奋通过细胞间的传导扩散，触发整个心房和（或）心室的收缩，保证有效心排血量，从而维持心脏的正常功能。人工心脏起搏器能发出有规律的电脉冲，使心脏保持跳动。

二、心脏起搏器的分类及工作原理

常用起搏器的工作方式可用三个字码表示：第1个字码表示起搏器刺激哪个心腔，A为心房、V为心室、D为心房和心室双心腔；第2个字码表示起搏器能感知哪个心腔的自身激动，A为心房、V为心室、D为心房和心室都能感知、O为没有感知功能。第三个字码表示起搏器感知心脏自身激动后用什么方式反应，T为触发反应、I为抑制反应、D（或T/I）为既有触发反应又有抑制反应、O为没有反应。

按照心脏起搏器工作方式或性能类型分类

1.固定频率型（或非同步型）心室起搏　起搏器按规定的频率发放脉冲，刺激心室起搏，没有感知功能，对心脏的自身激动没有反应。这种工作方式适用于治疗心室率恒定缓慢的心律失常，以及用于短阵快速刺激。

2.心室同步型心室起搏

（1）R波触发型（VVT）：起搏器按规定的频率发放脉冲刺激心室。如果心室有自身激动（QRS）发生，起搏器能够感知。自身激动的QRS波触发起搏器，使之立即发放一次电脉冲，但此电脉冲恰好与自身心搏的QRS波同时发生，故心室不能应激。以此触发的脉冲为起点，起搏器重新安排脉冲发放周期。在这次脉冲以后规定的时间内（相当于起搏器规定频率的周期），若无自身心搏发生，则起搏器发放脉冲刺激心室起搏，以此机制避免起搏器与自身心搏的心律竞争。

（2）R波抑制型（VVI）：起搏器按规定的频率发放脉冲刺激心室起搏，如果心室有自身激动发生，起搏器能够感知。自身激动的QRS波抑制起搏器，使下一次脉冲不按原来周期发放，而是从自身激动的QRS波开始重新安排周期，在此QRS波后规定的时间内（相当于起搏器规定频率的周期），若无自身心搏发生，则起搏器发放脉冲刺激心室起搏，以此机制避免起搏器与自身心搏的心律竞争。本型应用最广，习惯上称为心室按需起搏器，适用于各种类型的心室率缓慢的心律失常。

3.心房同步型心房起搏　原理同心室同步型，把电极置于心房，刺激心房起搏，起搏器能感知心房的自身激动（P波），可重新安排脉冲的发放周期。感知心房自身激动而触发起搏器立刻释放脉冲者称为心房触发型（AAT），感知心房自身激动而抑制起搏器发放脉冲者称为心房抑制型（AAI）。这种起搏方式适用于房室传导功能正常的窦性心律过缓患者。

4.心房同步型心室起搏（VAT）　心房和心室都放置电极，起搏器感知心房激动（P波），于延迟0.12～0.20秒后触发脉冲释放，刺激心室起搏。VAT适用于心房节律正常的房室传导阻滞患者。

5.心房同步型心室按需起搏（VDD）　起搏器对心房和心室的激动都能感知，感知心房的自身激动（P波）后，触发脉冲释放，刺激心室起搏，期间延迟0.12～0.20秒。如果在这段时间内，心室有自身激动（下传的QRS波或心室异位搏动），则起搏器于释放刺激心室的脉冲以前，先感知心室的激动，此心室激动抑制起搏器释放刺激心室的脉冲。

6.房室顺序型心室按需起搏（DVI）　心房和心室分别放置电极，每次激动，起搏器发出一对脉冲，分别刺激心房和心室，两者之间有0.12～0.20秒延迟时间，保持房室收缩的生理顺序。起搏器能感知心室的自身激动而抑制脉冲释放。若自身心律的R-R间隔短于起搏器的心房逸搏间期，起搏器不发放任何脉冲。若自身心律的R-R间隔长于起搏器的心房逸搏周期，起搏器首先发放脉冲刺激心房，若起搏的心房激动能下传心室（即P-R间期短于起搏器的A-V延迟时间），则此下传的QRS波抑制起搏器发放刺激心室的脉冲。若心脏的房室传导时间长于起搏器的A-V延迟时间，则起搏器释放刺激心室的脉冲，成为房室顺序起搏。这种起搏器适用于房率过缓伴有房室传导阻滞的患者。

7.房室全能型（DDD）起搏　对心房和心室都能刺激，对心房和心室的自身激动都能感知。感知心房自身激动后，触发刺激心室的脉冲，其间有0.12～0.20秒延迟时间。感知心室自身激动后抑制释放刺激心房及心室的脉冲。如果在QRS波后规定的时间内

（起搏器的最低频率限度）没有心脏自身的激动，则起搏器释放刺激心房的脉冲，如果在起搏的心房激动后规定的 A-V 间期内没有 QRS 波，则起搏器释放刺激心室的脉冲。故 DDD 型实际上包括了 VDD 型和 DVI 型两种工作方式，是治疗病态窦房结综合征合并房室传导阻滞比较理想的起搏方式。

以上各种心房同步型和房室顺序型起搏方式都属于生理性起搏，由于它保持心房和心室的收缩顺序，其血流动力学效果比单纯心室起搏更为优越。

8. 抗快速性心律失常的起搏器　用以治疗以折返激动为机制的反复性心动过速。起搏器感知心动过速后，释放脉冲，以非同步连续刺激、期前刺激、短阵快速刺激、扫描刺激等方式，终止心动过速。此起搏器主要适用于阵发性室上性心动过速，也可用于经过严格选择的阵发性室性心动过速。

9. 具有程序控制功能的起搏器　起搏器内具有微处理器，埋入体内后，由体外的程序控制器发出电磁信号，对起搏器的工作方式及工作参数、频率、刺激强度、脉冲宽度、感知灵敏度、不应期、房室延迟时间、起搏工作方式等进行调整和控制，使起搏器根据患者的具体情况，施以最适工作方式及工作参数。

由于起搏器的种类增多，上述用三个字码表示其工作方式已不能满足需求，现提出用五个字码表示。前三个字码表示方法同前，第四个字码表示程序控制的性能，P 为有单项程控性能、M 为有多项程控性能、O 为无程控和频率自适应性能、R 为有频率自适应功能，第五个字码表示抗快速性心律失常的工作方式，R 为起搏、S 为电击、D 为起搏＋电击、O 为无抗心律失常功能。

三、临时心脏起搏器的使用

（一）临时心脏起搏器的参数设定

1. 起搏频率　为起搏器每分钟发放的脉冲次数。VOO 起搏器只能按固定频率发放脉冲次数，按需起搏器的脉冲发放次数可以程控，可根据患者病情需要调整起搏频率，一般为 40 ～ 120 次 / 分，通常取 60 ～ 80 次 / 分为基本频率。

2. 逸搏间期　是自身心律与刺激信号间的时距，是感知 QRS 波或 P 波初始部到其后的脉冲信号之间的时距。实际上大多逸搏间期略长于自动间期，其原因是感知并非发生在 QRS 的开始处，且自身心肌除极波到达起搏器感知系统需一定时间，一般约需要 50ms。

3. 脉冲幅度　是指输出脉冲的电压强度（即起搏脉冲电能），以伏特（V）为单位。起搏器输出电压可以程控。电压程控参数范围因起搏器不同而不同，可参考仪器设置说明，一般在 0 ～ 12V。

4. 感知灵敏度　感知功能是起搏器的基本功能之一。感知功能是起搏器对置入者自身心电信号或通过其接收到的其他电信号的检测和识别功能。在感知功能正常情况下，当有自主心搏时，起搏器通过电极导线将检测到的心电信号传递给感知器，抑制或触发起搏脉冲发放，同时会重新计算起搏周期。没有自主心搏，起搏器按照设定的基础起搏周期发放起搏脉冲。感知灵敏度（sensitivity）是起搏器检测和识别心电信号的能力。通过合理设置感知灵敏度可保证起搏器正常工作，即感知阈。心室感知灵敏度的设置范围一般在 0.5 ～ 5.0mV，每 0.5mV 为一挡。心房感知灵敏度的设置范围一般在

0.1～5.0mV，每0.1mV为一挡；0.5mV以上时，每0.25mV为一挡。感知安全度＝［测定的心内电位（mV）－感知灵敏度（mV）］÷感知灵敏度（mV）×100%。一般要求该值＞100%，最好能接近或超过150%，感知安全度是保障起搏器感知和按需功能的指标。

（二）临时心脏起搏器的使用途径

临时心脏起搏器的常见使用途径有以下几种：经皮起搏、经静脉起搏、经食管心脏起搏和经胸心脏起搏。临时起搏方式的选择通常取决于当时的情况，如情况紧急、是否可能需要置入永久起搏器、患者本身的特殊因素（如体型、解剖部位情况、可利用的静脉入路等）和可能的并发症等。这些因素中最关键的是情况紧急。需要进行临时起搏患者的血流动力学多不稳定（或可能变得不稳定），常需要迅速对心血管系统的衰竭进行预防和干预治疗。通常对同一个患者需要几种不同的临时起搏方法，如极严重的心动过缓患者在抢救室内，应选择经皮起搏，一旦稳定则改用经静脉起搏。各种临时起搏方法的优缺点见表10-2。

表10-2 临时心脏起搏的方法

途径	优点	缺点
经皮起搏	无创；并发症少；短期内可靠	不舒适；不能长期应用
经静脉起搏	最舒适；可靠；可行房室顺序起搏	需要中心静脉入路
经食管心脏起搏	相对无创	只能起搏心房；不能长期应用
经胸心脏起搏	开始迅速	起搏钢丝放置困难；起搏效果不一（常因患者非常危重）；并发症多
经心外膜	心脏直视手术后短期内非常有效；并发症少	仅用于心脏直视手术后

（三）使用临时心脏起搏器患者的护理及注意事项

1.确保起搏电极的正确位置：电极位置过深，可能会邻近膈肌，出现膈肌刺激症状；电极位置过浅，可导致无起搏波形或波形改变。搬运患者时应动作轻柔，防止电极脱落或刺穿心室。妥善固定外露导线，防止脱出或移位。

2.持续心电监护，严密监测起搏情况：观察起搏心电图的起搏频率与设定的频率是否一致，是否为有效起搏，如自主心率与起搏心率交替，心电图显示低于起搏心率，应高度怀疑为起搏器电流过低或是电极移位。观察有无心律失常发生，发现异常，应及时报告医生处理。起搏24小时以上发现输出信号变化或心室电夺获不良时，应注意观察有无电能耗竭，及时、快速的更换电池，避免患者发生晕厥。

3.监测血钾浓度：血钾浓度过高时，可使起搏阈值升高，导致起搏信号无效。血钾浓度过低时，可使起搏阈值降低，导致室性心律失常。

4.常规备好抢救药品：如阿托品、多巴胺等，以防起搏器故障。

5.要避免周围电场对临时起搏电极可能造成的危险，医护人员和患者应避免任何金属物接触临时起搏电极的插头。在防止周围电场可能造成的危险方面应注意以下几点。

（1）临时起搏电极的插头不能和任何液体、金属导体接触，也不能用手去接触没有绝缘的部分。

（2）若电极插头未插入起搏器插孔内，插头的无绝缘部分必须隔离（可用橡皮手套或塑料、硅胶帽）。插头不得接触皮肤或悬吊于空气中。

（3）使用中应严格检查插头是否可靠地固定在插孔内，固定装置是否锁紧。

（4）注意电极插头与插孔的极性（阴极与阳极）是否符合。

（5）尽量避免使用不必要的延长线或连接器，因为延长导线可增加微电流电击的机会。

（6）不要在起搏器连接电极的工作状态下更换电池。

（7）起搏器使用中，应避免外界电磁的干扰。如患者不宜使用高频电刀或电凝器等，因为强干扰可造成对起搏器功能的抑制。应用300J以上的能量行心律转复时可能破坏起搏器电路。

四、临时性心脏起搏器的保养和维护

1.用后以清水纱布擦拭临时性心脏起搏器，特殊感染的患者或起搏器上有血迹等明确污染时，应以75%乙醇溶液纱布擦拭消毒，待干后备用。

2.整理外接导线后妥善放置，防止导线打折、折断或接头处损坏，影响使用寿命。

五、常见故障与处理

一旦心脏起搏器发生起搏故障，必须及时查找原因并迅速加以排除。以下几点可作为查找起搏失灵的线索。

1.起搏器开关是否在"开/ON"的位置。

2.起搏器的各项控制参数是否正确。

3.心电图记录或示波是否有起搏脉冲标记。

4.每一次起搏脉冲"钉样"标记后是否都有QRS波群。

5.电极的末端插头是否正确而牢固地插入临时起搏器的插孔内。

6.有无部分金属插头未插入插孔内，并和其他物品接触。

7.听诊心尖部的心搏次数是否与起搏频率相一致。

8.患者的体位是否影响起搏次数。

9.是否有膈肌或胸、腹壁肌肉的抽动现象。

10.患者咳嗽或做深呼吸运动时是否有起搏失常现象。

11.周围有无电磁场干扰。

12.各种故障表现与处理方法　见表10-3。

表10-3　临时性心脏起搏器常见故障与处理

故障表现	原因	排除方法
无起搏脉冲	感知度过于灵敏	降低感知度
	电池耗尽	更换电池
	插头松动	拧紧插头
	导管电极折断	更换电极

续表

故障表现	原因	排除方法
有起搏脉冲，无心室夺获	电极移位	重新安放电极
	感知阈值升高	调整感知阈值在适当范围
	电池耗尽	更换电池
	电机绝缘层破坏	更换电极或修复破损处
起搏次数不稳定	起搏器线路故障	更换起搏器
感知丧失	电极移位	重新安放
	感知度低	提高灵敏度
	起搏器线路故障	更换起搏器
超感知	感知过于灵敏	降低感知度
	外界电磁干扰	排除干扰
	电子线路故障	更换起搏器
起搏引起的心律失常	起搏电压输出过高	降低起搏电压
	按需功能故障	调整或更换起搏器
	起搏后期前收缩增加	加速起搏或用适当药物
胸壁、膈肌刺激	心室穿孔	重新置入电极
	起搏电压输出过高	降低起搏电压

第五节　输液泵使用与维护

一、概述

危重患者的液体管理是重症监护的重要组成部分。精确控制静脉输注液体的速度，是实现危重患者合理容量控制的重要途径。输液泵是机械推动液体进入血管的一种电子机械装置，既可微量控制，又可快速输注，以其操作简单、给药剂量精确、速度均匀等优点广泛应用于临床。

二、输液泵的工作原理

输液泵主要由微机系统、泵装置、监测装置、报警装置、输入装置及显示装置组成。微机系统是整个系统的"大脑"，对整个系统进行智能控制和管理，并对检测信号进行处理，一般采用单片机系统。泵装置是整个系统的"心脏"，是输送液体的动力源。一般采用"指状蠕动泵"作为动力源，即利用滚轮转动，使输液泵管路特定部位依次受到挤压，产生蠕动，从而推动液体向前流动。报警系统是传感器感应到的信号经微机处理后，得出报警控制信号，再由报警装置响应，引起人们的注意，同时进行正确的处理。具有光电报警和声音报警功能，对输液过程中出现断电、泵门未关、低温、输液完成、电池欠压、管路阻塞和管路中出现气泡等异常情况进行报警。通过输入装置可设定输液的各个参数，如输液量和输液速度等。显示装置负责显示各参数和当前的工作状态等。通过上述装置的集成运转，输液泵可对药液的滴注速度进行准确调节，保证药液按照设定要求准确、匀速的输入患者体内，达到理想治疗效果。

三、输液泵的使用方法

1.检查输液泵，显示一切正常后方可应用。

2.操作者做手卫生，戴口罩。

3.打印医嘱执行单（或医嘱本）及输液标签并核对（包括患者姓名、床号、ID号、药名、浓度、配制时间），将输液标签贴于液体袋背面。

4.根据医嘱配备药液，经两人查对，确认无误后，连接输液泵专用输液器。

5.查对患者姓名、ID号及腕带信息，向患者解释操作目的，取得患者的同意和配合。

6.根据药液选择输液通道，将输液泵妥善固定或放置后连接电源，打开电源（power）开关，开机自检。

7.排气，使液体充盈至莫菲滴管的1/3处，将墨菲氏滴管固定于滴速传感器上，使墨菲氏滴管的液面低于滴速传感器平面。

8.打开输液泵门，将输液泵输液器安装于输液泵的管槽内，关闭输液泵门。

9.设置预置输液量，按（OK）键确认。设置输液速度（ml/h），按（OK）键确认。

10.消毒静脉通路输液接头。按开始键，看到输液泵正常运转的标识后，再次检查输液器，确认无气泡后，再次核对患者信息，将输液器与患者静脉通路连接，松开输液器调节阀，开放静脉通路。

11.确认输液泵工作正常、各参数准确无误后，向患者交代注意事项。

12.输液完毕，关闭患者静脉输液处的三通（或夹子），按开始/停止（START / STOP）键后，再断开与患者静脉输液处的连接。

13.关闭电源，整理用物。

14.做手卫生。

15.输液过程中观察管路连接是否紧密，输液部位有无液体外渗、局部组织损伤等情况发生。禁止用输液泵输入血液、血浆、血小板等血液制品。

四、输液泵的保养与维护

1.首次使用前要先充电12小时，定期检查与更换电池，每月至少进行1次电池放电。

2.每日以清水或75%乙醇溶液擦拭输液泵的外壳，被污染后应及时擦拭。禁用汽油、高浓度乙醇溶液或含氯消毒剂等具有腐蚀性的液体擦拭。

3.备用状态的输液泵应每周为输液泵除尘、开启检查1次。

4.输液泵应远离高频电流的装置（手机、除颤器等），远离氧气或可燃性气体。

5.定期用柔软的棉布轻擦管路空气监测器表面。

6.擦洗后的仪器完全风干后存放，避免储存在过热、过度潮湿、阳光直射或紫外线照射的环境中。

7.长时间连续使用致仪器发热时，应暂停使用仪器一段时间，以免造成仪器运转过度而致失灵。

8.定时检查滴注速度的准确性。

五、输液泵的常见故障与处理

输液泵的常见故障和排除方法见表10-4。

表10-4　输液泵的常见故障和排除方法

故障表现	常见原因	处理方法
泵不能启动	内置电池电压不足或电池老化	重新充电12小时或更换内置电池
	外接电源连接不良	检查外接电源连接情况
空气	管路内有气泡	排除管路内气泡
	输液器安装不正确	重新安装输液器
	管道空气监测器不洁	清洁空气监测器
	输液泵和输液器不配套	更换配套输液器
阻塞	管路扭曲或损坏，或静脉管路阻塞	检查管路，排除阻塞
	输液器调节阀未打开	打开调节阀
	患者静脉通路阻塞	取出固定在输液泵内的输液器部分，检查静脉通路是否通畅
滴注错误	滴速传感器放置不正确	重新安装管路
	管路同一部位长时间处于蠕动器或挤压器位置	移动管路，更换管路蠕动位置
	墨菲氏滴管的液面高于滴速传感器	调节墨菲氏滴管的液面，使其低于滴速传感器

第六节　微量泵使用与维护

一、概述

重症患者病情变化快、风险高，需大剂量使用血管活性药、镇静镇痛药等高风险药物，由于受输入液体总量的限制，往往需要配制较高浓度的药液，需要以极为缓慢而精确的速度给药。使用微量泵能准确、微量、持续、定时控制药物的用量，给药均匀。微量泵与输液泵相比，具有计算更加精确的特点，适用于高浓度药液的缓慢输注。

二、微量泵的工作原理

微量泵由步进电机及其驱动器、丝杆、支架和螺母等构成，丝杆可往复移动，螺母与注射器的活塞相连。工作时，单片机系统发出控制脉冲使步进电机旋转，其带动丝杆将旋转运动变成直线运动，推动注射器的活塞向前进行注射输液。可将少量液体精确、微量、均匀、持续地输出。其进量速度以每小时毫升数计算，最大为99.9ml/h，最小为0.1ml/h。有效提高液体和药物输注的精确性和安全性，并达到流速均匀的目的。其主要适用于输注血管活性药、高浓度电解质等高危药物的精准治疗，以及高浓度抗菌药物的缓慢输注治疗。

三、微量泵的使用方法

1.用物准备：微量泵（注射泵）、微量泵延长管、注射器、注射药物、输液标签、复合碘棉签1包。

2.操作者做手卫生、戴口罩。

3.查对医嘱，遵医嘱配制泵入溶液。

4.写好或打印出包括患者姓名、床号、ID号、药名、浓度、配制时间的标签，贴于注射器上，注意要露出注射器的刻度线。

5.连接延长管排气、两人查对。

6.打开微量泵盖和注射器固定夹，将注射器刻度朝外放入微量泵注射器安全支架上，关闭注射器固定夹和微量泵盖。

7.携用物至患者床旁，查对患者姓名、ID号及腕带信息，向患者解释操作目的，以取得患者的配合。

8.将微量泵固定于输液架或泵架上，接通电源，打开微量泵开关；开机自检。

9.遵医嘱设置药液泵入速度，按开始键，再次检查导管内有无气泡。

10.对静脉通路输液接头进行消毒，再次核对患者信息，将微量泵延长管连接于患者静脉输液通路上，观察微量泵工作状态并向患者交代注意事项。

11.整理用物，在医嘱单上签名，记录执行时间。

12.如遵医嘱调节泵入速度

（1）按停止键，重新设置泵入速度。

（2）按开始键，记录调整后速度。

13.如遵医嘱停止泵入药物

（1）按停止键。

（2）将微量泵延长管与三通一起与静脉输液通路分离。

（3）打开注射泵盖及注射器夹，将注射器取下，关闭注射器夹和微量泵盖。

（4）关闭电源开关，撤下电源，整理、清洁用物。

四、微量泵的保养和维护

1.*清洁*　每日对注射泵进行擦拭，保持注射泵的清洁，以免药液腐蚀注射泵。应使用湿润干净的抹布或酒精棉球对注射泵进行擦拭，注意不要让液体流入注射泵内部。在注射过程中，滴在注射泵上的药液要及时擦净，以免药液流入注射泵内，影响注射泵的正常工作。

2.*存放*　清洁好的注射泵可贮存于－40～55℃、相对湿度不大于93%、无腐蚀性气体、通风良好的室内。

3.*电线连接良好*　电源插座的中间端子为地线连接端，使用注射泵须保证接地良好。

4.*可充电电池的维护*　当微量泵使用内置电池工作时，应一次将电量耗尽（即用至产生低电量报警）；长期不用时，每4～5个月应插上交流电源对电池进行充电，因长期放置不用可能造成电池报废。

五、报警处理与故障处理

1.*接近完成报警*　当注射器中药液仅剩余少量时，"接近完成"指示灯闪亮，并同时发出间断报警声，按"消音"键后报警停止。此时应与医生沟通，如需继续泵入药物，则应立即配制新的药液，以备更换。

2.完成报警　运行中当注射泵推进机构推进到最左端时，"完成"报警指示灯亮，并发出间断报警声，注射泵停止推进，此报警不能通过按"消音"键消除，应立即给予更换药液或关闭注射泵。

3.阻塞报警　当针头或输液管路堵塞时，"阻塞报警"指示灯亮，并同时发出间断报警声，按"消音"键可消去报警声。此时应检查针头及输液管路各接头、调节夹等处有无阻塞，是否完全开放。排除阻塞原因后按开始键，重新启动微量泵。如阻塞仍未解除，3分钟后微量泵将再次报警。

4.预置总量完成提示　当药液输出量达到或超过所设定的预输液"总量"时，"完成"报警指示灯亮，并发出间断报警声，此时泵按0.1ml/h（保持静脉开放）的流速进行输液，按"消音"键可消去报警声。如未进行处理，3分钟后则再次发声报警。应根据需要选择重新设置输液量或关闭微量泵。

5.电源线脱落报警　按"电源"键开机，如没有接通交流电源或使用中外部交流电源线脱落，泵会发出间断报警声同时启用内部电池供电。此时应尽快连接外接电源，保证微量泵的正常运转。如在转运途中，应正确评估电池电量和转运持续时间，准备备用电池。报警声可通过按"消音"键或重新插上外接电源消除。

6.电池欠压报警　当电池电量不足，"电池低"报警指示灯亮，并发出间断报警声，按"消音"键可消去报警声，并立即给予更换电池或连接外接电源导线，给电池充电。如未进行处理，3分钟后则再次发声报警。

7.暂停超时　停止状态下，2分钟内无任何操作，泵会发出"嘀嘀"提示声，同时LED显示器闪烁。该提示音可按"消音"键暂时消去，但2分钟后如仍无操作则会继续发声报警。

8.Er0.1故障报警　当阻塞检测电路异常时，Er0.1故障报警并停机，LED显示器显示"Er0.1"，阻塞报警灯亮，无法消音，应关机后重启。如仍不能正常使用，应联系专业工程师维修。

第七节　静脉输液管理系统使用与维护

一、概述

静脉输液是危重患者救治的重要手段。危重患者输液种类多，输液速度需要严格控制，输液泵、微量泵的应用虽可有效控制单一种类药液的输液速度，但护士要同时管理多种药液的输注，并对输液完成情况、液体入量、余量有全局把控，需要耗费很多精力。静脉输液管理系统在不改变原有输液方式的基础上，通过信息化手段帮助护士实现对患者的多种药液输注速度、余量、总量等输液相关信息的远程、智能管理，可有效提高护士的工作效率，减少输液相关不良事件的发生，是现代化ICU患者液体管理的重要手段。

二、静脉输液管理系统的工作原理

静脉输液管理系统主要由输液终端、中继器、监控台三个硬件部分组成，并配有输液监控管理系统和加密系统两套软件。一般情况下一个护理单元由20～99个输液终端、1～6个中继器和一个监控台组成。通过中继器将输液终端液体输液种类、量、速度等信息传输到监控台，实现对病区内多个患者输液信息的集中、远程管理，并根据预先设置要求对上述信息进行分级和排序，实时提示，必要时报警，使护士在护士站即可及时、准确掌控患者的输液情况。管理系统可实现输液双通道的中继功能。管理系统还可对每位患者的基本信息（如护理等级、过敏史、饮食、床位分配等）进行录入、储存、编辑、查询和备份，有利于护士更加系统、全面掌握患者的治疗现状，帮助完善护理决策。

三、静脉输液管理系统的使用方法

（一）用物准备

静脉输液管理系统、输液辅助用导管、注射器、注射药物、输液标签，静脉输液所需物品。

（二）操作步骤

1.操作者做手卫生、戴口罩。

2.查对医嘱，遵医嘱配制泵入溶液。

3.打印包括患者姓名、床号、ID号、药名、浓度、配制时间的输液标签，贴于注射器上，注意要露出注射器的刻度线。

4.打开输液辅助用导管，连接于无菌注射器上，排气，请第2人查对。

5.携用物至患者床旁，查对患者姓名、ID号及腕带信息。

6.向患者解释操作目的、所泵入药物的作用、注意事项及配合要点，以取得患者的配合。

7.开启输液管理系统：①连接主电源导线，打开输液管理系统电源开关；②开机自检；③检查旋转固定手柄是否连接；④输入患者基本信息；⑤打开并检查输液泵汇总视窗中的号码位置。

8.调整到注射器设定屏幕，安装注射器：①打开注射泵盖和注射器夹，将装有药液的注射器刻度向外放入注射泵注射器安全支架上；②关闭注射器夹和注射泵盖；③在屏幕上选择并确认注射器。

9.设置药物：选择药物框、打开药物库。按照字母排序或药物分类查找当前使用的药物。

10.设置药物泵速：①遵医嘱设置正确的药物泵入速度；②按开始键，看到注射泵正常运转的标识后，再次检查导管内是否有气泡；③按停止键。

11.连接静脉通路：①将一次性垫巾置于患者静脉穿刺部位；②消毒三通接口；③按开始键；④将输液辅助用导管连接于三通接口；⑤观察注射泵工作状态。

12.为患者整理衣服，盖好被子，向患者交代注意事项。

13.整理用物，在医嘱单上签名，记录执行时间。

14.调节泵速：①按停止键；②按通道选择键选择通道；③按回车键或单键飞梭，旋转单键飞梭调整流速；④按回车键或单键飞梭确认修改；⑤按启动键确认更新后的流速。

15.调整注射压力：①按通道选择键选择通道；②按压力键显示压力调节界面，设置输注的压力。

16.设置快速静脉输注Bolus：①按通道选择键选择通道；②按"MODE"键选择输液模式界面；③按"Bolus"键，设置Bolus剂量和时间，检查Bolus参数；④按"START"键；⑤Bolus完毕回到最初的状态（停止或继续输液）。

17.设置双通道中继：①在选定通道从药物菜单中选择要输注药物；②按双通道中继键进入通道关联界面；③设置通道关联；④安装中继通道注射器；⑤开始中继。

18.回顾历史记录：按历史回顾按钮，可调出不同的历史记录。

19.停止泵入药液：①将输液辅助用导管与患者静脉置管接口部位分离；②消毒三通接口，连接无菌三通帽；③按停止键，打开注射器夹。将注射器从注射泵上取下；④关闭注射器夹和注射泵盖。

（三）注意事项

1.保持输注泵旋转固定手柄连接完好。

2.更换输注泵时，应先使泵运行后再接患者静脉输液通路，防止药物大量或不均匀进入患者体内。

3.配制药液浓度要准确，标识要清楚。

4.设定的药物名称和浓度应与实际相符，系统自动统计同种药物及浓度的输注总量，如果实际药物名称及浓度与设置不符，会影响总量统计。

5.双通道中继使用安装的注射器一定要和管理系统中所选的注射器一致。

四、静脉输液管理系统的保养与维护

1.日常管理

（1）完善输液管理系统管理制度，专人管理，建立使用登记。

（2）存放于阴凉干燥处，避免剧烈震动、阳光直射或紫外线照射。

（3）清洗消毒前应断开电源，不要让液体进入机器。

（4）用75%的乙醇溶液进行擦拭消毒，慎用喷洒型消毒剂，根据制造商的要求可以在30cm外使用喷洒型消毒剂，避免机器上堆积液体。

（5）不要使用含乙烯、氯化物等的消毒剂，这些刺激性消毒剂会损坏机器塑料部分并造成机器故障。

2.维护、检修制度

（1）建立维护、检修登记本；定期对输液管理系统进行开机检查，检测单泵性能、流量、容量，进行堵塞压力测试。

（2）每12个月进行定期检测，由专业技术人员完成。

（3）长期不用时，内部蓄电池至少每月进行1次充放电；电池充电后工作时间缩短时，应及时更换新电池；输液泵出现故障应及时报修。

五、常见故障报警与处理

常见故障报警及处理方法见表10-5。

表10-5　常见故障报警及处理方法

报警项目	报警原因	处理方法
气泡报警（air alarm）	输液管道内有气泡	将输液管道内的空气排尽后再重新安装
高压力报警（press alarm）	输入口堵塞	检查患者输液通路有无打折，三通或调解夹是否打开，确保管路通畅
	输液完成	更换液体
低压力报警（press alarm）	输入口脱落	检查输液管路连接是否正常，如意外断开，须对输液管路进行更换和消毒后再与患者静脉输液端口连接
滴液报警（drop alarm）	墨菲氏滴管液面过高	调整液面位置
	墨菲氏滴管壁上粘有液滴	摇动滴管去除水雾
	滴数传感器损坏	更换传感器
无交流电报警（NO power）	交流电源中断	连接交流电源
电池电量低（low batt）	蓄电池电量低	连接交流电源
泵门打开（door open）	泵门未关	检查并关好泵门，然后按"开始"键，再次启动输液

第八节　振动排痰仪使用与维护

一、概述

正常情况下人体的肺泡、气管、支气管都会产生一定量的分泌物湿化气道，在病理情况下，如分泌物过多，则聚集形成痰液，并随纤毛的蠕动及咳嗽反射排出体外。当痰液不能被有效地排出而聚积在肺部时，则可导致肺炎、肺不张等肺部疾病的发生。ICU患者由于昏迷、镇静、机械通气、感染重、痰液黏稠、咳痰无力、伤口疼痛等原因都可能会导致排痰不畅。振动排痰仪的使用对于预防患者坠积性肺炎、肺不张等有较好的作用。

二、振动排痰仪的工作原理

振动排痰仪根据物理定向叩击的原理，排除和移动肺内支气管等小气道分泌物和代谢废物。它同时提供两种力：一种是垂直作用于身体表面的垂直力，在临床应用中起到叩击作用，可使支气管黏膜表面的黏性分泌物松弛、脱落，并刺激肺内浆液细胞的分泌功能，使痰液稀释。此外，叩击作用还可刺激神经末梢，加强纤毛蠕动，促进痰液排出。另一种是平行于身体表面的水平力，在临床应用中起到振动作用，可推动已脱落、稀释的痰液定向移动，从而促进痰液咳出。

三、振动排痰仪的使用方法

（一）用物准备

检查振动排痰仪的功能状态，携振动排痰仪到患者床旁。

（二）操作方法

1.操作者做手卫生，戴口罩。

2.查对患者姓名、ID号，向患者讲解操作目的，以取得患者的配合。关闭门窗。

3.评估：①患者意识、生命体征是否平稳，了解患者病史，明确有无禁忌证；②了解患者是否有吸烟史，肺部感染及血气分析情况；③评估患者的皮肤情况：有无出血点、皮下感染等；④了解患者的体重，体质的强弱程度，对卧床的患者要了解卧床时间长短，评估患者耐受和配合程度；⑤听诊肺部呼吸音，并触诊确定痰液较明显区域。

4.摆体位：协助患者取侧卧位，治疗时先做一侧，然后给患者翻身，再做另一侧，对于不能翻身患者，可选择前胸、两肋部位进行治疗。

5.根据患者的具体情况选择合适的叩击头。

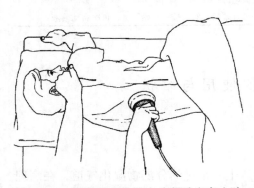

图10-20　振动排痰仪叩击头紧贴患者皮肤

6.连接电源，设定单侧肺治疗时间为15～20分钟。

7.使振动排痰仪叩击头紧密贴合患者皮肤，稍用力（图10-20）。

8.根据患者承受能力，选择最高叩击频率（基本治疗频率为15～30CPS），叩击治疗2分钟，然后将频率降低3～5CPS，低频振动治疗2分钟。更换治疗部位后振动频率依此法反复循环。

9.叩击头移动方向应沿着支气管走向，即由外周走向中央大气道方向。

10.治疗时间由振动排痰仪自动递减，到达0：00时振动排痰仪自动停止振动。

11.振动排痰过程中注意观察患者反应。

12.振动完毕，协助患者咳嗽排痰，用纸巾擦净痰液（有人工气道患者给予吸痰）。

13.用同样方法对患者进行对侧肺部叩击振动排痰。

14.再次听诊，评估治疗效果。

（三）注意事项

1.根据患者的情况，判定治疗的频率及重点治疗部位。可侧重治疗患侧或感染部位，一般治疗的开始频率为20 CPS，治疗中根据患者的反应情况适当的增减力度。治疗时先从患者的肺下叶开始，慢慢向上叩击（从外往里、从下向上），覆盖整个肺部。对于感染部位，应延长叩击时间，增加频率，并用手对叩击头增加压力，促进其深部排痰。对于体弱及术后的患者，开始采用较低的频率，建议从16 CPS开始。

2.根据患者具体情况每日治疗2～4次，每次治疗5～20分钟。治疗应在餐前1～2小时或餐后2小时进行；治疗前进行20分钟雾化治疗，能达到更好的效果。

3.治疗中要认真观察患者的反应，再进一步根据情况增减频率，并根据患者的承受情况，更换叩击头，以减少患者在治疗中的不适感。

4.对于使用监护设备及其他治疗设备的患者，治疗中要随时观察设备的使用情况，遇有异常现象，先停止治疗，判定原因并解决后，再断续治疗。

5.对于清醒的患者应鼓励患者自主咳痰，不能自主咳痰的患者给予吸痰，要观察其痰量、性状、颜色的变化。

四、振动排痰仪的保养和维护

1.每次操作前，使用一次性保护套对振动排痰仪叩击头进行保护。

2.可用消毒塑料或橡胶的方式消毒聚氨酯海绵头。

3.用中性肥皂水或中性消毒剂定期对机箱、导线等进行清洁，同时确保液体不能渗入马达。

五、常见故障与处理

1. 如出现振动排痰仪的设置频率与实际不符，或节律不均一，时断时续，应立即与专业人员联系，进行仪器检测与调试。

2. 连接电源后，振动排痰仪屏幕无显示，调节按钮失灵，如排除电源连接问题，应考虑仪器电机故障，立即与专业人员联系进行维修。

第九节　气压式循环驱动器使用与维护

一、概述

ICU收治大手术后、严重创伤等重症患者，由于术中脊髓麻醉或全身麻醉导致周围静脉扩张，静脉血流速度减慢；或长期卧床使下肢肌肉松弛，易发生下肢深静脉血栓。加之创伤后患者血液处于高凝状态，血流滞缓，增加了下肢静脉血栓形成风险。下肢静脉血栓形成，可诱发肺栓塞等严重并发症，导致患者死亡，因此预防下肢静脉血栓形成对危重患者的康复有重要意义。气压式循环驱动器是目前临床普遍应用的一种预防下肢静脉血栓的有效方法，具有操作简便、患者容易配合等优点。

二、气压式循环驱动器的工作原理

气压式循环驱动器采用多腔体气体驱动袋包裹肢体，以一定压力梯度顺序充气、膨胀、放气，具有方向性、渐进性、累积的"挤压作用"，周而复始的模拟肌肉节律性挤压，产生从肢体远端向近端挤压作用，促进淤积静脉血及淋巴液回流，加速肢体静脉血流速度，从而达到减轻肢体水肿、促进血液循环、预防凝血因子的聚集和黏附、防止血栓形成的作用；同时稀释疼痛和炎症因子，促进渗出物的吸收，达到解除疲劳，促进愈合，提高血管弹性，改善周围血管功能的疗效（图10-21）。

气压式循环驱动器由主机和气体驱动袋组成。主机的微控制器具备自动检测压力的功能。启动后，微控制器自动设置压力为45mmHg。在治疗过程中，系统将自动调节压力值，即使患者体位改变，压力值仍能保持稳定。包裹下肢的气体驱动袋按照足踝、小腿、大腿的顺序依次充气，从而"挤压"下肢静脉，使下肢静脉内的血液回流入下腔静脉。随后整个气体驱动袋放气，血液再次流入下肢静脉，维持正常的血液循环。

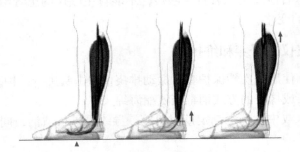

图10-21　气压式循环驱动器的作用原理

三、适应证和禁忌证

1. 适应证　有下肢深静脉血栓危险因素的患者，如肢体活动障碍、长期卧床、静脉曲张、急慢性心力衰竭、恶性肿瘤、化疗、膝髋关节置换、外科大手术、既往静脉血栓栓塞病史、高龄、肥胖、妊娠及产后等。

2. 禁忌证　由严重动脉硬化引发的腿部血液循环不良；腿部皮炎、静脉结扎（刚刚进行手术以后）、坏疽、近期皮肤移植；由充血性心力衰竭引发的下肢大面积水肿和肺水肿；下肢严重变形、腿部已形成血栓。

四、气压式循环驱动器的使用方法

（一）操作前检查

1. 充气管与主机及气体驱动袋之间连接紧密。如果只在一条腿上治疗（如截肢患者）也要将两组气体驱动袋均连接在主机上，然后把闲置的气体驱动袋放在其包装塑料袋中。

2. 检查套管无扭曲，无锐角的弯曲。

3. 主机两侧无障碍物，以确保空气流通。

4. 主机电源线安全的接入AC电源插座中，电源插座电压正确。

5. 现场无可燃性麻醉气体。

（二）操作步骤

1. 操作者做手卫生，戴口罩。

2. 查对患者姓名、ID号，向患者讲解操作目的，以取得患者的配合。

3.评估患者下肢皮肤情况。

4.以气压式循环驱动器背侧的床边固定器将主机以背对患者的方式固定在患者床尾。固定后，需保证固位牢固，且不影响护理操作。

5.协助患者正确穿好弹力袜，并将气体驱动袋包裹于患者下肢。

6.开启电源开关，主机自检后开始向气体驱动袋充气，治疗开始。

7.应用过程中观察患者双下肢末梢循环状况。

8.20～30分钟后，关闭电源，松气体驱动袋，脱弹力袜。

五、气压式循环驱动器的保养和维护

1.应选择透气好、舒适度高、贴附性强的气体驱动袋。如为一次性气体驱动袋则不可复用，因经洗涤、消毒后，一次性气体驱动袋的性能不能保证。废弃气体驱动袋的处理必须符合当地政府的法规。

2.不要将气体驱动袋直接与伤口接触，尤其是渗出液较多的伤口，以免污染气体驱动袋。可在气体驱动袋外面加保护套，以方便清洗。

3.每次用后将气体驱动袋折叠平整放置，远离坚硬物品。充气管和电源线妥善放置，勿打折及重力挤压。

4.穿脱腿套时，应避免腿套与坚硬、锋利的物品接触，以免造成腿套破损。如发现有漏气或充气后不饱满，要及时与维修中心或厂家联系进行维修。

六、常见故障与处理

常见故障和排除方法见表10-6。

表10-6　常见故障和排除方法

常见故障	原因	排除方法
开启电源开关后无反应	电源线未有效连接 仪器故障	保证电源正确连接 请工程师维修
压力值低：表现为气体驱动袋充气不足	充气管与气体驱动袋连接松动	确保充气管与气体驱动袋连接良好
（1）SL：首次或连续2次循环充气末压力值小于8mmHg	气体驱动袋缠绕太松	气体驱动袋与患者下肢皮肤间的距离应只能容下2个手指
（2）LO：压力值低，系统在连续5次循环充气中不能达到43mmHg	主机内漏气或管道扭曲、松动充气管或气体驱动袋破损	关机并重启，如果系统仍然显示同样的错误信息，检查主机内管连接，确保其牢固，管道无扭曲。如果不能确定，应更换一个新的套管或新的气体驱动袋，关机并重启，如果系统仍然显示同样的错误信息，则请工程师维修
压力值高	充气管路扭曲	将扭曲的管路拉直
（1）SH：在充气循环中，大腿部在1～2秒压力值超过90mmHg	气体驱动袋绑得太紧	充气前，检查气体驱动袋与患者下肢之间的距离是否可容下2个手指
（2）HI：在连续5次压迫循环中压力值大于47mmHg		关机并重启，如果系统仍然显示同样的错误信息，则请工程师维修
（3）SP：在连续12次压迫循环中压力值大于35～55mmHg		

常见故障	原因	排除方法
自检5号故障（d5）	此故障表明压缩泵的速度未达到预期值	检查气体驱力袋，不要绑得过紧 关机并重启，如果系统仍然显示同样的错误信息，则要更换压迫器出口的过滤器，或清洗消声器。如果经以上处理后，系统仍然发生同样的错误，应将主机送回生产商处修理
自检6号故障（d6）	在压迫循环的放气末，如果足踝部位的压力值超过18mmHg，将显示此错误信息，如果在整个压迫循环中，小腿部位的压力值一直小于11mmHg，也将显示此错误信息	检查内管，确保其不漏气，并无扭曲 将主机送回生产商处修理
其他自检故障：d1、d2、d3、d4等	接通电源后，系统将进行自检，如果不能通过自检，将显示这些错误信息	将主机送回生产商处修理

第十节　鼻饲泵使用与维护

一、概述

早期启动肠内营养这一理念已在国内外危重症监护营养支持治疗领域达成共识。但重症患者胃肠功能耐受性差，早期只能接受小剂量、慢速度的肠内营养治疗。鼻饲泵可实现持续、高精度的缓慢肠内营养喂养，便于肠内营养的剂量调整与控制。同时还具有自动管道冲洗等功能，方便肠内营养管道管理与维护，节约护理人力成本，是ICU护理中常用的仪器。

二、鼻饲泵的工作原理

鼻饲泵是一种辅助无法自行吞咽的患者进食流质食物的机电一体化装置，它通过电机的驱动轴驱动轮盘，使轮盘旋转，带动走轮滑动，完成食物的泵入，并可通过调节按钮，改变电机的转动速度和方向，完成泵速调整、管道冲洗等操作。

三、鼻饲泵的使用方法

（一）用物准备

1.操作者做手卫生，戴口罩。

2.查对医嘱，在医嘱本相应位置打铅笔勾。打印含有患者姓名、ID号，鼻饲液名称、配制时间、配制量的标签。

3.准备鼻饲盘（内有10ml注射器，温开水）、鼻饲泵、鼻饲袋、鼻饲液、灭菌注射用水，携用物到患者床旁。

（二）操作方法

1.查对患者姓名、ID号，向患者解释操作目的，以取得患者的配合。

2.听诊患者肠鸣音情况，评估患者胃肠功能状态。

3.取10ml注射器回抽胃内容物，判断胃管是否在胃内。确认无误后，将温开水或生理盐水10ml注入胃内。协助患者取半卧位，抬高床头30°。

4.备好鼻饲泵，连接电源。

（1）按下控制面板右下角的"POWER"按钮。

（2）打开输注管安装区，将营养袋输注管妥善固定于安装区域内，并封闭安装区。

5.将鼻饲液倒入鼻饲袋，鼻饲液温度应为38～41℃，每次倒入液量应少于患者4小时总泵入量。在鼻饲袋外粘贴标签。

6.取100ml灭菌注射用水倒入冲洗袋内。

7.按"PRING PUMP"（灌注泵）和"AUTU PRIME"（自动灌注）按钮。排除鼻饲袋管路内的气体。

8.将胃管、鼻饲袋及一次性负压引流瓶接口通过三通进行连接，并使胃管与鼻饲袋相通。

9.根据医嘱，设置肠内营养液泵入总量、速度等参数，并设置冲洗时间间隔和冲洗量等参数，一般冲洗时间间隔为4小时，单次冲洗量为20ml。

10.按下"RUN"键，开始鼻饲。屏幕上出现RUNNING的提示。

11.安放加温笔于鼻饲袋导管近胃管端，并以纱垫包裹后固定于床头。

（三）注意事项

1.一次未用完的剩余鼻饲营养液要注明开启时间，冷藏保存，有效期为24小时。

2.每4小时暂停鼻饲泵，冲洗胃管后，按"HOLD"（等待）后关闭电源；夹闭胃管15分钟后给予负压吸引15分钟，观察引出液的颜色、性状和量，如无异常可再次加入鼻饲液，继续鼻饲。

3.鼻饲过程中，应认真听取患者主诉，并注意观察患者反应及粪便颜色、性状和量的变化。

四、鼻饲泵的保养和维护

1.系统性能重新验证：建议每年或当怀疑鼻饲泵性能不正常时，进行系统性能重新验证。

2.清洁：按需要用潮湿的布或海绵进行清洁，不要把泵或电源线浸入到水或其他清洁液体内。

3.应使用配套的专用鼻饲泵管路，以避免不同品牌的鼻饲泵管路对鼻饲速度准确性的影响。

五、常见报警与处理

常见报警和处理方法见表10-7。

表10-7　常见报警和处理方法

报警项目	原因	处理方法
系统错误	程序运算错误或电路故障	关闭电源，重新开机自检。如仍不能恢复正常，需请专业人员维修
空气报警	喂养管内有空气，或喂养袋、冲洗袋已空	根据需要结束鼻饲或重新倒入鼻饲液或冲洗液
低电压报警	电池电量过低	应立即接通电源或更换电池
总量完成报警	设置的鼻饲总量已完成	根据需要结束鼻饲或重新设定鼻饲总量
堵塞报警	鼻饲管路堵塞或鼻饲袋安装不正确	应检查鼻饲管路、胃管是否通畅，并正确安装鼻饲管路

第十一节　冰毯机使用与维护

一、概述

人体温度的相对恒定是维持人体正常生命活动的重要条件之一。然而在病理情况下，由于各种疾病原因，可会引起体温调节中枢的调定点上移而导致体温升高超过正常范围，长时间的体温过高可能引起体温调节中枢功能的丧失。体温过高，也严重影响各系统（特别是神经系统）的功能活动，甚至危及患者生命。冰毯机具有降温快速、患者体感较舒适等优点，用于各类难治性中枢性发热、重型脑挫伤、脑水肿、脑干伤及其他各种疾病所致高热的治疗中，也可以辅助肿瘤患者减少化疗、放疗期间的不良反应。

二、冰毯机的工作原理

冰毯机降温是利用半导体制冷原理，采用用户可编程电脑控温技术，将水箱内蒸馏水冷却。然后通过主机不断将水箱内冷却的蒸馏水与冰毯内的水进行循环交换，通过低温毯面接触皮肤促进皮肤散热，达到降温目的。

三、冰毯机的使用方法

（一）用物准备

1.操作者做手卫生，戴口罩。

2.查对患者姓名、ID号，向患者讲解操作目的，以取得患者的配合。

3.冰毯机使用前准备

（1）检查冰毯机性能，连接好冰毯机进、出水管。

（2）检查水位：水位应在水位计上、下限（或红线与绿线）之间。如水位过低，应将冰毯机侧面任意一个冰毯接口通过上水管与水源连接，其余冰毯接口保持密封，缓慢加水（建议使用软化水）。

（3）安放机器：将机器置于床边，确保主机的四个侧面与墙壁或其他物体有10cm以上的距离，以保证通风良好，同时不影响其他治疗和操作。选好位置后固定主机脚轮，防止使用中主机移位。

（4）连接电源：接通电源，应选择有保护接地的三孔插座。

（5）放置冰毯：将毯面平铺于患者背下（肩部到臀部），不要铺于颈部下方，以免因副交感神经兴奋而引起心搏过缓。冰毯上铺吸水性强的中单。用导水管将主机与冰毯连接。

（6）置温度传感器：将温度传感器插头端插入主机侧板的传感器插口，将温度传感器的另一端至于患者肛门内或腋下或腹股沟处。

（二）操作冰毯机步骤

1.开机　接通电源，开启电源开关，左右两侧显示屏显示"HELLO"。数秒后，机器自动进入参数设定状态，左侧显示"COOL"，右侧显示"HEAT"。

2.选择机器工作方式　按"水温"键，显示屏上红色"0"在"COOL""HEAT"之间移动，红色"0"在"COOL"前表示降温，红色"0"在"HEAT"前表示升温。一般冰毯机左右两侧工作方式相同，即同为降温或同为升温。

3.设定毯面温度　按"设定"键，降温时两侧都显示"L10.00"，升温时两侧都显示"H36.00"。此时按"上"键或"下"键可进行温度调节。当机器工作在降温时，毯面温度可在L04.00～L20.00的范围调节。当机器工作在升温时，毯面温度可在H26.00～H42.00的范围调节。设定好毯面温度后，同时按"设定"和"关"键，两侧都显示"HELP"，表示参数已经存入，设定结束。

4.设定左/右侧欲达温度（即停机温度）

（1）同时按"设定"和"左"键。开始对左侧毯面进行设定。此时左侧显示"S37.5"或"S36.0"。通过按"上""下"键可以进行温度高低调节，这一参数根据患者病情确定。其中"S"代表STOP，表示患者达到设定体温后，左侧即停止降温或升温。设定好停机温度后，同时按"设定"和"关"键，存储设定数据。在降温工作状态下，当设定好左侧患者的停机温度时，左侧开机温度＝左侧停机温度＋0.5℃；在升温工作状态下，当设定好左侧患者停机温度时，左侧开机温度＝左侧停机温度－0.5℃。

（2）同时按"设定"和"右"键。对右侧毯面进行设定。操作步骤同左侧毯面。

5.开始运行　同时按"开"和"左"键，左侧显示"C××××"则表示机器处于降温模式。若显示"H××××"则表示机器处于升温模式。

6.使用中的监护　使用过程中，应密切监测患者病情变化，每30分钟测量1次生命体征。定时为患者翻身擦背，以每小时翻身1次为宜。避免低温下皮肤受压，血液循环速度减慢，局部循环不良，发生压力性损伤和冻伤。如患者发生寒战，面色苍白和呼吸、脉搏、血压变化时应立即停止使用；如患者皮肤发绀，表示静脉血淤积，血供不良，也应停止使用。患者出现寒战时可加用冬眠药物，防止肌肉收缩影响降温效果，清醒患者不宜将温度调的过低。应及时擦干冰毯周围凝聚的水珠，以免影响机器的正常运转，防止漏电发生。

7.停止运行　同时按"关"和"左"键，左侧显示"CLOSE"延时几秒钟后显示"HELLO"。如同时按"关"和"右"键，则右侧显示"CLOSE"延时几秒钟后显示"HELLO"。操作完这一步后，被操作的一侧进入关闭状态，但机器的另一侧仍可为运行状态。

8.重新设定工作方式及毯面温度　按"设定"和"水温"键，机器显示同"操作冰毯机步骤"之"开机"，其他与以上步骤相同。

（三）注意事项

1.每次使用前应检查水箱是否漏水及水箱内的水量。水箱内水应现用现加。

2.使用前应检查冰毯是否漏水，主机与冰毯之间的导水管外应用不导电的塑胶管保护。

3.尽量增大毯面与患者皮肤接触的面积。使用中，毯面不可折叠或皱褶。毯面与患者之间应垫一层吸水性强的床单，及时吸除因温差产生的水分。床单浸湿后，应及时更换。床单不宜过厚，以免影响降温效果。

4.注意传感器接头必须完全插入传感器插口内，以免温度显示不正确。严禁在开机状态下插入或拔出连接冰毯机的传感器接头。

四、冰毯机的保养与维护

1.拔出传感器时，应注意捏住插头的金属部位，不能直接拉拔传感器导线，以免导线折损。

2.在使用一侧冰毯时，应将主机其他入水接口封闭，以免水路中掉入杂物。各接头螺口松紧适度，过紧影响密封垫的使用寿命，过松则接口漏水。

3.运行过程中毯面应平整铺放，勿折叠和皱褶，不要硬拉。保存过程中，不要放在坚硬、锋利物品上，以免损坏冰毯。

4.冰毯外有保护罩，应定期进行清洗。在保证清洁的前提下，应尽量减少冰毯本身的清洗次数，以延长使用寿命。

5.用后将机器擦干净，放在清洁干燥处。将传感器清理干净，用乙醇消毒（勿用高压蒸汽消毒灭菌）。从机器上拆下冰毯，把里面的水排干净。

6.预期长时间（1个月以上）不使用时，应将水箱内的水排净，再次使用时重新按要求加水。

7.机器使用满1年，应请专业人员进行清理维护。

五、常见故障与处理

常见故障及处理方法见表10-8。

表 10-8　常见故障及处理方法

常见故障	原因	处理方法
连接电源后显示屏不亮	电源或导线接触不良 漏电故障或保险丝熔断	检查电源接线是否正常，尝试更换电源线是否有效 检查漏电保护器功能是否正常，是否存在漏电 检查保险管是否完好 必要时请专业人员维修
连接电源后显示屏亮，但无法正常工作	水位过低 电机故障	查看水位是否正常，或水位报警是否报"水箱" 关掉电源，调节水位至正常后重启。如仍不能正常启动，则应与工程师联系
开机后长时间不制冷	设置的目标体温高于患者体温 设置的水温高于目标体温 压缩机故障	检查设定温度，确保设置的目标体温低于患者现有的实际体温 检查设定水温是否比较高。调整设置水温，必须低于目标体温 检查压缩机是否启动，如确为压缩机故障，需请专业人员维修
开机后冰毯没水	温度监测值小于设定值 机器闲置时间过长，机器内的水产生水碱，使水泵无法正常启动	调节温度设定值 联系专业人员维修

第十二节　温毯机使用与维护

一、概述

　　机体的产热和散热，是受中枢神经调节的。危重患者由于受到严重疾病的强烈打击，中枢神经系统调节紊乱，可引起产热减少或散热增加，常出现体温低于正常，甚至体温不升。体温过低或不升，可影响危重患者的脏器功能和正常代谢，进一步加重病情，引起呼吸减慢或停止、心率减慢、心律失常甚至心搏骤停。因此及时、有效的复温对于危重患者疾病的治疗与康复十分重要。

二、温毯机工作原理

　　温毯机包括对流加温器和温毯两部分。温毯机启动后，对流加温器抽吸周围环境中的空气，将其加热到所选温度后，通过传输管将温热的气体送入温毯，直到充满整个温毯。在温毯接触患者侧有许多孔眼，可直接将温暖的气体扩散到患者体表，使热空气包绕患者，有效通过皮肤转移热量，帮助患者快速恢复正常体表温度。此方法主要用于预防和治疗低体温症，如手术患者、硬膜外麻醉时因体温过低而颤抖的孕妇、低血容量性休克患者、器官移植术后患者或者任何体温过低的危重症患者。

三、温毯机的使用方法

　　1.操作者做手卫生，戴口罩。

　　2.查对患者姓名、ID 号，向患者讲解操作目的，以取得患者的配合。

　　3.评估患者的体温是否处于低温状态，是否需要使用温毯机。

　　4.确保患者身体表面处于干燥状态。

　　5.将升温系统固定于床尾方便医务人员操作的地方，固定温毯机脚轮防止滑动。

　　6.为患者盖温毯被，带有孔眼的一面直接接触患者。

7.将通气软管的前端喷嘴与温毯被的开口连接紧密，确保固定牢靠。喷嘴不得直接对着患者，否则会造成患者灼伤。

8.连接外接电源，并妥善固定电源线，防止中途断电。

9.按下电源开关，根据患者需要，通过控制面板选择温度设置挡位，所选中的温度信号灯亮。面板上有4个挡位的温度设置值，分别对应的目标温度为：①Low（低挡位），32℃（89.6 °F）；②Medium（中挡位），38℃（100.4 °F）；③High（高挡位），43℃（109.4 °F）；④Boost（上升），45℃（113 °F），上升45分钟。

温度设置值代表进入温毯被中的空气温度阈值。重度低体温症患者需迅速升温，选择Boost（上升）温度设置。低体温症预防或中度低体温症的治疗，选择High（高挡位）、Medium（中挡位）或Low（低挡位）。

10.复温过程中，温毯被应覆盖患者全身，避免对伤口局部或缺血的四肢进行局部加温，以防灼伤。严密观察患者是否因再次升温而出现血管扩张、血压降低等表现。如有变化应立即停止复温并通知医生进行排查。如复温过程中达到体温预定值可将温度调低或直接关闭机器结束复温。当体温达到正常时，应及时中断治疗。

11.结束治疗后，密切观察生命体征变化并做好相应的记录。

四、温毯机的保养和维护

1.温毯机使用期间，应远离易燃、易爆物品，如易燃性麻醉剂、棉毯等。

2.使用期间严禁打开或拆卸升温系统。如果出现故障，应通知专业人员进行维修。

3.定时清洁温毯机，温毯机表面可以用非腐蚀性清洁剂或70%乙醇打湿的软布进行表面清洁。勿把任何液体喷溅、倾倒或者溢流到升温系统及附件内。

4.每使用2000小时后应请专业人员更换空气过滤器。

5.温毯机使用和放置时应注意保护导线和通气软管，防止过度牵拉或打折，影响使用寿命。

五、常见故障与处理

1.温毯机报警　报警信号灯亮，温毯机发出持续报警声。提示温毯机升温系统温度过高（超过阈值温度50℃），应暂停加温，当温度降至阈值温度以下，报警信号将自动关闭，如果升温系统无故障出现，该系统将正常运转。如果再次报警，应该更换压缩机，并由专业人员针对故障压缩机进行检验。

2.温毯机不升温　可能与导线损坏或电源连接无效有关。应检查导线是否完好，电源连接是否有效。

第十三节　气垫床使用与维护

一、概述

气垫床又称气浪护理床垫，是一种可以注入空气的床垫，柔软、轻便，躺卧其上可使肌肉得到放松，保证人体全身肌肉、皮肤的血液循环通畅。部分气垫床可自动调节床垫内的气体分布，对局部皮肤起到按摩、保护的作用。ICU患者由于手术或创伤后容易出现机体血液循环障碍，加之长时间强迫体位等，易导致受压部位出现压力性损伤。因此，ICU内常通过在监护床上加用气垫床的方法，预防压力性损伤的发生。

二、气垫床的工作原理

气垫床由自动控制装置和气带两部分组成。自动程控装置为电动装置，可以全自动、全天候工作。通过2根导气管与多组气袋相接，使气袋交替充放气产生波浪。随着波浪的起伏，人体的受压迫部位不断变换，模拟翻动起到的周身按摩作用，促进血液循环、松弛肌肉的作用。同时波浪产生的间隙，使空气自然流通，让皮肤呼吸新鲜空气。它具有以下两个基本功能：可以有效地分散皮肤与床垫的长时间接触，能将接触面积及压力分散到较大的面积上；由于床垫采用防水透气的材料制成，有比较好的散热性能，可减少因汗液积聚、浸泡导致的皮肤损伤，达到预防压力性损伤的目的。其适用于各种原因导致的卧床时间延长，有压力性损伤发生危险的患者。

三、气垫床的使用方法

1.检查气垫床和主机外观是否完整，有无破损。

2.将整个气垫按气垫上"此面朝上"的标识平铺于床垫上，对棕床或钢丝床务必要放上一层垫被后再将气垫放上去，以免气垫被硬质的棕床和钢丝磨破。连接风管端位于床尾，另一端则位于床头。

3.将主机挂于床尾或置于安全处。

4.将主机的连接风管连接于主机侧边面板的出风口。

5.连接主机电源。

6.打开主机开关，主机开始对气垫床进行充气。

7.气垫床上铺床单或床褥，提高患者的舒适性。

8.第一次充气时，将旋钮旋到最大，待充气达气垫床2/3容积以上时（约为10mmHg）或30分钟后，调节旋钮，使气垫床保持充气约2/3满的状态。

四、气垫床的保养和维护

1.在保养、维修气垫床时，首先要将电源插头拔下，切断电源。

2.气泵应防潮、防灰尘放置。

3.气垫应避免长时间暴露在日光中，以减缓气垫的老化速度。

4.应在充气状态下进行气垫的清洁，可用75%乙醇擦拭消毒，晾干后备用。

五、常见故障与处理

1.连接电源打开主机开关后，主机未启动，无气体吹出。排除方法如下所述。

（1）检查电源线两端有无连接好。

（2）检查主机电源开关是否切换到"ON"的位置。

（3）检查保险丝有无烧毁。

2.主机已启动，但气垫一直未被充起。排除方法如下所述。

（1）检查主机出风口有无气体吹出，和连接管是否接好。

（2）检查床垫连接管有无脱落或折管。

（3）检查过滤棉是否因灰尘堵住送气。

3.气垫充气不足。排除方法如下所述。

（1）检查充气量旋钮的设置是否正确。

（2）检查床垫本身有无漏气。

（3）检查过滤棉有无因灰尘堵住送气。

第三篇
重症患者的基础护理

第11章

清洁与护理

第一节 皮肤清洁

一、概述

保持危重症患者的皮肤清洁对维护患者形象，促进患者舒适，预防感染和相关并发症具有重要的作用，也是护理人员在积极配合疾病治疗的同时，做好危重症患者基础护理的主要内容。由于危重症患者病情危重，无生活自理能力，需要护理人员完全补偿。因此，护理人员应全面评估患者的需求，制订全身清洁计划，定时做好危重症患者的头面部、周身、会阴和双足部的清洁，使患者以整洁的形象和良好的心态配合治疗护理。

二、皮肤评估

患者皮肤清洁及健康问题与患者一般健康情况、意识状态、身体活动度、营养、排泄、年龄、性别、基础慢性病、急性手术等很多因素相关。不同疾病的患者皮肤状况可能存在不同，如创伤患者常伴有皮肤完整性受损，或因长时间的手术或救护中身体骨隆突处长时间受压而引起皮肤损伤；老年慢性病患者，因长期住院、基础疾病较多，即使微小的皮肤破损，也可能发展为压力性损伤、失禁性皮炎等严重的皮肤问题；使用绷带包扎、石膏固定患者的包扎局部或远端皮肤易出现皮肤的继发损伤。因此，危重症患者入科后，护理人员应对患者皮肤进行全面评估，包括皮肤完整性、清洁程度、皮肤潜在的危险因素等。

（一）皮肤评估的目的

皮肤评估的目的是发现现存的或潜在的皮肤卫生、病变、损伤等问题，为制订和实施护理计划提供依据，以减少患者皮肤并发症的发生。

（二）皮肤评估的方法

1.患者入ICU时，与转运医务人员或家属认真交接，了解患者的基础疾病，判断患者意识、营养状态、身体活动度、尿便情况等，初步判断皮肤可能存在的风险。

2.协助患者过床后，对患者病情、输液、留置管路等情况进行交接后，查看患者全身皮肤情况，重点查看枕后、肩胛、背部、髋部、骶尾、足跟等容易受压部位，以及胸腹部、四肢、会阴等易被遮盖的部位。女性患者应注意观察乳房下方，男性患者应注意观察腹股沟及阴囊等皮肤皱褶较多的部位。

3.观察患者皮肤清洁程度、完整性及异常情况，如有无污垢、开放性伤口、出血点、压红、水疱、破溃、结痂、瘢痕、红疹等。若有皮肤问题，用专用尺测量，记录皮肤问题的类型、具体位置、大小、深度、渗液等基本情况。可在有参照的情况下拍照记录皮肤伤口情况，并与患者家属签署皮肤交接知情同意书。

4.完成患者入科后的重点治疗与护理后，应尽快为患者进行卫生处置。尤其是外伤、急诊等皮肤卫生程度较差的患者，应将卫生处置作为入科后的护理重点。对于皮肤干裂、脱皮的患者应在卫生处置后给予皮肤保护剂。对于有水疱、红疹等情况的患者，应及时请专科医生会诊。对皮肤有伤口和有压力性损伤风险的患者，应进行压力性损伤风险评估，并给予恰当的皮肤处理和保护措施，避免皮肤问题进一步加重。

（三）评估的注意事项

1.皮肤评估过程中，应注意保暖及保护患者隐私。
2.皮肤评估过程中，应注意保护各种管路安全，避免脱出。
3.使用约束具的危重症患者，在评估过程中应注意患者安全，评估后及时约束。
4.如果发现严重的皮肤问题，及时拍照打印，与家属及交班护士确认。

三、头面部清洁

（一）颜面部清洁方法

1.用物准备　免洗沐浴液、盛有温水的脸盆（水温为40～50℃）、毛巾、护肤乳液、电动剃须刀。

2.环境准备　关好门窗，调节室温至24～25℃，以屏风遮挡，协助患者取舒适体位。

3.操作步骤

（1）查对姓名、ID号，向患者解释操作目的，以取得患者的配合。

（2）意识障碍的患者，应评估患者生命体征，确定在患者生命体征平稳的情况下进行颜面部清洁。

（3）协助患者取舒适卧位。男性患者使用电动剃须刀刮胡须，由左向右，按顺序依次剃刮，注意剃须刀贴紧患者皮肤，尤其是口角、鼻唇沟等处，以彻底清洁胡须。对留置气管插管的男性患者，应在更换气管插管胶布时，2人协作，剃刮胶布覆盖处的胡须。对留置颈外静脉置管的患者，在更换穿刺处贴膜时，备好剃须刀，揭开部分覆盖胡须处贴膜后剃刮胡须，应避免全部贴膜揭开致导管滑脱，甚至增加感染的风险。

（4）擦洗面部：在温水内滴入几滴沐浴液，蘸湿毛巾并拧干，以不滴水为宜。将毛巾缠绕于操作者右手先擦洗双眼，由眼内眦向外清洁，再依次擦洗患者额头、双侧面颊、下颌及颈部。对于皮肤油脂分泌较多的地方，可多次擦洗。

（5）涂抹护肤油：擦干面部后，取适量护肤油涂抹于面部及颈部。

4.注意事项

（1）在清洗前，评估患者生命体征，若患者生命体征出现变化，应停止清洗。

（2）对有气管插管、中心静脉置管的患者，在清洗过程中，应注意固定导管。毛巾不可过湿，避免造成固定的胶布或贴膜松动，而导致管道滑脱、穿刺处感染。

（3）在擦洗过程中，应注意保暖。

（4）对于胡须生长较快的男性患者，每日晨间护理时，须给予剃刮。

（二）头发清洁（床上洗头法）

1.用物准备　洗头器、浴巾、塑料桶、盛有温水的鸭嘴水壶（水温为40～50℃）、纱布、棉球、毛巾、梳子、洗发液、护理垫巾、吹风机。

2.环境准备　关好门窗，调节室温至25℃，以屏风遮挡。

3.操作步骤

（1）操作者做手卫生。

（2）查对患者姓名、ID号，向患者解释操作目的，以取得患者的配合。

（3）评估：①对意识障碍的患者，评估患者生命体征，在患者生命体征平稳的情况下进行头发清洁。②根据患者病情判断其是否能够耐受平卧位、仰头体位，评估患者的配合程度。③评估患者头发的长短、洁污程度。④评估患者头部皮肤的完整性（有无破损、皮疹、感染）。

（4）将床向外拉出约30cm，以操作者操作方便为宜。留置人工气道行呼吸机辅助呼吸的患者，应妥善固定呼吸管路，避免洗头过程中过度牵拉，导致管道滑脱。留置引流管或床旁仪器较多的患者，在移动床时，注意各导线和引流管的长度，避免管路脱落，线路断电。

（5）放平床，协助患者取去枕平卧位。拆除床头档。塑料桶置于床头下。

（6）铺护理垫巾，洗头器放垫巾上。将患者头部放于洗头器上，铺浴巾于患者颈肩下。排水管远端伸入床下方的塑料桶内。

（7）用棉球堵塞两侧外耳道口，纱布遮盖双眼。

（8）取鸭嘴壶倒温水淋湿头发，并询问患者水温是否合适（水温以患者能耐受为原则）。水量不要太大，避免水珠溅落，充分浸湿头发，注意枕后及耳后头发也要浸湿。

（9）取适量洗发液于手掌心，将洗发液均匀涂抹头发上，用双手揉洗头皮及头发。注意清洗枕下及耳后处头发。

（10）用温水冲洗头发。视需要反复冲洗，直至洗净为止。

（11）抬起头部用浴巾包裹，取下洗头器、眼部纱布，取出外耳道口的棉球。用浴巾擦干头发，再用吹风机将头发吹干。撤出垫巾。

（12）用梳子为患者梳理头发，保持头发顺畅、美观。协助患者卧于舒适卧位，将枕头垫于头下。

（13）将洗头器内的水倒入塑料桶中，用物放于治疗车上。

（14）整理床单位，安装床头档，固定床脚轮，再次确认床旁仪器及线路正确运转。

4.注意事项

（1）洗头过程中不要暴露患者，注意保持水温，并及时更换和添加热水。

（2）倒水时动作要轻柔，避免水珠溅落入患者眼中，避免床单位潮湿。

（3）气管切开患者洗头过程中，应注意保护气道，防止液体溅入气道或污染气管切开伤口。

（4）对留置气管插管的患者，应注意保持插管固定胶布的干燥。如在洗头过程中溅湿固定胶布，应在洗头后及时更换，防止胶布松动，管道滑脱。

四、身体清洁（床上擦浴）

1.用物准备　肥皂或免洗沐浴液，盛有温水的脸盆（水温为40～50℃），毛巾，浴巾，会阴冲洗包，护理垫巾，润肤乳，清洁衣裤。

2.环境准备　关闭门窗，调节室温至25℃，以屏风遮挡。

3.人员准备　2名护士（甲、乙）。

4.操作步骤

（1）操作者做手卫生。

（2）查对患者姓名、ID号，向患者解释操作目的，以取得患者的配合。

（3）评估：①评估患者意识和生命体征情况，在患者生命体征平稳的情况下进行身体清洁。②根据患者病情判断其是否能够耐受平卧位、侧卧体位，评估患者的肢体活动情况。③评估患者全身皮肤的完整性（有无破损、皮疹、感染）。

（4）放平床，协助患者取平卧位。

（5）护士甲立于患者右侧，护士乙立于患者左侧。协助患者脱去右侧上衣，以棉被盖下半身保暖。取垫巾垫于患者身下，将浴巾盖于患者前胸。

（6）温水中滴入几滴沐浴液，浸湿毛巾并拧干。

（7）护士甲取下浴巾，依次擦洗患者右侧上肢、腋下、前胸及腹部，擦洗完毕，用浴巾擦干水迹。协助患者脱去左侧上衣，护士乙依次擦洗患者左侧上肢、腋下等部位，擦洗完毕，用浴巾擦干水迹，以棉被保暖。使用胸、腹带的患者应将其胸、腹带打开擦洗，观察皮肤是否完整，有无红疹、瘀紫等异常情况。擦洗时注意避开伤口和引流管留置处，避免导管受到牵拉。护士乙协助保护人工气道及各类管路，同时观察患者生命体征。

（8）更换热水。

（9）护士乙右手置于患者肩部，左手置于患者腰部，护士甲左手置于患者上背部，右手置于患者臀部，二人同时用力，协助患者取左侧卧位。对使用呼吸机的患者，翻身前应妥善固定呼吸机管路，并预留足够的长度。观察各引流管，避免牵拉。颈椎损伤患者需由一名医护人员手托患者头部，保持患者头部与上身成轴样翻转。行股骨头置换术后的患者，翻身时应由另一名医护人员负责托起患肢，保持外展中立位。

（10）护士乙右手置于患者肩部，左手置于患者臀部，协助患者保持侧卧体位。棉被盖患者胸前保暖，浴巾盖于患者背部。观察患者生命体征及各种管路情况。

（11）护士甲取下浴巾，擦洗患者右侧背部、胁肋及臀部，擦洗完毕，用浴巾擦干水迹，以棉被保暖。

（12）协助患者右侧卧位。

（13）护士甲左手置于患者肩部，右手置于患者臀部，协助患者保持侧卧位。棉被盖患者胸前保暖，浴巾盖于患者背部。观察患者生命体征及各种管路情况。

（14）护士乙取下浴巾，擦洗患者左侧背部、胁肋及臀部。擦洗完毕，用浴巾擦干水迹，穿好清洁上衣，以棉被保暖。

（15）更换热水。

（16）协助患者取平卧位，棉被盖上半身保暖。协助患者脱去裤子，用浴巾盖于患者下半身。

（17）取垫巾垫于患者臀部及下肢处，护士甲取下浴巾，擦洗患者右侧下肢，由踝部、小腿、大腿至腹股沟，擦洗完毕，用浴巾擦干水迹。护士乙擦洗患者左侧下肢，由踝部、小腿、大腿至腹股沟，擦洗完毕，用浴巾擦干水迹。用浴巾盖于患者下半身。

（18）更换热水。

（19）协助患者屈膝，足盆下面放垫巾置于床尾。

（20）将患者双足放入盆内，洗净、擦干。

（21）用会阴冲洗包，擦洗会阴。

1）男性患者：擦洗外阴部，包括阴囊、会阴、肛门。

2）女性患者：取便盆放其臀下，便盆下放垫巾。冲洗会阴部（大、小阴唇及肛门）。

3）洗毕，撤去便盆、垫巾。更换清洁裤子。

（22）用润肤乳涂抹患者皮肤干燥的部位，如双手、双下肢、双足。

5.注意事项

（1）擦洗时动作应轻柔，避免损伤皮肤。

（2）擦洗过程注意保暖，少翻动，少暴露，保持水温，擦洗部位用浴巾遮盖。

（3）注意保护患者隐私，以屏风遮挡，避免人员探视和其他操作。

（4）若患者管路较多，擦洗过程中需注意固定好管路，避免打折或脱落。

（5）擦浴时注意观察患者病情，皮肤有无异常。如患者出现发抖、面色苍白，呼吸变快或变慢，应立即停止擦浴。

（6）对于生命体征不平稳、活动性出血或正在进行血滤等有创治疗的患者，应暂不进行床上擦浴，或酌情擦洗颜面及四肢，不宜搬动幅度过大。

（7）擦洗过程中要加强皮肤皱褶部位的清洁，注意擦干腋窝、乳房下、腹股沟等皮肤皱褶处。

（8）更换衣物：遵循先脱健侧后脱患侧、先穿患侧后穿健侧的原则。

（9）有足癣患者用后的足盆应消毒后再用。

第二节　口腔护理

一、概述

口腔护理是指护理人员根据患者的病情和口腔情况，采用恰当的口腔护理液，运用专业的手段，为患者清洁口腔的护理方法。口腔护理在帮助患者清洁口腔卫生的同时，还有湿润口腔黏膜、预防口腔黏膜感染的作用。同时还可对患者口腔黏膜及舌苔的状况、口腔特殊气味等进行评估，掌握患者的口腔健康状况，为患者制订合理的口腔护理计划。危重患者因昏迷、口腔疾病、胃肠功能障碍等原因，常不能经口进食，口腔自洁能力减弱，口腔内的正常环境难以保持，且易出现黏膜干燥、无意识牙咬伤或牙垫等异物压伤的情况，引起口腔菌群失调，致使耐药菌群大量繁殖，口腔黏膜出现糜烂、溃疡等并发症，加重了患者的痛苦，尤其是气管插管患者，由于口腔分泌物蓄积，大量致病菌聚集于口咽部，易导致肺部感染等并发症。因此，必须定时进行危重患者的口腔清洁和评估。对于高热、昏迷、危重、禁食、口腔疾病、大手术后、生活不能自理等患者，加强口腔护理，对提高危重患者治疗效果，促进患者康复有重要意义。

二、口腔黏膜的评估

口腔黏膜（oral mucosa）是指口腔内的湿润衬里，具有感觉和保护的功能。在结构上具有皮肤和消化道黏膜的某些特点。如在组织学上口腔黏膜与皮肤具有很相似的组织学结构，由上皮和结缔组织组成，两者的交界处呈波浪状。但与皮肤相比，口腔黏膜湿润光滑，呈粉红色，富有弹性，除皮脂腺外，没有其他的皮肤附件。口腔黏膜可分为上皮层、基底膜、固有层、黏膜下层4部分，但在牙龈、硬腭的大部分区域及舌背无黏膜下层。黏膜下层可为固有层提供营养及支持。

（一）口腔评估的目的

口腔评估（assessment of oral cavity）的目的是发现现存的或潜在的口腔卫生、病变、损伤等问题，为制订和实施护理计划提供依据，以减少口腔疾病的发生。

（二）口腔评估的对象

1.脱水及无法进食、饮水的患者。
2.白血病及接受化学治疗的患者。
3.口腔黏膜干燥的患者（吸氧及使用阿托品之类的药物时）。
4.无法自己清洁口腔的患者，如虚弱、昏迷、智力障碍的患者，婴幼儿及因使用石膏、绷带或半身不遂等身体活动障碍的患者。
5.牙齿有明显的破损，或进食时牙齿或牙龈有疼痛感的患者。

（三）口腔评估的方法

护士手拿压舌板，光源置于适当位置，嘱患者将头稍倾斜，张口，不能张口者利用开口器辅助开口，观察患者口腔黏膜、牙龈、舌、腭、唇等部位，根据口腔护理评估表（表11-1）对患者口腔状况进行评分，分值为11～33分，分值越高，说明越需要加强口腔护理。

表11-1 口腔评估表

部位	分值		
	1分	2分	3分
黏膜	湿润、完整	干燥、完整	干燥、黏膜擦破或有溃疡面
牙龈	无出血及萎缩	轻微萎缩、出血	牙龈有萎缩，容易出血、肿胀
腭	湿润，无或有少量碎屑	干燥，有少量或中量碎屑	干燥或湿润，有大量碎屑
舌	湿润，少量舌苔	干燥，有中量舌苔	干燥或湿润，有大量舌苔，或覆盖黄色舌苔
唇	滑润，质软，无裂口	粗糙，有少量痂皮，有裂口，有出血倾向	干燥，有裂口，有大量痂皮，有分泌物，易出血
牙/义齿	无龋齿，义齿合适	无龋齿，义齿不合适	有许多空洞，有裂缝，义齿不合适，齿间流脓液
牙垢/牙石	无牙垢或有少量牙石	有少量至中量的牙垢，或中量牙石	有大量牙垢或牙石
唾液	中量、透明	少量或过多量	半透明或黏稠
气味	无味或有味	有难闻的气味	有刺鼻气味
损伤	无	唇有损伤、少量渗血	口腔内有损伤、出血
自理能力	全部自理	需部分帮助后能自理	完全需帮助

三、危重症患者的口腔护理

（一）口腔护理液的选择

由于口腔内寄居着10余种细菌，菌群间相互制约、相互依赖，维持相对的平衡状态，故正常口腔酸碱度为6.6～7.1，而重症患者口腔内菌群失调，使在适宜的酸碱度中生长的敏感菌群被抑制，造成口腔pH的偏移，因此选择正确的口腔护理液才能起到真正的口腔保护作用。临床常用的口腔护理液有以下几种。

1. 0.9%氯化钠溶液、0.02%氯己定溶液　用于清洁口腔、预防感染。

2. 0.1%乙酸溶液　用于铜绿假单胞菌感染。

3. 1%～3%过氧化氢溶液　遇有机物时，放出新生氧，有抗菌除臭作用，适用于口腔感染有出血、溃烂、坏死组织者。

4. 0.02%呋喃西林溶液　清洁口腔，对革兰氏阴性菌及革兰氏阳性菌均有效。

5. 1%～4%碳酸氢钠溶液　属碱性溶液，对适宜酸性环境下生长的菌类如真菌有抑制作用。

（二）口腔护理方法的选择

口腔护理方法包括擦洗、含漱、冲洗等多种方式。针对患者的具体情况采取有效的口腔护理方法。

1. 昏迷患者的口腔护理　昏迷患者吞咽反射迟钝或消失，口腔自洁作用差，口腔分泌物较多。进行口腔护理时，应先用吸引器吸净积聚在口腔内的分泌物，再进行口腔擦洗。昏迷患者禁忌漱口。

2. 口腔手术后无法张口患者的口腔护理　可采用冲洗口腔的方式。选择20～30ml注射器抽取漱口液冲洗口腔，注射器针头为去针尖的特制钝头或加长的弯针头。冲洗顺序为颊部、龈沟、牙间隙及结扎物。漱口液冲入口腔后，可让患者轻轻含漱，再让患者吐在弯盘内或用吸引器吸出。对无法配合的患者可采取边冲洗边吸引的方法。但要注意注入含漱液时用力不要过猛，以免发生误吸，危及生命。

3.经口气管插管患者的口腔护理　留置经口气管插管的患者行口腔护理需由2人配合。首先应去除气管插管固定器或胶布，充分暴露口腔内黏膜。一人固定气管插管，另一人手持手电筒，观察患者口腔黏膜，为患者行口腔护理。口腔护理完毕，再次观察气管插管的深度，并妥善固定导管，严防意外脱出或移位。

4.清醒可自行含漱患者的口腔护理　对于清醒患者，如能摇高床头或坐起，则可协助患者自行刷牙。对于口腔有伤口，不能刷牙的患者，可指导患者掌握正确的含漱方法。有效的含漱是指能使口腔护理液在口中流动、震荡、冲击，充分和口腔黏膜接触，使之发挥作用。有效的含漱可起到物理冲洗作用，并能保持口腔内一定的湿度。

（三）经口气管插管患者的口腔护理方法

1.用物准备　托盘、口腔护理包（内有弯盘、治疗碗、持物钳、压舌板、纱球、液状石蜡）、开口器、手电筒、垫巾、溶液（根据病情需要选择）、30cm×2cm的胶布2条、大于患者头围长度的寸带（60～80cm）、负压吸引装置、吸唾管，男性患者备剃须刀。

2.人员准备　2名护士（甲、乙）。

3.口腔护理盘的准备

（1）操作者做手卫生，戴口罩。

（2）检查口腔护理包有效使用期，打开外层包布，取出内包放托盘上。

（3）左、右展开内包治疗巾，再向下展开双层治疗巾。

（4）双手分别捏住上层治疗巾2个角的外面，向上做扇形折叠2～3层，开口边缘朝外，暴露包内物品。

（5）用无菌持物钳将弯盘及其内物品移至托盘左侧竖放。

（6）治疗碗翻至弯盘的右侧。

（7）将纱球夹放于治疗碗内，同时清点数目。

（8）两把持物钳放右下角，液状石蜡置于持物钳上方。

（9）打开溶液倒入碗内：①检查溶液有效使用期，瓶盖有无松动，瓶体、瓶底有无裂痕，溶液有无沉淀、浑浊、絮状物、变色等现象；②消毒瓶口打开瓶塞；③倒少许液体旋转式冲洗瓶口，然后倒液体入治疗碗内湿透纱球。

（10）覆盖口腔护理盘。

4.操作步骤

（1）携用物至患者床旁查对患者姓名、ID号，评估患者意识和配合程度，向患者解释操作目的，以取得患者的配合。在医生的指导下调节镇静药的剂量，提高患者的配合程度，减轻不适感。

（2）协助患者取平卧位，头部侧向操作者，垫巾铺于脸颊下，毛巾放床头。如患者的痰液或口、鼻腔分泌物较多，应先吸痰，清理气道。

（3）打开口腔护理盘，暴露盘内物品。

（4）取出弯盘，连同盘内压舌板置于颊部垫巾上。

（5）护士甲立于患者右侧，去除气管插管固定胶布。护士乙立于患者左侧，手扶呼吸机管路，固定气管插管。护士甲取出牙垫，清洗后备用。

（6）护士甲将吸唾管连接负压吸引装置，清理口腔内分泌物。

（7）护士甲持手电筒和压舌板检查口腔：若口唇干燥，先湿润口唇、口角，防止张口时口唇裂开，再用压舌板轻轻撑开颊部；昏迷患者或牙关紧闭者用开口器打开并固定。借助手电筒的光线检查口腔情况，观察有无出血、溃疡、感染等现象，用后压舌板放于弯盘内。护士乙观察患者生命体征的变化。

（8）擦洗左侧牙齿：护士乙将气管插管平移并固定在右侧口角。

1）护士甲取持物钳夹纱球拧干、抖开呈纱条状缠于弯持物钳上（缠时应将钳尖包裹，纱条缠绕要平整），用压舌板轻轻撑开一侧颊部，擦洗牙齿。

2）擦洗方法：①由后向前纵行擦洗牙齿内侧面（左上内→左下内）；②由后向前纵行擦洗牙齿外侧面（左上外→左下外）；③由后向前擦洗牙齿咬合面（左上→左下）。

（9）擦洗左侧腭、舌、颊

1）护士甲用持物钳夹纱球内层，拧干（钳尖不得外露）。

2）擦洗方法：①由内向外擦洗左侧上腭及口底；②由内向外擦洗左侧舌背及舌腹；③擦洗左颊的内侧。

（10）擦洗右侧牙齿、腭、舌、颊：护士乙将气管插管平移并固定在左侧口角。护士甲为患者擦洗口腔右侧。方法同"擦洗左侧牙齿"和"擦洗左侧腭、舌、颊"。

（11）护士甲取吸唾管，吸净患者口腔内分泌物。

（12）取毛巾擦净口唇及周围皮肤，男性患者取剃须刀刮净胡须。

（13）再次观察口腔，口腔黏膜有溃疡者，酌情涂药于溃疡处；口唇干裂者涂以唇膏或液状石蜡。

（14）护士甲将牙垫放回口内，取胶布和寸带，在护士乙的协助下妥善固定气管插管。固定方法参见第2章第三节。

（15）撤去弯盘、垫巾，协助患者取舒适卧位，整理床单位。

（16）清点纱球数目，冲洗弯盘置于托盘内，整理用物。

5.注意事项

（1）操作过程中，护士乙应持续固定气管插管，防止移位，并全程观察患者的生命体征。如出现病情变化，应立即停止口腔护理。

（2）操作者动作应轻稳、细致，以免损伤患者口腔黏膜及牙龈。

（3）应避免纱球过湿，防止患者误吸。

（4）对于牙关紧闭的患者，取出牙垫前需使用开口器，以保持气道通畅。开口器前端应套以橡皮套，从磨牙处置入口内，牙关紧闭的患者不可强行使用开口器，以防误伤牙齿。

（5）操作前后清点纱球数目，以防遗留口腔内。

（6）各部位清洗次数及纱球数量，以患者口腔清洁为准。

第三节　会阴部清洁

一、概述

保持危重症患者的会阴部清洁是基础护理的重要内容。会阴部是人体排泄物和生殖道开口的地方，皮肤黏膜的皱褶多，透气性差。危重症患者生活不能自理，常存在高热大汗、大小便失禁等问题，这些排泄物对皮肤具有较大的刺激性，易导致皮肤腌红、破溃，重者会导致局部感染。因此，每日清洁会阴，保持会阴部皮肤清洁卫生，对于促进患者舒适，预防泌尿生殖系感染，促进会阴部伤口愈合，减少并发症具有重要意义。

二、会阴部评估

（一）会阴部评估的目的

发现现存的或潜在的会阴部皮肤卫生、病变、损伤等问题，为制订和实施护理计划提供依据，以减少与会阴部皮肤清洁相关的并发症发生。

（二）会阴部评估的对象

1.卧床、生活不能自理的患者。

2.意识不清或不能很好地控制大小便的患者。

3.留置尿管或肛管的患者。

4.存在高热大汗、水肿、低蛋白血症等情况的患者。

（三）会阴部皮肤评估的方法

责任护士床旁交班时，查看患者会阴部皮肤颜色、有无破损，有无尿便失禁、水肿等问题。对于存在尿便失禁的患者，重点检查大腿内侧、腹股沟、生殖器、肛周、大腿后侧、臀部、骶尾等部位。可采用会阴皮肤评估工具（perineal assessment tool，PAT）进行风险评估。及时发现高风险人群，给予有效的处理措施。PAT总分为 4～12 分，分数越高表示发生失禁性皮炎危险性越高，总分在 4～6 分属于低危险群，7～12 分属于高危险群（表11-2）。

会阴部皮肤评估记录内容如下所述。

（1）受影响皮肤的范围：无、<20cm、20～50cm、>50cm。

（2）皮肤发红程度：无发红、轻度发红、中度发红、重度发红。

（3）侵蚀的深度：无、仅表皮的轻度侵蚀、中度的表皮和真皮侵蚀且几乎无渗液、重度的表皮侵蚀伴重度的真皮侵蚀且伴或不伴少量渗液、极重度的表皮和真皮损伤伴中等量或可见的渗液。

表11-2　会阴皮肤评估工具

评估项目	得分		
	1分	2分	3分
刺激物类型	成形的粪便或尿液	软便混合或未混合尿液	水样便或尿液
刺激时间	床单/尿布至少每8小时更换	床单/尿布至少每4小时更换	床单/尿布至少每2小时更换
会阴皮肤状况	皮肤干净、完整	红斑、皮肤合并或不合并念珠菌感染	皮肤脱落、糜烂合并或不合并皮炎
影响因素：低蛋白、感染、鼻饲营养或其他	0～1个影响因素	2个影响因素	3个以上影响因素

（四）注意事项

（1）在评估过程中注意保护患者隐私，快速查看后及时盖棉被保暖。

（2）在协助患者翻身时，注意保护患者身上各种管路，加强固定，防止管路脱出。

三、会阴部护理

（一）护理方法（以留置尿管女性患者为例）

1.用物准备：托盘，会阴冲洗包（内有治疗碗、弯盘、卵圆钳、纱球、纱布）、盛有温水的冲洗壶（水温39～41℃）、浴巾、纱布、护理垫巾、便器。

2.在治疗室铺会阴冲洗盘。携用物至患者床旁。

3.环境准备：关好门窗，调节室温至25℃，以屏风遮挡，根据情况放平床，让患者取舒适体位。

4.操作步骤

（1）操作者做手卫生，戴口罩。

（2）查对患者姓名、ID号，向患者解释操作目的，以取得患者的配合。

（3）操作者站在患者一侧，协助患者脱去远侧裤腿，脱下的裤腿盖在近侧腿上，取浴巾再盖其上。操作过程中避免尿管受到牵拉。将棉被盖于远侧腿及胸、腹部。

（4）患者双腿呈屈膝位略外展，暴露外阴。

（5）臀下铺垫巾，再置便器于臀下。打开会阴冲洗盘，以卵圆钳取出弯盘放两膝之间以接纳污物。

（6）一手提冲洗壶，倒少许水于阴阜部，询问患者水温是否适宜。

（7）另一手持卵圆钳夹取纱球，分开小阴唇，冲洗尿道口及尿道口处的尿管，并轻轻擦拭至肛门，用后纱球放弯盘内。如尿道口及尿管上附着的分泌物较多，应更换纱球，直至擦拭干净。

（8）夹取纱球，冲洗并擦拭一侧小阴唇，更换纱球，冲洗并擦拭另一侧小阴唇。

（9）夹取纱球，冲洗并擦拭一侧大阴唇，更换纱球，冲洗并擦拭另一侧大阴唇。

（10）冲洗方法由上至下，由内向外，每擦洗一个部位更换一个纱球，冲洗擦拭次数以清洁为标准。

（11）夹取纱布擦净会阴部水迹。

（12）撤去弯盘，取出便器、垫巾，取下浴巾。

（13）若患者肛周皮肤问题严重，可协助患者取侧卧位，臀下铺垫巾，将纱球用温热水蘸湿，轻轻擦洗，直至擦洗干净。用干纱布擦干会阴部皮肤。

（14）对有失禁问题的患者可适量涂抹鞣酸软膏、皮肤保护剂等保护皮肤，对有皮肤破溃的患者给予喷敷液体敷料等。对肥胖或多汗患者，可在腹股沟处垫纱布，并注意随时更换，以保证皮肤干燥。

（15）协助患者更换护理垫。

（二）注意事项

1.操作过程中，注意保护患者隐私。对意识清楚的患者，异性操作时需有第三人在场。

2.清洗过程中，注意保暖，避免时间过长。冲洗时，注意水流不要过急，避免水珠溅湿衣物。

3.冲洗时注意观察患者的反应，尿管及皮肤有无异常。如有发抖、面色苍白、呼吸变快或变慢，应立即停止。

4.若患者存在尿便失禁的问题，可使用皮肤保护剂或造瘘袋等，使排泄物与会阴部皮肤隔离，减少其对皮肤的刺激。

5.对于水肿严重的患者，特别是阴囊水肿严重的男性患者，应将软枕或水囊垫于阴囊下，将阴囊托起，促进局部血液回流。

6.患者会阴部如有伤口或留置导尿管，应备聚维酮碘溶液消毒。

7.操作过程中动作应轻柔，及时记录皮肤变化，并交接。

四、失禁性皮炎的预防与护理

1.失禁性皮炎的危险因素　失禁性皮炎（IAD）是指因大小便失去控制引起的局部皮肤炎症，常发生在腹股沟、臀部、大腿内侧等处，表现为皮肤表面的红斑、浸渍、水肿、大疱、糜烂或皮肤的二次感染。IAD也被称为会阴部皮炎、尿疹等。其危险因素包括以下几点。

（1）组织耐受性降低，如高龄、营养不良、氧合差、灌注不足、低体温、合并糖尿病等患者。

（2）会阴部持续受到不良刺激，如大、小便失禁，肠液或尿液持续侵蚀皮肤。

（3）如厕能力降低，如躯体移动能力降低、意识不清或感官、知觉降低等。

2.预防与护理措施

（1）祛除病因：寻找和消除可逆性原因（如尿路感染、腹泻等），以避免皮肤与尿液和（或）粪便的接触。

（2）皮肤护理：有效实施综合皮肤护理措施，清洁与保护暴露于尿液和（或）粪便的皮肤，帮助皮肤恢复屏障功能。

第一步：清洁。每日清洁，每次便失禁后均需清洁。清洁时手法要轻柔，避免用力擦洗，以减少皮肤摩擦。选用温和的（pH为5～7，接近皮肤正常状态）免冲洗液体皮肤清洁剂或失禁护理专用湿巾，也可选用质地柔软的一次性无纺布。清洁后使皮肤自然晾干。

第二步：保护。清洁之后，将皮肤保护剂均匀涂抹在易损皮肤表面，使之在皮肤角质层和潮湿环境或刺激物之间形成保护屏障，从而促进IAD的缓解和屏障功能的恢复。

第三步：预防破溃和感染。一旦皮肤出现破溃，完整性被破坏，局部容易继发感染。可采用短期留置尿管、肛管的方法，避免会阴部皮肤长期接触粪便和尿液等刺激。对于长期便失禁者也可采用外置肛袋、造瘘引流袋的方法，保护皮肤。便后及时清洁皮肤。出现皮肤破溃时，应使用伤口敷料覆盖保护。IAD继发性感染一般由白色念珠菌引起，在细菌学证据的支持下，可选用外用药物进行治疗。

第四步：修复。当便失禁等诱因得以控制后，可进一步采取支持和保护措施，促进皮肤屏障的恢复。可以局部应用亲脂性材料或油剂等皮肤护理产品，以缓解皮肤干燥、恢复皮肤脂质结构，还可以吸收水分和保护角质层的水分，常用的有甘油和尿素。

3.注意事项

（1）对于高风险患者应班班交接，护理干预3～5日后，皮肤无改善或皮肤状态恶化时，可请皮肤护理专家进行会诊，调整护理干预措施。

（2）因局部的护理干预措施效果有限，要彻底避免IAD，应首先祛除其诱发因素。

第四节　皮肤损伤预防与处理

一、概述

危重患者受疾病影响，常存在多种潜在的皮肤损伤危险因素，积极进行皮肤评估是预防压力性损伤和皮肤损伤的第一步。对压力性损伤发生的危险因素作定性、定量的分析，对高危患者实行重点预防，可减少皮肤损伤并使医疗资源得以合理分配和利用。

二、压力性损伤发生的危险因素

压力性损伤发生的危险因素包括局部因素和全身性因素。导致压力性损伤发生的局部因素有压力、剪切力、摩擦力、潮湿、感染。导致压力性损伤发生的全身性因素有感觉丧失、营养不良、组织灌注不足、低蛋白血症、贫血、精神心理因素、年龄、体重、体温等。

1.局部因素

（1）压力的损害：毛细血管关闭压为32mmHg，即当毛细血管承受的压力超过32mmHg时管腔关闭，引起血管内皮细胞损伤及血小板聚集，形成微血栓而影响血供。表皮承受压力达到60mmHg时，皮肤内血流降至正常的33%；承受69mmHg的压力持续2小时以上即可发生不可逆损伤。

（2）潮湿的刺激：由各种疾病引起的大小便失禁、大量出汗或分泌物外溢，导致皮肤持续处于潮湿刺激下，皮肤的角质层可被浸软，其中的化学物质及细菌刺激皮肤或阻塞皮脂腺的开口，使角质层张力下降、皮肤松弛、皮肤的抵抗力下降，易被剪切力、摩擦力等损伤。尤其是大便失禁，由于有更多细菌及毒素，当大便浸渍诱发感染时情况更趋恶化。

（3）摩擦力的损害：摩擦力是指一个物体在另一个物体表面上运动或有做相对运动趋势时，在两个接触面上产生的阻碍物体运动的力。摩擦力作用于皮肤，易损害皮肤的角质层。当床单、衣服皱褶不平，床上有碎屑，使用便器方法不正确，翻身方法不正确，半卧位姿势不正确等情况存在时，就有摩擦力作用于皮肤，易造成皮肤浅层损伤，使皮肤的完整性受损。皮肤被擦伤后，受潮湿、污染作用可发生压力性损伤。

（4）剪切力的损害：剪切力是由两层组织相邻表面间的滑行而产生进行性的相对移动所引起的，由摩擦力与压力相加而成的力，与体位有密切关系（图11-1）。

（5）感染：当皮肤发生破损时皮肤表面的需氧菌便得以进入机体组织内，致病菌在伤口内繁殖会使正常细胞的获氧量减少而引起组织坏死、溃烂形成压力性损伤。

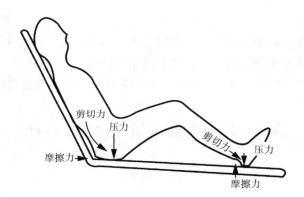

图 11-1　卧床患者皮肤受力

图片引自 http://med.39.net/zt/20111023/1829692_1.html

2. 全身性因素

（1）全身营养不良或水肿：患者皮肤较薄，抵抗力弱，受力后很容易破损，受压后缺血、缺氧情况也较正常皮肤严重。现代学者研究表明，营养不良可直接导致压力性损伤的形成；而营养的优劣决定压力性损伤的预后，说明营养状况低下是压力性损伤发生的重要原因之一。

（2）低蛋白血症：皮肤的基本物质是蛋白质，血浆蛋白参与皮肤屏障和皮肤免疫作用的形成，低蛋白血症势必引起皮肤抵抗力的下降。白蛋白每下降1g，压力性损伤的发生率增加3倍；白蛋白值小于3.5g/L，压力性损伤发生率增加5倍；白蛋白值小于2.5g/L时，压力性损伤患者的死亡率增加6倍。

（3）贫血：正常组织每100g每分钟有0.8ml的血液供应，血液中的血红蛋白提供组织氧气及养分，故当血压降低、血管内血流减少或血红蛋白降低时，提供皮肤生理的养分、氧气不足可造成压力性损伤。研究显示，住院患压力性损伤的患者血红蛋白有明显偏低现象。血细胞比容小于0.36和血红蛋白小于120g/L应引起重视。

（4）感觉异常：如昏迷、脊髓损伤患者会因为感觉不到温度改变，从而使保护机制减弱或丧失。通常脊髓损伤后51.2%的患者术后6小时即可发生压力性损伤，脑出血、昏迷患者20小时内可发生压力性损伤。

（5）吸烟史：吸烟者足跟压力性损伤是非吸烟者的4倍，吸烟量与压力性损伤的发生率及严重程度呈正相关。如果吸烟者停止吸烟，其压力性损伤危险性就显著减低，且吸烟的不良反应可部分地被逆转。

（6）年龄：组织的再生能力随着年龄的增加而减退，加上血管的硬化使局部血液供应减少。

（7）体重：体重下降，可出现消瘦、皮下脂肪变薄、骨凸部位没有缓冲垫。肥胖者，脂肪组织的血液供应相对较少，影响局部血液循环；肥胖患者活动困难，床上转身等容易受拖拉。

（8）体温：体温高时大量出汗，皮肤皱褶处易出现浸渍，如腋下、会阴、臀裂等部位，易继发皮肤破溃。骶尾部及其他受压部位因热量和汗液难以散发，导致局部皮温持续升高，潮湿的皮肤与床单产生的摩擦力增加，进一步增加了皮肤损伤的危险。体温低时机体"关闭"外周循环，受压区域血供减少，导致压力性损伤形成。

三、压力性损伤危险因素评估方法

应用压力性损伤危险因素评估表可对患者的皮肤损伤风险进行较为全面的判断，指导护士对有压力性损伤危险的患者提供个体化的护理。常用的有Braden压力性损伤评分法。

1.Braden评分表　评估包含6个独立记分部分，总分的高低提示患者发生压力性损伤的容易程度。分数越低提示危险性越高。分数＜12提示患者有90%～100%的可能会发生压力性损伤（表11-3）。

表11-3　Braden压力性损伤评分表

感觉	潮湿	活动方式	活动能力	营养	摩擦/剪力
1分：完全受限	1分：一直浸湿	1分：卧床	1分：完全不能移动	1分：非常差	1分：已存在问题
2分：极度受限	2分：潮湿	2分：轮椅	2分：重度受限	2分：可能不足	2分：潜在问题
3分：轻度受限	3分：偶尔浸湿	3分：偶尔行走	3分：轻度受限	3分：充足	3分：没有明显问题
4分：没有改变	4分：很少浸湿	4分：经常行走	4分：没有改变	4分：营养摄入极佳	

注：15～16分为低危；13～14分为中危；≤12分为高危。当总分＜16分时，需在护理记录单上记录；当总分＜12分时，90%～100%的可能会发生压力性损伤

2.Braden评分表的使用　Braden评分表统计分≤16时，必须在患者护理记录单上记录，并作为制订和实施护理措施的依据。根据高危项目制订相应的护理措施，每24～48小时或患者病情改变时应重新评估（表11-4）。

3.压力性损伤的重点评估部位　压力性损伤常好发于承受最大压力的骨突处的皮肤和组织。对于平卧床上的患者，大部分压力性损伤好发于骶尾部、股骨粗隆部或足跟部。对于坐轮椅或坐椅子的患者，压力性损伤好发部位与坐位姿势相关。压力性损伤也可以发生于膝、足踝、肩、肩胛骨、肘部、枕后和脊柱等部位（图11-2）。

表 11-4　压力性损伤观察记录表

压力性损伤预防观察记录表

床号　　　　姓名　　　　　性别　　　　　年龄　　　　　　　　住院号

入院时间诊断

合并症：□糖尿病　　　□高血压　　　□心脏病　　　□类风湿　　　□其他

手术日期　　　　　　　　　　麻醉方式　　　　　　　　　手术名称

术前活动：□自由活动　　　　□变换体位需要协助　　　□卧床不能自理

术前皮肤：□正常　□异常

术中皮肤：□正常　□异常

术后卧位要求：

时间	日期 分	日期 分	日期 分	日期 分	日期 分	日期 分	日期 分
活动方式	□卧床 □可翻身 □可下床 □不受限	□卧床 □可翻身 □可下床 □不受限	□卧床 □可翻身 □可下床 □不受限	□卧床 □可翻身 □可下床 □不受限	□卧床 □可翻身 □可下床 □不受限	□卧床 □可翻身 □可下床 □不受限	□卧床 □可翻身 □可下床 □不受限
临床一般状况评估	生命体征 □正常 □异常 神志 □清醒 □未清醒 全身情况 □好□良 □中□差 并发症 □无□有	生命体征 □正常 □异常 神志 □清醒 □未清醒 全身情况 □好□良 □中□差 并发症 □无□有	生命体征 □正常 □异常 神志 □清醒 □未清醒 全身情况 □好□良 □中□差 并发症 □无□有	生命体征 □正常 □异常 神志 □清醒 □未清醒 全身情况 □好□良 □中□差 并发症 □无□有	生命体征 □正常 □异常 神志 □清醒 □未清醒 全身情况 □好□良 □中□差 并发症 □无□有	生命体征 □正常 □异常 神志 □清醒 □未清醒 全身情况 □好□良 □中□差 并发症 □无□有	生命体征 □正常 □异常 神志 □清醒 □未清醒 全身情况 □好□良 □中□差 并发症 □无□有
排泄	□自控好 □自控差 □失禁	□自控好 □自控差 □失禁	□自控好 □自控差 □失禁	□自控好 □自控差 □失禁	□自控好 □自控差 □失禁	□自控好 □自控差 □失禁	□自控好 □自控差 □失禁
白班	措施： 皮肤 签名：	措施： 皮肤 签名：	措施： 皮肤 签名：	措施： 皮肤 签名：	措施： 皮肤 签名：	措施： 皮肤 签名：	措施： 皮肤 签名：
小夜	措施： 皮肤 签名：	措施： 皮肤 签名：	措施： 皮肤 签名：	措施： 皮肤 签名：	措施： 皮肤 签名：	措施： 皮肤 签名：	措施： 皮肤 签名：
大夜	措施： 皮肤 签名：	措施： 皮肤 签名：	措施： 皮肤 签名：	措施： 皮肤 签名：	措施： 皮肤 签名：	措施： 皮肤 签名：	措施： 皮肤 签名：

四、皮肤损伤程度的判断标准

皮肤损伤程度的判断是一种量化结果的描述，用于衡量皮肤损伤的深度、大小、累及的组织，以及损伤的严重程度和预期后果等。并可作为选择最佳护理方法的依据，以到达最佳治愈效果。

（一）压力性损伤的分期

1.1 期　指压不变白红斑（非苍白性发红）。局部皮肤完整，出现非苍白性发红，深

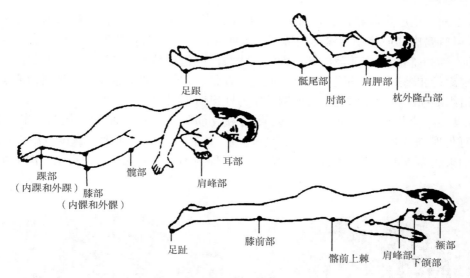

图11-2　不同体位易受压部位

肤色人群可能会出现不同的表现。局部呈现的红斑或感觉、温度或硬度变化可能会先于颜色的变化。颜色改变不包括紫色或褐红色变化，出现这些颜色变化提示可能存在深部组织损伤（图11-3，彩图1）。

2. 2 期　部分皮层缺损，真皮层暴露。伤口床有活力性，基底面表现为粉红色或红色，湿润，也可能会表现为完整或破裂的血清性水疱。脂肪层和深部组织未暴露。无肉芽组织、腐肉和焦痂。该期应与潮湿相关的皮肤损伤（MASD）如尿失禁性皮炎（IAD）、擦伤性皮炎（ITD）、医用胶黏剂相关的皮肤损伤（MARSI）或创伤性伤口（皮肤撕裂、烧伤、擦伤）区分（图11-4，彩图2）。

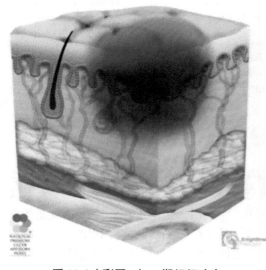

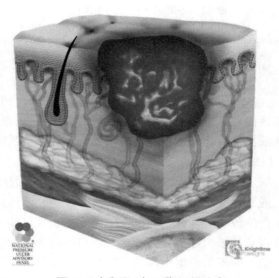

图11-3（彩图1）　1期组织改变

摘自 National Pressure Ulcer Advisory Panel（NPUAP）announces a change in terminology from pressure ulcer to pressure injury and updates the stages of pressure injury. April 13，2016

图11-4（彩图2）　2期组织改变

摘自 National Pressure Ulcer Advisory Panel（NPUAP）announces a change in terminology from pressure ulcer to pressure injury and updates the stages of pressure injury. April 13，2016

3. 3期 全层皮肤缺损。常可见皮下脂肪组织、肉芽组织和伤口边缘内卷（上皮内卷），可有腐肉和或焦痂。深度按解剖位置而异；皮下脂肪较多的部位可能会呈现较深的创面，皮下脂肪组织菲薄的部位创面是表浅的，包括鼻梁、耳部、枕部和踝部，可能会出现潜行和窦道，无筋膜、肌肉、肌腱、韧带、软骨和骨头暴露。如果腐肉或焦痂掩盖了组织缺损的程度，即为不可分期的压力性损伤（图11-5，彩图3）。

4. 4期 全层组织缺损。可见或直接触及筋膜、肌肉、肌腱、韧带、软骨或骨头，可见腐肉或焦痂。本期常可见上皮内卷，潜行和（或）窦道。深度按解剖位置而异。如果腐肉或焦痂掩盖了组织缺损的程度，即为不可分期的压力性损伤（图11-6，彩图4）。

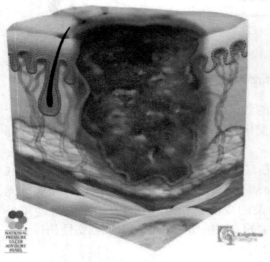 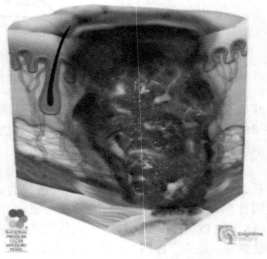

图 11-5（彩图 3） 3期组织改变

摘自 National Pressure Ulcer Advisory Panel（NPUAP）announces a change in terminology from pressure ulcer to pressure injury and updates the stages of pressure injury. April 13，2016

图 11-6（彩图 4） 4期组织改变

摘自 National Pressure Ulcer Advisory Panel（NPUAP）announces a change in terminology from pressure ulcer to pressure injury and updates the stages of pressure injury. April 13，2016

5. 不可分期 掩盖了全层皮肤和组织缺损的程度。全层皮肤和组织缺损，腐肉或焦痂掩盖了组织损伤的程度。只有去除腐肉和焦痂，才能判断是3期还是4期压力性损伤。缺血性肢体或足跟存在稳定焦痂（即干、紧密黏附、完整无红斑或波动感）时不应去除（图11-7，彩图5，彩图6）。

6. 深部组织压力性损伤 完整或破损的局部皮肤出现持久性非苍白性发红、褐红色或紫色变化，或表皮分离后现暗红色伤口床或充血性水疱。疼痛和温度变化往往先于颜色的改变。深肤色人群中颜色变化表现可能不同。此类损伤是由于在骨隆突处强烈和或持续的压力和剪切力导致。伤口可能会迅速发展，暴露组织损伤的实际程度或可能自行消失而不出现组织损伤（图11-8，彩图7）。局部皮肤完整且褪色的区域出现紫色、褐紫色改变或血性水疱；与邻近组织相比，受损区域可先出现疼痛、硬结、糜烂、松软、皮温升高或降低。此期压力性损伤对于肤色较深的个体难以鉴别。此期可进一步发展成薄的焦痂，即使辅以最佳治疗，也可能会迅速发展为深部组织的溃疡。

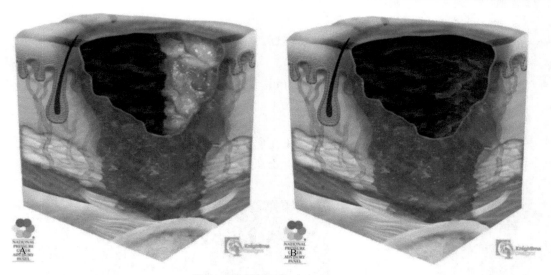

图 11-7（彩图 5、6）　不可分期

A.腐肉和焦痂覆盖；B.黑色焦痂覆盖。摘自 National Pressure Ulcer Advisory Panel（NPUAP）announces a change in terminology from pressure ulcer to pressure injury and updates the stages of pressure injury. April 13，2016

（二）伤口性质判断

根据压力性损伤的部位、大小、分期、组织形态、气味、伤口颜色、渗出液量、潜行隧道、有无感染及周围皮肤情况进行判断，确定损伤程度。

1.皮下隧道　指周围皮肤与伤口基底部形成袋形空间。用无菌棉棒测量最大深度，并沿顺时针方向转动棉签前端，评估面积。

2.渗液性状

（1）颜色：浆液，清澈；带血浆液，清澈，但混有血液；脓性液，黄色、绿色、黄褐色、黏稠或稀薄。

（2）气味：感染时，臭味；金黄色葡萄球菌感染时，粪臭味；脓液为绿色时，腥臭味。

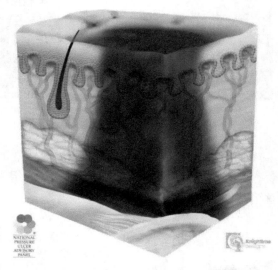

图 11-8（彩图 7）　深部组织压力性损伤

摘自 National Pressure Ulcer Advisory Panel（NPUAP）announces a change in terminology from pressure ulcer to pressure injury and updates the stages of pressure injury. April 13，2016

3.渗液量

（1）少量：伤口表面湿润，蘸湿敷料25%以下。

（2）中量：渗液蘸湿敷料25%～75%。

（3）大量：渗液蘸湿敷料75%～100%。

4.伤口周围皮肤　颜色：红斑、苍白；完整性；浸渍、皮炎、糜烂；水肿。

5.伤口感染

（1）局部：红、肿、热、痛、脓液、恶臭。

（2）全身：发热、白细胞计数升高。

（3）细菌培养：细菌数大于 100 000 个 /ml。

（4）伤口延迟愈合。

6.伤口颜色

（1）粉色伤口：伤口布满上皮组织，正在愈合中（图 11-9，彩图 8 ）。

（2）红色伤口：健康血流的肉芽组织，正在愈合中（图 11-10，彩图 9 ）。

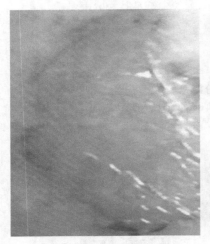
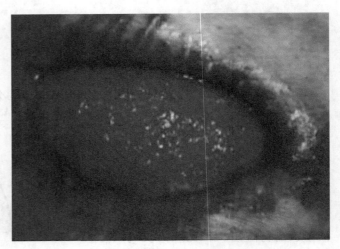

图 11-9（彩图 8 ） 粉色伤口　　　　　　　　图 11-10（彩图 9 ） 红色伤口

（3）黄色伤口：有腐肉，渗出液或感染（图 11-11，彩图 10 ）。

（4）黑色伤口：缺乏血液供应的坏死组织，软或硬结痂，渗出液少或无（图 11-12，彩图 11 ）。

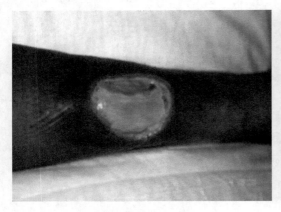
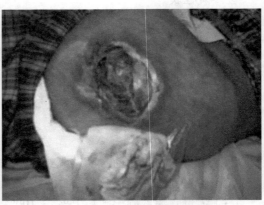

图 11-11（彩图 10 ） 黄色伤口　　　　　　　　图 11-12（彩图 11 ） 黑色伤口

五、皮肤保护方法

（一）减压

减压是保护皮肤的首要方法，有多种方法可获得减压效果。

1.翻身　卧床时每2小时更换体位1次。实验研究证明，皮肤毛细血管最大承受压力为 15.1 ～ 33mmHg，最长承受时间为2小时，需4～6小时才能缓解压力，使血供循环恢复到最佳状态。采取左、中、右三面翻身，即可达到缓解压力的有效时间。定时翻身被认为是经济而有效的减压措施之一，此传统方法对大多数患者均适用，但对于特殊患者会受到限制。对于病情允许者定期给予更换体位，一般至少2小时更换体位1次；对极度消瘦和循环功能障碍者，则需要1小时更换体位1次。翻身的交替顺序为：右侧位30°、平卧位、左侧位30°，每次翻身后以体位垫将骨隆突处垫起，以保证髂嵴、股骨粗隆、骶尾部、足跟及枕部的有效血液循环，减少局部压力。患者的体位应采用 30°倾斜位，尽量避免90°角侧卧位，不要卧在压力性损伤部位（图11-13）。对可翻身的患者可使用翻身表：注明翻身时间和体位，以提醒定时翻身。对不能翻身的患者，可使用抬空架，如吊架或中单，定时将患者受压部位托起。

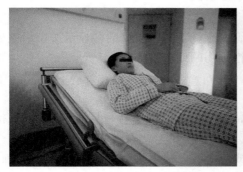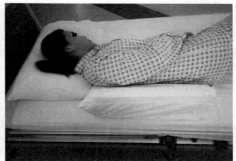

图11-13　患者体位摆放

2.俯卧位　如患者病情允许，可采取俯卧位，俯卧位可减除90%骨突部位所承受的压力。同时，促进肺内沉积的痰液排除，改善肺部功能。

3.减压垫　当前各种减压垫均起到了良好的减压效果，如轮流充气床垫、水床、海绵垫、胶枕、小棉枕、体位垫等。

4.悬浮床　是20世纪90年代末由国外引进的先进设备，其悬浮作用可免除皮肤表面的所有压力；温控作用保持皮肤37℃恒温，有利于促进皮肤血液循环；抽湿作用可保持皮肤干燥，免受浸渍。

（二）免除剪切力和摩擦力

在搬动卧床患者或改变卧床患者体位时会拖拉患者，使患者易受剪切力和摩擦力损伤。仰卧患者抬高床头或采取半卧位时身体产生的下滑倾向，坐轮椅患者身体有前移倾向，均能在骶尾及坐骨结节部位产生较大的剪切力。

1.**正确翻身方法** 成30°侧卧位，左、中、右交替更换。Guttmann于1955年首次提出成30°侧卧位，其现已被作为一种有效预防压迫性溃疡的方法广泛使用。当身体成30°卧位时，根据压力计算公式，受压部位所承受的垂直压力等于体重×sin30，即体重的1/2。

2.**正确移动患者** 抬起患者后再移动，以减少摩擦力。不应在床单上拖拉患者。

3.**保护足跟部** 对于活动不便的患者应着重保护足跟部（图11-14），不要将枕头放在膝下，以防阻碍血流。

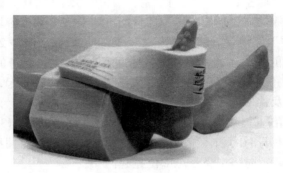

图11-14　足跟部保护

4.**禁止按摩** 局部按摩可使骨突出处组织血流量下降，组织活检显示按摩后该处组织水肿、分离。应避免以按摩作为各级压力性损伤的处理措施。

（三）避免潮湿及其他不良刺激

1.**勤清洁皮肤** 用中性浴液或免洗浴液清洗皮肤，卧床患者每日清洗1次。保持皮肤清洁干燥，可增强皮肤抗摩擦力。

2.**勤更换衣物** 当衣裤、被褥出现潮湿或被血液、分泌物污染时，应尽快更换，避免潮湿刺激皮肤。建议在患者身下垫中单和浴巾，以便潮湿后更换。不主张使用吸水粉末，因为粉末易堵塞毛孔而增加皮肤的损害。

3.**改善尿失禁** 可指导尿失禁患者行盆底肌收缩训练，提高对排尿的控制。当失禁不可避免时，可应用刺激性小的中性肥皂或专用护理液彻底清洁皮肤，并涂抹凡士林等防潮湿油膏，以维护皮肤的正常生理功能。可给患者使用吸水垫，使用中应经常检查是否需要更换。

（四）加强营养

给予高热量饮食，注意增加蛋白，防止患者出现贫血和低蛋白血症。

（五）做好健康皮肤的护理

1.使用中性肥皂和温水（勿使用热水）清洗。

2.如果皮肤过干可使用润肤露。

3.不要将爽身粉拍到皮肤皱褶处。

4.需要时洗澡，以保持清洁和舒适。

5.环境应保持一定湿度。

（六）应用皮肤保护敷料

皮肤保护敷料目前应用较多的有透气性透明敷料，水胶体敷料，渗液吸收性敷料等，分别具有减少局部剪切力、隔水、保湿、保持皮肤pH、吸收皮肤渗液等作用，临床可根据情况选用。应用时可根据不同部位进行修剪造型，让贴膜与皮肤贴得更牢固，防止脱落、皱褶。部分敷料表面带有1cm²的小方格，可协助护理人员估计伤口面积大小，并能使用普通笔进行标记，方便动态观察（图11-15，图11-16）。

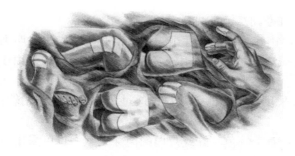

图11-15　不同部位皮肤保护膜的使用方法

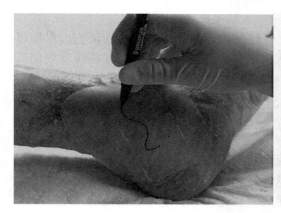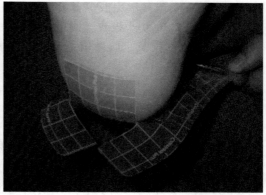

图11-16　足部皮肤保护膜的使用方法

（七）其他皮肤损伤的预防措施

1.加强对家属和患者的健康指导，使其掌握预防措施。

2.早期启动营养支持，促进患者营养状态的改善，从而提高皮肤自身修复能力。

3.进行护理操作时避免对皮肤施加压力。

4.每班责任护士进行床旁交接班，重点交接患者已发生或可能发生的皮肤问题。

六、不同皮肤损伤的处理

（一）压力性损伤的处理

1. 1 期压力性损伤 首先用生理盐水清洗，然后用透明贴保护，避免再次受压。

2. 2 期压力性损伤

（1）水疱的处理：用无菌注射器抽吸渗液，使用抗炎性喷雾剂喷洒，再将渗液吸收贴或透气性透明贴膜贴于皮肤表面保护。

（2）浅表破溃：使用抗炎性喷雾剂喷洒，再将渗液吸收贴或溃疡贴贴于皮肤表面保护。

3. 3 期、4 期、不可分期压力性损伤

（1）黑痂、黄色腐肉：为促进肉芽组织生长，必须首先去除腐肉和黑痂，手术清创或以无菌剪刀进行机械清创是传统应用较多的方法。但危重患者由于一般情况差，不能耐受手术清创的打击，且多存在营养不良，清创后的创面难以愈合。因此，对于病情危重的患者，临床较多采用自溶性清创敷料，通过药物的渗透作用软化、去除坏死组织，达到清创的目的。

（2）不新鲜肉芽：对于颜色暗红或灰白的肉芽组织，也可采用自溶性清创敷料进行处理，外面覆盖渗液吸收贴保护。

（3）窦道（潜行）：以无菌生理盐水对窦道进行清洁处理，渗出液多者可采用藻酸盐填充条填充窦道；渗出液少者可直接以渗液吸收贴保护窦道出口处。

4. 深部组织压力性损伤 因危重患者一般情况差，严禁快速机械性清创。早期可使用自溶性清创胶及水胶体覆盖创面，使表皮软化，减少局部受压，并密切观察伤口变化。

（二）低温烫伤

1. 发生机制 导致烫伤的因素有两个，一个是热力，另一个是作用时间。通常认为只有上百摄氏度的高温才会造成烫伤，但是，有时虽然物品的温度不高，但由于其与皮肤接触的时间过长，同样会造成烫伤，这类烫伤称为低温烫伤。低温烫伤好发于老年人、儿童、糖尿病患者、麻醉未清醒的患者、昏迷患者、术后返回病房肢端冰冷的患者。

2. 临床表现 最初仅在皮肤上出现红肿、水疱、脱皮或发白的现象，但实际上已经是三度烫伤，不仅脂肪层严重受损，而且有的已烫伤到肌肉层，创面深，往往造成组织坏死，甚至可深达骨质。

3. 预防与处理

（1）护理人员应充分认识低温烫伤，并警惕低温烫伤的发生。引起皮肤烧烫伤的最低温度为 44℃，温度与时间曲线在 45 ～ 50℃ 呈线形，而在 51℃ 以上呈渐进性，在 70℃ 暴露 1 秒钟即可引起跨表皮坏死。

（2）危重患者对各类刺激的反应性有所降低，应避免使用热水袋等进行局部升温，以免发生烫伤。四肢冰冷的患者应以增加衣物、穿棉袜或加盖棉被进行保暖。低体温患

者可采用复温毯进行全身加温。

（3）妥善放置各类仪器、导线和管路，如肠内营养加温器等。应避免患者长时间接触温度超过体温的物品。

（4）发生烫伤后需及时请专科医生会诊和处理。

（三）胶布粘贴伤

1. 发生机制

（1）同一部位重复使用胶布或粘贴时间过长，如术后超过24小时未进行换药或未更换胶布位置，容易出现胶布粘贴伤。

（2）肿胀的肢体上长时间粘贴胶布，或粘贴胶布时用力不当或用力过大，导致张力性水疱，如四肢手术、人工关节置换手术的患者。

（3）部分胶布黏性很强，透气性差，对于敏感皮肤的患者易导致皮肤损伤。

2. 临床表现　轻者表皮撕脱，重者在表皮受损的同时还有水疱形成，水疱破溃后创面可为白色、淡粉色或红色。渗出液的多少与创面大小有关。

3. 预防与处理

（1）避免在同一部位重复使用胶布，建议超过12小时即应该给予更换胶布固定位置，尤其是在使用布胶布时。

（2）去除胶布时，动作要轻柔缓慢，不能用力过猛。在长满毛发的部位去除胶布时，应顺着毛发生长的方向揭下胶布。

（3）一旦发生胶布粘贴伤，可采取以下处理措施。

1）创面较小时给予复合碘棉签消毒后，以贴膜覆盖直至愈合。

2）创面大且为红色或深红色时，应先以生理盐水清创，去除已破表皮及分泌物，喷涂抗炎性喷雾剂后以渗液吸收贴覆盖创面，外层以透明敷料固定，每3～4日更换1次。

（四）碘酊烧伤

1. 发生机制

（1）用2%的碘酊消毒手术野皮肤后，用75%的乙醇溶液脱碘不完全。

（2）进行皮肤消毒时碘酊蘸得过多，多余的碘酊遗留在皮肤上，如手术野的消毒，多余碘酊存留在手术床单上，使皮肤持续接触碘酊所致。

（3）患者对碘酊过敏引起皮肤灼伤。

2. 临床表现　灼伤部位的皮肤呈深褐色即近似于碘酊的颜色，多数患者术后第1日感觉灼痛，第2或第3日可能会形成褐色水疱。

3. 预防与处理

（1）蘸取碘酊的量应适宜，防止多余的碘酊流向身体的低垂部位。

（2）认真脱碘，乙醇溶液脱碘的范围应超过碘酊消毒的范围。

（3）术后认真检查患者的皮肤情况，特别是身体的低垂部位，如腋窝、背部、肩胛部、臀部、大腿内侧、会阴部，做到早发现早处理。

（4）详细询问过敏史，对碘酊过敏者禁用碘酊消毒。

（5）一旦发生碘酊灼伤，可采取以下处理措施。

1）对尚未形成水疱的碘酊灼伤，可给予干燥疗法。用75%乙醇溶液涂擦2遍，避免受压，一般1～2日就能恢复。

2）已形成创面的烧伤，可采取湿性愈合治疗，即局部采用生理盐水清洗后，将抗炎性喷雾剂均匀撒布于创面，给予透明贴覆盖，每3日换药1次。抗炎性喷雾剂可保持创面湿润，以减轻疼痛、促进愈合。

（五）肛周糜烂

1.危险人群　大、小便失禁，原有腹股沟、肛周皮肤真菌感染，神志不清，不能自主活动等患者，因不良刺激因素增加，皮肤黏膜防御功能减退，易发生肛周糜烂。

2.临床表现　局部可出现红疹、红斑、糜烂、渗出、结痂、脱屑。如刺激因素不去除，上述症状长时间不能缓解，可导致皮肤破溃或继发感染。

3.预防与处理

（1）重视肛周皮肤保护，及时清除肛周、腹股沟尿液、肠液等分泌物，减少对皮肤黏膜的不良刺激。

（2）局部清洁时注意水温不宜过高，以免加重湿疹表面的出血。

（3）顽固水样泻的处理：可采用带气囊的导管引流粪便，以减少肛周、腹股沟部皮肤损伤的发生。

（4）对于会阴部有真菌感染、水肿或糜烂的患者应及时给予治疗和处理，以免影响周围皮肤，导致肛周糜烂。

（5）发生肛周糜烂时，应及时清洗局部，保持肛周清洁、干燥。表浅损伤给予外涂鞣酸软膏，对已有溃烂、脓肿形成者，按外科换药处理，必要时予抗生素治疗。

第五节　重症患者体位护理

一、概述

对于危重患者而言，定时改变体位具有促进血液循环、伤口引流、肺部排痰、预防压力性损伤等一系列重要作用。合理的体位选择和摆放可有效缓解患者不适感、减少并发症，提高治疗效果。因此，护理人员应掌握体位选择的标准和摆放要求。

二、不同体位的特点

1.平卧位　平卧位时，重力对循环系统的作用减少，回心血量增加；换气血流之比，上肺野和下肺野比较均一。因此，适用于循环血量不足、血管扩张致静脉回流减少的患者，如休克或血流动力学不稳定及下肺野有病变的患者。但水平卧位时，患者颅内压增高，膈肌上抬，肺容量减少，且静脉回流增加。因此，有呼吸功能障碍、肥胖、右心衰竭、肺水肿、颅内压增高的患者不建议采用平卧位。

2.半卧位　指上半身抬高30°～45°的体位，也可根据病情调整床头倾斜的角度。取半卧位时，可将枕头放于膝关节下使腿屈曲，或两腿自然伸展。此体位有利于食物通过幽门进入小肠，减少胃内容物潴留，从而减少反流和误吸，可有效预防呼吸机相关性肺炎。同时半卧位使膈肌下降，增加吸气肺扩张时胸膜腔的负压，有利于肺扩张和改善通气功能。胸腔负压增加也利于静脉血液和淋巴液的回流。半卧位常用于心肺疾病所引起的呼吸困难、机械通气、颅内高压、腹部和盆腔手术后或有炎症、头面部手术后的患者。但对于心脏指数降低、低血压、休克、脊柱损伤等患者，以及其他有医嘱明确规定为禁忌半卧位的情况均不应采用此体位。

3.侧卧位　即脸面向一侧，身体也向一侧翻转的卧位。侧卧时，双上肢自然屈曲，双下肢的髋关节和膝关节均稍屈曲，上侧下肢比下侧下肢略向前伸。此体位可防止意识不清的患者误吸呕吐物。侧卧位影响血压改变的个体差异很大，对低心排血量、低体温及使用血管活性药的患者影响比较明显。危重患者应采用左侧还是右侧卧位，要根据患者的肺部情况及血流动力学的稳定情况综合判断。有研究表明：患者患单侧肺疾病（肺炎、肺不张）时，取患侧卧位，会产生通气与血流灌注的不匹配，导致低氧血症。因为当患侧卧位时，由于重力的作用，血流会增加，但患侧肺的通气进一步受损，通气与灌注的比例进一步恶化。所以，患单侧肺疾病的患者应采用健侧卧位。但以下情况禁用健侧卧位：肺脓肿、肺出血及间质性肺气肿。肺脓肿、肺出血宜采用患侧卧位，可防止引流物堵塞健侧肺，而间质性肺气肿患者采用患侧卧位的目的是预防肺过度膨胀。对于脑卒中患者，患侧卧位为第一卧位，是脑卒中患者发病早期最重要且较提倡的一种体位。脑卒中发病后数日内为弛缓期，在此期采用患侧卧位和加强患侧刺激的综合康复训练会对患肢产生压力刺激，减少关节损伤。患侧卧位时患者躯干稍向后旋转，背部用枕头稳固支撑。

4.俯卧位　指患者俯卧，两臂屈曲放于头的两侧，两腿伸直，肩下、髋部及踝部各放一软枕，头偏向一侧。俯卧位不仅适用于腰部、骶尾部损伤，不能平卧的患者，对于ARDS患者，俯卧位通气（prone position ventilation，PPV）也是很好的选择。研究表明，在50%～70%的急性呼吸窘迫综合征的患者中，PPV可明显改善肺的氧合功能，使吸入氧浓度（FiO_2）和呼气末正压（PEEP）水平降低。ARDS的肺部病理表现为不均一性和重力依赖性肺泡和肺间质水肿，CT证实ARDS早期双侧肺内均有不均匀的渗出，这种不均匀的渗出多分布在机体的下垂部位（背段），从而导致通气血流比失调。转俯卧位后血流将沿重力重新分布，背侧的萎陷肺泡复张，通气时背部含气量增加，同时在重力作用下，背侧的血流减少，全肺通气/血流比值更加匹配，从而改善氧合。另外，体位改变后背段病变部位所承受的静水压明显下降。有研究认为急性呼吸窘迫综合征的患者下垂部位静水压可达1.18kPa，使其肺泡所承受的跨肺压梯度增加，肺不张发生的危险性增加，变换体位使重力依赖区的位置发生改变，降低了肺不张的风险性而改善氧合。但PPV在实际操作中也存在一定风险，因此应准确把握使用时机和适应证。俯卧位通气治疗适用于氧合功能障碍的患者，对于其应用时机目前有两种观点，一种认为，无论任何原因的肺水肿，合理使用PEEP仍不能将吸入氧浓度（FiO_2）降至60%以下，即可以使用PPV。另一种认为，在ARDS早期，即使没有严重的氧合功能障碍，也可以使用PPV。俯卧位通气的指征为氧合指数＜200mmHg、FiO_2＞60%、肺毛细血管嵌顿压＜18mmHg。当患者被确诊已发生ARDS时，应施行俯卧位通气以达到最佳的治疗效果。但有下列情况之一者应暂不给予PPV：休克、急性出血、复合伤、怀孕、颅内高压、近期腹部手术、脊柱不稳定等。对采取PPV体位的患者应注意严密观察，避免发生神经压迫、肌肉压伤、静脉淤血、视网膜损伤、气管插管脱落、受压部位压力性损伤、膈肌运动受限等并发症或意外事件。

三、危重症患者体位摆放

体位摆放对于重症患者来说尤为重要，尤其是良肢位的摆放，即使躯体、四肢处于良好体位，具有防畸形，减轻症状，使躯干和肢体保持在功能状态的作用。早期良肢位摆放在一定程度上可改善患者肢体功能，减少甚至预防失用综合征的发生。危重症患者活动受限或制动的并发症包括压力性损伤、静脉血栓栓塞和肺功能障碍等，定时更换体位除了减压，还可保持患者舒适、放松和休息，改善氧合，促进气道分泌物的移动，改善四肢末梢循环。体位摆放前应正确评估患者，选择适合患者的体位。

1.平卧位　以一侧偏瘫患者为例，该体位易受紧张性、对称性颈反射的影响，极易激发异常反射活动，从而强化了患者上肢的屈肌痉挛和下肢的伸肌痉挛。因此应尽量缩短仰卧位的时间或与其他体位交换使用。

（1）头部：枕头高度要适宜，保证颈部舒适且不能过度屈曲，防止对称性颈反射出现而使上肢屈肌张力、下肢伸肌张力增高（图11-17）。

（2）患侧肩部：肩下垫一厚软枕，使肩部上抬前挺，以防肩胛骨向后挛缩（图11-18）。

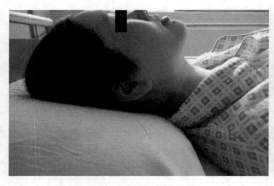

图11-17　枕头高度适宜

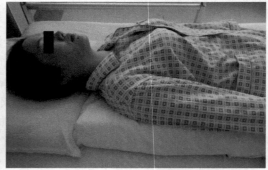

图11-18　肩部抬高

（3）患侧上肢：患侧上臂外旋稍外展，肘、腕关节伸直，手指伸直并分开，整个患侧上肢放置于枕头上（图11-19）。

（4）患侧下肢：大腿和小腿中部放置三角枕，可有效避免髋关节出现外展情况，起到了保护作用（对于下肢有外旋者，患者臀部、大腿外侧可以放一枕头，其程度足以支撑整个大腿外侧）（图11-20）。

2.患侧卧位　患侧在下方。患侧卧位是偏瘫患者康复最重要的体位，又称第一体位或首选体位。该体位可以伸展患侧肢体、减轻或缓解痉挛，使瘫痪关节韧带受到一定压力，促进本体感觉的输入，同时利于自由活动健侧肢体。

（1）头部：枕合适高度的枕头。

（2）患侧肩部：将患肩拉出以避免受压和后缩（动作应轻柔，防脱位）。

（3）背部：垫三角枕（大枕头）支撑，身体稍向后倾，防止压迫患侧而使血液循环受阻。

（4）患侧上肢：垫软枕，伸肘，手指伸展（根据患者情况进行舒适体位的摆放，但需要保持功能位）（图11-21）。

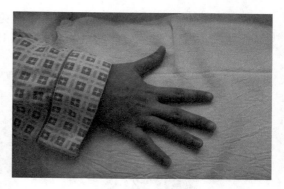

图11-19 手伸展

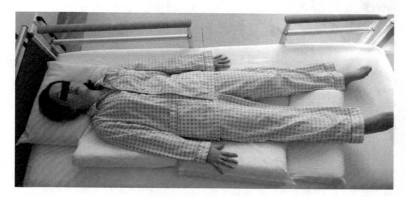

图11-20 平卧位

（5）患侧下肢：患侧髋关节略后伸，膝关节略屈曲，放置舒适位，患侧踝关节应置于屈曲90°位置，防止足下垂的发生（图11-22）。

（6）健侧上肢：健侧上肢放在身上或后边的软枕上，避免放在身前，以免因带动整个躯干向前而引起患侧肩胛骨后缩。

（7）健侧下肢：充分屈髋屈膝，腿下放一软枕支撑（图11-23）。

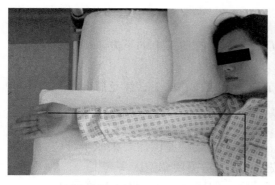

图11-21 垫软枕伸肘90°

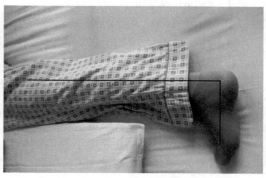

图11-22 踝关节屈曲90°

3.健侧卧位　患侧在上方。该体位可避免患侧肩关节直接受压，减少患侧肩关节的损伤，但是限制了健侧肢体的主动活动（图11-24）。

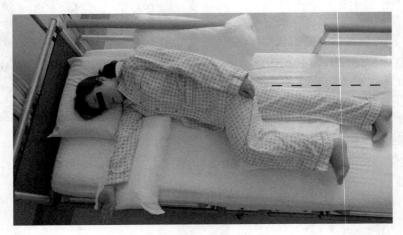

图11-23　患侧卧位

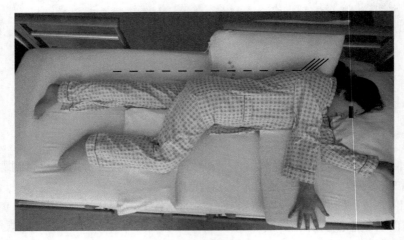

图11-24　健侧卧位

（1）头部：枕合适高度的枕头。

（2）患侧肩部：充分前伸。

（3）患侧上肢：患侧上肢向前伸出，屈肩，伸肘，在肘关节的下方采用软枕予以支持。收腕背伸。

（4）患侧下肢：患侧下肢髋关节和膝关节屈曲，放在软枕上，注意患侧踝关节不能内翻悬在软枕边缘，以防造成足内翻下垂。

（5）健侧肢体：自然放置。

4.半卧位　对偏瘫患者最不提倡的体位。当患者因某种原因需要采取半卧位时，维持时间不能太长。摇高床头30°～45°，或按照患者舒适需要调整床头高度。

（1）头部、肩背及腰部下垫合适枕头。保证脊柱伸展、舒适，防止过度屈曲。

（2）患侧上肢：上臂自然下垂，防止肩部内收，腕关节下垫浴巾，使腕关节处于背伸位。手握柔软毛巾卷，使手指伸展，防止手指屈曲痉挛。

（3）患侧下肢：下肢呈膝、髋自然屈曲，踝关节保持背屈。大腿内侧及膝部垫一枕头，使膝关节保持一定屈曲度。

5.俯卧位　保证床垫柔软，翻身前先充分吸净气管导管内的分泌物，给予适当肌松及镇定治疗，稳定10分钟后，将患者移至一侧，再转俯卧位。

（1）头部：偏向一侧，保持正常通气。耳下垫软垫保护。

（2）上肢：软垫垫起双肩，保持肩部外展。上臂和前臂伸直。

（3）躯干：肩部、髋部等骨突部位用软垫垫起，清醒患者可根据患者的需求调整或增加软垫，以保证胸腹部的活动，预防压力性损伤。

（4）下肢：伸直，踝关节处垫软枕，保持足踝关节的功能位。

为机械通气治疗患者行俯卧位的操作方法：应在5名医护人员的共同协作下，将患者置于俯卧位。转换体位时，1人专门负责保护呼吸机管路和气管导管，防止其脱出；正确摆放患者头部位置，使患者面部偏向一侧，避免压迫气管导管。其余4人分别位于患者的两侧，先将患者置于侧卧位，然后转为俯卧位，分别在额部、双肩、骨盆及髂部垫软垫，避免胸廓受压。为机械通气治疗患者安置俯卧位时应注意：①翻身前应充分吸净气管导管内的分泌物，注意检查各种导管有无脱落并做好固定。②俯卧位通气时，应进行持续有创动脉血压、心电图、氧饱和度监测。部分患者由仰卧位转变为俯卧位时，会出现血压下降、心律失常或氧饱和度下降，一般持续时间较短，不需要变换回仰卧位。注意维持患者的氧合，必要时可在翻身前提高吸入氧浓度。心脏节律不稳定者可以考虑预防性应用抗心律失常药。避免将软垫等支撑物置于腹下或大静脉处，以免导致腹内压增加、下腔静脉受压而引起低血压。③在翻身过程中，要注意气管导管、中心静脉导管和各种引流管的位置，防止出现导管压迫、扭曲、移位、脱出。采取俯卧位过程中，要防止压力性损伤、导管意外脱出、坠床等情况发生。④俯卧位通气时间尚无统一标准，大多根据临床需要来确定，目前临床研究报道从45分钟至136小时不等，应结合患者的耐受情况、生理反应和治疗效果决定转换体位的时间，一般不超过4～6小时。给予正确的体位摆放，防止体位相关并发症的发生。

6.危重症患者体位摆放注意事项

（1）体位摆放是从治疗角度出发设计的临时性体位，必须定时进行体位变换，一般情况下每2小时翻身1次，防止关节挛缩而影响运动功能。

（2）瘫痪患者常伴有肩痛、下肢深静脉血栓、肩关节半脱位等并发症，护理人员进行体位摆放时，动作要轻柔，确保在正确的范围内用正确的方法摆放体位。

（3）体位摆放的同时，注意保持呼吸机管路、胃管、尿管、深静脉置管等重要管路的固定牢固，必要时行二次固定。特别是建立人工气道的患者，行机械通气时，呼吸机与人工气道接口处应使用可伸缩呼吸机连接管，并预留出足够的长度，保证翻身及体位摆放时不会过度牵拉。譬如，选择左侧卧位时，应先轻拍并倾倒管路中的冷凝水，吸尽痰液，并将管路置于患者左侧，体位摆放完毕之后，再次将呼吸机管路及其他管路固定稳妥，保持引流的通畅，勿打折受压等。

四、体位引流

痰液是肺泡、气管或支气管内的分泌物，长期卧床、呼吸系统疾病、年老体弱等患者如长期不活动会导致肺泡或细小支气管内分泌物积聚，致小支气管阻塞，影响正常换气，造成呼吸困难。体位引流是利用重力原理，根据病变部位为患者选择适宜的体位进行治疗与护理的方法，可有效促进肺泡、小气管内分泌物进入气管，通过咳嗽而排出体外，并帮助萎陷的肺泡复张，恢复正常通气功能。

选择体位的原则是病变的部位处于高处，引流支气管开口向下，便于分泌物顺体位引流而咳出。不同体位适用于不同部位分泌物的引流：如肺上叶的引流可以取半卧位；中叶的引流先取患侧卧位，再由平卧位转向半卧位；下叶引流取头高足低位。但体位引流中应注意以下几种情况。

1.危重患者病情危重，体位的变换应以患者可耐受为宜，在体位引流期间，应严密监测患者的生命体征，听取患者的主诉，发现咯血、发绀、头晕、出汗、疲劳等不适或异常，应及时停止体位引流。

2.对于有下列情况者，应暂不给予体位引流。

（1）年迈及一般情况极度虚弱、无法耐受所需的体位、无力排出分泌物者。

（2）正在进行抗凝治疗或有出血倾向者。

（3）胸廓或脊柱骨折、近期大咯血和严重骨质疏松。

3.体位引流应在早晚、饭前进行，因饭后易致呕吐。引流前应向患者做好解释，以取得患者的配合，引流时鼓励患者适当咳嗽。

4、体位引流可配合叩背、震颤等胸部手法治疗同时进行，以提高引流效果。

胸部X线片可作为跟踪肺内分泌物、选择治疗体位的参照，并通过血气分析监测肺内分泌物清除效果，提供氧合的客观数据。

第六节　ICU患者睡眠护理

一、概述

睡眠是一种在哺乳动物、鸟类和鱼类等生物中普遍存在的自然休息状态，规律的睡眠是生存的前提。正常人每晚睡眠分为非快动眼睡眠和快动眼睡眠两个阶段，两者在神经化学系统控制之下交替进行。ICU患者由于治疗密集、室内环境噪声频繁等，使患者应激因子增加，血液中儿茶酚胺、皮质醇浓度大幅变化，直接或间接影响中枢神经系统的功能，导致睡眠周期被打乱甚至睡眠剥夺。睡眠剥夺是指各种原因如药物作用、慢性疾病、睡眠失常、生活压力等引起的睡眠缺失及情绪、记忆、免疫功能的改变。ICU患者的睡眠剥夺主要表现为睡眠潜伏期延长、睡眠减少、睡眠困难、睡眠中断、睡眠多次觉醒、醒后难入睡等。ICU患者大多有这样被睡眠剥夺的经历，而且这种感受会存在很长时间，严重者出院后仍会影响睡眠，甚至要依赖药物。睡眠剥夺能造成身体功能各方面的不良反应，还可以导致精神改变，使生命质量明显下降。研究表明，睡眠剥夺或昼夜节律丧失也是谵妄诱发的危险因素之一。

二、ICU患者睡眠障碍的原因分析

1.机械通气的影响　使用机械通气是ICU患者睡眠被干扰的主要原因之一，包括患者与通气装置之间的异步性、通气过度所致的中枢性窒息、设置问题所致的辅助呼吸不足或空气泄露导致的通气不足等，均可引起患者从睡眠状态向觉醒状态转变。

2.环境因素的影响

（1）噪声水平：WHO推荐噪声标准值安静卧室为20～30dB，白天噪声水平不超过40dB，夜间不超过35dB。与普通病房的环境相比，ICU内的噪声强度远超病房环境，多数医院ICU白天的平均噪声达70dB，夜间也达45dB以上，严重超出WHO推荐的噪声标准。环境的噪声包括室内监护仪的警报声；负压吸引器产生的吸引声；医务人员为患者诊治时的走动声及讨论声；其他患者的说话声、呻吟声等。嘈杂的环境将严重影响患者的情绪及睡眠，对患者的疾病康复造成严重的负性影响。噪声水平足以对心血管和内分泌系统造成刺激，同时干扰睡眠，出现噪声诱发的应激变化，并造成患者恐惧焦虑。研究表明外界声音超过60dB，就会刺激患者的交感神经，使心率加快、血压升高，压力感和焦虑感加重，疼痛感加剧，使患者感到抑郁、头痛、幻觉、入睡困难、昼夜睡眠节律倒转。

（2）亮度级水平：昼-夜循环的自然规律是人类睡眠-觉醒循环得以规律进行的基本条件。如果昼-夜循环规律被去除或破坏，人的睡眠-觉醒周期循环也会发生紊乱。研究表明，当夜间光亮度级高于500 lx，即会影响人类对昼夜节律的正常感知。而ICU内因夜间抢救和治疗较多，室内夜间光亮度级水平会在5～1400 lx变化，造成患者睡眠障碍显著。

3.被动体位的影响　ICU的患者，由于病情危重，自主活动障碍，不能按需变换体位；加之患者需使用各种监护设备，多数患者采取被动卧位或被迫体位，长时间的被动体位会使患者极度不适，导致睡眠障碍。

4.药物影响　危重患者常需使用镇静、镇痛药物，这些药物可直接通过血-脑屏障对中枢神经系统产生影响，或间接通过对疾病的影响，最终改变患者的睡眠节律。部分药物戒断反应明显，突然停药可能影响睡眠结构，诱发谵妄。此外，多种药物联合使用的患者，药物作用机制复杂，也应考虑药物交互作用对睡眠的影响。

5.心理因素的影响　心理因素也是导致患者睡眠障碍的一个重要因素。ICU患者普遍存在病情重，抢救多，病情变化快、病程长、预后不确定等情况，患者自身的痛苦体验或对周围其他患者不幸经历的主观感受都会成为不良刺激因素，使患者产生焦虑不安、恐惧，影响睡眠。对治疗费用、出院后工作能力、家庭负担等后续社会问题的担忧，也可导致患者心情抑郁，从而影响睡眠。

6.治疗护理操作的影响　ICU患者需要接受静脉穿刺、留置有创管路、伤口换药等大量的有创治疗。频繁的创伤性操作、剧烈持久的疼痛不适感和对操作的恐惧感均可导致患者出现入睡困难、睡眠中断等睡眠障碍。持续输液治疗，特别是夜间输液，也可使患者因担心熟睡后翻动会引起输液不畅而难以入睡。另外，患者夜间有可能要监测血糖，进行雾化吸入等，也影响了患者睡眠。

7.疾病本身 心肌缺血、缺氧而引起的心悸、咳嗽、身体的不适和疼痛等,均会加重患者失眠症状。

三、睡眠护理

(一)合理设置呼吸机参数

通过调整设置适合患者的呼吸机辅助呼吸模式和参数,给予适当的镇静药物等方式,提高患者人机配合的舒适性。

(二)建立适宜的室内环境

1.减少医疗设备报警 定期对设备进行保养和维护,保证设备的正常运行,减少因设备故障或调试错误导致的报警噪声。同时合理调整、设置报警限。研究显示,ICU每日频繁的报警信号中有85% ~ 99%是无效报警,即对临床无意义与疾病不相关的报警。护理人员应具备根据患者特点个性化设置报警范围及音量的能力,以减少无效报警的频率,从而降低噪声。

2.减少医疗设施的噪声 地面采用橡胶材料,保持地面的平整、光滑,同时定期对床、椅凳、治疗车及仪器的滑轮进行保养和维护,保持性能完好,减少移动时的车轮噪声。

3.减少患者的相互影响 床位之间间隔1 ~ 2m,床与床之间设有屏障或隔帘。对烦躁、痛苦呻吟的患者及时采取措施控制症状,一时无法纠正可考虑移至单人间。遇有抢救或突发情况,应拉好隔帘或屏障,对其他患者做好安抚工作,以减轻患者的紧张情绪。对夜间不能入睡患者,可遵医嘱适当使用镇静药。减少室内人员走动及说话,保持病室安静。将睡眠差的患者尽量移至远离产生噪声的病床。考虑到夜间接收抢救、急诊危重患者,应将急诊床位安置在室内周边位置,以减少大病房多种治疗抢救造成的相互干扰。

4.减少温度和光线的刺激 调整和保持ICU达到适宜的温度、湿度、光线,减少外界对视、嗅、听觉等器官的不良刺激,缓解患者的紧张情绪。夜间关闭室内日光灯,使用床头灯,并把光线调至最小,以减少灯光刺激。

5.减少医护人员操作和治疗的刺激 医护人员在查房和治疗时,做到四轻:说话轻、走路轻、关门轻、操作轻。对ICU医护人员进行有关噪声知识的教育,提高对噪声危害的认识。除查房、会诊、抢救等必要的谈话外,其他谈话应尽量远离患者;严禁在病房内说笑或大声喧哗;尽量减少患者家属探视,避免家属在室内哭闹;电话、门铃通话器要调整到最小有效音量和音效。

6.做好基础护理 保持床单干净、整洁、干燥,床头的高低适宜,气垫床充盈度适中。将连接于患者身上的各种管道调整通畅,有条理放置固定,尽量减少对患者的不良刺激和束缚感。有束缚带者松紧应适宜(以能伸进一个手指为宜)。特别是对心电监护仪的导线要妥善固定,避免患者翻身打结,甚至缠绕肢体。向患者讲解采取特殊体位对康复的重要性,在不影响治疗和监护的情况下给患者做肢体被动运动,最大限度提供患者体位的舒适度。

7.做好心理护理 主动观察患者的心理反应，对患者实施有效的心理护理。对恐惧焦虑的患者需给予体贴关怀和安抚，适当安排家属对患者进行亲情关怀，以减轻其恐惧焦虑状态，使其坚定信心，以乐观的态度主动配合治疗。医护人员不可当着患者面说治疗费用和催款等事情。

8.采用音乐疗法 古希腊哲学家亚里士多德曾指出，音乐具有治疗的功效。现代神经生理学研究表明，神经系统中的大脑边缘和脑干网状结构对人体内脏及躯体功能起主要作用，音乐对这些神经机构都能产生直接的影响。允许患者自带随身听或监护室集中播放音乐，选定温和的E调和C调的乐曲，勿提供激烈和哀怨的B调和D调的乐曲。

9.采用传统中医穴位按摩法 中医对不寐的原因和治疗自成理论，可通过邀请中医科会诊等方式对患者的睡眠进行有针对性的中医治疗。

第12章

管 路 维 护

第一节 重症患者管路管理

各类留置管路的管理是危重症患者护理的重点和难点之一。一方面各类管路是危重患者病情观察的窗口，可以帮助护士准确评估、观察患者病情变化；另一方面，通过留置管路进行的各项治疗和引流也是有效缓解患者症状，为进一步治疗争取时间的重要措施。因此，在危重患者护理中，如何做好各类管路的维护、观察与使用，是ICU医护人员需掌握的重要技能。本章重点介绍外科术区引流管的护理与管理。

一、危重患者术区引流管的种类和功能

（一）单腔引流管

单腔引流管是术后患者应用最为广泛的引流管。颅脑、胸腔、腹腔、胃肠道、胆道、脓腔等均可留置使用。单腔引流管应用的目的是将术后组织间或体腔内积聚的脓液、血液或体液引出体外，防止因术后感染而影响伤口愈合，同时可帮助评估术区出血、渗出或感染等情况。对于留置在胃肠道内的管路，如胃造瘘管、空肠造瘘管、胃肠减压管等，早期可接引流袋，引流胃肠道内容物，减轻患者胃肠道负荷；患者病情平稳后，可作为早期启动肠内营养的通道，促进胃肠功能恢复，增强患者营养。为增加吸引力度，充分引流液体，引流管末端也可接负压引流瓶。

（二）双腔引流管

双腔引流管由外套管和内套管组成，内套管接持续负压吸引，负压压力一般维持在 $-15 \sim -10$ mmHg，外套管对周围组织起到支撑和保护作用，内外套管间的空隙与外界空气相通。当体腔积液时，液体可通过内套管被负压吸出；当无液体时，外界空气进入内套管，保持引流管周围的组织器官不与内套管直接接触，可有效避免组织器官因负压吸引导致的损伤。双腔引流管常用于局限性的脓腔引流。使用时应确保内外套管间隙通畅，防止造成不必要的组织损伤。

（三）三腔冲洗负压引流管

在双腔引流管的基础上增加了冲洗腔，即包括大气管（外套管）、负压管（内套

管）、冲洗管。大气管在负压管外，对引流管周围组织起到保护和支撑作用，防止因负压过大损失周围组织。负压腔接中心负压，一般压力设置为－30～－20mmHg，冲洗腔接生理盐水等冲洗液，每日冲洗量可达3000～4000ml，以达到局部灌洗的目的。其常用于较大的脓腔引流，如坏死性胰腺炎、消化道瘘等。

二、危重患者术区引流管路的安全管理

危重患者意识差，配合能力不足，在留置术区引流管的过程中，如何保持管路在位、通畅，及时发现管路引流液的异常改变，准确判断病情变化，是管路安全管理的核心问题。

（一）术区引流管的评估

术后应评估患者术区引流管的名称标记、位置是否正确；对管路的重要性分级和风险性进行判断；检查固定方法是否妥当；冲洗及引流是否通畅，负压的设置是否正确；引流液的颜色、性状和量是否正常，记录是否完整；引流管周围的皮肤是否正常；有无感染征象等。对上述评估内容应做好交接，发现异常，及时处理。此外，患者的意识水平、配合程度也是判断引流管留置安全性的重要评估内容。对于意识模糊、躁动的患者，应及时预警，采取加强管路固定、加强监护、适当约束等措施，防止管路意外脱出。

（二）术区引流管的固定

危重患者多存在意识模糊、行动不便，床上活动或躁动时易出现管路意外滑脱，且一旦滑脱难以回放复位，直接影响手术预后。因此，必须统一和规范危重患者的管路固定方法。一般认为三重固定法较为安全：①留置引流管时，应在切口根部将引流管以缝线固定于皮肤，这是导管固定的第一道防线，也是防止管道滑脱最重要的固定措施。部分留置时间较长的引流管，切口处皮肤的固定缝线可能脱落，导致管道意外滑脱。因此，在换药、交接过程中，应注意观察缝线固定是否有效，如发现缝线脱落，应及时告知医生给予再次缝线固定。②第二重固定是在置引流管的皮肤切口处以伤口敷料固定管路，同时也起到保护伤口，防止感染的作用。③第三重固定是将引流管末端以导管固定器或黏性较好的透明敷料固定于皮肤上，减少患者活动时对导管前端的牵拉。护理过程中，当发现固定松动时，应及时更换。

（三）术区引流管的标识及风险管理

在对管路进行评估时，可根据管路的留置部位、对患者的重要程度、再次留置的困难程度等因素，对留置管路的风险等级进行判断，如管路脱出可能威胁患者生命、直接影响术后康复或必须经二次手术给予再次置入的管路，应评估为重点管路。如胃癌患者术中留置的胃管，一旦脱出难以复插，可能导致吻合口瘘等并发症，影响预后。此类管路必须采取三重固定，并应做好"重要管路"的标识，做到每小时巡视，班班重点交接，并在床旁制作明显标识说明，确保全体医护人员知晓。护士长、责任组长等也应定时巡视此类管路的护理是否落实到位。对于意识模糊、配合能力差的患者，应加强监护，必要时给予适当的约束。但应注意约束前做好解释工作，取得患者及其家属的理解

和信任。约束过程中，要注意观察约束的效果和保护患者皮肤，每小时检查患者约束的有效性和约束部位的皮肤是否完好。躁动或抽搐明显的患者，应避免约束带过紧，防止肢体骨折等意外的发生。

（四）引流量的测量与记录

准确评估引流量对了解患者的病情、协助诊断、指导治疗有重要的意义。目前临床上应用的引流袋质地较软，以引流袋上的刻度评估液量时存在误差。据报道，当引流袋刻度显示引流量为300ml时，最大误差量可达140ml，当显示为500ml时，最大误差量可达150ml。对于休克、大面积烧伤、大手术后或患有心脏病、肾病等疾病患者，需要严格记录出入量，引流量测量不准确可影响患者的治疗效果，甚至危及患者的生命。因此，对引流量的记录应使用统一的容器量取，保证记录准确。引流液记录表见表12-1。

表12-1　引流液记录表

日期：　　　　　　　　　　床号：　　　　　　　　　姓名：

项目＼时间					合计
胃管					
尿管					
腹腔引流1					
腹腔引流2					
腹腔冲洗入量					
腹腔冲洗出量					
腹腔冲洗平衡量					
合计					

备注：腹腔冲洗液应记录在入量之内，原因为腹腔脏器为中空性脏器，对腹腔冲洗液有一定程度的吸收，与腹腔冲洗出量平衡后方可得出引流液量

三、更换引流袋的操作流程

为保持引流管路通畅，维持无菌的引流环境，需要为带有引流管的患者更换引流袋。目前对引流袋的更换时机临床存在争议。一般认为引流袋不应频繁更换，理由是引流管路的开放会增加管路污染的概率。因此，建议在无明确细菌学证据的情况下，引流袋应与引流管同时拔除或更换。但是，也有观点认为，血性引流液易滋生细菌，导致逆行性感染，因此，建议3～5日更换1次引流袋。以下为引流袋更换的基本程序。

（一）用物准备

带有医疗垃圾桶的治疗车，手消毒液、止血钳、聚维酮碘棉签、一次性塑料手套、一次性隔水垫巾、无菌引流袋、无菌纱布、引流管固定器、酒精棉片、量筒、安全别针。

（二）评估解释

1.评估患者的病情、意识、合作程度、生命体征及腹部体征情况。

2.了解手术方式，管道留置的时间、长度、是否通畅。

3.伤口敷料有无渗出液，引流液的量、色、性状。

4.向患者解释操作目的和注意事项，以取得患者的配合。

（三）更换引流袋

1.操作者做手卫生、戴口罩，携用物至患者床旁。

2.协助患者取半卧位或平卧位。

3.检查引流管标签是否完好，引流管名称、留置时间等信息是否清晰。

4.将引流袋中的引流液倒入量筒内，计量。

5.充分暴露引流管，将一次性隔水垫巾置于引流管下方，戴手套。

6.以止血钳夹闭引流管近端，取出新引流袋，备用。

7.在无菌纱布的保护下分离引流袋与引流管，以纱布包裹引流袋导管前端。

8.取聚维酮碘棉签沿引流管内口由内向外消毒2遍。

9.在无菌纱布的保护下将新的引流袋与引流管连接，检查引流袋的排液口是否关闭。

10.取下止血钳，观察引流是否通畅。

11.将换下的引流袋弃于黄色垃圾桶。脱手套。

12.选择适宜的引流管固定器粘贴部位，用75%乙醇溶液对引流管固定器粘贴部位的皮肤进行擦拭。

13.取出固定装置，撕去胶贴下面的保护纸，待乙醇溶液干燥后，将引流管固定器固定于皮肤上。

14.将引流管放置在引流管固定器孔径内，轻轻按压扣好锁扣。轻轻拉动引流管，若导管不能移动，说明已固定良好。标记引流袋更换时间，以别针固定于床边。

15.整理用物，分类放置，协助患者取舒适体位。

16.做手卫生。

17.记录引流液的颜色、性状及量。

18.告知患者勿牵拉、打折引流管，避免引流管脱出。活动时引流袋位置必须低于切口平面。如无特殊禁忌，卧床时应保持半卧位，以利于引流。

（四）注意事项

1.更换引流袋过程中，应严格遵循无菌技术操作原则，避免发生医源性感染。

2.使用固定器固定引流管时，应预测患者体位改变可能导致的管路长度变化，预留一定的引流管活动余地，防止患者体位改变时过度牵拉引流管，导致管路脱出。

3.单腔引流管需靠重力自然引流，因此，在固定引流管时应注意保持引流管低于引流伤口平面。

4.为患者翻身时，应避免身体局部长时间压在引流管固定器上而损伤皮肤。

5.注意调节引流袋固定的位置，在保证引流袋低于引流切口处的同时，引流袋底部距离地面应大于20cm。

第二节　各类引流管观察与护理

一、各类引流管的临床意义及引流特点

（一）腹腔引流管

腹腔是人体最大的体腔，是壁腹膜与脏腹膜之间的潜在腔隙。正常情况下腹腔内有75～100ml黄色澄清液体，起润滑作用。在发生病变时，腹膜腔可容纳几千毫升的液体，将积聚的液体及时引出十分必要。

1.临床意义　①避免渗血渗液积聚而发生感染；②观察术后是否有出血和吻合口瘘；③为腹腔感染性疾病提供治疗途径；④为肿瘤患者术后化疗提供治疗途径。

2.引流特点　术后当日腹腔引流液多为血性，量较多，但不应超过500ml/24h。此后量逐渐减少，颜色逐渐转变为淡红色或淡黄色。如术后引流液短时间内突然增多，色鲜红，每小时超过100ml，提示有活动性出血。若引流液由清亮、淡红或黄色变为黄褐或灰白色黏稠液体，体温超过38.5℃，可能为腹腔感染。如引流液中出现食物残渣，则提示腹腔内脏损伤或吻合口瘘。腹腔引流液颜色由清亮、淡红或黄色变为黄褐色或灰绿色液体，进食后引流量增加，患者出现右上腹疼痛、发热和腹膜炎体征，引流液胆汁酸含量与胆汁中胆汁酸含量接近，可能为胆瘘。引流管流出液体量增加，不含胆汁，患者主诉腹痛、腹胀、发热，自切口流出清亮液体，腐蚀周围皮肤，引流管引流出乳白色液体且有明显腹膜刺激征，可能为胰漏。

（二）胆道T形引流管

胆道手术患者，无论是行胆总管切开探查，还是胆道成形或重建手术，在手术结束时，常需在胆总管内放一根T形橡皮管，引流胆汁。胆汁味苦呈金黄色，在胆囊内浓缩而形成绿色。正常成年人每天分泌胆汁800～1000ml，呈黄色、稠厚、无渣。在非消化期间胆汁储存于胆囊内，在消化期间胆汁由肝及胆囊大量排入十二指肠。

1.临床意义　①引流胆汁，避免胆汁排出受阻，胆总管内压力增高，胆汁外漏引起胆汁性腹膜炎、膈下脓肿等并发症；②经T形管引流残余结石，将肝内胆管残余结石排出体外；③经T形管胆道镜取石、造影；④支撑胆道避免因胆道手术引起胆总管切口瘢痕狭窄、管腔变小、粘连狭窄等。

2.引流特点　术后24小时内引流量为300～500ml，恢复饮食后可增加到每日600～700ml，以后逐渐减少至每日200ml左右。术后1～2日胆汁呈浑浊的淡红色或淡黄色，以后黄色逐渐加深。引流液为血性，可能为胆道出血；胆汁突然减少或无胆汁，可能为管道受压、扭曲、打折、阻塞或肝功能衰竭；胆汁引流过多可能为胆总管下端梗阻，胰液、肠液反流等原因引起。

（三）经皮肝穿刺胆道引流管（PTCD管）

PTCD管是在X线或B超引导下，利用特制穿刺针经皮穿入肝内胆管，再将造影剂

直接注入胆道，而使肝内外胆管迅速显影，同时通过造影管行胆道引流。其常用于晚期肿瘤引起的恶性胆道梗阻，需行姑息性胆道引流者；或急性胆道感染需行急症胆道减压引流的患者，以使胆汁经导管引出体外。

1. 临床意义　引流胆汁，缓解黄疸，降低胆道压力，促进肝功能恢复，作为胆道梗阻的辅助治疗。

2. 引流特点　同T形管引流。

（四）胰腺引流管

胰液产生于胰腺中，是胰腺分泌的经胰导管输送至十二指肠的消化液。具有无色透明、可拉成丝和易于起泡沫的特性，呈碱性。成年人每日分泌1～2L胰液，渗透压与血浆相等。胰液中主要有胰淀粉酶、胰脂肪酶、胰蛋白酶原和胰凝乳蛋白酶原。胰腺手术后为将术区的积液引出，同时便于观察周围组织的恢复情况，通常会在术后留置胰腺引流管。

1. 临床意义　①引流胰液，避免胰液外渗；②观察胰液的量、颜色及性状。

2. 引流特点　未进食时量少，进食后每日引流最多可达250ml，颜色为无色透明。坏死性胰腺炎患者引流液中可见坏死组织，易导致引流管堵塞，应持续或定时冲洗引流管，并给予负压吸引，以保持引流通畅。

（五）胸腔闭式引流管

正常人胸膜腔内有3～15ml液体，在呼吸运动时起润滑作用，但胸膜腔中的积液量并非固定不变。即使是正常人，每24小时也有500～1000ml的液体形成与吸收。胸膜腔内液体自毛细血管的静脉端再吸收，其余的液体由淋巴系统回收至血液，滤过与吸收处于动态平衡。若由于全身或局部病变破坏了此种动态平衡，致使胸膜腔内液体形成过快或吸收过缓，则产生胸腔积液。胸腔闭式引流是将引流管一端放入胸腔内，而另一端接入比其位置更低的水封瓶，以便排出气体或引出胸腔内的液体，使得肺组织重新张开而恢复功能。主要应用于血胸、气胸、脓胸的引流及开胸术后。

1. 临床意义　①保持胸腔内负压，促进肺复张；②引流胸腔积血、积液，改善呼吸困难和循环障碍；③预防胸膜腔感染；④获取标本进行诊断。

2. 引流特点　当留置部位在锁骨中线第2肋或腋前线第3肋，主要用于引出气体；当留置部位在腋前线至腋后线第6～8肋之间，主要用于引出液体。正常术后应＜100ml/h，色淡红，不易凝血。如＞100ml/h持续2小时，颜色鲜红或暗红，性状黏稠，易凝血，可能为胸腔内有活动性出血。如引流液为淡绿色或咖啡色，可能出现吻合口瘘。如为乳糜样，可能为乳糜胸。

二、各种引流管的护理要点

除前面提到的引流管安全管理的共性要求外，不同引流管在观察和护理上也各有特点。

（一）胸腔/腹腔引流管护理要点

1. 留置期间，患者应取半卧位，以利于充分引流，减少因胸、腹腔液体积聚而继发感染；同时有利于患者肺功能的恢复。引流管走向应低于引流管置入位置。使用胸、腹带的患者，引流管应从胸、腹带间隙穿出，以避免压迫引流管，影响引流通畅。

2.并发症的观察

（1）出血：常发生于术后24小时内。术后应密切观察患者引流液的颜色和量，如12小时内引流液超过300ml且颜色鲜红，应及时报告医生，警惕发生大出血。

（2）感染：应密切观察患者体温及伤口周围有无红肿、渗液及渗血。

（3）拔管困难：如引流管放置时间过长，可与周围皮肤粘连，造成拔管困难。因此，留置引流管期间应每日评估引流液的量，尽早拔除引流管。

3.拔管护理

（1）拔管指征：术后5～10日，引流液量逐渐减少，＜20ml/24h，颜色逐渐由红色转为淡红或无色。

（2）拔管后的护理：以无菌敷料包扎保护伤口，1～2日伤口自行封闭。

（二）胆道T形引流管护理要点

1.保持有效引流　平卧位时引流管高度应低于腋中线，站立或活动时应低于腹部切口，以防引流液逆流。带管期间应经常挤压T形引流管，防止T形管受压、扭曲或打折。

2.并发症的观察

（1）黄疸：术后黄疸时间延长可能为引流不畅，也可能是肝功能受损、胆道狭窄或术中胆道损伤。应密切观察血清胆红素浓度；做好皮肤护理，保持皮肤清洁。

（2）出血：术后早期出血多由于止血不彻底或结扎线脱落所致，后期出血可能为T形管压迫胆总管形成溃疡或局部炎症所致。应密切观察患者的出血量和生命体征。

（3）胆瘘：多因胆管损伤、胆总管下端梗阻、T形管脱出所致。应注意观察腹部情况，如出现腹膜炎症状，应高度怀疑是否有胆瘘发生。对于同时留置腹腔引流管的患者，应同时观察腹腔引流液的颜色，如经腹腔引流管引出黄绿色胆汁样液体，提示胆瘘发生。部分患者也可表现为腹腔切口处有黄绿色胆汁样液体流出。

3.拔管护理

（1）拔管指征：术后2周无腹痛、发热，黄疸消退，血常规、血清胆红素正常；胆汁引流量减少，每日少于200ml，色清亮；胆道造影显示胆管通畅；夹管试验阴性：饭前、饭后各夹管1小时，逐渐增加至全天夹管1～2日无不适；同时满足以上条件可考虑拔管。

（2）拔管后护理：拔管后局部伤口以凡士林纱布堵塞，1～2日自行封闭。拔管1周内观察有无发热、黄疸及腹部症状，防止胆汁性腹膜炎的发生。

（三）经皮肝穿刺胆道引流管（PTCD管）护理要点

1.穿刺当日患者应卧床休息，严密观察患者的生命体征、意识、面色、腹部体征。

2.并发症的观察

（1）出血：常见原因是经皮肝穿刺胆管时损伤血管所致。其可引起肋间动脉损伤出血、肝内动脉损伤出血、肝内门脉或门静脉损伤出血、肝外血管损伤出血、肿瘤组织出血等。梗阻性黄疸患者常出现维生素K吸收障碍、肝内合成凝血酶减少，造成凝血功能下降可加重出血。此外，如PTCD穿刺时刺穿胆道或肿瘤表面导致的出血，可表现为术中胆道造影显示胆管内充盈缺损，引流管内为血性胆汁或全血，可有血凝块。部分患者出现呕吐咖啡色胃液、排黑色柏油样粪便。肝外血管损伤可能出现腹痛、血性腹水。

（2）PTCD管进入肠道：因PTCD管置入过深所致。此时引流液与正常胆汁颜色不符，引流液清亮，颜色浅黄且引流液内无沉淀，可见引流液上层有泡沫产生。

（3）无引流液流出：可能因患者活动使PTCD管前端固定钩脱出胆道所致。此时应与医生联系做出相应处理，防止胆汁性腹膜炎的发生。

3.拔管指征 引流管可在术后2～3周时夹闭，若恢复顺利，可给予拔除；若有胆汁漏等并发症则应继续保留。

（四）胰腺引流管护理要点

因胰腺损伤多伴有坏死组织，引流液黏稠，常选用双腔或三腔套管。

1.冲洗液应现用现配，冲洗速度根据引流液的性状及量进行调节；引流液清亮时可适当减慢冲洗速度，引流液中如果有大块状物质或血性分泌物，可适当加快冲洗速度。

2.保持引流管通畅，持续维持一定负压，但吸引力不宜过大，以免损伤内脏组织和血管。根据引流液的量、性状及时调整负压。

3.密切观察引流液的量及性状。当发现吸引管中有出血时应暂停负压吸引，观察：负压是否过大；双套管的间隙是否有堵塞，影响空气进入；是否有组织被吸引至引流管中。可先关闭负压，将外管做360°旋转，然后调节负压在-30～-10mmHg。不宜轻易拔出管道。

4.保护引流管周围皮肤，防止大量消化液腐蚀皮肤。可用氧化锌软膏涂抹引流管口周围皮肤，或使用渗液吸收贴等伤口敷料，可减少渗液对周围皮肤的刺激。

5.引流液颜色清亮、无坏死组织后，可逐渐减少冲洗液量，直至夹闭引流管24小时无不适反应，即可拔除引流管。

（五）胸腔闭式引流管护理要点

1.术中置管取仰卧，血压平稳后取半卧位或坐位。操作时保持引流瓶低于胸腔40～60cm，以防引流液倒流。

2.引流管应妥善固定，防止脱出，搬动患者时应注意保护引流管。如发生意外脱管，应立即采取相应措施，如为接口处脱落，应立即用止血钳夹闭引流管近胸壁段，以免引起开放性气胸；如为胸腔闭式引流管全部脱出，应立即用手捏闭伤口皮肤，消毒处理后用凡士林纱布封闭伤口。

3.密切观察引流液的颜色、量及性状，每24小时总结1次。若引流量为200ml，且颜色鲜红，提示有活动性出血；如果有较多气体逸出则可能有新的损伤，应及时与医生取得联系，做进一步的处理。

4.保持引流管通畅

（1）密切观察水封瓶内水柱的波动范围。其波动幅度表示胸膜腔负压在呼吸周期中的变化范围，吸气时负压升高，水柱波动向上，呼气时负压下降，水柱波动向下，平静呼吸时，水柱随呼吸运动上下波动范围在4～6cm表明引流通畅。如波动消失提示有引流管阻塞或肺复张良好；如水柱波动幅度巨大，提示残腔过大或肺不张，应加强吸痰和膨肺治疗。

（2）术后每30～60分钟从近端向远端挤压引流管1次，以保证引流管通畅，避免血块堵塞。

（3）鼓励患者咳嗽、深呼吸、排痰，以促进肺复张。

5. 常见并发症及处理措施

（1）出血：引流量＞100ml/h，颜色鲜红或暗红，性状黏稠易凝血，疑为有胸腔内活动性出血。原因为术中局部止血不良或因拔除气管插管时引起患者剧烈咳嗽所致。护理人员应立即报告医生，给予止血药物，密切观察引流液的颜色、量和性状。如出现量持续增加，颜色鲜红，应考虑尽早手术止血。护士应定期挤压引流管，防止血块堵塞引流管，导致引流无效。

（2）乳糜胸：为胸导管或某一主要分支破裂，使乳糜液溢入胸腔所致。其多发生在术后2～3日，少数可在术后2～3周出现。术后早期由于禁食，乳糜液含脂肪少，胸腔闭式引流可为淡黄色或淡血性；恢复进食后，乳糜液呈乳白色油状，且漏出量增多，如未能及时引出，在胸腔内大量聚集，可压迫肺及纵隔并使之向健侧移位。患者表现为胸闷、心悸、气急甚至血压下降。护理人员应确保引流通畅，观察引流液颜色变化。同时指导患者加强营养，给予低脂、高蛋白饮食，防止因大量脂肪和蛋白质丢失，导致营养不良。必要时给予肠道外营养支持，输血浆、白蛋白及氨基酸等。如引流量持续增多，应考虑手术修补或结扎胸导管。

6. 拔管护理

（1）拔管指征：术后引流量逐渐减少或24小时引流量＜50ml，水柱波动停止，无气体排出；脓胸患者经治疗脓腔容量＜10ml；夹闭引流管24～36小时后无胸闷、憋气；听诊呼吸音清，胸部X线片证实胸腔内无积气、积液，肺复张良好。

（2）拔管方法：消毒创口，拆除缝线。嘱患者深吸一口气后屏气，用凡士林纱布覆盖引流管口，迅速拔出引流管，再用无菌纱布覆盖，以胶布固定，必要时进行伤口缝合以防空气进入。

（3）拔管后应密切观察患者呼吸情况，观察局部有无渗血、渗液、皮下气肿等。

第三节 留置导尿管护理

一、概述

危重患者因意识障碍、反射消失等原因，常出现尿潴留、尿失禁等排尿功能异常，需留置导尿管协助排尿。留置导尿管也便于对危重患者进行尿量的监测和尿液标本的留取。但尿管的长期留置也大大增加了危重患者发生尿路感染的概率，使尿路感染的预防成为危重患者感染控制的重要内容。因此，患者在治疗期间应严格掌握留置尿管的适应证，加强留置尿管的护理。

二、留置尿管的适应证

1.帮助尿潴留、尿失禁、自主排尿困难的患者引流尿液及测定膀胱功能。

2.术前准备、盆腔内器官手术前患者留置尿管，以排空膀胱，避免手术中损伤。

3.昏迷、尿失禁或会阴部有损伤时，保留导尿管以保持局部干燥、清洁。

4.部分泌尿系统疾病手术后，为促使膀胱功能的恢复及切口的愈合，常需留置导尿。

5.抢救危重、休克患者，准确观察记录尿液量、色、性状的变化，观察肾功能。

6.膀胱肿瘤的患者进行膀胱化疗。

三、留置尿管的方法

（一）用物准备

托盘、一次性导尿包（内有三格盒、孔巾、灭菌手套、纱布、液状石蜡油棉球、镊子、棉球、尿培养管）、导尿管、10ml注射器、无菌剪刀、无菌生理盐水、0.5%聚维酮碘溶液、复合碘消毒棉签、储尿袋、别针、浴巾、垫巾。

（二）导尿盘的准备

1.操作者做手卫生，戴口罩。

2.检查导尿包有效使用期，从开封处打开导尿包外包装，取出内包放托盘上（托盘竖放）。

3.左右展开内包治疗巾，再向下展开双层治疗巾。

4.双手分别捏住上层治疗巾2个角的外面，向上做扇形折叠1～2层，开口边缘朝外，暴露包内物品。

5.用无菌持物钳将三格盒及其内物品移至左下角竖放（2小格位于下方）。

6.将1把镊子放右下角，手套放镊子内侧（手套袖口朝外），孔巾放左上角，2个培养管放孔巾右侧，液状石蜡棉球放培养管右侧，夹1块纱布放于右上角。

7.检查导尿管有效期及包装完好后，从开封处打开导尿管包装袋，并向下翻折，左手拇指、中指按压包装袋开封处，右手用大无菌持物钳夹出导尿管，盘绕置于治疗盘中间。

8.检查注射器有效使用期及包装完好后，打开注射器包装袋将其置于导尿管的右侧。

9.消毒并剪断无菌生理盐水袋软管，将溶液倒入三格盒的右下角小格内。

10.将0.5%聚维酮碘溶液倒入盛棉球的小格内，用大无菌持物钳将棉球浸润后，夹1个碘伏棉球放大格内（图12-1）。

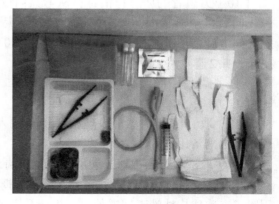

图12-1　导尿盘

11.覆盖导尿盘：①双手分别捏住上层治疗巾2个角的外面，向下覆盖；②双手持左侧边双层治疗巾向右翻折；③双手持右侧边双层治疗巾向左翻折；④下边双层治疗巾向上翻折，导尿盘备齐。

（三）置入尿管

1.推车携用物至患者床旁。

2.操作者做手卫生。

3.查对患者姓名、ID号，向患者解释操作目的，以取得患者的配合。

4.关闭门窗，大房间以隔帘遮挡患者。

5.评估

（1）评估患者年龄、性别、病情、生命体征及留置导尿管的目的。

（2）评估患者神志、心理状况、自理能力及过敏史。

（3）评估患者对留置导尿的认知及合作程度。

（4）评估患者膀胱充盈程度、会阴部情况及局部皮肤情况。

（5）评估患者有无凝血机制障碍。

6.摆体位

（1）操作者站在患者右侧，协助患者取仰卧位。

（2）脱去患者左侧裤腿盖在右腿上，取浴巾再盖其上。

（3）以棉被盖左腿及胸、腹部。

（4）双腿呈屈膝位略外展，暴露外阴。

（5）臀下放垫巾。

（6）将导尿盘竖放在两膝之间（治疗巾开口朝向床尾）。

（7）双手打开导尿盘上半幅治疗巾至会阴下。

（8）用无菌镊子夹纱布包裹左手拇指、示指。

（9）分开小阴唇暴露尿道外口，右手持镊子夹碘伏棉球以自上而下的顺序分别消毒尿道外口及左、右小阴唇，共2遍（即中、左、右）。每消毒1个部位更换1个棉球，最后用1个棉球从尿道外口消毒至肛门部。用过的棉球及镊子放于托盘外左下角治疗巾上。

（10）男患者的尿道口消毒：从弯盘内取出纱布，左手用纱布包裹阴茎并提起，将包皮向后推至冠状沟，暴露尿道外口并固定。右手以持物钳夹取0.5%碘伏棉球自尿道外口向上旋转消毒至冠状沟，共3遍。再用0.5%碘伏棉球自阴茎的腹侧消毒至阴囊上部皮肤，共2遍。

（11）做手卫生，戴无菌手套。

（12）铺孔巾。

（13）取10ml注射器抽生理盐水10ml注入导尿管气囊内，查看是否漏水，查后将生理盐水抽出备用。

（14）取液状石蜡棉球，润滑导尿管前端5cm，将导尿管放三格盒的大格内。

（15）将三格盒移至会阴部下方。左手拇指、示指分开小阴唇暴露尿道外口，右手用镊子夹碘伏棉球消毒尿道外口，棉球及镊子用后放于托盘外左下角治疗巾上。

（16）右手持导尿管前端（导尿管尾端置三格盒的大格内），将导尿管轻轻插入尿道5～6cm。

（17）如为男性患者插尿管，则以左手提起阴茎使其与腹壁成60°，右手将导尿管轻轻插入尿道18～20cm。

（18）当尿液流出后，再插入1cm，左手扶持并将导尿管折捏，右手取无菌培养管接取中段尿液，留取完毕左手将导尿管折捏。

（19）右手取已抽生理盐水的注射器由气囊管道开口端注入生理盐水10ml，轻轻抽动导尿管，观察是否固定牢固。

（20）取出储尿袋，取下保护帽与导尿管口连接。卷曲储尿袋从孔巾孔穿出，经大腿（股部）下方至床沿用别针固定在床上。

（21）撤去导尿盘，取出垫巾放于车下层。

（22）脱去手套，做手卫生。

（23）协助患者穿上裤子，取舒适体位。

（24）整理床单位，拉开隔帘，打开门窗。

（25）测量尿液并观察其性状。

（26）操作者做手卫生，做好记录。

（四）注意事项

1.本操作及所用物品必须严格执行无菌技术、消毒灭菌制度，严防医源性感染。

2.导尿时如误插入阴道，应更换导尿管重新插入尿道。

3.如导尿管脱出，应更换导尿管重新插入。

4.操作必须轻柔，以防损伤尿道黏膜。

5.为膀胱高度膨胀的尿潴留患者导尿时，首次放尿量不应超过1000ml。

6.目前临床使用以双腔尿管最为普遍，一腔为尿液引流管，另一腔连接气囊，用于固定尿管、膀胱术后压迫止血。三腔尿管增加了冲洗腔，可用于膀胱内药液滴注、局部冲洗。

四、留置尿管患者的护理

1.留置尿管期间，要妥善固定导尿管及储尿袋，储尿袋的高度不能高于膀胱位置，及时排放尿液，对长期留置导尿管的患者要指导其进行膀胱功能训练。

2.根据患者病情，鼓励患者摄入适当的液体，定期更换导尿管及储尿袋。每日擦洗尿道口2次，防止尿路感染。

3.保持导尿管通畅，观察引流尿液的量、颜色、性状、透明度、气味等，每日评估患者留置导尿管的必要性，以尽早拔除导尿管。

4.建议导尿管及储尿袋同时更换，尽量减少导尿管与储尿袋接口的连接次数。目前，导尿管的更换时机存在争议，有学者认为在没有细菌学证据证明感染的情况下，不需定期更换导尿管。但也有学者认为，导尿管必须定期更换，推荐的定期更换时间有7日、14日、28日不等。我国目前的操作标准为每7～10日更换导尿管。

5.在尿液清亮和无尿路感染时，避免冲洗膀胱，以减少尿路感染机会。

6.拔导尿管后，根据病情鼓励患者适当多饮水，每日1500～2500ml，以稀释尿液。观察患者自主排尿及尿液情况，有排尿困难应及时处理。

五、并发症的预防与处理

（一）导尿术操作并发症

1.尿道黏膜损伤

（1）原因：①反复多次插导尿管，导尿管刺激致尿道黏膜损伤。②导尿管过粗或使用不合适的尿道扩张器，机械摩擦致尿道黏膜损伤。③气囊未达膀胱在尿道内固定，致尿道内张力过大损伤黏膜。

（2）临床表现：①尿道外口出血，有时伴血块；②尿道内疼痛，排尿时加重，伴局部压痛；③部分病例有排尿困难甚至发生尿潴留；④有严重损伤时，可有会阴血肿、尿液外渗甚至直肠瘘；⑤并发感染时，出现尿道流脓或尿道周围脓肿。

（3）预防与处理

1）合理选择导尿管和尿道扩张器：选择光滑和粗细适宜的导尿管和尿道扩张器，一般以14～16号双腔硅胶尿管为佳，需要持续冲洗者可选三腔尿管。

2）操作者要熟悉尿道解剖特点，严格执行操作流程。

3）操作时手法宜轻柔，插入速度要缓慢，切忌强行插管及反复插管。

4）插管时，见尿液流出后继续插入5cm以上，往气囊内注液后再轻轻拉回至有阻力感处，可避免导尿管气囊部未进入膀胱即球囊充液膨胀而压迫损伤后尿道。

5）导尿所致的黏膜损伤，一般无须特殊处理。嘱患者多饮水，产生的尿液可起到自然冲洗的作用。

6）严重损伤者，需手术治疗。

2.尿路感染

（1）原因：①插入已被污染的导尿管。②操作时反复多次插入导尿管，导尿管被污染。③尿道口清洁、消毒不彻底被定植细菌污染，尤其是女性患者，尿道周围有肠道细菌繁殖而逆行感染。④插管时损伤尿道黏膜，破坏了尿道黏膜的屏障作用。⑤操作者未严格执行无菌技术操作原则，致细菌逆行侵入尿道和膀胱。

（2）临床表现：主要症状为尿频、尿急、尿痛，当感染累及上尿道时可有寒战、发热，尿道口可有脓性分泌物。尿液检查可有红细胞、白细胞，细菌培养可见阳性结果。

（3）预防与处理：①操作时要严格执行无菌技术操作原则，保持用物处于无菌状态。②插导尿管时动作要轻柔，避免损伤尿道黏膜。③注意会阴部消毒，保持尿道口及导尿管周围清洁，防止逆行感染。

3.导尿管脱落

（1）原因：①气囊破裂或插入破损的导尿管。②气囊内注水或注气过少，不足以起到固定导尿管的作用。③过度牵拉将导尿管强行拉出。

（2）临床表现：导尿管未完全脱出时，可表现为引流不畅，膀胱内有尿液潴留，但导尿管未引流出尿液；导尿管气囊压迫尿道，可造成患者不适，甚至导致尿道损伤。

（3）预防与处理：①导尿管插入前应检查导尿管气囊的完整性。②注意置管深度，成年人男性尿道长度为16～22cm，女性为4～5cm。③气囊内注水不宜过少。④对神志不清、烦躁不合作者应适当约束。⑤发现导尿管脱出，应更换导尿管重新插入。

4.虚脱

（1）原因：导尿后首次放尿量过多，使腹腔内压力突然降低，血液大量滞留腹腔血管内，导致患者血压下降而虚脱。

（2）临床表现：患者突然出现恶心、头晕、面色苍白、呼吸表浅、全身出冷汗、肌肉松弛、周身无力，可伴有意识不清。

（3）预防与处理：①对膀胱高度膨胀且又极度虚弱的患者，第一次放尿不应超过1000ml。②发现患者虚脱，应立即使患者取平卧位或头低足高体位。③给患者饮用温开水或糖水，对意识不清者可用手指掐压人中、内关、合谷等穴。④如经上述处理无效，应及时建立静脉通道，并立刻通知医生抢救。

5.误入阴道

（1）原因：操作者不熟悉会阴部解剖结构；女性老年患者会阴部肌肉松弛，阴道肌肉萎缩牵拉，使尿道口陷于阴道前壁中，造成尿道外口异位。

（2）临床表现：导尿管插入后无尿液流出，而查体患者膀胱充盈、膨胀。

（3）预防与处理：①操作者应熟悉尿道外口解剖结构，尤其是注意老年女性阴道口与尿道外口的区别，应仔细寻找辨认，确认为尿道外口后再行插入。②导尿管误入阴道，应更换导尿管重新正确插入。

6.尿道出血

（1）原因：①操作过程中致尿道黏膜损伤。②患者凝血机制障碍。③严重尿潴留导致膀胱内压升高的患者，如大量放尿，膀胱内突然减压，使黏膜急剧充血、出血而发生血尿。

（2）临床表现：导尿术后出现肉眼血尿或镜下血尿，同时排除血尿来自上尿道，即可考虑为导尿损伤所致。

（3）预防与处理：①导尿时动作要轻柔，避免损伤尿道黏膜。②操作前评估患者的凝血功能，凝血机制严重障碍的患者，应尽量予以纠正。③有尿道黏膜充血、水肿的患者，插管前需充分做好尿道润滑，可局部使用利多卡因凝胶等辅助用药。尽量选择直径较小的导尿管。④插入导尿管后，放尿不宜过快，第一次放尿不超过1000ml。⑤镜下血尿一般不需要特殊处理，如血尿较为严重，可适当使用止血药。

（二）留置导尿管期间并发症

1.尿路感染

（1）原因：①操作过程中未严格执行无菌技术原则。②留置导尿管期间尿道外口清洁、消毒不彻底。③尿液引流装置的密闭性欠佳。④尿道黏膜损伤。⑤患者机体免疫功能低下。⑥留置导尿管影响了尿道正常的闭合状态，易发生逆行感染；同时又刺激尿道使黏液分泌增多，且排出不畅，细菌容易繁殖。⑦未及时倾倒储尿袋，使储尿袋内尿液位置过高导致尿液反流。⑧导尿管留置时间长，因导尿管留置时间与尿路感染的发生率有着密切的关系，随着留置时间的延长，发生感染的机会明显增多。

（2）临床表现：主要症状为尿频、尿急、尿痛，当感染累及上尿道时可有寒战、发热，尿道口可有脓性分泌物。尿液检查可有红细胞、白细胞，细菌培养可呈阳性结果。

（3）预防与处理：①严格掌握留置导尿管的指征，尽量缩短导尿管留置时间。②严格无菌操作，避免损伤尿道黏膜。③保持患者会阴部清洁。每次排便后应清洗会阴和尿道口，避免粪便中细菌对尿路的污染。④鼓励患者多饮水，无特殊禁忌时，每日饮水量应在1500ml以上。⑤采用封闭式导尿回路，引流装置以一次性储尿袋为宜。储尿袋应低于膀胱位置，防止尿液逆流引起尿路感染。⑥对需要长期留置导尿管的患者应定时夹管、开放，训练膀胱的功能。⑦在留置导尿管过程中、拔管时、拔管后进行尿细菌学检查，根据细菌学检查结果采用抗生素治疗。

2. 后尿道损伤

（1）原因：多发生于前列腺增生的患者，由于患者的后尿道抬高、迂曲、变窄，导尿管不易插入膀胱，而导尿管头部至气囊的距离约有3cm，如果插管时一见尿液流出即向气囊注水，可因气囊仍位于尿道前列腺部而导致局部撕裂、出血。

（2）临床表现：下腹部疼痛、血尿、排尿困难及尿潴留、导尿管堵塞等。

（3）预防与处理：①导尿管插入见尿后应再前送5cm以上，注水后牵拉导尿管能外滑2～3cm比较安全。②一旦患者发生后尿道损伤，对所用导尿管为不带气囊导尿管者，应尽早重新插入气囊导尿管，以便牵拉止血或作为支架防止尿道狭窄。③出血严重时，应局部或全身应用止血药物。

3. 尿潴留

（1）原因：①长期留置导尿管开放引流，导致膀胱功能障碍。②泌尿系感染时，尿路刺激症状严重者，可影响排尿致尿潴留。③气囊充盈不充分或破裂，导尿管向外滑脱而不能引流尿液。④由于导尿管对尿道黏膜的压迫，导致尿道充血、水肿，患者排尿疼痛、括约肌敏感性增加，发生痉挛，导致导尿管拔出后出现排尿困难甚至尿潴留。

（2）临床表现：患者有尿意，但无法排出。严重时，下腹疼痛难忍，膀胱明显充盈胀大。

（3）预防与处理：①留置导尿管的患者应定时夹管、开放，训练膀胱功能，尽可能早地拔除导尿管。②导尿管滑脱导致的尿潴留，应更换导尿管重新置入。③泌尿系感染的患者使用致病菌敏感的抗生素，对尿路刺激症状明显者，可给予口服碳酸氢钠以碱化尿液。④可采用听流水声诱导、针灸等方法刺激患者排尿。⑤经上述措施，仍无法解决尿潴留者，需导尿或重新留置导尿管。

4. 导尿管拔除困难

（1）原因：①患者精神极度紧张，尿道平滑肌痉挛。②尿垢形成使导尿管与尿道紧密粘贴。③气囊导尿管变性老化。

（2）临床表现：拔导尿管时，患者感尿道疼痛，常规方法不能顺利拔除导尿管。

（3）预防与处理：①女性患者可经阴道固定气囊，用麻醉套管针头刺破气囊，拔出导尿管。②采用导尿管内置导丝经气囊导管插入刺破气囊将导尿管拔出，这种导丝较细，可以穿过橡皮屑堵塞部位刺破气囊壁，囊液流出而拔出尿管，在膀胱充盈状态下对膀胱无损伤。③对于精神极度紧张者，要稳定患者情绪，适当给予镇静药，使患者尽量放松，或给予阿托品解除平滑肌痉挛后一般均能拔出。④尽量让患者多饮水，每日1500～2500ml，减少尿垢沉积。

5.尿道狭窄

（1）原因：①尿道狭窄多发生在男性，与其尿道球部的解剖结构有关，留置导尿管后，导尿管在耻骨下弯前壁、耻骨前弯后壁压迫，可导致尿道黏膜缺血坏死，而患者休克或体外循环时，血容量降低，尿道黏膜供血量也显著降低，此时尿道上皮细胞对插管更为敏感，即使短时间留置导尿也极易引起尿道狭窄。②导尿管过粗。③尿路感染。

（2）临床表现：排尿不畅，尿流变细，排尿无力，甚至引起急性或慢性尿潴留。合并感染时出现尿频、尿急、尿痛。

（3）预防与处理：①尽量避免长期留置导尿管。如需长期留置导尿管，应定期更换。②选择导尿管不宜过粗。③避免尿路感染。④已出现尿道狭窄者，可行尿道扩张术。

6.引流不畅

（1）原因：①导尿管引流腔堵塞；导尿管在膀胱内"打结"；导尿管折断。②气囊充盈过度，压迫刺激膀胱三角区，引起膀胱痉挛，造成尿液外溢。③引流袋位置过高或过低，过度牵拉导尿管。

（2）临床表现：无尿液引出或尿液引出减少，导致不同程度尿潴留。

（3）预防与处理：①留置导尿管期间应指导患者进行活动，无心、肾功能不全者，应鼓励患者多饮水，成年人饮水量每日1500～2500ml，达到自然冲洗的目的。②用导尿管附带的塑料导丝疏通引流腔，如仍不通畅，则需更换导尿管。③引流袋放置不宜过低或过高，避免导尿管过度牵拉。④导尿管在膀胱内"打结"，可在超声引导下细针刺破气囊，套结自动松解后拔出导尿管。⑤导尿管折断者，可经尿道镜用异物钳完整取出。⑥有膀胱痉挛者，给予口服溴丙胺太林或颠茄合剂等解痉药物。

7.血尿

（1）原因：①异物刺激膀胱内壁，膀胱持续呈痉挛状态，造成缺血缺氧，形成应激性溃疡。②患者翻身时导尿管过度牵拉，气囊嵌顿于尿道内造成尿道撕裂。③长期留置导尿管造成逆行感染，也是血尿的原因之一。

（2）临床表现：尿道疼痛，尿液外观为洗肉水样、血样或有血凝块从尿道流出或滴出；尿液显微镜检查红细胞数每高倍镜视野多于5个。

（3）预防与处理：①对长期留置导尿管的患者，应采取间断放尿的方法，锻炼膀胱功能，尽早拔管，以减少导尿管对膀胱的刺激。②引流管应留出使患者足以翻身的长度，防止患者翻身时过于牵拉导尿管，导致尿道内口附近黏膜及肌肉受损伤。③避免尿路感染。

8.膀胱结石

（1）原因：导尿管留置时间过长。

（2）临床表现：排尿时疼痛，常有终末血尿，少见大量血尿；排尿时尿流突然中断，尿频。

（3）预防与处理：①留置导尿管期间应指导患者进行活动，无心、肾功能不全者，应鼓励多饮水，成年人饮水量每日为1500～2000ml，达到自然冲洗的目的。②因留置导尿管而形成的膀胱结石，多为感染性结石，其生长速度比较快，所以比较松散，可采用碎石方法治疗。③结石大于4cm者，可行耻骨上膀胱切开取石术。

9.尿道瘘

（1）原因：偶发生于男性截瘫患者。长期留置导尿管使具有抑菌作用的前列腺液流入尿道受阻，致尿道黏膜免疫力下降；患者在脊髓损伤后，皮肤、黏膜、神经营养障碍；有些患者在骶尾部压力性损伤修补术后长期采用俯卧位，尿道易在耻骨前弯和耻骨下弯处形成压力性损伤，并发感染后长期不愈，终致尿道瘘。

（2）临床表现：局部疼痛，尿液外渗至阴囊、皮下等。

（3）预防与处理：①截瘫患者应尽早采用间歇导尿，以预防尿道压力性损伤的发生。②对于俯卧位者，将气囊导尿管用胶布固定于下腹一侧，以避免在尿道耻骨前弯处形成压力性损伤。③已形成尿道瘘者，可采用外科手术修复。

第四节　膀　胱　冲　洗

一、概述

部分患者留置尿管期间，需采用膀胱冲洗治疗，以达到保持导尿管通畅或治疗尿路感染的目的。但因膀胱冲洗需开放相对密闭的尿液引流系统，增加医源性感染的概率，需严格掌握膀胱冲洗的适应证。

二、适应证

1.尿液中有血凝块、黏液及沉淀物时，间断进行膀胱冲洗可防止尿管阻塞，保持尿液引流通畅。

2.细菌学证据证明尿液引流系统有明确尿路感染时，可由导尿管注入药物，以治疗感染及某些膀胱疾病。

三、操作方法

（一）用物准备

托盘、膀胱冲洗包（内有治疗碗、注洗器、持物钳、药杯、纱布、棉球、治疗巾）、1∶5000呋喃西林溶液（温度为37～38℃）按需、75%乙醇溶液或聚维酮碘溶液、无菌手套、免洗手消毒液。

（二）膀胱冲洗盘的准备

1.操作者做手卫生，戴口罩。

2.检查膀胱冲洗包有效使用期，打开外层包布，取出内包放托盘上。

3.左右展开内包治疗巾，再向下展开双层治疗巾。

4.双手分别捏住上层治疗巾两个角的外面，向上做扇形折叠2～3层，开口边缘朝外，暴露包内物品。

5.将治疗碗分别翻放于左上角，药杯放其右侧。

6.治疗巾放于左下角，2块纱布放其右侧。

7.注洗器、持物钳放于右下角。

8.棉球放于药杯内。

9.检查呋喃西林溶液有效使用期及质量，打开呋喃西林溶液倒入左侧治疗碗内。

10.将75%乙醇溶液倒入药杯内。

11.覆盖膀胱冲洗盘（图12-2）：①双手分别捏住上层治疗巾两个角的外面向下覆盖；②双手持左侧边双层治疗巾向右翻折；③双手持右侧边双层治疗巾向左翻折；④下边双层治疗巾向上翻折，膀胱冲洗盘备齐。

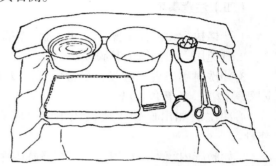

图12-2　膀胱冲洗盘

（三）膀胱冲洗方法

1.操作者做手卫生。

2.查对患者姓名、ID号，向患者解释操作目的，以取得患者的配合。

3.关闭门窗，大房间以隔帘遮挡患者。

4.评估：①评估患者病情、导尿管引流情况。②评估患者心理状态、合作程度。③评估膀胱冲洗液的温度。

5.协助患者取平卧位，暴露导尿管。

6.打开膀胱冲洗盘。将翻上的各边展开，双手捏住两个角的外面向上做扇形折叠2～3层，开口边缘朝外，暴露膀胱冲洗包内物品。

7.做手卫生，戴无菌手套。取无菌治疗巾铺于导尿管下，以无菌持物钳取出一个治疗碗放于治疗巾上（用以接纳冲洗液及用过的棉球），取纱布1块置导尿管旁。

8.将导尿管尾端与引流管接头处分离，左手将导尿管尾端向上反折并固定，右手将引流管接头放于纱布内层。

9.以持物钳取75%酒精棉球消毒导尿管口。

10.取1块纱布置于左手垫于导尿管口下，以注洗器吸呋喃西林溶液与导尿管连接，缓缓注入膀胱。

11.注入膀胱后，让冲洗液自行流出或缓慢松开球囊抽吸，抽吸液排入接纳碗。

12.如此反复冲洗直至冲洗液澄清为止。

13.冲洗完毕，以持物钳取75%酒精棉球消毒导尿管口。

14.再取75%酒精棉球消毒引流管接头与导尿管连接，或重新更换引流袋。

15.撤去接纳碗及治疗巾。

16.脱去手套，做手卫生。

17.协助患者取舒适卧位，整理床单位。拉开隔帘，开窗通风。

18.整理用物，做手卫生。

19.冲洗后密切观察患者的血压、脉搏、呼吸。

（四）注意事项

1.严格执行无菌技术操作，冲洗盘内物品用后应消毒灭菌。

2.避免用力回抽造成黏膜损伤。

3.冲洗时嘱患者深呼吸，尽量放松，以减少疼痛。若患者有腹胀、腹痛、膀胱收缩剧烈等情况，应暂停冲洗。

4.冲洗后如出血较多或血压下降，应立即报告医生处理，并注意准确记录冲洗液量。

5.如膀胱内滴入治疗用药，需在膀胱内保留30分钟后再引流出体外。

四、并发症的预防与处理

（一）感染

1.原因

（1）膀胱冲洗破坏了引流系统的密闭状态，增加了逆行感染的机会。

（2）操作者没有严格遵守无菌技术操作原则。

（3）冲洗液被细菌污染。

2.临床表现　患者出现尿急、尿频、尿痛、排尿不畅、下腹部不适等膀胱刺激症状，急迫性尿失禁，膀胱区压痛，尿常规检查可见脓尿、血尿。尿培养细菌阳性。

3.预防与处理

（1）严格无菌操作，避免摆盘、倒液、冲洗各操作环节的污染。

（2）冲洗前应仔细检查冲洗溶液的有效期、瓶口有无松动、瓶身有无裂痕、溶液有无沉淀。

（3）为保持尿液引流系统的密闭状态，应严格掌握膀胱冲洗的适应证。

（4）一旦发生感染，可局部或全身使用抗生素。

（二）血尿

1.原因

（1）冲洗液灌入过多并停留时间过长后放出，导致膀胱内突然减压，使黏膜急剧充血引起。

（2）继发于膀胱炎。

2.临床表现　尿外观呈洗肉水状，甚至有血凝块，尿常规每高倍镜视野红细胞多于5个。

3. 预防与处理

（1）膀胱冲洗时，应避免冲洗液灌入过多。每次灌注的冲洗液以200～300ml为宜，保留时间以5～10分钟为宜。

（2）镜下血尿一般不需要特殊处理，如血尿较为严重，可适当使用止血药。

（三）膀胱刺激症状

1. 原因　①患者本身有泌尿系感染；②冲洗液温度过低。

2. 临床表现　患者出现尿频、尿急、尿痛等症状。

3. 预防与处理

（1）如由泌尿系感染引起，可给予抗生素治疗。

（2）采用碱化尿液的措施，可缓解膀胱刺激症状。

（3）将冲洗液加温至38～40℃，以防冷刺激引起膀胱刺激症状。

（四）膀胱痉挛

1. 原因　膀胱手术后进行冲洗时速度过快（或温度过低），刺激手术伤口而引起膀胱痉挛。

2. 临床表现　膀胱区或尿道阵发性痉挛性疼痛，肛门坠胀感，尿意强烈，导尿管旁有尿液涌出，患者焦躁不安。

3. 预防与处理

（1）注意冲洗液的温度和速度，以防对膀胱造成刺激而引起膀胱痉挛。

（2）酌情减少导尿管气囊内的液体，以减轻对膀胱三角区的刺激。

（3）教会患者应对膀胱痉挛的方法，如深呼吸、屏气呼吸法等。

（4）必要时给予镇静药、镇痛药以减轻患者的痛苦。

（五）膀胱麻痹

1. 原因　某些冲洗液如呋喃西林冲洗液被吸收后，可干扰神经组织的糖代谢，引起周围神经炎，导致膀胱麻痹。

2. 临床表现　既往无排尿困难，拔除导尿管后意识清醒的患者不能自行排尿，出现明显的尿潴留症状和体征，并能排除尿路梗阻。

3. 预防与处理

（1）停用引起膀胱麻痹的冲洗液，改用生理盐水冲洗膀胱。

（2）给予局部热敷，针灸治疗等。

第13章

ICU 感染管理

第一节 ICU 感染控制特点及意义

一、概述

感染是ICU中常见的难题，约50%的ICU住院患者有感染。一方面，感染是入住ICU的重要原因，另一方面，ICU是危重症患者聚集的医疗单元。随着医学的发展，越来越多的以往不能救治的患者存活，然而这些患者往往处于免疫功能受抑制或留置有人工设备的状态，成为医院感染的高危人群。ICU中的感染常由多重耐药菌导致，治疗困难，加之被感染者往往合并严重的基础疾病，预后较差。ICU中感染危害严重，常导致患者住院时间延长甚至死亡，ICU患者中有感染患者的死亡率是没有感染者死亡率的2倍。因此，加强ICU感染控制是提高危重患者救治成功率的有效措施，也是ICU医护人员必须掌握和严格落实的重点环节。

二、ICU常见感染

（一）ICU常见的医源性感染

ICU内常见的医源性感染有呼吸机相关肺炎（ventilator associated pneumonia，VAP）、尿路感染（urinary tract infection，UTI）、中心静脉插管相关性感染（central venous catheter-related infection or sepsis，CRS）、手术切口感染（surgical site infection，SSI）。

（二）ICU感染的病原谱特点

ICU感染的病原谱复杂多样，可以由细菌、真菌、病毒、寄生虫等各种微生物所致，病原体类型主要取决于感染部位和患者的免疫状态。总体上，ICU感染病原体以革兰氏阴性菌最为常见，以非发酵菌（铜绿假单胞菌、不动杆菌、嗜麦芽窄食单胞菌等）和肠杆菌科细菌（大肠埃希菌、肺炎克雷伯菌、产酸克雷伯菌、黏质沙雷菌和变形杆菌等）为主。尤其是近年来在我国ICU中鲍曼不动杆菌已经成为ICU临床标本（主要是痰）中最常见分离到的细菌。革兰氏阴性菌常导致医院获得性肺炎、腹腔感染、尿路感染等。

革兰氏阳性球菌病原体中以金黄色葡萄球菌（常导致医院获得性肺炎、伤口感染、败血症等）最为常见，其次为肠球菌（常导致腹腔感染和败血症）、肺炎链球菌（常导致社区获得性肺炎和脑膜炎）、凝固酶阴性葡萄球菌（常导致导管相关性血流感染等）。

非典型病原菌中军团菌也是 ICU 中重症肺炎的重要病原体。重症的结核分枝杆菌感染好发于接受免疫移植治疗者或艾滋病患者。其他一些少见的细菌病原体，如奴卡菌、放线菌、非典型分枝杆菌也可导致免疫受限患者的重症感染。厌氧菌中难辨梭状芽孢杆菌常导致抗菌药物相关性腹泻。

重症感染的真菌病原体中以念珠菌（常导致导管相关性血流感染、复杂腹腔感染和导尿管相关尿路感染）和曲霉菌（主要导致肺炎）最为常见。此外，卡氏肺孢子菌可导致艾滋病患者和其他免疫受限患者的重症肺炎。毛霉菌、毛孢子菌、奥默柯达菌等也可导致 ICU 中的重症感染。

病毒中流感、SARS 冠状病毒、腺病毒、柯萨奇病毒和巨细胞病毒等可导致重症肺炎。

三、ICU 感染控制的意义

ICU 感染不仅增加患者痛苦和医务人员的工作量，同时也导致患者的病死率大幅上升。据报道，医院感染造成的额外病死率为 4%～33%，病死率最高的是医院获得性肺炎（HAP），给患者及社会造成了重大的经济损失。

有效的 ICU 感染控制管理，可减少医院获得性感染的发生率，缩短患者住院时间，使患者顺利康复。同时，在感染监测过程中获取医疗数据，可帮助医务人员对院内感染的预防和管理进行预判和改进，不断提高医疗质量。

第二节　ICU 感染管理环境设施要求

一、概述

ICU 的医院感染因其环境特殊，诊疗对象特殊和实施的操作特殊，导致其危险因素众多、复杂。ICU 的医院感染有内源性感染和外源性感染，其中外源性感染的发生率受 ICU 环境的影响很大，且可以通过合理的环境设置和管理改善来避免外源性感染的发生。因此与普通病房相比，对 ICU 环境设施的配备和管理有更高的要求。在 ICU 建设初期，管理者即应充分考虑这些特殊要求，以满足 ICU 正常运行后感染控制工作的需要。

二、ICU 基础设施要求

1. 清洁区、半污染区和污染区要有明确的区域划分标识，划分方法符合工作流程需要。特别是污染物的处置流程，从产生到送达处置室必须避免往返、穿梭清洁走道。

2. ICU 必须安装空气净化装置或机械通风设施，每小时空气交换 12～20 次，保持室内空气新鲜。定期进行环境卫生学的监测，检测结果必须达到医院消毒卫生标准要求，即空气细菌菌落数 $< 200\mathrm{CFU/m^3}$，物体表面细菌菌落数 $< 5\mathrm{CFU/cm^2}$。

3.ICU应设置独立的隔离单元或小病室，用于收治特殊患者，如特殊感染患者（如以空气为主要传播途径的传染性疾病）、需保护性隔离等患者。并根据需要设置层流病房。正压病房主要用于收治保护性隔离患者，要求房间内空气压力处于正压状态，即房间内清洁空气只能外流，外界未滤过的空气不可进入。而负压病房主要用于收治特殊感染的患者，即房间内污染的空气不可自然流入室外，而是通过排风净化装置过滤后排出，以达到隔离病原微生物，不污染外界环境的目的。同时，正、负压病房也可通过特殊的气流通道设计，稀释房间内的病原微生物浓度，并使医护人员处于有利的风向段，保护医护人员工作安全。正、负压隔离病房一般由病室、缓冲间、卫生间三部分组成。

4.ICU每个房间或患者床旁均需配备非手触摸式洗手装置，并配有一次性擦手纸等设备。每位患者床旁均应配备快速手消毒液，以提高医护人员洗手的依从性。

5.ICU每张床位必须配置足够的仪器设备，因为资源不足互相调配的同时容易造成仪器设备的终末消毒不能及时完成，而设备表面由于一直被接触患者的工作人员触碰而成为传播途径。

6.ICU应配有清洗消毒设施，可处理患者的分泌物、排泄物、医疗器具等，从送洗到消毒一次完成，避免增加污染的概率。

三、ICU环境要求

1.ICU的护士站一般采用面对患者的扇形布局，以便医护人员及时观察、巡视患者。

2.ICU的室内温度应保持在20 ～ 25℃，相对湿度在40% ～ 60%为宜。空调过滤装置应定期由专人负责清理维护。

3.ICU每张床位使用面积要满足抢救时所需空间，ICU每床使用面积不少于15m^2，床间距大于1m；每个ICU最少配备一个单间病房，使用面积不少于18m^2，用于收治隔离患者。

4.ICU与外部通道处应设置更衣、换鞋设施，准备清洁隔离衣、帽、口罩、鞋及外出衣服，以备出入时使用。

5.人员流动性增加，空气和环境的污染程度也会相应增加。因此，ICU内应对进出人员的数量进行限制，减少家属集中探视、陪伴。同时，除必要的专业工作人员外，应控制ICU外来学习人员的进出。

6.应确保每张监护床床旁有1组封闭式垃圾桶，按照垃圾分类要求做好显著标识，并由专门人员负责定时进行垃圾收集和清理。

第三节　ICU感染控制基本方法

一、环境消毒方法

1.地面及物体表面的清洁及消毒　地面及物体表面均应保持清洁、干燥，在地面无明显污染时，应每日采用湿式清洁，并以0.05%有效氯溶液消毒，当有血液、体液等污染时，应先用吸湿材料去除可见的污染物，再进行清洁和消毒。每清洁一个床单位或区域均应更换一块布巾或地巾。

2.空气的清洁与消毒　机械通风设备，如层流或新风系统，是近年来应用较多的ICU空气清洁方式。但设备的参数和安放位置等必须符合ICU空气清洁要求。开窗通风也是保持ICU室内空气流通，降低空气微生物密度的有效方法，在无机械通风设备的条件下，通过有效开窗通风，也可达到普通ICU的环境要求。洁净ICU，气体交换每小时至少12次；普通ICU，建议开窗换气每日2～3次，每次20～30分钟；室外尘埃密度较高的ICU，自然通风对精密仪器防护存在隐患，应考虑安装机械通风设备。动态空气消毒器，可作为替代方法，但要正确估算仪器的数量和安放位置，并进行效果评价。

3.墙面及门窗的清洁与消毒　应保持无尘和清洁，通常用清水擦洗即可，但有血液或体液污染时，应立即用1000mg/L含氯消毒剂擦拭消毒。各室抹布应分开放置，使用后清洗消毒，晾干后分类放置。

4.办公区物品消毒　护理站桌面、电话按键、电脑键盘、鼠标等，应定期用75%的乙醇溶液消毒。

二、物品消毒方法

除医务人员的手外，手术器械、纤维支气管镜、呼吸机、听诊器、血压计等被污染仪器、设备的表面均能将感染传播给患者，医院消毒的目的就是切断医院感染的传播途径，以达到预防和控制医院感染的发生。因此，所有的医疗器械、器具在使用后，均应按照器械的危险等级采取正确的清洁、消毒方法。

1.直接与管道或浅表体腔黏膜接触的非一次性器具，如换药用剪刀、钳子等物品，属于潜在交叉感染性强的物品，使用后应密封后送中心供应室集中进行灭菌处理。

2.血压计袖带、听诊器等，应保持清洁，遇有污染时应先清洁，然后采用中、低效的消毒剂进行消毒。

3.定期对床单位的床档、床头柜等表面进行清洁和（或）消毒，遇有污染时及时清洁与消毒。患者出院后，应进行终末消毒。直接接触患者的床上用品，如床单、被套、枕套等，应一人一换。遇有污染应及时更换，更换后送洗衣房清洗与消毒。间接接触患者的被芯、枕芯、褥子、床垫等，应定期清洗及消毒。遇有污染应及时更换，送洗衣房清洗与消毒。

4.对于接触频率比较高的物体表面，如呼吸机面板、微量泵、监护仪按钮等，应增加清洁、消毒的次数。

5.便盆及尿壶应专人专用，每日用便器清洗消毒机进行清洗消毒。

三、手卫生方法

手卫生（hand hygiene）是医务人员洗手、卫生手消毒和外科手消毒的总称。医务人员的手是感染的一个主要传播途径。微生物可以通过明显的污染源如脓痰、伤口分泌物等传播，也可以通过接触不明显的污染源传播，如接触正常完整的人体皮肤、患者周围环境中的物品（如床旁桌、便盆）和医疗设备（如呼吸机面板、微量泵、电脑键盘、电话等可能潜在病原微生物定植或污染的物品）。

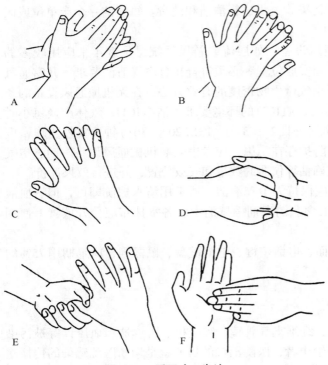

图13-1　手卫生6步法

A.内：掌心相对揉搓；B.外：手指交叉、掌心对手背揉搓；C.夹：手指交叉，掌心相对揉搓；D.弓：双手手指弯曲相对揉搓；E.大：拇指在对侧手心揉搓；F.立：指尖在对侧掌心揉搓

1.手卫生的时机　医务人员在医疗活动中应按要求及时做好手卫生，根据WHO发布的手卫生指南的建议，在医疗活动中，主要有5大手卫生时机：①接触患者前；②清洁（无菌）操作前；③接触血液、体液后；④接触患者后；⑤接触患者环境后。

2.手卫生的方法　在洗手或手消毒的过程中，皂液或手消毒剂均应涂抹至整个手掌、手背、手指和指缝，同时认真揉搓双手。应注意清洗双手所有皮肤，包括指背、指尖和指缝，具体揉搓步骤如下所述。A内：掌心相对，手指并拢，相互揉搓；B外：手心对手背沿指缝相互揉搓，交换进行；C夹：掌心相对，双手交叉指缝相互揉搓；D弓：弯曲手指使关节在另一手掌心旋转揉搓，交换进行；E大：右手握住左手拇指旋转揉搓，交换进行；F立：将5个手指尖并拢放在另一手掌心旋转揉搓，交换进行（图13-1）。

必要时清洁手腕。洗手时，应在流动水下彻底冲净双手、擦干，取适量护手液护肤。

3.手卫生的注意事项

（1）不应戴假指甲，保持指甲周围组织的清洁。

（2）洗手或消毒可使用海绵、其他揉搓用品或双手相互揉搓。

（3）用后的清洁指甲用具、揉搓用品如海绵、手刷等，应放到指定的容器中。揉搓用品应每人使用后消毒或者一次性使用，清洁指甲用品应每日清洁和消毒。

四、ICU人员着装要求

1.工作服　工作人员可穿普通工作服进入ICU，但应保持服装的清洁。不建议常规穿隔离衣。接触特殊患者时，或处置患者可能有血液、体液、分泌物、排泄物喷溅时，应穿隔离衣或防护围裙。

2.口罩　接触有或可能有传染性的呼吸道感染患者时，或有体液喷溅时，应戴一次性外科口罩。接触疑似为高传染性的患者时，应佩戴N95口罩。当口罩潮湿或有污染时应立即更换。

3.穿鞋套或更换鞋　进入病室应穿鞋套或者更换为不裸露足背的ICU内专用鞋。

4.工作帽　进入病室时，应佩戴一次性工作帽。

5.手套　接触黏膜和非完整皮肤，需戴无菌手套。接触患者体液、血液、分泌物、排泄物，或处理污染的物品时建议戴清洁手套。

五、ICU医疗废物的管理

医疗废物是指医疗卫生机构在医疗、预防、保健及其他相关活动中产生的具有直接或者间接感染性、毒性及其他危害性的废物，如废弃的医疗用品、敷料、化验标本、病理标本，以及患者生活中产生的带有血液、体液、分泌排泄物的垃圾等。ICU患者接受有创治疗多，接触患者血液、体液等污染物的用品也多，会产生大量医疗废物。对医疗废物的正确处理有利于保护室内环境清洁，同时避免传染源、废弃药物等对人体有害的物质污染社会环境。

1.ICU医疗废物管理的基本原则

（1）全程化管理：医疗废物从产生、分类、密闭包装到收集、转运、储存、处置的整个流程应有专人负责，标准明确，并处于严格的监控之下。每个床旁均应配备一组有明确垃圾分类要求标识的脚踩式垃圾桶，由专人负责及时密封、收集，并在规定时间内及时转运至医疗废物存放处等待集中处置。

（2）实施集中处置：医院负责将转存的医疗废物运送到当地的废物处理中心，对医疗废物集中进行处置，使之能达到基本的环境要求和卫生标准。

2.医疗废物管理的具体细则

（1）根据医疗废物的类别，将医疗废物分置于符合《医疗废物专用包装物、容器的标准和警示标识的规定》要求的包装物或容器内。

（2）在盛装医疗废物前，应当对医疗废物包装物或容器进行认真检查，确保无破损、渗漏和其他缺陷。

（3）感染性废物、损伤性废物、药物性废物、病理性废物及化学性废物不能与生活废物混合收集。

（4）隔离的传染病患者或疑似传染病患者产生的医疗废物应当使用双层包装袋，并及时密封。具有传染性的排泄物，应当按照我国规定严格消毒，达到排放标准后排入污水处理系统。

（5）放入包装袋或容器内的感染性废物、病理性废物、损伤性废物不得取出。

（6）盛装的医疗废物达到包装物或容器的3/4时，应当使用有效的封口方式把包装袋或容器紧实、严密的封装。

（7）盛装医疗废物的每个包装袋或容器外表面应当有警示标识，在每个包装袋或容器上应当系中文标签，中文标签的内容包括医疗废物产生单位、产生日期、类别及需要的特别说明等。

（8）医院应当将医疗废物交由取得县级以上人民政府环境保护部门许可的医疗废物处置单位处理。

第四节　ICU常见院内感染控制

一、概述

ICU内危重症患者集中，患者住院期间需大量使用抗菌药物并接受各种有创检查和治疗，免疫力低下，易发生医院感染，进而诱发多种并发症，使患者住院时间延长，原有疾病恶化甚至死亡。因此，ICU医院感染成为威胁重症患者生命健康的重要问题。常见的ICU医院感染主要包括尿管相关感染、呼吸机相关性肺炎、导管相关性感染等。完善的感染防控措施可有效避免医院感染的发生，提高危重患者救治成功率，也是保障医务人员健康的必要措施。

二、尿管相关感染的预防与控制

1.定义　尿管相关感染是指患者留置尿管后，或者拔除尿管48小时内发生的泌尿系感染。临床上包括尿管相关尿路感染（CA-UTI）和尿管相关无症状菌尿（CA-ASB）。UTI定义为有临床诊断意义的菌尿症患者，有尿路感染相应的症状、体征，且无其他原因可以解释。无症状菌尿指的是有临床诊断意义的菌尿症，无尿路感染相应的症状、体征。

2.预防与控制措施　包括置管前、置管时、置管后三个阶段。

（1）置管前：充分评估患者留置尿管的必要性，避免不必要的留置尿管。选择合适型号的导尿管，备好密闭式引流装置等无菌用品，避免因物品准备不当增加尿道损伤、管路污染的概率。

（2）置管时：严格遵守无菌技术操作原则，严格手卫生，防止置管物品污染，避免损伤尿道黏膜。

（3）置管后：妥善固定导尿管，确保集尿袋低于膀胱水平，集尿袋底部距离地面＞20cm，防止逆行感染。保持导尿管引流装置密闭、通畅和完整，活动或搬运患者时应夹闭引流管，防止尿液逆流。保持会阴部清洁，卧床患者每日给予会阴冲洗。不以抗菌药物溶液膀胱冲洗作为预防尿路感染的常规手段。如出现导尿管堵塞、意外脱出或导尿管的无菌性和密闭性被破坏等情况，应立即更换导尿管。长期留置尿管患者，不宜频繁更换导尿管。患者出现尿路感染时，应及时更换导尿管，并留取尿液进行微生物病原学的检测。每日评估留置尿管的必要性，尽早拔除尿管，缩短留置尿管时间。

三、呼吸机相关性肺炎的预防与控制

1.定义　呼吸机相关性肺炎（VAP）是指开始机械通气48小时后至撤机拔管48小时内出现的新的肺实质感染，是医院获得性肺炎（HAP）重要的类型之一。其中入院4日内发生的VAP称为早发VAP，入院4日后发生的VAP称为晚发VAP。前者多由对抗生素较敏感的细菌引起，预后较好，后者多由多重耐药菌（MDRB）引起，预后较差。

2.预防与控制措施

（1）有效清理气道：人体上呼吸道具有加温加湿的作用，人工气道的建立跨越了这一正常的调节机制，易出现痰液干燥，难以排出，导致肺部炎症。干燥的环境也可使气道黏膜纤维受损，黏膜上皮发生炎症改变及坏死，易于形成痰痂，造成气道梗阻和肺不张，不利于肺部炎症的控制。护理人工气道患者时，应按需给予患者及时、有效的吸痰，同时清除口咽部的分泌物；回路管道上的冷凝水细菌浓度很高，清理时应避免倒流入气道。

（2）声门下分泌物吸引：上气道分泌物可聚集于气管导管球囊上方，造成局部细菌繁殖，分泌物也可沿气道进入肺部，导致肺部感染。近年来，临床上开始应用带有声门下分泌物引流导管的气管插管，因可通过其上的附加管及时清理套囊上分泌物，可有效降低肺部感染发生率，成为欧洲VAP预防指南的推荐措施。

（3）抬高床头30°～45°：留置人工气道患者的咽喉功能受到抑制，食管对胃内容物反流的抑制和清除功能也大大减弱，易发生胃内容物反流和误吸。意识丧失、镇静药的使用，更加重了上述风险。抬高床头30°～45°，使患者保持半坐卧位，可利用重力作用减少胃内容物反流，有效预防VAP。

（4）切断外源性感染的传播途径：引起VAP的病原体可通过医护人员及环境感染患者。医护人员严格手卫生，加强医护人员VAP预防知识的宣教，呼吸机使用后彻底清洁、消毒，加强环境卫生及保护性隔离均可在一定程度上切断外源性感染的传播途径，降低VAP的发病率。对于已发生耐药菌等特殊感染的患者应采取有效隔离措施，在呼吸机出气端安装过滤器，同时保持室内通风良好，以减少呼出气带菌气溶胶对周围人群的影响。

（5）营养支持：营养不良容易引发呼吸肌无力，造成脱机困难，增加VAP的发生率。危重患者早期营养支持治疗，包括全胃肠外营养、胃肠外营养和胃肠内营养同时进行、单纯胃肠内营养三种形式。胃肠内营养可在患者病情平稳后24～48小时启动。如果单纯胃肠内营养无法达到目标量，则应在启动肠内营养后2日内添加肠外营养。如果患者存在肠内营养禁忌证或无法耐受肠内营养，预计3日无法启动肠内营养，则应在24～48小时开始肠外营养。早期营养支持治疗可纠正低蛋白血症，维持水、电解质和酸碱平衡，促进患者自主呼吸的恢复。

（6）选择性消化道去污染/选择性口咽部去污染：选择性消化道去污染（SDD）是通过清除患者消化道内可能引起继发感染的潜在致病微生物，达到预防严重呼吸道感染或血流感染的目的。选择性口咽部去污染（SOD）是SDD的一部分，主要清除口咽部的潜在致病微生物。使用SDD或SOD策略可减少VAP的发生。

（7）积极治疗VAP：一旦明确诊断VAP，应积极早期治疗，上述的预防措施在治疗过程中仍然极为重要。一方面合理选择抗菌药物，另一方面积极治疗原发病。

四、导管相关性血流感染的预防与控制

（一）定义

导管相关性血流感染（CRBSI）是指带有血管内导管或拔除血管内导管48小时内的患者出现菌血症或真菌血症，并伴有发热（＞38℃）、寒战或低血压等感染表现，且实

验室检查证实血管内导管是菌血症的来源。CRBSI是导致住院患者发生全身严重感染或死亡的常见原因之一。

（二）预防与控制措施

预防与控制措施主要包括置管过程中和置管后两部分。

1.置管过程中

（1）严格执行无菌技术操作原则：置管时遵循最大化建立无菌屏障原则，以无菌单覆盖患者全身，置管人员戴帽子、口罩、无菌手套，穿无菌手术衣。

（2）严格执行手卫生：认真洗手并戴无菌手套。置管过程中手套污染或破损应立即更换。

（3）选择合适的静脉置管：成年人中心静脉置管时，应当首选锁骨下静脉，尽量避免使用股静脉。

（4）正确消毒穿刺点皮肤：做上臂静脉置管时，应以穿刺点为中心整臂消毒，消毒范围应达到穿刺点上下直径各10cm（直径20cm），消毒3次待干后再行置管，消毒后避免非无菌物品再次接触穿刺点皮肤。

2.置管后

（1）选择敷料：应当尽量使用无菌透明、透气性好的敷料覆盖穿刺点，对于高热、出汗、穿刺点出血、渗出的患者应当使用无菌纱布覆盖。

（2）定期更换敷料：无菌纱布为48小时更换1次，无菌透明敷料7日更换1次。如果纱布或敷料出现潮湿、松动，可见污染时应立即更换。

（3）严格手卫生：接触置管穿刺点或更换敷料时，应当严格执行手卫生规范。

（4）保持穿刺点、导管、导管连接端口的清洁干燥，避免外界污染。在打开连接端口进行操作时，必须对端口两侧进行充分消毒，如有血迹污染时，应当立即更换。

（5）外周及中心静脉置管后，应当用生理盐水或肝素钠生理盐水进行常规冲管，预防导管内血栓形成。

（6）在不能够保证无菌原则的紧急状态下置入的管路，应该在条件允许的情况下尽快拔除。

（7）医务人员应当每日对保留导管的必要性进行评估，不需要时应当尽早拔除导管。

（8）不应以预防导管感染为目的而常规更换导管。

五、手术部位感染的预防与控制

（一）定义

手术部位感染（surgical sitei infection，SSI）包括切口浅部组织感染、切口深部组织感染、器官（腔隙）感染三种类型。

1.切口浅部组织感染　仅限于切口涉及的皮肤和皮下组织，感染发生于术后30日内，并具有下列条件之一。

（1）表浅层组织有红、肿、热、痛，或有脓性分泌物。

（2）临床医生诊断的切口浅部组织感染，且有病原学诊断证据，即切口浅部组织的液体或组织细菌培养阳性。

2.切口深部组织感染　无植入物手术后30日内、有植入物（如人工关节等）术后1年内发生的与手术有关并涉及切口深部软组织（深筋膜和肌肉）的感染，并具有下述条件之一者。

（1）从深部切口引流出或穿刺抽到脓液，感染性手术后引流液除外。

（2）自然裂开或由外科医生打开的切口，有脓性分泌物或有发热≥38℃，局部有疼痛或压痛。

（3）再次手术探查、经组织病理学或影像学检查发现涉及深部切口脓肿或其他感染证据。

（4）临床医生诊断的深部切口感染。有病原学诊断证据，分泌物细菌培养阳性。

3.器官（或腔隙）感染　无植入物手术后30日、有植入物手术后1年内发生的与手术有关（除皮肤、皮下、深筋膜和肌肉以外）的器官或腔隙感染，并具有下述条件之一者。

（1）引流或穿刺有脓液。

（2）再次手术探查、经组织病理学或影像学检查发现涉及器官（或腔隙）感染的证据。

（3）由临床医生诊断的器官（或腔隙）感染。有病原学诊断证据，细菌培养阳性。

（二）预防与控制措施

从术前、术中、术后三个阶段进行预防和控制。

1.术前

（1）择期或限期手术者术前应先治疗远离手术部位的感染灶，直至感染消退，方可手术。

（2）术前不必剃除毛发，除非其在切口周围影响手术操作。

（3）如果需要皮肤准备，宜在手术开始前2小时内进行，最好使用电动推刀或脱毛剂。

（4）严格控制糖尿病患者的血糖水平，积极防治高血糖。

（5）劝导患者停止吸烟，择期手术前最好停止吸烟30日以上。

（6）要求患者术前一日晚洗澡。

（7）皮肤消毒前，彻底清洗手术部位及周围区域，去除污物。

（8）使用适当的消毒剂进行皮肤准备。

（9）有预防性使用抗生素指征的患者，术前经静脉给予初始剂量的抗生素，以使组织被切开时血浆和组织中药物浓度达到峰值。

（10）在择期结肠手术前需使用灌肠和导泻的方法进行机械性肠道准备，并于术前1日口服不吸收性抗菌药物。

（11）术前皮肤准备应从内向外呈同心圆状涂抹消毒剂，范围应足够大以备延长切口或做新切口或引流口。

（12）手术人员应进行规范的手及手臂消毒。

2. 术中　保证手术间环境、术中使用器械、铺单等符合感控要求，手术操作应严格遵守无菌技术操作原则。

3. 术后

（1）术后使用无菌敷料覆盖切口24～48小时。

（2）在更换手术敷料及接触手术部位前后都要做手卫生。

（3）切口敷料需要更换时，应遵循无菌技术。

（4）对患者及其家属进行宣教，告知合理的切口护理方法、SSI的症状及报告这些症状的必要性。

（5）不建议48小时后覆盖基本愈合的切口，以及在暴露切口的情况下淋浴或洗澡。

六、耐药菌管理方法

多重耐药菌引起的感染呈现复杂性、难治性等特点，是医院感染控制工作的重中之重。危重患者是发生耐药菌感染的重点人群，因此做好多重耐药菌感染的预防与控制是ICU感染控制的重要内容。

1. 加强对多重耐药菌的监测　医院感染控制科应重视多重耐药菌防控工作，积极开展常见多重耐药菌的监测，定期对ICU进行规范化培训和重点环节检查。对多重耐药菌感染患者或定植高危患者进行重点监测，及时采集有关标本送检。必要时开展主动筛查，以及时发现、早期诊断多重耐药菌感染患者和定植患者，避免菌株扩散。

2. 强化预防与控制措施

（1）严格执行手卫生规范：严格执行医务人员手卫生规范，医疗机构应当提供有效、便捷的手卫生设施，提高医务人员手卫生依从性。ICU医务人员在直接接触患者前后、进行无菌技术操作和侵入性操作前，接触患者使用物品后或处理分泌物、排泄物后，必须洗手或使用速干手消毒液进行手消毒。

（2）严格执行消毒和隔离措施：ICU应当对所有患者实施标准预防措施，对确定或高度疑似多重耐药菌感染或定植患者，应当在标准预防的基础上，实施接触隔离措施，预防多重耐药菌的传播。应尽量选择单间隔离，也可以将同类多重耐药菌感染患者或定植患者安置在同一房间。隔离房间应当有隔离标识。不宜将多重耐药菌感染或定植患者与留置各种管路、有开放伤口或免疫功能低下的患者安排在同一房间。与患者直接接触的相关医疗器械、器具及物品，如听诊器、血压计、体温计等要专人专用，并及时消毒处理。轮椅、心电图机等不能专人专用的医疗器械、器具及物品要在每次使用后擦拭消毒。

医务人员对患者实施诊疗护理操作时，应当将高度疑似或确诊多重耐药菌感染患者或定植患者安排在最后进行。接触多重耐药菌感染患者或定植患者的伤口、黏膜、血液、体液、引流液、分泌物、排泄物时，必须要穿隔离衣，完成诊疗护理操作后，要及时脱去手套和隔离衣，并进行手卫生。

（3）遵守无菌技术操作规程：医务人员应当严格遵守无菌操作技术操作规程，特别是实施各种侵入性操作时，应当严格执行无菌技术操作原则和标准操作规程，避免污染，有效预防多重耐药菌。

（4）加强清洁和消毒工作：ICU要加强多重耐药菌感染患者或定植患者诊疗环境的

清洁、消毒工作，特别要做好ICU物体表面的清洁、消毒。要使用专用的抹布等对物品进行清洁和消毒。对医务人员和患者频繁接触的物体表面（如微量泵、输液泵、呼吸机和监护仪面板及按钮、听诊器、患者床档、床头桌等）采用适宜的消毒剂进行擦拭、消毒。被血液、体液污染时应当立即消毒。

3.合理使用抗菌药物　ICU应当认真落实抗菌药物临床合理使用的有关规定，严格执行抗菌药物临床使用的基本原则，切实落实抗菌药物的分级管理。正确、合理地实施个体化抗菌药物给药方案，根据临床微生物检测结果，合理选择抗菌药物。

严格执行围术期抗菌药物预防性使用的相关规定，避免因抗菌药物使用不当导致细菌耐药的发生。

医疗机构要建立和完善临床抗菌药物处方审核制度，定期向ICU医生提供最新抗菌药物敏感性总结报告和趋势分析，正确指导临床合理使用抗菌药物，提高抗菌药物处方水平。

第四篇
重症患者的人文关怀

第14章

危重患者沟通交流与心理护理

一、概述

随着医学水平的提高，人们对ICU护理的工作内涵不再仅局限于抢救生命、治愈疾病，而更多的将患者的心理感受和情感变化融入到护理决策中。"以整体的人为中心""人本理论"等新的护理理念，使心理护理、沟通交流在危重患者的护理中逐渐凸显。危重患者多突然起病或病情突然加重，患者常因担心疾病预后，甚至死亡表现得极度恐惧和紧张。ICU的特殊环境也是增加患者恐惧和焦虑的重要因素。病室内危重患者集中，治疗仪器报警、医务人员忙于紧张的抢救，患者本身接受的各种治疗与操作，都会使患者感受到死亡的恐惧。ICU护士是危重患者住院期间接触时间最长的角色，是危重症患者心理支持的重要执行者。ICU护士必须掌握危重患者的病情及心理特点，通过切实可行的沟通交流手段，提高危重患者的心理支持力度，从而提高患者安全感，信任感和舒适感，提高患者治疗期间的配合程度，增强患者对疾病康复的信心。

二、危重患者的心理特点

危重患者病情变化突然，疾病的痛苦、死亡的逼近、ICU陌生而紧张的环境都可导致患者出现紧张、焦虑、恐惧、绝望等负面情绪。一般来说，虽然不同病因的危重患者疾病发展过程有所不同，但随着患者入住ICU时间的延长和病情的发展，患者的心理变化历程有相似性。

1.极度恐惧期　突出表现于进入ICU1 ～ 2日，由于自身感受到极度的痛苦和无力，危重患者通常会感受到死亡的临近。同时，ICU内陌生的环境、密集的仪器报警、昼夜不眠的灯光、紧张的医护人员抢救、频繁的有创治疗和操作等都可能导致患者产生死亡的逼近感。因此，患者在治疗过程中通常表现出对死亡的极度恐惧，并因此降低对治疗的配合程度。多数患者在进入ICU后3 ～ 4日，随着病情的平稳和对环境与治疗的熟悉，恐惧有所缓解。

2.否认反应期　多在进入ICU后2 ～ 4日出现。患者不承认自己的病情严重，对可能发生的严重后果缺乏思想准备。护理学家 Sister Callista Roy 把人看成一个系统，用应对机制来说明这个系统的调节过程。应对机制被认为是对环境中的变化进行先天或后天学习得来的反应方式。许多患病突然且病情严重的患者，往往产生心理否认反应。表现为不配合医护工作。同时，国内ICU内多无家属陪伴，在繁忙、紧张的治疗过程中，患者的紧张、恐惧情绪常得不到理解，可能导致患者对医护人员的治疗和操作所带来的痛苦极为愤怒和敌对，也常表现为不配合治疗与护理。

3.孤独与忧郁期　多出现在入住ICU时间较长的患者（＞5日）。因危重患者多数是急诊入院，对离开家庭和工作缺乏心理准备。在ICU的陌生环境中，患者病情稍有好转就会产生孤独感，并产生心理缺失感，认为自己失去了工作和社交的能力，对自己未来的前途极度担忧。有研究显示，ICU患者中有12%～36%发生抑郁。

4.情感异常期　危重症患者受ICU治疗环境的影响，以及遭受疾病或心理问题的困扰，可出现ICU综合征，即监护综合征。指患者在ICU监护过程中出现的以精神障碍为主，兼具其他表现的综合征，其表现有谵妄、思维紊乱、情感障碍、行为动作异常。除与患者疾病有关外，与患者对ICU环境不适应及社会心理因素也有密切的关系。

5.依赖期　长期住ICU的患者，对医护人员和仪器设备（如呼吸机、血滤机等）的支持产生心理依赖，对失去这些支持保持抵触情绪，主观上否定自身的康复，表现对脱离呼吸机等仪器的治疗或转出ICU感到高度焦虑。

三、危重患者沟通与交流的特点

1.危重患者难以表达　患者病情危重，虚弱无力，人工气道的建立导致患者不能开口说话，只能靠头、面部肌肉运动，眼神交流或肢体动作来表达自己的想法，往往难以理解。

2.对护理人员的沟通内容难以理解　危重患者在受到严重打击后，可能因听力或视力功能障碍，意识障碍、语言障碍等多种原因，理解能力较差，导致护士的语言不能转化成患者能够接受的有效信息，沟通困难大。

3.对医护人员的沟通存在抵触情绪　因患者存在恐惧、否认、愤怒甚至敌对等负面情绪，在沟通初期，往往对医护人员有防御和排斥的心理，不愿主动接受医护人员的建议和指导，增加了沟通难度。

4.ICU工作环境不利于沟通交流　ICU患者治疗多、病情波动大，护理人员工作紧张、繁忙，更多的精力用于观察病情，给予抢救和治疗措施，维持生命体征的稳定。容易出现对沟通与交流和心理护理的疏忽。加之监护室特殊的环境，各种仪器设备，灯光的刺激，抢救的呼叫，不利于与患者进行有效的沟通。

四、与危重患者沟通交流和实施心理护理的方法

1.抢救现场安静有序，提高患者的信任度　对于危重病患者，时间就是生命，必须争分夺秒，尽快救治。因此在抢救过程中，医护人员容易出现忙乱、大声呼叫等情况，而这些动作恰恰增加了患者的恐惧、紧张情绪。ICU护理团队应拟定清晰明确的抢救流程和团队分工，保证抢救过程有条不紊、忙而不乱，尤其是保证患者床旁环境安静，对患者操作轻柔、减轻患者躯体病痛，将护理人员的专业素养和精湛技术展现在患者面前，从而稳定患者情绪，得到患者的信任和依赖。通过对患者的面部表情、音调、手势及身体姿态等方面细致地观察，了解患者的自觉症状与心理需求，有针对性地给予心理疏导。要注意执行保护性医疗措施，不能用语言或非语言的形式流露出患者无法抢救的信息，不在患者面前谈论病情。向患者耐心解释疾病相关原因及治疗经过，给患者以安慰和安全感。

2.采用多种沟通方法，提高沟通效果　针对言语不利、发音障碍的患者，将患者常

用的需求以图文并茂的形式制作成沟通卡,如我要翻身、我想下地、我想排尿、我排便了等,装订成册,让患者指出自己的需求。也可指导患者通过眨眼、点头、摇头等动作对护士进行反馈,以利于护士准确理解患者,及时为患者提供有效护理,以满足其生理、心理需求。对于病情稳定,但因气管切开等原因不能说话的患者,应为患者准备纸、笔,鼓励患者通过书写的方式准确地和护理人员进行交流。

3. 观察患者情绪变化,疏导负面情绪

(1)与愤怒患者的沟通:当患者反复受到疼痛的折磨或长期承受疾病的压力时,常表现为不明原因的愤怒。这在心理学中称为超限效应,即人对过多、过强的刺激或作用时间过久的痛苦表现出的异常不耐烦或逆反的心理现象。当患者生气发怒时,护士应首先证实患者是否生气或愤怒,可问他:"看来你很不高兴是吗?"然后可说:"我能理解你的心情",以表示接受他的愤怒。其次是帮助患者分析愤怒的原因,并规劝他做些可能的体力活动或运动,以另一种形式发泄。最主要的是护士要认识到这是患者在疾病状态下的负性心理反应,而不能失去耐心,被患者的言辞或行为所激怒,不能以你自己的愤怒来对待患者的愤怒。要尽量让患者表达和发泄焦虑或不满,从中了解他们的需求,尽最大可能地与他们沟通,缓解他们的心理压力,解决他们的问题,稳定他们的情绪,使其身心尽快恢复平衡。

(2)与哭泣患者的沟通:患者哭泣表明悲伤,哭泣也是一种对健康有益的反应。在情绪心理学中,人们因悲痛而哭泣并产生心情舒畅、避免不幸后果的现象,称为哭泣效应。因此,一个因悲伤而哭泣的人,若过早被制止,他很可能感到一种强烈的情绪无法表达出来,可能会导致他采取不健康的形式来发泄。所以,当患者哭泣的时候,不应阻止他,而应让其发泄。护士可让患者独处,或陪伴患者、安抚患者,可以轻轻地给患者一块纸巾,在患者哭泣停止后,用倾听的技巧鼓励其说出哭泣的原因。

(3)与抑郁患者的沟通:当患者觉得自己对家庭、社会没有价值,或担心疾病无法治愈时,常出现抑郁情绪,表现为悲观失望,甚至有自杀倾向。根据心理学中的"过滤器理论",神经系统在加工的容量方面是有限度的,不可能对所有的感觉刺激进行加工。当信息通过各种感觉通道进入神经系统时,要先经过一个过滤机制。只有一部分信息可以通过这个机制,并接受进一步的加工;而其他信息就被阻断在它的外面,而完全丧失了。抑郁患者往往说话迟缓,反应少,注意力不集中,对外界信号的过滤现象增强,尤其是对积极信号的过滤作用尤为明显。护士在与患者进行交流时,应积极取得患者的信任,观察患者交流时的神态,围绕患者感兴趣的话题进行交流,并给予积极的引导。同时,护士应以亲切的态度对待患者,对患者的行为和感受多加关注,避免意外事件的发生。

(4)与悲哀患者的沟通:当患者遇到绝症或遇见较大的心理打击时,会产生失落、沮丧、悲哀等反应,护士可以鼓励患者及时表达自己的悲哀,允许患者独处,还可应用鼓励、发泄、倾听沉默等技巧表示对患者的理解、关心和支持,多陪伴患者,使其尽快度过悲哀期,恢复平静。

(5)与谩骂患者的沟通:谩骂是比较激烈的对抗性行为,是对挫折、痛苦、愤怒等情绪的宣泄,具有一定攻击性,如患者指责护士:"你怎么这么没有同情心""你拿我们患者当什么人"等。权威效应可在一定程度上减少此种情况发生,即当说话人的地位高、水平高、受人尊重时，他说的话更容易引起别人重视，更能被听者接受。因此，护士应提高自身的专业素质，在患者入院后给予患者专业指导和健康教育，赢得患者的信任，树立护士在患者心中的权威形象。从而取得患者的配合，避免患者的对抗行为。一旦患者出现谩骂行为，护士首先应该稳定自己的情绪，适度使用沉默的沟通技巧，以冷静的态度对待患者不冷静的行为，表现出最大限度地宽容和友善。如果是患者的原因，护士应站在患者的角度，主动了解患者谩骂的原因，并用同情、尊重的语言，帮助患者认识已经存在的现实，重新评估自己的问题，恢复自我控制能力。如果是护士的原因，护士应积极主动、诚心诚意地向患者道歉，并在短时间内化解矛盾，以缓和患者的激动情绪。

（6）与谵妄患者的沟通：谵妄在ICU住院患者中比较常见，患者往往突然起病，表现为亢奋、躁动、胡言乱语等，护理风险也随之增加，会导致患者坠床及脱管，此时的语言沟通是难以奏效的，往往我们可以采用陪伴、沉默的技巧进行沟通，保证患者安全，防止意外的发生，第一时间内采用药物控制，加强看护，陪伴患者度过这个时期。这类患者往往事后不记得自己的所作所为，故事后不要提及。

4. 注重患者的个体差异，充分考虑特殊疾病对患者需求的影响　临床上，特殊疾病患者的需求因人而异，有其特殊性。以下列举几个特殊情况供参考。

（1）与感觉缺陷患者的沟通：护士首先不要加重这类患者的自卑感，可运用亲切的语言，给予适当的关怀，创造良好的气氛，采用针对性、有效的方法努力达到沟通的效果。如对视力不佳的患者，可运用触摸方法，让患者感觉护士在他的身边关心着他。

（2）与重症胰腺炎患者的沟通：急性重症胰腺炎起病急、病情重、病程长、病死率高，患者往往心理活动复杂多变，常因腹痛腹胀、呼吸困难等，使患者生活自理能力下降，易产生急躁心理，各种管路如胃管、导尿管、引流管等给患者带来不适，而产生恐惧感，加之长期禁食、禁水，医疗费用昂贵等原因造成心理压力大，担心预后，易产生焦虑情绪。故与这类患者沟通交流时，护士应不断地鼓励患者，讲解疾病相关知识，讲解一些成功案例，使患者树立信心；可通过举止、眼神、动作来表示对患者的关心；加强护理操作技术，减少患者的痛苦；重视家属的力量，安排好每日的探视时间，帮助患者建立康复信心。

（3）与热射病患者的沟通：热射病患者大多数是在高温高湿环境下，进行强体力活动后出现，其特点一是患者年纪轻，二是起病急，三是死亡率高。很多患者都是战士，他们承担着重要的角色，面对突如其来的疾病打击，患者心理往往不能接受和感知，感到恐慌和害怕。娴熟的护理技术可以帮助我们取得患者的信任，提高沟通的有效性。应教会患者康复的方法，疾病康复期可以让患者做一些力所能及的事情，如写自己身体的变化、自己的感受等，以分散注意力。

（4）与重症产妇的沟通：重症产妇作为一个特殊的人群，不仅自己身体遭受疾病的折磨，心理上还担心孩子的安危，有的还要面对失去孩子的痛苦。同时她们往往又合并其他脏器的损伤，心理的负担更大，往往出现忧郁、沮丧、悲观等错综复杂的心理变化。故与这类患者沟通时，应注重细节的把控，可以采用沉默、陪伴的技巧跟患者沟通。鼓励患者表达自身情感，提高护士沟通的针对性，更好地满足患者的需求。通过与家人对话或翻看孩子照片的方式鼓励患者战胜疾病。

5.对患者家属实施心理支持，促进配合　家属产生的心理反应对患者和其家属本身健康会造成影响，同时还可能造成不必要的医疗纠纷。因此，在危重患者救治中，应关注对患者家属的心理支持，发挥他们对患者的良好支持作用。一方面，帮助家属了解患者的病情，使家属做好一定的心理准备。让家属在探望患者时安慰患者，帮助患者建立良好的精神状态和战胜疾病的信心。另一方面，重视家属的心理状态，通过观察家属的言行举止，分析家属存在的心理问题，针对不同情况给予疏导。

五、与危重患者沟通交流的注意事项

1. ICU护士应具备全面、良好的专业知识基础，能够正确的解答患者心中的疑问，并根据患者的接受能力给予其有效的医学信息，帮助患者尽快康复。以专业知识维持的沟通和交流可以有效提高患者对护士的信任度，有助于提高患者的依从性。

2. 医护人员之间的有效沟通是护士与患者进行良好沟通和交流的前提。如果医生和护士对患者疾病的认识和理解不一致，可导致患者对治疗疑惑，对医生或护士不信任，严重影响患者对进一步治疗的配合度。因此，医护人员应同步查房，对患者的疾病特点、治疗护理要点共同讨论，保证治疗和护理的同步性。

3. 沟通的内容和时机应因人而异。因危重患者情绪不稳定、体力极度虚弱，与危重患者沟通时内容应尽量简短，避免开放式的问题，便于患者可以通过点头、摇头、"是"或"不是"进行简单回答。沟通时护士应观察患者的反应，当患者疲惫、无力时只需针对患者的基本需求进行简单交流；当患者情绪烦躁、无心交流时，护士应首先通过与患者讨论患者感兴趣的话题等方式与患者建立信任关系后，再进行交流；当患者情绪稳定、对护士感到信任时，是最佳的交流时机，护士应向患者传递积极的康复信息，指导患者进行早期功能锻炼，提高其对治疗的配合能力。

第15章

危重患者镇痛镇静管理

第一节 危重患者疼痛管理

在危重患者的组织、器官遭受损伤和打击的同时，往往伴有剧烈的疼痛。受我国传统文化的影响，人们对"止痛"在治疗中的重要性往往不够重视，甚至将"忍受疼痛"视为美德。但随着现代医学对疼痛认识的不断深入，疼痛的管理成为治疗和护理的重要部分。疼痛是一种令人不快的感觉和情绪上的感受，伴随着现存的或潜在的组织损伤。疼痛包含痛觉和痛反应两重含义，痛觉是属于个人的主观体验，受人的心理、性格、经验及文化背景的影响，表现为痛苦、焦虑；痛反应是指机体对疼痛刺激产生的一系列生理病理变化，如呼吸急促、血压升高、瞳孔扩大、出汗、骨骼肌收缩等。疼痛可引起人体的应激反应，除了导致情绪焦虑、烦躁外，还可引起机体新陈代谢增加，交感神经系统活动增强，儿茶酚胺释放增加，导致心动过速和心肌耗氧增加，加剧高代谢状态，降低免疫功能，影响伤口愈合等不良反应。尤其是对于危重患者，过度的应激反应可能因激素、细胞因子及其他内生产物的失衡，产生严重不良反应。细胞因子启动生化和激素的级联释放反应，导致全身炎症反应，细胞内皮和微血管损伤，加重组织缺氧，可发展为多器官功能不全，甚至死亡。

一、疼痛评估

（一）疼痛评估的内容

1.疼痛性质评估

（1）钝痛：酸痛、胀痛、闷痛。

（2）锐痛：刺痛、切割痛、灼痛、绞痛。

（3）其他描述：跳痛、压榨样痛、牵拉样痛。

2.疼痛时间的评估　根据患者的疼痛持续时间可将疼痛分为急性疼痛和慢性疼痛。急性疼痛是ICU患者疼痛的主要类型，发生于创伤或手术后，有自限性，当组织损伤恢复后即减轻，若不减轻即可发展为慢性疼痛。慢性疼痛是指持续时间超过急性损伤或疾病的正常痊愈时间，也可简单定义为持续时间超过6个月的疼痛。

3.疼痛是否伴有组织损伤　因躯体或内脏遭受损伤所导致的疼痛，称为伤害感受性疼痛，可进一步分为躯体疼痛和内脏疼痛。不伴有躯体和内脏损伤的疼痛，称为非伤害感受性疼痛，可分为神经病理性疼痛和心理性疼痛。

4.疼痛程度评估 WHO将疼痛分为四个等级。0级：无痛；1级（轻度疼痛）：有疼痛感但不严重，可忍受，睡眠不受影响；2级（中度疼痛）：疼痛明显，不能忍受，睡眠受干扰，要求用镇痛药；3级（重度疼痛）：疼痛剧烈，不能忍受，睡眠严重受干扰，需要用镇痛药。

（二）疼痛程度评估方法

临床常需借助评估工具对疼痛进行评估。

1.0～5分描述性评分量表（VRS） ①0级无疼痛；②1级轻度疼痛：能正常生活和睡眠；③2级中度疼痛：轻度干扰睡眠，需用镇痛药物；④3级重度疼痛：干扰睡眠，需用麻醉镇痛药物；⑤4级剧烈疼痛：干扰睡眠较重，伴有其他症状；⑥5级无法忍受的疼痛：严重干扰睡眠，伴有其他症状或被动体位。

此法便于患者理解，适用于老年人和文化程度较低的人群，但精度较低，患者常找不到对应自己疼痛程度的评分。

2.数字评分法（NRS） 从0～10共11个点，表示从无痛到最痛（图15-1）。

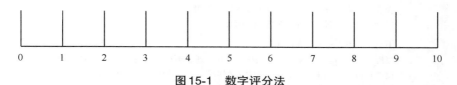

图15-1 数字评分法

0分：无痛；1～3分：轻度疼痛；4～6分：中度疼痛；7～10分：重度疼痛

此法简便有效，在临床应用较广，但描述抽象，个体理解差异较大，适用于年龄大于7岁、意识清醒，能有效沟通并能完整表述的患者，尤其适用于文化程度相对较高的患者。NRS的刻度抽象，不适用于老年人及文化程度低的患者。

3.视觉评分法（VAS） 在纸上画一条长约10cm的直线，两端分别为"0cm"端和"10cm"端，0cm表示无痛，10cm代表难以忍受的最剧烈的疼痛（图15-2）。

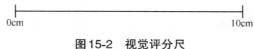

图15-2 视觉评分尺

患者可根据自己所感受的疼痛程度，在直线上某一点作为记号，以表示疼痛的强度，从起点至记号处的距离长度就是疼痛的量。轻度疼痛小于3cm，中度疼痛为3～6cm，重度疼痛大于6cm。VAS是疼痛强度评分方法中最敏感的方法，适用于年龄大于7岁、意识清醒、能有效沟通并能完整表述的患者。但刻度较为抽象，需要患者具有一定的理解能力。

4.Wong-Baker面部表情量表（Wong-Baker Faces Pain Rating Scale） 由六张从微笑或幸福直至流泪的不同表情的面部象形图组成，适用于交流困难，如儿童（3～6岁）、老年人、意识不清或不能用言语表达的患者（图15-3）。

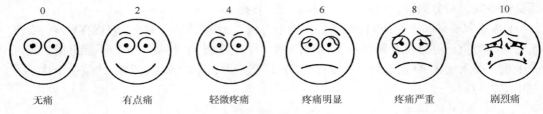

0	2	4	6	8	10
无痛	有点痛	轻微疼痛	疼痛明显	疼痛严重	剧烈痛

图15-3　Wong-Baker面部表情量表

5.重症监护疼痛观察工具（Critical Care Pain Observation Tool，CPOT）包括面部表情、肢体移动、机械通气依从性及肌肉紧张四个条目，每个条目得分0~2分，总分0~8分，0分表示不痛，8分表示最痛。其适用于外科手术、创伤等使用机械通气或尚不能自主表达的危重患者（表15-1）。

表15-1　重症监护疼痛观察工具

指标	描述		评分
面部表情	未观察到肌肉紧张	自然放松	0
	表现出皱眉、眉毛放低、眼眶紧绷和提肌收缩	紧张	1
	以上所有的面部变化加上眼睑轻度闭合	扮怪相	2
体动	不动（并不表示不存在疼痛）	无体动	0
	缓慢、谨慎的运动，触碰或抚摸疼痛部位，通过运动寻求关注	保护性体动	1
	拉拽管道，试图坐起来，运动肢体/猛烈摇动，不遵从指挥令攻击工作人员，试图从床上爬起	烦躁不安	2
肌肉紧张（通过被动地弯曲和伸展上肢来评估）	对被动的运动不做抵抗	放松	0
	对被动的运动做抵抗	紧张和肌肉僵硬	1
	对被动的运动做剧烈抵抗，无法将其完成	非常紧张或僵硬	2
对呼吸机的顺应性（气管插管患者）或发声（拔管后的患者）	无报警发生，舒适地接受机械通气，报警自动停止	耐受呼吸机或机械通气	0
	不同步：机械通气阻断，频繁报警	咳嗽但是耐受	1
		对抗呼吸机	2
	正常腔调讲话或不发声	正常腔调讲话或不发声	0
	叹息，呻吟	叹息，呻吟	1
	喊叫，啜泣	喊叫，啜泣	2

二、疼痛治疗

1.静脉注射　是危重患者首选的给药方法。单次间断静脉推注镇痛，起效快，但镇痛时间短，需要多次重复给药。临床常通过微量泵持续小剂量静脉推注镇痛药物，以保持相对稳定的血药浓度，在保证有效镇痛的同时，可根据疼痛评估结果动态调整药物剂量，防止给药过量。其常用药物有吗啡、枸橼酸芬太尼、盐酸哌替啶等。

此外，通过自控镇痛泵经静脉给予镇痛药物也是大手术患者经常采取的镇痛方式。预先在自控镇痛泵中加入镇痛药物，连接于静脉通路上。按医生预设的速度持续小剂量给予镇痛剂泵入，当患者感觉疼痛明显时，可通过自控按钮自行追加单次给药剂量。单次追加剂量由医生预先设定，间隔5～15分钟方可再次追加。但ICU患者常处于镇静状态，自主控制能力差，因此较少使用。

2.肌内注射　给药方便，但血药浓度不易控制，药效持续时间较短，易出现镇痛效果不佳或药物相关并发症。且肌内注射后的血药浓度呈单峰变化，不利于持续性镇痛，故危重患者较少采用。

3.口服用药　是慢性疼痛患者常采用的给药途径。因药物起效慢，作用时间长，并且需要在正常的胃肠功能状态服用才能奏效，故在危重患者中较少选用。主要使用的药物有阿司匹林、保泰松等非甾体抗炎药及一些阿片类药物的口服剂型。

4.经皮给药　此方法简便、无创，目前临床常用的药物为芬太尼贴剂。但此方法起效慢，需8～10小时才能达到药物的治疗浓度，ICU患者较少应用。

三、疼痛护理

1.疼痛评估指征

（1）患者入院时均需进行疼痛评估，无疼痛者不需要再评估，有疼痛症状者需每日评估1次；如疼痛得分大于2分，需每班评估。

（2）出现病情变化随时评估；术后患者回病房时应进行评估。

（3）首次静脉应用镇痛药物或调整药物后30分钟应再次评估镇痛效果。使用镇痛泵患者每4小时评估1次，长期服用镇痛药物的患者每班评估。

（4）患者出现疼痛主诉或疼痛症状加重时应随时评估，48小时内未出现疼痛症状者无须再评估。处于睡眠状态的患者，不需要进行疼痛评估。

2.准确评估疼痛程度　根据患者的接受程度和疾病特点选择适宜的疼痛评估工具。对清醒患者应重视患者主诉，对意识不清或无法表达的患者应关注患者表情、行为的变化。

3.疼痛评估后的处理

（1）轻度疼痛者

1）给予心理支持：了解患者精神压力的来源，给予正向引导，帮助患者认识到心理因素对疼痛程度的影响，指导患者通过深呼吸、分散注意力等方法进行自我调节和放松。

2）改善治疗环境：调节室内温度、湿度，降低噪声干扰，避免强光刺激，减少不必要的探视，集中进行有创治疗，避免频繁刺激患者，可为患者提供良好的休息环境。

3）祛除诱因：分析导致患者疼痛的可能因素，通过指导患者调整体位、改善缺氧状态、治疗原发疾病等方法，缓解疼痛。

（2）中、重度疼痛者需在上述处理的基础上，根据医嘱及时、准确给予镇痛药。应尊重患者意愿及感受，最大限度减轻患者疼痛。

（3）对于预期将经历严重疼痛的患者，应预见性给予镇痛药物，并在麻醉药物作用未完全消失前重复给药，以保证镇痛的连续性，提高镇痛效果，减少单次用药。

（4）定时评估镇痛效果，动态调整药物用量。多数危重患者需与镇静药物合用，在达到有效镇痛的前提下，减少药物用量，避免不良反应的发生。

（5）掌握和观察镇痛药物的常见不良反应

1）呼吸抑制：吗啡、哌替啶等均可引起呼吸抑制，表现为呼吸频率减慢、幅度减小、缺氧和（或）二氧化碳蓄积等。因此，使用时应注意监测呼吸频率、节律、幅度等，常规监测脉搏氧饱和度，定时监测动脉血氧分压和二氧化碳分压，尤其是自主呼吸的患者，应警惕因呼吸抑制导致的不良事件发生。

2）恶心、呕吐：一般发生于用药初期，症状大多在4～7日缓解。初用阿片类药物者第1周可预防性给予甲氧氯普胺等止吐药物。留置人工气道或意识障碍的患者应留置胃管，持续胃肠减压，避免误吸。

3）便秘：不仅出现在阿片类药物的初期，还会持续存在于阿片类药物治疗的全过程。因此，在病情允许的情况下应建议患者多饮水，进食富含膳食纤维的食物，必要时适量使用缓泻剂及灌肠。

4）皮肤瘙痒：老年、糖尿病、晚期癌症、黄疸等患者，使用阿片类药物时容易出现皮肤瘙痒。使用时应注意皮肤卫生，避免搔抓、摩擦，对于皮肤干燥者应给予润肤乳滋养皮肤。瘙痒症状严重者，可局部使用无刺激性的止痒药物，或全身用药，选择H_1受体拮抗剂类的抗组胺药。

第二节　危重患者镇静管理

严重的应激反应可导致患者糖代谢紊乱、蛋白质分解代谢增加等多种代谢异常，并导致内环境失调，使病情难以控制。适当的镇静治疗，可有效减少应激反应导致的继发效应，降低氧耗和分解代谢，有利于维持血流动力学、内分泌和机体代谢的稳定。同时，对于需要接受多种有创治疗、生命危在旦夕的危重患者，合理给予镇静治疗，也可提高患者对治疗的耐受程度，尤其可提高机械通气治疗的有效度，减轻因焦虑导致的人机对抗，防止气压伤，避免颅内压增高，保持患者安静、舒适的状态，减少因恐惧、焦虑导致的不良心理反应。对于同时存在疼痛因素的危重患者，镇痛与镇静治疗的联合应用，可显著提高药物疗效，减少用药总量。

一、镇静评估

ICU患者理想的镇静状态为"安静时患者入睡，呼唤患者时，患者可睁眼配合活动"。但在临床治疗中，因个体差异、药物作用等多种原因的影响，镇静效果不易控制，需要定时进行评估，并随时调整镇静用药以达到并维持所需镇静水平。

（一）Ramsay镇静量表

Ramsay镇静量表（Ramsay sedation scale，RSS）是定量评估ICU患者的镇静效果、反应性及嗜睡程度的主观评分系统，是应用最为广泛地评估镇静水平的量表。评分分为6级，分别反映3个层次的清醒状态和3个层次的睡眠状态（表15-2）。

2～5级是较为满意的镇静状态，1级镇静过浅，6级镇静过深，在镇静治疗的初始阶段需5分钟做1次评分，达到满意的镇静效果后30分钟做1次评分，以监测镇静效果。RSS的缺点是缺乏特异性的指标来反映过度镇静及对躁动进行有效的评估。

表15-2 Ramsay镇静量表

状态	临床状态	分值
清醒	焦虑和易激惹，或不安，或两者都有	1
清醒	能合作，定位感好，平静	2
清醒	只对指令性应答	3
睡眠	对眉间轻叩或大的听觉刺激反应敏捷	4
睡眠	对眉间轻叩或大的听觉刺激反应迟缓	5
睡眠	对眉间轻叩或大的听觉刺激无反应	6

（二）镇静-躁动量表

镇静-躁动量表（sedation-agitation scale，SAS）是根据患者7项不同的行为对其意识和躁动程度进行评分（表15-3），相对于Ramsay镇静量表对患者状态有更多的分层，广泛应用于ICU患者的镇静评分。它克服了Ramsay评分系统不包括烦躁、兴奋等情况的评价及各级之间划分不清晰的缺点，但不适用于有听力损伤或神经损伤偏瘫的患者。

表15-3 镇静-躁动量表

临床状态	分值（分）
危险性躁动（拉扯气管插管、试图拔出管道，翻越床栏、攻击工作人员）	7
非常躁动（咬气管插管、需要约束身体）	6
躁动（焦虑或轻度躁动，试图坐起，能听从语言性指令）	5
安静、合作（安静、容易清醒、听从指令）	4
镇静（唤醒困难、通过语言或轻晃身体能唤醒但很快入睡，听从简单指令）	3
深度镇静（通过身体刺激唤醒，但不能交流或服从指令，能自主活动）	2
无反应（对恶性刺激无反应，不能交流或服从指令）	1

（三）Richmond躁动-镇静量表

Richmond躁动-镇静量表（Richmond agitation-sedation scale，RASS）用来评估ICU患者意识和躁动行为的程度。评分分为10级，从－5～＋4分。评估时分3个评估阶段进行。第1步：观察患者状态，是否是镇静状态（0分）、是否有焦虑或躁动（1～4分）；第2步：如患者无反应，呼叫患者名字，与评估者对视（－3～－1分）；第3步：如患者对语言刺激无反应，对患者进行身体刺激（－5～－4分）（表15-4）。RASS的缺陷在于评估是依靠患者对视觉和听觉刺激的反应，如果患者存在视觉或听觉的障碍，会影响评估结果的准确性。

表15-4　Richmond 躁动-镇静量表

项目	描述	分值（分）
攻击性	明显的好斗、攻击，对工作人员危险	4
非常躁动	拔出管道或插管	3
躁动	无目的活动，人机对抗明显	2
不安	焦虑，活动没有攻击性	1
清醒安静		0
昏睡	对声音刺激保持清醒且目光接触时间＞10秒	−1
轻度镇静	对声音刺激保持清醒且目光接触时间＜10秒	−2
中度镇静	听从声音指令，但没有目光接触	−3
深度镇静	对声音刺激无反应，对身体刺激有反应	−4
无反应	对声音、身体均无反应	−5

二、镇静治疗

1. 镇静治疗的适应证

（1）患者受到创伤、大手术等严重创伤，可能引起严重的应激反应，加重病情时。

（2）接受有创治疗或可能引起患者严重不适、焦虑或恐惧的治疗时，如机械通气、IABP等。

（3）患者意识模糊、谵妄，不能配合诊疗操作时，如持续床旁血滤、PiCCO置管和监测等。

2. 镇静与镇痛治疗　联合应用尤其是对于疼痛明显的患者，应首先实施有效的镇痛治疗。镇静治疗应是在有效镇痛的基础上缓解患者焦虑，诱导睡眠和遗忘的进一步治疗。

3. 常用镇静药物　理想的镇静药应具备以下特点：起效快，剂量-效应可预测；半衰期短，无蓄积；对呼吸循环抑制最小；代谢方式不依赖肝肾功能；抗焦虑与遗忘作用同样可预测；停药后能迅速恢复；价格低廉等。但目前尚无药物能符合以上所有要求。目前ICU最常用的镇静药物为苯二氮䓬、丙泊酚及右美托咪定。

（1）苯二氮䓬类药物：是较理想的镇静催眠药物，与阿片类镇痛药有协同作用，可明显减少阿片类药物的用量。苯二氮䓬类药物的作用存在较大的个体差异。但该类药物有可能引起反常的精神作用。用药过程中应经常评估患者的镇静水平，以防镇静延长，加重不良反应。

（2）丙泊酚：是一种广泛使用的镇静药物，特点是起效快、作用时间短、镇静深度呈剂量依赖性、镇静深度容易控制、停药后患者可迅速清醒。同时，丙泊酚也有一定的遗忘作用和抗惊厥作用。

（3）右美托咪定：具有中枢性抗交感作用，能产生近似睡眠的镇静作用，可唤醒，且唤醒后患者合作能力较强，同时具有一定镇痛、利尿和抗焦虑作用。与苯二氮䓬类药物或丙泊酚合用，可提高药物效果，减少用量，且呼吸抑制作用轻微，不会增强阿片类药物的呼吸抑制作用。

4.给药方式 危重患者镇静的给药方式以持续静脉泵入为首选,首先给予负荷剂量,以尽快达到镇静目标,之后调整为维持剂量,并根据镇静的效果动态调整剂量,达到最佳镇静效果。经肌内注射、肠道等其他给药方式多只用于辅助给药,以改善患者的睡眠。间断静脉注射一般用于首剂负荷剂量的给予,或短时间镇静且无须频繁用药的患者。

三、镇静护理

1.遵医嘱给予治疗 遵医嘱及时、准确给药,合并疼痛患者应首先给予镇痛药物,以提高镇静治疗的效果。

2.动态评估镇静效果,调整镇静药物剂量

(1)每日唤醒:为避免药物蓄积和苏醒延迟,应每日定时中断镇静药物泵入,以评估患者的精神与神经功能状态。一般每日晨暂停给药,便于晨间医护人员查房时对患者的准确评估。评估后视情况决定是否需要继续给药或调整剂量。以减少用药总量和呼吸机使用时间。但停药期间必须严密监测和护理,以防患者在唤醒期出现意外脱管、坠床等意外事件。

(2)日常评估指征:对于持续给予镇静治疗的患者,在镇静治疗的初始阶段或调整剂量后需5分钟做1次评分,达到满意的镇静效果后可延长评估间隔,0.5～2小时做1次评估,以监测镇静效果。当患者出现躁动等异常表现时,应及时评估,调整给药种类或剂量。

3.做好解释和心理支持 向患者家属解释镇静治疗的目的和重要性,给予心理支持。

4.采用非药物性镇静措施 非药物性镇静措施应贯穿镇静治疗的始终,包括为患者提供舒适、安静的环境,提高患者的信任感和安全感。合理规划治疗时间,集中进行有创治疗和操作,减少对患者刺激等。

5.做好安全护理 当患者出现躁动时,应首先分析患者躁动的原因,排除环境、疼痛等因素的影响,切忌盲目增加镇静药物的剂量。如排除其他可能诱因后仍不能提高镇静效果,应及时与医生沟通,调整药物。同时应注意保护患者安全,防治坠床、管道意外脱出等事件的发生。

6.镇静药物不良反应的观察与处理

(1)镇静药物的戒断症状:大剂量、持续使用镇静药物治疗时,患者可产生药物依赖性和戒断症状。苯二氮䓬类药物的戒断症状表现为躁动、谵妄、癫痫发作、睡眠障碍、肌肉痉挛、注意力不集中、嗜睡等。部分患者也可出现恶心、呕吐、出汗、流涕、声光敏感性增加、感觉异常等。因此,应给予有计划的逐渐减量,不应快速中断镇静药的使用。

(2)过度镇静:与患者对药物的敏感性、代谢能力、持续使用时间、药物剂量等多种因素有关。临床应选用恰当的镇静状态评分标准定时进行镇静评分,并根据评分结果及时调整药物用量。同时,采取每日唤醒的措施,减少药物的蓄积,合理应用镇静治疗。

(3)低血压:部分镇静药对血压影响明显。尤其是老年人,以及血流动力学不稳定、血压偏低的患者，在使用镇静剂后更易出现血压波动。因此在使用镇静、镇痛治疗期间，应严密监测血压、心率、中心静脉压等指标的变化。尤其是当给予负荷剂量时，应根据患者的血流动力学变化，调整给药速度，并适当进行液体复苏治疗，保证血流动力学的稳定，必要时给予血管活性药物。一旦出现低血压，应查明原因，进行针对性处理。

（4）呼吸抑制：咪达唑仑等镇静剂对呼吸有一定的抑制作用。使用中应加强呼吸的监测。对于预期可能影响呼吸的患者，应提前做好呼吸支持的准备，如给予无创呼吸机辅助呼吸、建立人工气道等，以确保患者安全。

参考文献

曹伟新，李乐之，2005.外科护理学［M］.北京：人民卫生出版社.

曹伟新，李乐之，2007.外科护理学［M］.4版.北京：人民卫生出版社.

曹伟新，2006.外科护理学［M］.3版.人民卫生出版社.

陈冬娥，田蒔，罗汉萍，2008.临床护士"三基"自测.急危重症护理［M］.北京：人民军医出版社.

陈康，2006.血气分析仪结构原理及其进展［J］.医疗卫生装备.26（11）：67-69.

陈荣昌，钟南山，1991.COPD的膈肌疲劳与呼吸衰竭［J］.中华结核和呼吸杂志，14（2）：111.

陈文斌，潘祥林，2004.诊断学［M］.6版.北京：人民卫生出版社.

丁淑贞，白雅君，2008.临床神经外科护理细节［M］.北京：人民卫生出版社.

丁玉兰，金颖，段杰，2008.实用神经外科护理及技术［M］.北京：科学出版社.

冯金华，田永明，聂孟珍，等，2015.253名护士对ICU获得性衰弱认知情况现状分析［J］.护理学报，22（17）：43-45.

耿仁义，朱中林，华伟，2004.实用心脏起搏技术［M］.北京：人民军医出版社.

郭桂芳，姚兰，2001.外科护理学［M］.北京：北京医科大学出版社.

侯佃臻，吕晶，王欣民，2002.气管内套管消毒方法探讨.滨州医学院学报，25（2）：159.

胡成进，2005.检验结果临床解读［M］.北京：人民军医出版社.

胡莉，黄海燕，2016.早期康复治疗预防重症监护病房获得性衰弱的研究进展［J］.现代临床护理，15（2）：66-70.

黄剑琴，2008.现代临床护理技术手册［M］.2版.北京：北京大学医学出版社.

姜安丽，2006.新编护理学基础［M］.北京：人民卫生出版社.

姜勤，徐玲芬，李敏，等，2017.基于循证构建ICU衰弱集束化干预策略［J］.护理与康复，16（5）：403-406.

蒋东坡，2015.重症医学［M］.北京：人民卫生出版社.

蒋冬梅，唐春炫，2004.ICU护士必读［M］.长沙：湖南科学技术出版社.

蒋宇钢，2008.神经外科手术及有创操作常见问题与对策［M］.北京：军事医学科学出版社.

黎毅敏，2015.重症医学［M］.北京：人民卫生出版社.

李红玲，贾子善，宋兰欣，1998.脑卒中偏瘫早期康复疗效观察［J］.中华物理杂志，20（2）：109.

李庆华，肖建军，2005.呼吸机临床应用问答［M］.北京：人民军医出版社.

李万珍，2003.脑卒中早期良肢位摆放对功能恢复的影响［J］.中原医刊，30（23）：44.

李小寒，尚少梅，2006.基础护理学［M］.人民卫生出版社.

李轶，徐南平，2015.危重症神经内分泌激素的变化［J］.实用临床医学，16（4）：104-108.

栗秀初，吴保仁，2002.新编神经病学［M］.西安：第四军医大学出版社.

廖永珍，黄海燕，从丽，2011.获得性衰弱的研究进展［J］.中华护理杂志，46（5）：524-526.

林惠凤，2005.实用血液净化护理［M］.上海：上海科学技术出版社.

刘芳，2017.神经内科重症护理手册［M］.北京：人民卫生出版社.

刘风淑，董亚力，2006.神经科患者使用振动排痰仪的护理［J］.中国实用杂志，22（7）：16.

刘建军，崔林，张志胜，2009.PTBD在晚期胆道梗阻中的应用［J］.实用肿瘤杂志，24（1）：75-76.

刘建容，2009.三腔双囊管的护理［J］.中华现代临床护理学杂志，4（7）：25-26.

刘俊杰，1997.现代麻醉学［M］.北京：人民卫生出版社.

刘娜，曹珊，师兰香，2009.腹腔引流管不同换药方法的应用效果分析［J］.解放军护理杂志，26（3A）：77-78.

刘淑媛，陈永强，2006.危重症护理专业规范化培训教程［M］.北京：人民军医出版社.

刘运生，袁贤瑞，方加胜，2009.神经外科住院医师手册［M］.北京：科学技术文献出版社.

刘志强，吴凯，刘长庭，2002.COPD的呼吸训练方法［J］.中国临床康复，6（3）：312.

吕探云，2002.健康评估［M］.北京：人民卫生出版社.

马继红，王亚丽，2017.ICU监护一本通［M］.2版.北京：中国医药科技出版社.

马廉亭，徐国政，秦尚振，2009.实用神经外科手册［M］.2版.北京：科学出版社.

马伟艳，2002.运动意念对脑卒中患者康复的作用.中国临床康复，6（7）：1017.

马燕兰，侯惠如，2013.老年疾病护理指南［M］.北京：人民军医出版社.

米永巍，李怡勇，郭赤，2007.呼吸机常见故障的排除及维护保养［J］.医疗卫生装备，28（11）：83.

南登昆，1993.康复医学［M］.北京：人民卫生出版社.

倪语星，张祎博，糜琛蓉，等，2018.医院感染防控与管理［M］.2版.北京：科学出版社.

欧阳钦，林世富，2000.消化病诊疗手册［M］.北京：人民卫生出版社.

潘瑶，钟丽强，李静，2002.气管插管意外拔管原因分析及护理对策［J］.实用护理杂志，17（8）：43-44.

戚仁铎，1997.诊断学［M］.北京：人民卫生出版社.

屈晓红，方思羽，高波庭，等，2003.脑卒中早期康复治疗的临床观察［J］.中国康复，18（1）：48.

任自文，吴永全，2004.临床实用心脏起搏与除颤［M］.北京：人民卫生出版社.

荣明霞，1998.脑卒中患者肢体功能的康复护理［J］.中国康复医学杂志，13（5）：2331.

沈犁，2006.气管插管患者非计划性拔管的研究进展［J］.中华护理杂志，41（1）：68-71.

孙世，姚国乾，2008.血液净化理论与实践［M］.北京：人民军医出版社.

田敏，丁洪琼，刘义兰，2005.肝胆胰外科护理［M］.北京：中国协和医科大学出版社.

田素萍，2015.住院患者失禁性皮炎患病现况分析及其护理措施［J］.中华护理教育，12（7）：554-557.

涂通今，2007.急症神经外科学［M］.2版.北京：人民军医出版社.

王保国，周建新，2005.实用呼吸机治疗学［M］.2版.北京：人民卫生出版社.

王国，袁衡新，伊永菊，等，2014.危重监护与输液控制诊疗一体化系统-基于CAN总线的监护输液基站［J］.中国医学物理学杂志，31（1）：4684-4685.

王鸿利，2001.试验诊断学［M］.北京：人民卫生出版社.

王建荣，皮红英，张稚君，2016.基本护理技术操作规程与图解［M］.3版.北京：科学出版社.

王世泉，2005.麻醉与抢救中气管插管学［M］.北京：人民军医出版社.

王耀辉，徐德保，丁玉兰，2004.实用专科护士丛书神经内科、神经外科分册［M］.湖南：湖南科技出版社.

王志红，周兰姝，2007.危重症护理学［M］.2版.北京：人民军医出版社.

吴惠平，罗伟香，2004.护理技术操作并发症及处理［M］.北京：中国医药科技出版社.

吴欣娟，2011.临床护理技术操作并发症与应急处理［M］.北京：人民卫生出版社.

吴在德，2002.外科学［M］.北京：人民卫生出版社.

肖菲，2015.临床重症医学教程［M］.北京：人民卫生出版社.

谢春晓，张静，吴娟，2013.中文版会阴部位皮肤状况评估工具在失禁患者中应用的信效度评价［J］.中国实用护理杂志，29（9）：59-62.

徐丽华等，2008.重症护理学［M］.北京：人民卫生出版社.

徐启明，2001.临床麻醉学［M］.北京：人民卫生出版社.

许贤豪，2003.肌无力［M］.北京：中国协和医科大学出版社.

许业珍，江朝光，2000.重症加强护理学［M］.北京：军事医学科学出版社.

阎强，管栋梁，杨华，2006.简明心电图手册［M］.2版.北京：人民卫生出版社.

阳世伟，孙其凤，李金霞，2005.生物反馈训练法用于52例脊髓损伤病人自主排尿训练的研究［J］.中华护理杂志，40（2）：81-83.

杨丽娟，2009.实用心血管疾病护理［M］.北京：人民卫生出版社.

杨莘，2005.神经疾病护理学［M］.北京：人民卫生出版社.

杨晓霞，赵光红，2006.临床管道护理学［M］.人民卫生出版社.

杨跃进，华伟，2006.阜外心血管内科手册［M］.北京：人民卫生出版社.

叶向红，彭南海，蒋琪霞，等，2010.南京军区南京总医院压疮高危人群的营养筛查和评估［J］.中华现代护理杂志，16（8）：912-914.

殷磊，于艳秋，2005.护理学基础［M］.北京：人民卫生出版社.

于桂花，2008.临床神经外科护理细节［M］.北京：人民卫生出版社.

俞玲娜，张娜，尹安春，2013.ICU获得性衰弱的干预研究现状［J］.中华护理杂志，48（1）：82-83.

俞森洋，2008.呼吸危重病学［M］.北京：中国协和医科大学出版社.

翟仁有，戴定可，于平，等，2008.重视PTBD并发症的预防和处理［J］.中国介入放射学杂志，2（2）：104-105.

张波，高和，2006.实用机械通气治疗手册［M］.2版.北京：人民军医出版社.

张红英，杨茂琼，罗艳芳，2016.ICU获得性衰弱的危险因素及护理的研究进展［J］，世界最新医学信息文摘，16（96）：24-25.

张洪君，2006.现代临床专科护理操作培训手册［M］.北京：人民军医出版社.

张会芝，吴金艳，乔红梅，2007.人工气道气囊的管理［J］.护理研究，21（10）：2560-2561.

张娜，张兵，2014.早期活动预防ICU获得性衰弱的研究进展［J］.解放军护理杂志，31（5）：43-45.

张绍敏，陈萍，2006.呼吸肌功能康复［M］.北京：化学工业出版社.

张维兵，2008.实用神经外科学［M］.北京：中国工人出版社.

张伟英，2005.实用重症监护护理［M］.上海：上海科学技术出版社.

赵继宗，2008.临床技术操作规范•神经外科分册［M］.北京：人民军医出版社.

赵颖川，李泽兵，2006.神经源性膀胱现代治疗及康复进展［J］.神经损伤与功能重建，1（4）：242-244.

郑沁春，2011.输注工作站的功能与选择［J］.海峡科学，10（58）：90-91.

中华医学会呼吸病学会，2002.慢性阻塞性肺疾病（COPD）诊治指南［J］.中华结核和呼吸杂志，25（8）：453-460.

周秀华，2006.内外科护理学［M］.北京：科学技术出版社.

周英娜，杨惠芹，赵云兰，等，2017.临床重症监护学［M］.2版.北京：中医古籍出版社.

朱建英，高德华，邵惠珍，1995.不同护理方法对截瘫患者泌尿系管理的临床观察［J］.中华护理杂志，30（4）：209-212.

Barrios B，Allaert FA，Colin D，1995.A survey of pressure sore prevalence in hospitals in the greater Paris region［J］.J wound Care，4（5）：234-236.

Brian P.Griffin，Eric J. Topol，2008.心血管内科手册［M］张代富，吴立群，译.2版.北京：人民卫生出版社.

Fred M .Kusumoto，Nora F .Goldschlager.Cardiac Pacing for the Clinician .Lippincott Williams&Wilkins，ISBN 7-81071-393-0.

Hodgson CL，Stiller K，Needham DM，et al，2014.Expert consensus and recommendations on safety criteria for active mobilization of mechanically ventilated critically ill adults［J］. Crit Care，18（6）：

658.

Kondrup J，Allison SP，Elia M，et al，2003. ESPEN guidelines for nutrition screening 2002［J］.Clin Nutr，22（4）：415-421.

Latronico N，Fenzi F，Rescuero D，et al，1996.Critical illness myopathy and neruopathy［J］.Lancet，347（9015）：1579-1582.

Menon EB，Tan ES，1992. Urinary tract infection in acute spinal cord injury［J］. Singapore MedJ，33（4）：356-361.

Nix DH，2002.Validity and reliability of the Perineal Assessment ［J］.Ostomy Wound Manage，48（2）：43-49.

Pandit L，Agraual A，2006.Neuromuscular disorders in critical illness［J］.Clinical Neurology & Neurosurgery，108：621-627.

Perkash I，1993.Long-term urologic management of the patient with spinal cord injury ［J］. Urol Clin North Am，20（5）：423-424.

Richard S.Irwin，James M.Rippe，Alan Lisbon，et al，2008.重症医学的操作、技术和微创监测［M］.朱继红，余剑波，译.4版.北京：人民卫生出版社.

附录A

重症监护技能测试题

第1章　循环系统监护试题

1. 有创动脉血压测压的注意事项有哪些？
2. 简述动脉血压、CVP 的监测对扩容治疗的临床意义。
3. 简述除颤器工作原理。
4. 呼吸、心搏骤停后的临床表现有哪些？
5. 简述胸外按压的注意事项。
6. 简述胸外按压的有效指征。
7. 简述正常窦性心律心电图的特征。
8. 简述三度房室传导阻滞的特点。
9. 描述胸前导联 $V_1 \sim V_6$ 的体表位置。
10. 简述二度房室传导阻滞分类及心电图特点。

第2章　呼吸系统监护试题

1. 简述气囊充气时最小闭合技术的操作方法。
2. 护士在行气管内插管时的辅助和配合包括哪些？
3. 气管切开导管意外脱管的应急护理措施主要有哪些？
4. 试述给氧的目的。
5. 纤维支气管镜检查术后护理内容有哪些？
6. 简述盲插管的适应证与禁忌证。
7. 简述口咽通气道的适应证。
8. 简述血气分析的两大功能。
9. 简述腹式呼吸和缩唇呼气的方法和步骤。
10. 常见的呼吸机需设哪些报警参数？应如何设置？

第3章　神经系统监护试题

1.简述格拉斯哥评分在判断患者意识状态时的标准。
2.简述意识障碍患者的体位选择有何要求？
3.简述瞳孔对光反应的观察方法。
4.简述腰椎穿刺术适应证。
5.简述脑室穿刺的禁忌证。
6.简述颅内压增高的常见原因。
7.简述肌力测定标准。

第4章　泌尿系统监护测试题

1.简述膀胱冲洗的适应证有哪些？
2.简述膀胱功能训练的方法。
3.简述血液透析和血液滤过的原理。

第5章　消化系统监护试题

1.简述腹压监测的适应证。
2.简述腹围监测的适应证及意义。
3.简述常见肠鸣音异常的表现和意义。
4.简述留取便常规进行寄生虫及虫卵检验时的注意事项。
5.简述胃肠减压的目的。
6.简述长期留置胃管患者的护理要点。
7.简述两种能证明胃管在胃内的方法。
8.描述双囊三腔管的拔管指征及操作方法。
9.简述营养液的配制步骤。
10.简述肠外营养制剂的配制要求。
11.简述肠内营养患者预防饲管堵塞的护理方法。
12.临床上常见的肠内营养并发症主要有哪几种？
13.应如何正确测量患者的体重？计算公式？结果判定？

第6章 凝血功能监护试题

1.简述如何对危重患者的凝血功能状态进行临床观察。
2.简述消化道出血的处理措施。
3.简述深静脉血栓形成患者的主要护理措施。

第7章 运动系统监护试题

1.简述ICU获得性衰弱的危险因素。
2.简述预防ICU获得性衰弱的对策。
3.简述ICU患者早期活动的时机。

第8章 内分泌系统监护试题

1.严重创伤患者应激状态下哪些激素的分泌水平可能发生显著变化?
2.对于出现血糖异常的危重患者应如何进行血糖监测?
3.简述ICU危重症患者血糖控制的标准。

第9、10章 仪器设备使用与维护试题

1.简述输液泵的常见故障和处理方法。
2.呼吸机常见报警原因有哪几种?如何处理?
3.简述脉搏血氧仪的工作原理。

第11章 清洁与护理试题

1.ICU哪些患者最易发生压力性损伤?如何预防?
2.简述昏迷患者口腔护理时的注意事项。
3.ARDS患者在实施俯卧位通气时应注意的护理问题有哪些?

第12章 管路维护试题

1.简述T形管的临床意义。
2.简述更换引流袋的注意事项。
3.简述如何预防留置导尿管引起的尿路感染。

第13章 ICU感染管理试题

1.简述手卫生的时机。
2.简述ICU环境的基本要求。
3.简述尿管相关感染的主要预防措施。

第14章 危重患者沟通交流与心理护理试题

1.简述危重患者沟通与交流的特点。
2.简述ICU护理人员与危重患者沟通交流的注意事项。
3.简述如何取得危重患者家属的支持。

第15章 危重患者镇痛镇静管理试题

1.简述镇痛药物的常见不良反应。
2.简述危重患者镇静治疗的主要护理措施。
3.简述镇静治疗的适应证。

附录 B

ICU技术操作质量评分标准

无创血压测量法操作质量评分表

年　　月　　日

项目	姓名			
	赵芳	孙丽		
着装、仪表、举止符合要求				
操作前洗手、 物品准备齐全，查对医嘱		未洗手-2		
检查监护仪性能及血压插件是否连接正确				
查对患者 解释监护目的，取得配合				
评估患者				
固定监护仪，放置稳妥				
接通电源，打开监护仪开关，连接血压监测导线				
血压计袖带平整缚于患者一侧上臂、松紧适当		袖带位置过低 -5		
被测肢体肱动脉与心脏位于同一水平				
调整监护仪界面，选择测量方式				
设定监测报警限，打开报警系统		未设定报警限 -5		
检查监护仪工作状态，记录监测结果	未记录结果 -2			
交代注意事项 整理床单位				
整理用物				
完成时间	4分钟	5分钟		
提问				
总分	98	88		

注：① 总分值100分，90分达标；②重点项目如袖带位置、设置报警限错误扣5～10分；③计时从查对医嘱至整理完用物止，完成时间为5分钟

有创动脉压监测操作质量评分表

年　　月　　日

项目	姓名			
	赵芳	孙丽		
着装、仪表、举止符合要求				
操作前洗手、戴口罩 物品准备齐全		未洗手-2		

项目	姓名			
	赵芳	孙丽		
查对医嘱、打勾 检查药液质量及有效期				
配置肝素钠生理盐水，2人查对	未查对-2			
查对患者，解释，评估患者				
肝素钠生理盐水放入压力袋中，连接压力套组，向压力袋内充气，排气				
连接压力套组与监护仪的压力插件，变更监护仪压力监测名称				
固定传感器，与右心房同一水平				
进行ALLEN试验，判断尺动脉				
患者取平卧位，前臂伸直固定，腕部垫枕				
协助医生进行动脉穿刺，连接压力套组与穿刺导管，妥善固定				
冲管、调定零点		未冲管-2		
旋转三通，使测压通道与血管相通				
观察压力波形、记录压力数值				
交代注意事项 整理床单位				
整理用物 处理医嘱				
完成时间	9分钟	10分钟		
提问				
总分	98	96		

注：①总分值100分，90分达标；②重点项目如违反无菌原则扣5～10分；③计时从查对医嘱起至处理完医嘱止，完成时间为10分钟

心电图操作质量评分表

年 月 日

项目	姓名			
	赵芳	孙丽		
着装、仪表、举止符合要求				
物品准备齐全 检查心电图机器性能是否良好		未检查性能-2		
查对患者，解释操作目的	未查对-2			
协助患者取仰卧位				
接通电源，打开心电图机开关				
解开上衣，露出胸部、双手腕、双足踝				
正确连接肢导、胸导各个导联线				
检查心电图机工作状态				
描记心电图				
撤除导联线、关机				

项目	姓名		
	赵芳	孙丽	
协助患者穿好衣服 整理床单位			
心电图纸上注明患者姓名、ID号、性别、年龄			
整理用物			
完成时间	2分钟	3分钟	
提问			
总分	98	98	

注：①总分值100分，90分达标；②重点项目如心电图各导联连接不正确扣5～10分；③计时从查对患者开始至整理用物完毕止，完成时间为3分钟

中心静脉压监测操作质量评分表

年　　月　　日

项目	姓名		
	赵芳	孙丽	
着装、仪表、举止符合要求			
操作前洗手、戴口罩 物品准备齐全		未洗手-2	
查对医嘱、打勾，检查药液质量及有效期			
配制肝素钠生理盐水，2人查对	未二人查对-2		
查对患者，解释，评估患者			
肝素钠生理盐水放入压力袋中，连接压力套组，向压力袋内充气，排气，与三通连接	未查看气泡-2		
连接压力套组与监护仪的压力插件，变更监护仪压力监测名称			
患者取平卧位，固定传感器，与右心房同一水平		未固定-2	
冲管，调定零点			
旋转三通，使测压通路与血管相通			
观察压力			
间断监测CVP者，关闭三通测压端，使输液通路与中心静脉导管相通			
交代注意事项，整理床单位			
整理用物，记录数值，处理医嘱			
完成时间	9分钟	10分钟	
提问			
总分	96	96	

注：①总分100分，90分达标；②重点项目如违反无菌原则扣5～10分；③计时从查对医嘱起至处理完医嘱止，完成时间为10分钟

心肺复苏术操作质量评分表

年　月　日

项目	姓名			
	赵芳	孙丽		
着装、仪表、举止符合要求				
拍肩、呼叫患者 观察反应，呼救、触颈动脉				
去枕平卧、垫板、解衣扣				
找胸骨按压点				
胸外心脏按压（连续30次）				
头偏一侧 清除口腔内分泌物及异物	未清理口腔-2			
头后仰、托下颌 正确放置、固定、挤压简易呼吸器球囊（人工呼吸连续2次）		1次未打开气道-5		
正确电除颤				
听、感、看法评估呼吸 触摸颈动脉				
测血压、观察末梢循环改善情况				
观察瞳孔，报告复苏情况				
撤按压板、整理衣服、安装床头挡板				
整理床单位及用物				
完成时间	3分钟	3分钟		
提问				
总分	98	95		

　　注：①总分值100分，90分达标；②重点项目如气道1次未打开扣5分，无效胸外心脏按压扣50分；③计时从呼叫患者至报告操作完毕止，完成时间为4分钟

经口（鼻）气管插管配合护理质量评分表

年　月　日

项目	姓名			
	赵芳	孙丽		
着装、仪表、举止符合要求				
操作前洗手、戴口罩 物品准备齐全				
选择适宜的气管导管 检查包装及有效期				
携用物至床旁 查对患者，清醒者向其解释				
清除口、鼻腔分泌物 取下活动义齿		未清理口、鼻腔分泌物-3		
协助患者取仰卧位 取下床头挡板				
固定患者头部 协助医生插管				

项目	姓名			
	赵芳	孙丽		
密切观察患者面色、生命体征 协助吸痰				
确定插管位置后，协助气囊充气6～8ml 接简易呼吸器挤压，听诊双侧呼吸音		气囊充气不足-2		
固定气管导管及牙垫 记录导管外露长度	未记录外露长度-2			
连接呼吸机 交代注意事项				
整理床单位 整理用物、记录				
完成时间	15分钟	14分钟		
提问				
总分	98	95		

注：①总分值100分，90分达标；②计时从物品准备开始至整理用物止，完成时间为15分钟

气管切开配合护理质量评分表

年　　月　　日

项目	姓名			
	赵芳	孙丽		
着装、仪表、举止符合要求				
操作前洗手、戴口罩				
物品准备齐全				
查对患者 清醒者向其解释				
清除口鼻腔分泌物 充分吸痰	未清除口、鼻腔分泌物-3			
取下活动义齿 神志不清者给予约束带约束双手				
将便携式无影灯置于床头 急救车置于床尾				
协助患者取去枕仰卧位，取下床头挡板				
向医生传递或取放无菌物品				
密切观察患者面色、生命体征				
协助固定气管套管 气囊充气		气囊充气不足-2		
连接呼吸机，设定模式				
密切观察患者呼吸情况				
交代注意事项 整理床单位				
整理用物 记录				

续表

项目	姓名			
	赵芳	孙丽		
完成时间	15分钟	15分钟		
提问				
总分	97	98		

注：①总分值100分，90分达标；②计时从物品准备开始至整理用物止，完成时间为15分钟

口咽通气道的使用质量评分标准

项目	姓名			
	赵芳	孙丽		
着装、仪表、举止符合要求				
操作前洗手、戴口罩 物品准备齐全				
选择合适型号的口咽通气道 检查包装有无破损		未检查-2		
携用物至床旁 查对患者，解释操作目的				
协助患者取平卧位、头偏向一侧 清除口腔分泌物 取下义齿置冷水中	未取下义齿-2			
将口咽通气管凹面向上抵住舌轻轻放入口腔				
旋转180°使其凹面向下	旋转角度不够-5			
前端置于舌根之后 用胶布交叉固定在唇面部				
观察患者通气情况 观察面色、意识及生命体征变化				
交代注意事项 整理床单位		未交代注意事项-2		
整理用物				
完成时间	4分钟	4分钟		
提问				
总分	93	96		

注：①总分100分，90分达标；②重点项目如插入口咽通气管失败扣50分；③计时从物品准备至整理用物止，完成时间为4分钟

氧疗法操作质量评分表

年　　月　　日

项目	姓名			
	赵芳	孙丽		
着装、仪表、举止符合要求				
操作前洗手、戴口罩 物品准备齐全				
查对医嘱，检查吸氧管有效期				
检查灭菌注射用水有效期， 倒入湿化瓶内	湿化瓶内水量 过多-5			
携用物至床旁 查对患者、解释，评估患者				
关闭节流阀 流量表与供氧系统相连				
检查、选择鼻孔 清洁鼻孔		未检查鼻孔-2		
取出吸氧管与流量表出口连接				
调节流量 检查管路是否通畅		先插管后调流 量-2		
插吸氧管 别针固定吸氧管				
整理床单位 整理用物				
给氧中观察病情				
停止吸氧：取下别针，取下吸氧管 关闭节流阀，取下湿化瓶	先关后取下鼻 导管-2			
完成时间	5分钟	6分钟		
提问				
总分	93	96		

注：①总分值100分，90分达标；②重点项目如氧气湿化瓶水量过多，给氧时水流入导管扣5～10分；③计时从物品准备开始至整理用物止，完成时间为6分钟

氧气雾化吸入法操作质量评分表

年　　月　　日

项目	姓名			
	赵芳	孙丽		
着装、仪表、举止符合要求				
操作前洗手、戴口罩				
物品准备齐全 查对医嘱 将用物正确摆放在治疗盘内 正确配制雾化药液 2人查对，携用物至床旁		未经2人查对 -2		

续表

项目	姓名			
	赵芳	孙丽		
查对患者 向患者解释，取得配合				
评估患者，取舒适体位 将流量表与中心供养系统连接				
将药液注入雾化器中 正确接好雾化器				
雾化装置连接氧气流量表输气口 调节氧流量达6～8L/min	氧流量调节不 当-5			
教会患者吸入方法及时间 交代注意事项		未交代注意事 项-2		
关闭氧气开关 取下氧气雾化吸入器				
漱口、清洁面部 取舒适卧位	未漱口-2			
整理床单位 整理用物				
完成时间	8分钟	9分钟		
提问				
总分	93	96		

注：①总分值100分，90分达标；②计时从物品准备开始至整理用物止，完成时间为9分钟

吸痰术操作质量评分表

年　　月　　日

项目	姓名			
	赵芳	孙丽		
着装、仪表、举止符合要求	头发过肩-2			
操作前洗手、戴口罩 物品准备齐全				
连接压力表、一次性痰液收集器及连接管				
检查灭菌注射用水有效期及质量，注明开瓶日期和 时间，套网套		未查日期-2		
检查吸痰管有效期及包装是否完好				
携用物至床旁，查对患者、解释，评估患者				
摆物品，连接压力表与中心吸引器，连接痰液收集 器，查压力				
吸引管管头放于灭菌注射用水瓶内液面以上 吸痰管接吸引管打开吸引器				
调准负压 吸痰管插入气管		负压过大-5		
盖住吸痰管侧孔吸痰后退出	未关闭侧孔-50			
分离吸痰管与吸引管，冲洗吸引管道，关闭吸引器				

项目	姓名			
	赵芳	孙丽		
吸引管放灭菌注射用水瓶内 用过吸痰管放医用垃圾桶内				
整理床单位 整理用物				
完成时间	8.5分钟	8分钟		
提问				
总分	48	93		

注：①总分值100分，90分达标；②重点项目如插入吸痰管未打开侧孔扣10分，未关侧孔扣50分，吸痰时负压过大扣5分；③计时从连接压力表至整理完用物止，完成时间为9分钟

手法振动排痰操作质量评分表

年　　月　　日

项目	姓名			
	赵芳	孙丽		
着装、仪表、举止符合要求				
操作前洗手、戴口罩 物品准备齐全				
携用物至床旁 查对患者，解释				
评估，听诊肺部呼吸音 摆体位		未评估-5		
肺部触诊，选择振动部位				
选择振动方法：摇振法、推压法、叩击法				
振动过程中注意观察患者反应				
协助患者自主咳痰 不能自主咳痰患者给予吸痰 观察痰量、性状、颜色				
再次肺部触诊	未肺部触诊-2			
变换卧位，另一侧手法振动排痰				
取舒适卧位				
整理床单位，交代注意事项				
整理用物、洗手、记录				
完成时间	7分钟	7分钟		
提问				
总分	98	95		

注：①总分值100分，90分达标；②计时从查对患者至整理用物止，完成时间为7分钟

纤维支气管镜检查配合质量评分表

年　月　日

项目	姓名			
	赵芳	孙丽		
着装、仪表、举止符合要求				
操作前洗手、戴口罩 物品准备齐全				
携用物至床旁 查对患者				
协助患者取合适体位				
用治疗巾遮盖患者双眼	未遮盖双眼-2			
协助医生进行黏膜表面麻醉 嘱患者全身放松、平静呼吸				
密切观察患者面色、生命体征				
到达病变部位时，配合医生进行活检及刷检				
将痰液收集器连接在纤支镜和负压吸引管之间，留取痰标本				
操作中嘱患者避免咳嗽				
向患者交代注意事项		未交代注意事项-2		
整理用物 标本及时送检				
完成时间	15分钟	14分钟		
提问				
总分	98	98		

注：①总分值100分，90分达标；②计时从物品准备开始至整理用物止，完成时间为15分钟

瞳孔观察质量评分表

年　月　日

项目	姓名			
	赵芳	孙丽		
着装、仪表、举止符合要求				
操作前洗手				
物品准备齐全	手电筒不亮-5			
查对患者				
解释操作目的		未解释目的-2		
保持自然光线				
观察瞳孔大小、测量瞳孔的直径				
观察瞳孔形状，是否等大、等圆		未观察形状-2		
手电筒先照左侧瞳孔，由外向内移动				
观察瞳孔直接对光反应				
观察瞳孔间接对光反应	未观察-2			
记录观察结果		未记录结果-2		
完成时间	4.5分钟	5分钟		

续表

项目	姓名			
	赵芳	孙丽		
提问				
总分	93	94		

注：① 总分值100分，90分达标；②计时从查对患者至记录结果止，完成时间为5分钟

腰椎穿刺配合技术操作质量评分标准

年　　月　　日

项目	姓名			
	赵芳	孙丽		
着装、仪表、举止符合要求				
操作前洗手、戴口罩 物品准备齐全				
查对患者、解释操作目的				
关闭门窗，遮挡患者				
摆体位，观察穿刺部位皮肤情况				
打开腰椎穿刺包，协助麻醉				
协助患者保持腰椎穿刺的正确体位		未固定体位-5		
严密观察患者的生命体征及面色、意识状况	未观察病情变化-5			
协助医生做动力试验并记录		未记录脑脊液流出前后的压力-10		
留取标本，立即送检	标本污染-50			
拔针后覆盖无菌纱布，胶布固定				
协助患者去枕仰卧位，交代注意事项				
整理床单位，整理用物				
完成时间	25分钟	30分钟		
提问				
总分	45	85		

注：① 总分值100分，90分达标；②重点项目如标本污染扣50分，未记录脑脊液压力扣10分；③计时从查对患者至整理用物止，完成时间为30分钟

脑室穿刺配合技术操作质量评分标准

年　　月　　日

项目	姓名			
	赵芳	孙丽		
着装、仪表、举止符合要求				
操作前洗手、戴口罩 物品准备齐全				
查对患者，解释操作目的				
观察穿刺部位皮肤情况、备皮、剃头				

项目	姓名			
	赵芳	孙丽		
摆体位，头下垫垫巾		未摆体位-2		
打开换药包，倒碘酊、75%乙醇溶液，消毒皮肤				
协助打开脑室穿刺包，戴无菌手套，铺孔巾				
术中严密观察患者意识、瞳孔、生命体征		未进行病情观察-10		
穿刺成功后，协助打开缝合针，缝合头皮，丝线固定引流管				
连接引流装置，接口处用透明敷料包裹，保持无菌操作				
固定引流管，调整引流瓶高度，放置稳妥	引流管固定位置过高-5			
观察脑脊液的性状、颜色	未观察脑脊液-2			
向患者交代注意事项，整理床单位，及用物，记录				
完成时间	28分钟	29分钟		
提问				
总分	93	88		

注：①总分值100分，90分达标；②完成时间为30分钟；③重点项目如术中未进行病情观察扣10分，引流管高度固定不准确扣5分，未观察记录脑脊液扣5～10分

肌力测定技术操作质量评分标准

年　　月　　日

项目	姓名			
	赵芳	孙丽		
着装、仪表、举止符合要求				
操作前洗手、戴口罩				
物品准备齐全	未准备握力计-2			
查对患者，解释操作目的		未查对-2		
评估患者是否清醒				
各部位评估体位正确				
手法评估施加阻力方法正确				
全面评估各部位肌力	未评估腰部、踝部-5			
仪器测量方法正确				
各种肌力计算准确				
整理床单位及用物 洗手				
记录		记录不全-2		
完成时间	29分钟	30分钟		
提问				
总分	93	96		

注：①总分值100分，90分达标；②完成时间为30分钟

膀胱冲洗法操作质量评分表

年　　月　　日

项目	姓名			
	赵芳	孙丽		
着装、仪表、举止符合要求				
操作前洗手、戴口罩 物品准备齐全				
查有效期，打开冲洗包、铺冲洗盘 整理盘内物品				
查有效期倒液体，注明开瓶日期 覆盖冲洗盘	未注明日期-2			
携用物至床旁 查对患者、解释				
评估患者				
铺治疗巾 放碗、纱布				
引流管接头放纱布内 消毒尿管口端	未消毒-2	消毒方法错-2		
冲洗膀胱				
消毒导尿管口 消毒引流管接头连接导尿管		未消毒引流管 接头-2		
撤碗、治疗巾				
整理床单位 整理用物				
完成时间	7.5分钟	8分钟		
提问				
总分	96	96		

注：①总分值100分，90分达标；②计时从打开冲洗包起至整理完用物止，完成时间为8分钟

留置尿管法操作质量评分表

年　　月　　日

项目	姓名			
	赵芳	孙丽		
着装、仪表、举止符合要求				
操作前洗手、戴口罩 物品准备齐全	未戴口罩-2			
查有效期打开导尿包、铺导尿盘				
查有效期，打开尿管、注射器放盘内				
查有效期，打开生理盐水倒入小格内 聚维酮碘倒入盛棉球的小格内		液体倒治疗巾上-2		
覆盖导尿盘 携用物至床旁				
查对患者、解释 关闭门窗、遮挡患者				

项目	姓名			
	赵芳	孙丽		
摆体位，盖浴巾保暖 放垫巾、导尿盘				
纱布裹手，消毒会阴				
戴手套，铺孔巾 检查气囊，注射器抽水	放孔巾未对准-2			
尿管涂液状石蜡，消毒尿道口				
插导尿管 留尿，注水入气囊		导尿管脱出-5		
接储尿袋，取下孔巾，固定 整理床单位，整理用物				
拔尿管：抽除气囊水，拔管，擦净会阴部				
完成时间	17分钟	18分钟		
提问				
总分	96	93		

注：①总分值100分，90分达标；②重点项目如尿管脱出扣5～10分；③计时从打开导尿包起至整理完用物止，完成时间为18分钟

血液滤过技术操作质量评分标准

年　　月　　日

项目	姓名		
	赵芳	孙丽	
着装、仪表、举止符合要求			
操作前洗手、戴口罩 物品准备齐全	未准备滤器-2		
查对医嘱 配制置换液和肝素钠生理盐水 检查管路及滤器的有效使用期			
携用物至床旁 查对患者，解释		未解释-2	
开机自检，按顺序安装管路及滤器			
检查连接是否牢固 排气、预冲			
冲净管中肝素钠生理盐水，进入治疗模式			
抗凝剂安装于微量泵上，与血滤管路连接			
生理盐水通路与应急生理盐水端相连			
碳酸氢钠输液泵与回血端相连			
取舒适体位 消毒中心静脉导管接口端外表面及接口			
回抽中心静脉导管，推注在纱布上，观察有无血栓			
动、静脉管路分别与机器连接，启动血滤			
调节治疗参数，观察血滤机运行情况 观察患者生命体征			

续表

项目	姓名		
	赵芳	孙丽	
固定血滤管路，无菌巾包裹导管接口			
记录上机时间、治疗参数			
终止血滤：打开无菌巾，暴露血滤管接口 暂停血滤机，打开应急生理盐水，动脉端回血后夹闭			
开启血滤机，静脉端回血后夹闭			
观察生命体征 封动、静脉导管			
固定管路，无菌纱布包裹导管接口		固定不正确-2	
舒适卧位、整理床单位 记录下机时间及相关治疗参数			
关闭血滤机，整理用物			
提问			
总分	98	96	

注：①总分值100分，90分达标；②重点项目如管路安装错误扣5分

腹压监测质量评分表

年　　月　　日

项目	姓名		
	赵芳	孙丽	
着装、仪表、举止符合要求			
操作前洗手、戴口罩 物品准备齐全	未戴口罩 -2		
查对医嘱 检查用物有效期			
携用物至床旁 查对患者、解释 遮挡屏风		未遮挡患者-2	
摆体位 臀下垫尿垫	未垫尿垫 -3		
排净尿液，夹闭引流管 生理盐水连接输液器，排气			
消毒集尿器采样口 针头经采样口刺入导尿管内			
打开调节夹，注入生理盐水			
集尿器注射用胶塞及针头置于患者耻骨联合水平		零点判断错 误-5	
分离输液器与生理盐水，输液管内液面下移			
测量零点以上管内液面高度，读数			
夹闭调节夹，拔出针头，开放引流管			
交代注意事项，整理床单位			
整理用物、记录 处理医嘱			

续表

项目	姓名			
	赵芳	孙丽		
完成时间	19分钟	20分钟		
提问				
总分	95	93		

注：①总分值100分，90分达标；②计时从查对医嘱至处理医嘱止，完成时间为20分钟

腹围监测质量评分表

年 月 日

项目	姓名			
	赵芳	孙丽		
着装、仪表、举止符合要求				
操作前洗手、戴口罩 物品准备齐全				
查对医嘱				
检查皮尺	皮尺未用纱布包裹-3			
携用物至床旁 查对患者、解释		未查对-2		
摆体位				
将皮尺置于腰下 测量，读数				
取出皮尺，交代注意事项 整理床单位				
整理用物，记录 处理医嘱				
完成时间	5分钟	5分钟		
提问				
总分	97	98		

注：①总分值100分，90分达标；②计时从查对医嘱至处理医嘱止，完成时间为5分钟

肠鸣音听诊质量评分表

年 月 日

项目	姓名			
	赵芳	孙丽		
着装、仪表、举止符合要求				
操作前洗手、戴口罩 物品准备齐全				
检查听诊器		未检查听诊器-2		
携用物至床旁 查对患者、解释				

续表

项目	姓名			
	赵芳	孙丽		
摆体位				
听诊1分钟，计数				
整理床单位 整理用物，记录	未记录-2			
完成时间	5分钟	5分钟		
提问				
总分	98	98		

注：①总分值100分，90分达标；②计时从检查听诊器至记录完毕止，完成时间为5分钟

粪便标本留取质量评分表

年　　月　　日

项目	姓名			
	赵芳	孙丽		
着装、仪表、举止符合要求				
操作前洗手、戴口罩 物品准备齐全				
查对医嘱及化验单 检查用物有效期	未查对医嘱-5			
打印检验标签，贴于便标本瓶外				
携用物至床旁 查对患者、解释				
协助患者排便				
再次查对		未再次查对-5		
采集便标本、送检 整理床单位				
整理用物 处理医嘱				
完成时间	5分钟	5分钟		
提问				
总分	95	95		

注：①总分值100分，90分达标；②计时从查对医嘱至处理完医嘱止，完成时间5分钟

留置胃管操作质量评分表

年　　月　　日

项目	姓 名			
	赵芳	孙丽		
着装、仪表、举止符合要求	头发过肩-2			
操作前洗手、戴口罩 物品准备齐全				
查对医嘱				

续表

项目	姓 名			
	赵芳	孙丽		
检查各用物有效期及质量 铺胃管置入盘		未检查有效 期-4		
携用物至床旁 查对患者、解释				
摆体位，放垫巾 检查、清洁鼻腔，备胶布、戴手套	未查看鼻腔-2	未备胶布-2		
测量插入胃管长度 润滑胃管前端				
正确方法插入胃管				
检查胃管是否在胃内、固定胃管				
再次检查负压引流瓶有效期，与胃管末端连接，挤压、 固定负压引流瓶				
在负压引流瓶上标明更换日期	未写日期-2			
取下弯盘及垫巾，协助患者舒适卧位，交代注意事项				
整理床单位 整理用物，记录				
处理医嘱				
完成时间	20分钟	19分钟		
提问				
总分	94	94		

注：①总分值100分，90分达标；②重点项目如插胃管后未检查在胃中扣5～10分；③计时从查对医嘱至处理完医嘱止，完成时间为20分钟

双囊三腔管操作质量评分表

年　月　日

项目	姓名			
	赵芳	孙丽		
着装、仪表、举止符合要求				
操作前洗手、戴口罩 物品准备齐全				
铺胃管置入盘，检查双囊三腔管的质量 测试气囊的注气量 润滑管的前端	未测试气囊注气 量-5			
携用物至床旁，查对患者、解释				
评估患者，摆体位 清洁鼻腔并涂润滑油		未涂润滑油-2		
插入双囊三腔管				
检查双囊三腔管是否在胃内 向胃囊注气，测量胃囊压力，夹闭，记录				
向外牵引三腔管并固定，记录留置长度 固定牵引架，系重物	未记录长度-5			

续表

项目	姓名			
	赵芳	孙丽		
向食管囊注气，测量食管囊压力，夹闭，记录				
4小时测气囊压力1次，并抽胃液				
观察三腔管的刻度，判断有无移位 整理床单位及用物、记录				
完成时间	15分钟	14分钟		
提问				
总分	90	98		

注：①总分值100分，90分达标；②计时从检查用物至记录完毕止，完成时间为15分钟

脉搏血氧仪使用操作质量评分表

年　　月　　日

项目	姓名			
	赵芳	孙丽		
着装、仪表、举止符合要求				
操作前洗手、戴口罩				
查对医嘱				
物品准备齐全				
2人查对 携用物至床旁				
查对床号、姓名 解释，取得配合				
暴露患者手部				
持续按"开机"/"待机"键1秒以上，显示屏亮，开机 自检				
将探头固定于患者手指甲床根部，放置位置正确				
屏幕上显示相对稳定血氧及脉搏数值				
向患者交代注意事项	未交代注意事项-2			
记录数值，如有异常及时报告医生		未记录-2		
在医嘱本上签名、记录执行时间				
停止监测：取下脉搏血氧仪，持续按"开机"/"待机"键3秒以上，关机				
完成时间	2分钟	2.5分钟		
提问				
总分	98	98		

注：①总分值100分，90分达标；②计时从查对医嘱开始至处理完医嘱止，完成时间为3分钟

快速血糖仪操作质量评分表

年　　月　　日

项目	姓名			
	赵芳	孙丽		
着装、仪表、举止符合要求				
操作前洗手、戴口罩 物品准备齐全				
查对医嘱、打勾				
检查试纸有效期、血糖仪电池、查对试纸条码与瓶签数字是否吻合，插入新条形码，采血针头插入采血笔	未查对试纸条码-4			
2人查对，携用物至床旁； 查对患者，解释操作目的		未经2人查对-2		
评估病情和进餐情况；查看采血部位皮肤情况，选择采血部位				
将试纸正确插入试纸插口				
75%酒精棉签消毒手指侧面皮肤，无菌棉球夹于左手示指与中指之间		消毒部位不正确-2		
采血笔贴紧已消毒手指一侧，采集一滴血样				
轻点血样于试纸点样区边缘或上方				
用无菌棉球按压针眼处，取出用过的试纸				
整理用物，取下针头放入锐器盒内				
做手卫生，在医嘱本上签名、记录执行时间、血糖值	未洗手-2			
完成时间	4.5分钟	5分钟		
提问				
总分	94	96		

注：①总分值100分，90分达标；②计时从查对医嘱至处理完医嘱止，完成时间为5分钟

血气分析仪使用操作质量评分标准

年　　月　　日

项目	姓名			
	赵芳	孙丽		
着装、仪表、举止符合要求				
操作前洗手、戴口罩				
查对医嘱				
物品准备齐全				
检查血气分析仪"准备"状态下，各参数定标通过		未检查各参数的标准-5		
正确注入血样样本				
正确输入患者信息：患者ID、吸氧浓度、体温等	未输入患者体温-2			
结果打印后正确粘贴在化验单上		未粘贴化验单-2		
操作后将垃圾正确分类放置	垃圾未分类-3			

项目	姓名			
	赵芳	孙丽		
将血气结果正确记录在护理记录单上				
完成时间	4.5分钟	5分钟		
提问				
总分	95	93		

　　注：①总分值100分，90分达标；②计时从查对医嘱开始至记录完毕止，完成时间为5分钟

呼吸机使用操作质量评分表

年　　月　　日

项目	姓名			
	赵芳	孙丽		
着装、仪表、举止符合要求				
操作前洗手、戴口罩 物品准备齐全，在有效期内		未洗手-2		
湿化罐与呼吸机吸气、呼气管路连接正确				
前接头与吸气、呼气管路连接正确				
湿化罐与呼吸机连接正确				
吸气、呼气管路与呼吸机连接正确				
集液罐正确密封连接，垂直放置				
湿化罐内加灭菌注射用水至水位线	未加水 -2			
管路连接过程中无污染		连接过程中污染 -2		
正确连接空气、氧气气源				
连接主机及湿化罐电源，打开开关				
呼吸机参数设置正确				
连接膜肺，检查通气情况				
正确连接气管插管或气管切开处				
观察生命体征				
再次检查呼吸机是否运转正常				
根据呼吸机面板记录呼吸机参数和生命体征				
完成时间	7.5分钟	8分钟		
提问				
总分	98	96		

　　注：①总分值100分，90分达标；②计时从物品准备开始至接机止，完成时间为8分钟

电除颤操作质量评分表

年　　月　　日

项目	姓名			
	赵芳	孙丽		
着装、仪表、举止符合要求				

续表

项目	姓名			
	赵芳	孙丽		
准备用物，检查除颤器性能		未检查除颤器性能-10		
判断患者病情、意识、大动脉搏动、心电图波形				
患者平卧，去除金属及导电物质 暴露除颤部位，迅速擦净患者胸部皮肤				
打开除颤器开关 选择非同步除颤				
在除颤器电极板上涂抹导电糊				
根据患者情况选择充电量 按下"充电"按钮				
正确放置电极板、口述位置	位置叙述不准确-50			
电极板紧贴患者皮肤 嘱所有人员离开床旁，放电		未嘱所有人员离开床旁-50		
放电后立即观察心电图波形 观察患者神志及生命体征				
做好特护记录				
关闭除颤器电源，擦净患者皮肤 整理衣物、取舒适体位 整理床单位				
擦净电极板 充电备用				
注意事项回答正确 抢救程序熟练、迅速				
完成时间	3分钟	3分钟		
提问				
总分	50	40		

注：①总分值100分，90分达标；②重点项目如位置不准确、未嘱所有人员离开床旁各扣50分；③计时从准备用物起至关闭除颤器，完成时间为3分钟

输液泵操作质量评分表

年　　月　　日

项目	姓名			
	赵芳	孙丽		
着装、仪表、举止符合要求				
检查输液泵				
操作前洗手、戴口罩 物品准备齐全				
查对医嘱、打印输液标签 检查药液质量，液体袋背面贴标签		未检查药液质量-2		
配液，2人查对，连接泵用输液器，携用物至床旁		未经2人查对-2		

续表

项目	姓名			
	赵芳	孙丽		
查对患者，解释操作目的				
选择输液通道，固定输液泵，连接电源，打开电源开关				
排气，正确固定墨菲氏滴管于滴速传感器上	液面高于传感器平面 -2			
安装输液器于输液泵的管槽内				
设置预置输液量、输液速度				
消毒输液接头，按开始键，检查输液器无气泡，再次核对患者信息后，与静脉通路连接	未再次检查气泡 -2			
松开输液器调节阀，检查输液泵是否运转正常，记录				
在医嘱本签名、签时间				
完成时间	5分钟	4.5分钟		
提问				
总分	96	96		

注：①总分值100分，90分达标；②计时从查对医嘱至处理完医嘱止，完成时间为5分钟

微量泵操作质量评分表

年　　月　　日

项目	姓名			
	赵芳	孙丽		
着装、仪表、举止符合要求				
操作前洗手、戴口罩 物品准备齐全				
查对医嘱、打勾 检查药液质量				
选择并检查注射器，检查延长管有效期、包装是否漏气		未检查延长管 -2		
遵医嘱配液，抽取溶液至所需刻度				
写好标签并贴于注射器	未写配制时间 -2			
连接微量泵延长管并排气，检查有无气泡				
注射器上贴输液标签，露出注射器刻度线				
2人查对，将注射器装在微量泵上，携用物至床旁		未经2人查对 -2		
查对患者，解释操作目的				
微量泵固定牢固，打开电源开关				
设置泵入速度，再次查看有无气泡 消毒输液接头	未再次检查气泡 -2			
微量泵先运转后连接患者静脉，检查是否运转正常，记录				
在医嘱本签名、签时间				
完成时间	5分钟	4.5分钟		
提问				
总分	96	96		

注：①总分值100分，90分达标；②计时从查对医嘱至处理完医嘱止，完成时间为5分钟

振动排痰仪操作质量评分表

年　月　日

项目	姓名			
	赵芳	孙丽		
着装、仪表、举止符合要求				
操作前洗手、戴口罩 物品准备齐全				
查对患者、解释				
评估患者，听诊肺部呼吸音		未听诊肺部呼吸音 -5		
取侧卧位				
选择合适叩击头，叩击头紧贴皮肤				
接通电源，选择叩击频率和治疗时间	频率不准确 -10			
叩击头移动方向沿着支气管走向		移动方向不准确 -5		
叩击过程中注意观察患者反应		未观察患者反应 -5		
吸痰，帮助患者排除呼吸道分泌物				
听诊，评估治疗效果				
完成时间	7分钟	6.5分钟		
提问				
总分	90	85		

注：①总分值100分，90分达标；②计时从查对患者至振动完毕，完成时间为7分钟

气压式循环驱动器操作质量评分表

年　月　日

项目	姓名			
	赵芳	孙丽		
着装、仪表、举止符合要求				
操作前洗手、戴口罩 物品准备齐全				
查对患者并解释				
评估患者下肢皮肤情况		未评估下肢皮肤 -5		
穿弹力袜，保持局部平整				
气囊包裹患者双下肢				
接电源，打开操作开关，观察是否有气体进入气囊	未检查气体是否进入气囊 -2			
应用过程中观察患者双下肢末梢循环状况		未观察下肢循环状况 -5		
关闭开关，解下气囊，脱弹力袜				
整理床单位及用物				
完成时间	5分钟	6分钟		
提问				
总分	98	90		

注：①总分值100分，90分达标；②重点项目如未评估下肢皮肤及下肢末梢循环扣5～10分；③计时从查对患者至整理用物止，完成时间为6分钟

鼻饲泵操作质量评分表

年　　月　　日

项目	姓名			
	赵芳	孙丽		
着装、仪表、举止符合要求				
操作前洗手、戴口罩				
打印含有患者姓名、ID号、鼻饲液名称、配制时间、配制量的标签				
检查鼻饲包有效期、打开鼻饲包、铺鼻饲盘，检查注射器有效期，打开放盘内				
到温开水于治疗碗内　覆盖鼻饲盘		未倒温开水 -2		
检查鼻饲液、鼻饲袋质量及有效期				
携用物至床旁　查对患者、解释				
听诊肠鸣音情况，评估胃肠功能状态	未听肠鸣音 -2			
检查胃管是否在胃中　抬高床头，取半卧位				
鼻饲液倒入鼻饲袋，鼻饲袋外粘贴标签				
100ml灭菌注射用水倒入冲洗袋内		未注水 -2		
开启鼻饲泵，排除鼻饲袋管路内的气体	未排除气体 -2			
三通连接胃管、鼻饲袋和负压引流瓶使胃管与鼻饲袋相通				
设置泵入总量、速度、冲洗间隔时间、冲洗量				
按下"RUN"键，开始鼻饲				
安放加温笔于鼻饲袋导管近胃管端，并以纱垫包裹后固定于床头				
整理床单位				
剩余鼻饲营养液要注明开启时间，冷藏保存				
提问				
总分	96	96		

注：①总分值100分，90分达标；②重点项目如未检查胃管是否在胃中扣5～10分

冰毯机使用操作质量评分表

年　　月　　日

项目	姓名			
	赵芳	孙丽		
着装，仪表，举止符合要求				
操作前洗手、戴口罩、物品准备齐全				
查对医嘱、查对患者				
检查水位，检查冰毯机性能	未检查水位 -2			
安放机器，连接电源				

续表

项目	姓名			
	赵芳	孙丽		
放置冰毯、温度传感器	毯面皱褶-5	传感器放置位置错误-2		
选择机器工作方式				
设定冰毯温度，设定欲达温度				
开始运行				
密切观察患者生命体征及降温效果		未观察生命体征-10		
按时翻身，观察患者皮肤及皮温情况				
完成时间	9分钟	9.5分钟		
提问				
总分	93	88		

注：①总分值100分，90分达标；②重点项目如机器工作方式的选择错误扣50分；③计时从查对医嘱至整理用物止，完成时间为10分钟

温毯机操作质量评分表

年　　月　　日

项目	姓名			
	赵芳	孙丽		
着装、仪表、举止符合要求				
操作前洗手、戴口罩 物品准备齐全				
查对医嘱，查对患者				
评估患者体温				
确保体表干燥				
固定温毯机				
盖温毯被，带有孔眼面接触患者				
连接温毯机和温毯被				
开温毯机				
选择合适的温度	未选择合适的温度-2			
复温过程中观察患者的生命体征		未观察生命体征-10		
完成时间	5分钟	4.5分钟		
提问				
总分	98	90		

注：①总分值100分，90分达标；②计时从查对患者至选择温度止，完成时间为5分钟

气垫床使用质量评分表

年　　月　　日

项目	姓名			
	赵芳	孙丽		
着装、仪表、举止符合要求				
操作前洗手、戴口罩 物品准备齐全				
查对医嘱 检查气垫床和主机				
携用物至床旁				
将气垫按"此面朝上"的标识平铺于床垫上				
床尾、床头放置正确	床尾、床头放置错误-5			
将主机挂于床尾或置于安全处				
将主机的连接管连接于主机侧边面板的出风口				
连接电源 打开主机开关				
调节充气旋钮		未调节充气旋钮-5		
待吹气达气垫2/3容积以上时或30分钟后，将患者安置于床上				
向患者交代注意事项 整理床单位				
整理用物 处理医嘱				
完成时间	4分钟	4分钟		
提问				
总分	95	95		

注：①总分值100分，90分达标；②计时从物品准备开始至气垫开始充气止，完成时间为4分钟

彩　图

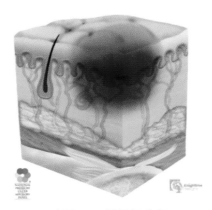

彩图1　1期组织改变

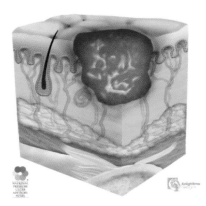

彩图2　2期组织改变

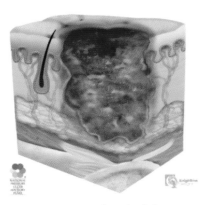

彩图3　3期组织改变

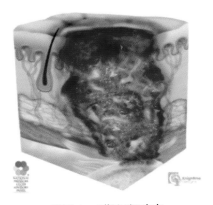

彩图4　4期组织改变

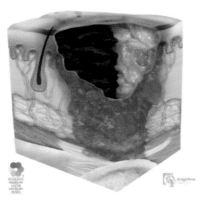

彩图5　不可分期（腐肉和焦痂覆盖）

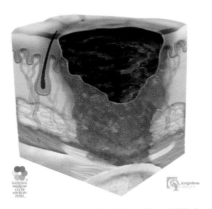

彩图6　不可分期（黑色焦痂覆盖）

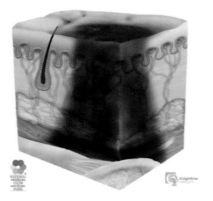

彩图7 深部组织压力性损伤

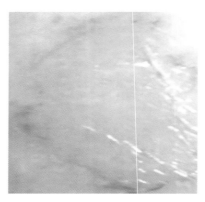

彩图8 粉色伤口图

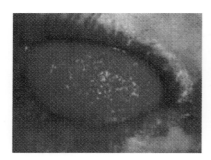

彩图9 红色伤口

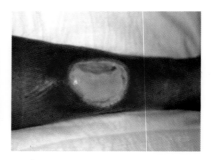

彩图10 黄色伤口

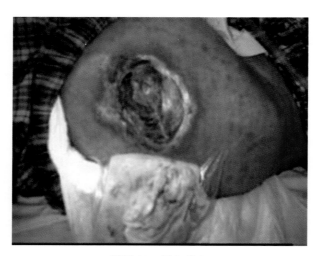

彩图11 黑色伤口